MANUAL DE PSIQUIATRÍA DE URGENCIAS

COLABORADOR SENIOR DEL DIRECTOR

ROBERT CANCRO, M.D. MED.D.Sc.

Profesor y Director, Departamento de Psiquiatría,
New York University School of Medicine;
Director, Departamento de Psiquiatría, Tisch Hospital
of the New York University
Medical Center, New York, New York;
Director, Nathan S. Kline Institute for
Psychiatric Research, Orangeburg, New York

COLABORADOR DEL DIRECTOR

JAMES C.-Y. CHOU, M.D.

Profesor Ayudante de Psiquiatría,
New York University School of Medicine;
New York, New York;
Psiquiatra Investigador, Nathan S. Kline Institute
for Psychiatric Research, Orangeburg, New York;
Psiquiatra Concurrente,
Bellevue Hospital, New York, New York;
Psiquiatra Concurrente,
Westchester County Medical Center, Valhalla, New York;
Psiquiatra Concurrente,
Phepls Memorial Hospital, Tarrytown, New York

MANUAL DE PSIQUIATRÍA DE URGENCIAS

Harold I. Kaplan, M.D.

Profesor de Psiquiatría, New York University School of Medicine,
Psiquiatra Concurrente, Tisch Hospital,
of the New York University Medical Center;
Psiquiatra Concurrente, Bellevue Hospital;
New York, New York

Benjamin J. Sadock, M.D.

Profesor y Vicedirector, Departamento de Psiquiatría,
New York University School of Medicine;
Psiquiatra Concurrente, Tisch Hospital,
of the New York University Medical Center;
Psiquiatra Concurrente, Bellevue Hospital;
New York, New York

EDITORIAL MEDICA panamericana

MARCELO T. DE ALVEAR 2145 -
BUENOS AIRES
Bogotá - Caracas - Madrid - México - São Paulo

SANS TACHE

WILLIAMS & WILKINS
Baltimore - Hong Kong -
London - Sidney

Título del original en inglés
POCKET HANDBOOK OF EMERGENCY PSYCHIATRIC MEDICINE
© 1993. Williams & Wilkins, Baltimore, Maryland

1ª edición, julio de 1996
1ª reimpresión de la 1ª edición, diciembre de 1996

Traducción de
EDITORIAL MÉDICA PANAMERICANA S.A.
efectuada por el
Dr. LUIS MIGUEL IRUELA CUADRADO
Médico Adjunto, Servicio de Psiquiatría, Clínica Puerta de Hierro
Profesor Asociado Dpto. de Psiquiatría, Universidad Autónoma de Madrid

VICENTE IBAÑEZ ROJO
Médico Adjunto, Servicio de Psiquiatría, Clínica Puerta de Hierro
Profesor Asociado Dpto. de Psiquiatría, Universidad Autónoma de Madrid

Supervisión científica del
Prof. Dr. ENRIQUE BACA BALDOMERO
Jefe del Servicio de Psiquiatría, Clínica Puerta de Hierro
Profesor Titular, Dpto. de Psiquiatría, Universidad Autónoma de Madrid

Esta obra contiene informaciones precisas sobre indicaciones, reacciones adversas y dosis de los fármacos mencionados. No obstante, como es posible que se hayan producido cambios, se recomienda al lector que consulte la información suministrada por los laboratorios productores de los distintos fármacos.

Alguno de los nombres de productos, patentes y diseños mencionados en este texto son marcas registradas o nombres propios, aunque no en todos los casos se hace referencia específica en el texto. Por tanto, cuando aparece un nombre sin el símbolo de marca registrada se debe a que el editor lo considera de dominio público.

ISBN 950-06-1247-X
84-7903-263-4

COEDICIÓN IMPRESA EN LA ARGENTINA

Esta edición se terminó de imprimir
en el mes de diciembre de 1996
en los talleres de Editorial Médica Panamericana S.A.
Av. Amancio Alcorta 1695, Buenos Aires

Dedicado
a nuestras esposas,
Nancy Barrett Kaplan
y
Virginia Alcott Sadock,
sin cuya ayuda y sacrificio
no hubiera sido posible este libro

Prefacio

La medicina de urgencias es una de las especialidades sanitarias que se ha desarrollado con mayor rapidez, y las urgencias psiquiátricas componen una gran parte de las condiciones que los médicos tratan en la sala de emergencias. La mayoría de las urgencias psiquiátricas es atendida, en primer lugar, por facultativos no psiquiatras en la citada sala, a la cabecera del paciente hospitalizado o en la consulta. El *Manual de Psiquiatría de Urgencias* está preparado no sólo para suplir las necesidades de esos médicos, sino también las de los psiquiatras, residentes de psiquiatría, estudiantes de medicina, trabajadores sociales psiquiátricos, enfermeras y otros profesionales de la salud mental que trabajan en las atareadas salas de emergencia del hospital. Esta obra hace frente a las necesidades de todos aquellos clínicos que tratan con las crisis psiquiátricas. Como en todos nuestros libros, los aspectos humanísticos de la atención médica aparecen destacados. Las cualidades de compasión, empatía y comprensión son tan importantes en las urgencias médicas y psiquiátricas como en cualquier otro campo.

ORGANIZACIÓN

El libro se divide en dos grandes áreas. El *Área A* consta de una serie de capítulos sucintamente escritos que abarcan el campo de las urgencias psiquiátricas. Estos capítulos incluyen: 1) una introducción a la psiquiatría de urgencias, comprendiendo el ámbito del tratamiento, el personal, la integración de la psiquiatría en los servicios médicos de urgencias y los modelos de atención de emergencias; 2) la evaluación del paciente psiquiátrico, incluyendo la historia psiquiátrica y la exploración del estado mental; 3) una visión general de los problemas médicos y quirúrgicos que se acompañan de síntomas y signos psiquiátricos urgentes o los causan; 4) una sección sobre urgencias telefónicas y el uso de "líneas calientes" en la prevención, diagnóstico y tratamiento de trastornos urgentes; 5) una sección sobre aspectos legales que trata de la hospitalización involuntaria, los derechos de los pacientes mentales a rechazar y a recibir tratamiento, y de las responsabilidades del psiquiatra en la protección de los pacientes que pueden dañarse a sí mismos o a otros, y 6) una visión general de las emergencias psiquiátricas infantiles, con especial énfasis en el niño maltratado, que se ha convertido en una crisis nacional de proporciones casi epidémicas en los últimos años.

El *Área B* discute sobre 145 trastornos que pueden encontrarse en la sala de urgencias o en la consulta. Tales condiciones pueden presentarse como un síntoma o signo de un trastorno mental grave, por ejemplo: delirios en la esquizofrenia, o como manifestación temprana de una enfermedad potencialmente fatal, por ejemplo: demencia en el síndrome de inmunodeficiencia adquirida (SIDA).

Contenido

La decisión de incluir una condición determinada de urgencia psiquiátrica en este libro se ha basado en muchos factores: frecuencia de presentación, incidencia, prevalencia, severidad, tipo de síntomas, letalidad potencial y peligrosidad para sí mismo o para otros. Se revisaron los informes de los médicos de urgencia de todo el país, y se incluyeron las condiciones obtenidas de esas experiencias. Además, el servicio de urgencias psiquiátricas del hospital Bellevue, que es renombrado como centro de referencia, aportó ejemplos adicionales de emergencias psiquiátricas. Este hospital atrae a pacientes de todo el área metropolitana de Nueva York, y atiende también a visitantes de todo el mundo que han enfermado psiquiátricamente. Casi todas las condiciones urgentes que se discuten en el libro han sido tratadas una u otra vez en el hospital Bellevue a lo largo de su dilatada historia.

Nómina de urgencias por orden alfabético

Para un rápido y fácil acceso, los 145 problemas clínicos en psiquiatría de urgencias han sido ordenados alfabéticamente en el índice general. De cada uno de ellos se aportan datos suficientes para el diagnóstico y el tratamiento. Con frecuencia, los datos incluyen: 1) una definición de la urgencia; 2) los criterios empleados para diagnosticar el trastorno, incluyendo, cuando es preciso, el diagnóstico diferencial; 3) líneas orientadoras para utilizar en la entrevista con el paciente y con los amigos y familiares acompañantes; 4) líneas orientadoras prácticas sobre tratamiento y decisión final, y 5) una sección especial sobre farmacoterapia con inclusión de los medicamentos específicos y las dosis utilizadas para abordar la situación de emergencia.

Sistema docente

El *Manual de Psiquiatría de Urgencias* pertenece a una serie de guías prácticas y concisas que se ocupan de aspectos concretos en el tratamiento de los trastornos psiquiátricos. Otros libros de esta serie son: *Pocket Handbook of Clinical Psychiatry* y *Pocket Handbook of Psychiatric Drug Treatment*. Los manuales forman parte de un sistema comprensivo que hemos desarrollado para facilitar la enseñanza de la psiquiatría y las ciencias de la conducta. Los manuales son libros escritos con concisión y diseñados en un formato reducido para ser llevados en el bolsillo por el médico para proporcionarle una referencia a punto.

La piedra angular del sistema es el *Comprehensive Textbook of Psychiatry*, actualmente en su quinta edición (1989); ese tratado es global en su profundidad y alcance, y enciclopédico en su amplitud de información. *Synopsis of Psychiatriy*, otra parte del sistema, está ahora en su séptima edición (1994); ha sido pensado para psiquiatras, residentes de psiquiatría y estudiantes de medicina. Otra parte del sistema, *Study Guide and Self-Examination Review for Synopsis of Psychiatry and Comprehensive Textbook of Psychiatry*, está ahora en su cuarta edición (1991) y contiene preguntas de elección múltiple referenciadas en esas obras. Finalmente, el sistema cuenta con el *Comprehensive Glossary of Psychiatry and Psychology* (1991), que proporciona definiciones, escritas en lenguaje sencillo, de términos de interés para psiquiatras y otros médicos, psicólogos, estudiantes, otros profesionales de la salud mental y el público en general.

El sistema docente es único en que aporta una biblioteca completa de psiquiatría que puede satisfacer todas las necesidades educativas del estudiante y del médico.

SECCIONES ESPECIALES

Venenos específicos y sustancias tóxicas

Se incluye en el apéndice una sección sobre los síntomas y el tratamiento de venenos específicos y sustancias tóxicas. Casi todas esas sustancias pueden producir alteraciones mentales, tales como confusión, depresión y labilidad emocional.

Indicaciones

En el apéndice se encuentra una detallada relación de los fármacos empleados en el tratamiento de los trastornos psiquiátricos importantes. Esta relación señala las diversas medicaciones que se usan para tratar un trastorno en concreto, y está puesta al día.

Referencias

No hemos incluido referencias específicas al final de cada sección; no obstante, se ha recogido en un apéndice una lista de trabajos que representan la más actualizada información disponible sobre emergencias psiquiátricas. Para más información, se recomienda al lector la consulta de la quinta edición (1989) de nuestra obra estándar, *Comprehensive Textbook of Psichiatry*, o la séptima (1994) edición de *Synopsis of Psychiatry*, en donde se discuten en profundidad cada uno de los temas incluidos en este libro.

AGRADECIMIENTOS

Agradecemos a James C.-Y. Chou, M.D., Assistant Professor of Psychiatry at New York University Medical Center, quien colaboró como editor asociado. También estamos agradecidos a nuestros autores colaboradores por su participación en este proyecto.

Lynda Abrams Zittel, M.A., actuó como editora del proyecto, al igual que en muchas de nuestras publicaciones, por lo que le expresamos nuestro profundo reconocimiento. Lleva a cabo sus complejas tareas con idoneidad y entusiasmo. Laura Marino procesó el manuscrito y le agradecemos su extraordinario esfuerzo. Estamos agradecidos especialmente a Joan Welsh, editora sobresaliente y muy apreciada amiga.

Virginia Sadock, M.D. Clinical Professor of Psychiatry and Director of Graduate Education in Human Sexuality at New York University Medical Center, merece una especial mención y reconocimiento por su ayuda en cada uno de los aspectos de este libro.

Por último, agradecemos a Robert Cancro, M.D. Professor and Chairman of the Department of Psychiatry at New York University Medical Center, quien fue nuestro editor asociado principal. Le estamos profundamente agradecidos por la inspiración y el apoyo que nos presta en todos nuestros empeños académicos.

HAROLD J. KAPLAN, M.D.
BENJAMIN J. SADOCK, M.D.
New York University Medical Center
New York, New York

Colaboradores

Michael Allen, M.D.
Clinical Assistant Professor of Psychiatry, New York University School of Medicine; Director of Psychiatric Emergency Services, Bellevue Hospital, New York, New York

Laura Bernay, M.D.
Clinical Instructor of Psychiatry, New York University School of Medicine; New York, New York

Rebecca M. Jones, M.D.
Assistant Professor of Psychiatry and Behavioral Sciences, University of Washington School of Medicine, Seattle, Washington

Caroly Pataki, M.D.
Clinical Assistant Professor of Psychiatry, New York University School of Medicine; New York, New York

Eugene Rubin, M.D.
Clinical Instructor of Psichiatry, New York University School of Medicine, New York, New York

Howard Silbert, M.D.
Clinical Assistant Professor of Psychiatry, New York University School of Medicine, New York, New York

Índice

Área A

Visión general de la psiquiatría de urgencias

1 / Psiquiatría de urgencias: Introducción

Una urgencia psiquiátrica es cualquier perturbación en el pensamiento, sentimientos o acciones para la que se necesita una intervención terapéutica inmediata. Por varias razones –tales como la incidencia aumentada de la violencia, la apreciación incrementada del papel de la enfermedad orgánica en la alteración del estado mental y la epidemia de trastornos por alcoholismo y otras drogas– el número de pacientes urgentes está elevándose. Los médicos participan cada vez más como parte de los servicios integrados de urgencias. El extenso alcance de la psiquiatría de urgencias va más allá de la práctica psiquiátrica general hasta incluir problemas especializados tales como el abuso de sustancias, maltrato de niños y esposas; la violencia en forma de suicidio, homicidio y violación; aspectos sociales como el vagabundeo, el envejecimiento, la competencia y el síndrome de inmunodeficiencia adquirida (SIDA). El psiquiatra de urgencias debe estar al día en cuanto a los aspectos legales y técnicos de la asistencia.

ÁMBITO DEL TRATAMIENTO

La mayoría de las evaluaciones psiquiátricas urgentes las realizan médicos no-psiquiatras en el ámbito de la sala general de emergencias, sin embargo, se cuenta cada vez más con habitaciones preparadas para la urgencia mental, en ocasiones integradas dentro de servicios psiquiátricos más amplios. Con independencia del ámbito en que se atienda al paciente, debe prevalecer una atmósfera de seguridad para él y para los sanitarios. Es necesaria la presencia constante de un número adecuado de miembros del personal, incluyendo psiquiatras, enfermeras, auxiliares y trabajadores sociales. Es precisa la disponibilidad de personal adicional para ayudar en los momentos de sobrecarga. Las responsabilidades específicas, tales como el uso de sujeción mecánica, deberían estar claramente definidas y ser practicadas por todo el equipo de urgencias. Son esenciales la comunicación meridiana y las líneas de autoridad. También es deseable la organización del personal en equipos multidisciplinarios.

A los niños y a los adolescentes se los atiende mejor en un ámbito pediátrico. Necesitan no ser asistidos en los servicios de urgencias psiquiátricas para adultos, a menos que exista el riesgo de problemas de conducta o de abandonar el hospital contra el consejo médico.

Es necesario el acceso franco a la sala de urgencias generales y a los dispositivos de diagnóstico, ya que muchas (5 al 30%) condiciones médicas se presentan con manifestaciones psiquiátricas. Todo el aspecto de opciones psicofarmacológicas debería estar a disposición del psiquiatra.

La violencia en el servicio de urgencias no puede ser perdonada ni tolerada. El código de comportamiento que se espera de los miembros del personal y los pacientes debe ser avisado y comprendido desde el momento mismo de la llegada del enfermo a la sala de urgencias. La seguridad se maneja mejor por el personal como un problema clínico que por los guardias de vigilancia del hospital. Siempre que sea posible, las personas agitadas y amenazadoras deberían separarse de las que no lo están. Las habitaciones de aislamiento y sujeción tendrían que localizarse cerca del control de enfermería para una observación intensiva.

Todo el personal ha de entender que los enfermos que sufren física y emocionalmente son frágiles y que diversas expectativas y fantasías, a menudo irreales, influyen en sus respuestas al modo de tratarlos. Por ejemplo, un hombre que sufra una alteración en su sentido de la realidad, que es traído por la policía en contra de su voluntad, puede no entender que el clínico está interesado en ayudarle. Otros pacientes, influidos por experiencias de tratamiento insatisfactorias, pueden ser hostiles. Un gran porcentaje de enfermos cree que los psiquiatras pueden leer las mentes o que sólo están interesados en encerrar a los pacientes. Estas personas muestran estrechez de miras en la discusión abierta de sus problemas. Mucha gente carece de una exacta comprensión de sus derechos como enfermos. Todas las intervenciones clínicas deben tener en cuenta esas expectativas y actitudes para minimizar la posibilidad de malentendidos y los problemas consiguientes.

EVALUACIÓN

La meta primera de una evaluación psiquiátrica urgente es la valoración oportuna del paciente en crisis. A tal fin, el médico debe realizar un diagnóstico inicial, identificar los factores precipitantes y las necesidades inmediatas y comenzar el tratamiento o derivar al sujeto a un ámbito terapéutico más apropiado. En vista de la naturaleza imponderable del trabajo de urgencia, con muchos enfermos presentando quejas físicas y emocionales, y en vista del espacio limitado y de la competición por los servicios auxiliares, se requiere un acercamiento pragmático al paciente. A veces, el traslado del individuo fuera del área de urgencias a un ámbito de diagnóstico y tratamiento más adecuado es preferible para él. Las urgencias médicas, los conflictos interpersonales y los servicios de apoyo se manejan mejor en otras partes del sistema. El mantener un número mínimo de pacientes urgentes en un determinado lugar reduce la posibilidad de agitación y violencia.

La entrevista psiquiátrica estandarizada, que consta de historia, exploración psicopatológica y, cuando es necesario, de un examen físico sistemático y pruebas complementarias, es la piedra angular de la evaluación en urgencias. No obstante, el psiquiatra ha de estar preparado para introducir las modificaciones que se precisen. Por ejemplo, el psiquiatra puede tener que estructurar la entrevista con un maníaco inquieto, medicar o sujetar a un paciente agitado o prescindir de las habituales normas de confidencialidad para valorar el riesgo de suicidio en un adolescente. En general, cualquier estrategia que se adopte en la sala de urgencias para alcanzar el objetivo de evaluar al paciente se considera consistente con una buena práctica clínica siempre que las razones de dicha estrategia queden registradas en la historia del enfermo.

Lo que constituye una urgencia psiquiátrica es, en buena medida, subjetivo. La sala de emergencias está convirtiéndose cada vez más en un área de admisión, un lugar de contención, un centro de desintoxicación y una consulta privada. Ciertas condiciones médicas, como los traumatismos craneoencefálicos, las intoxicaciones agudas, los cuadros de abstinencia y las encefalopatías por SIDA pueden presentarse con manifestaciones psiquiátricas agudas. El psiquiatra tiene que distinguir sin dilación los pacientes verdaderamente urgentes de los que no están tan enfermos y de los no psiquiátricos. Un sistema de clasificación por triage, que cuente con psiquiatras, enfermeras y asistentes sociales, representa una vía eficiente y eficaz para identificar a los pacientes preferentes, no preferentes y urgentes, quienes pueden así ser asistidos con inmediatez (fig. A.1-1).

En este modelo cada persona que llega al servicio de urgencias es valorado por la enfermera clasificadora para detectar la queja principal del paciente, su condición clínica y sus constantes vitales. El psiquiatra se reúne brevemente un poco más tarde con el enfermo y con las personas que estén relacionadas con el caso –familiares, miembros del servicio de urgencias y policía– para asignar al paciente una de estas tres categorías –urgente, preferente, no preferente– o derivarlo a un ámbito terapéutico más adecuado. Contando con un clínico experimenta-

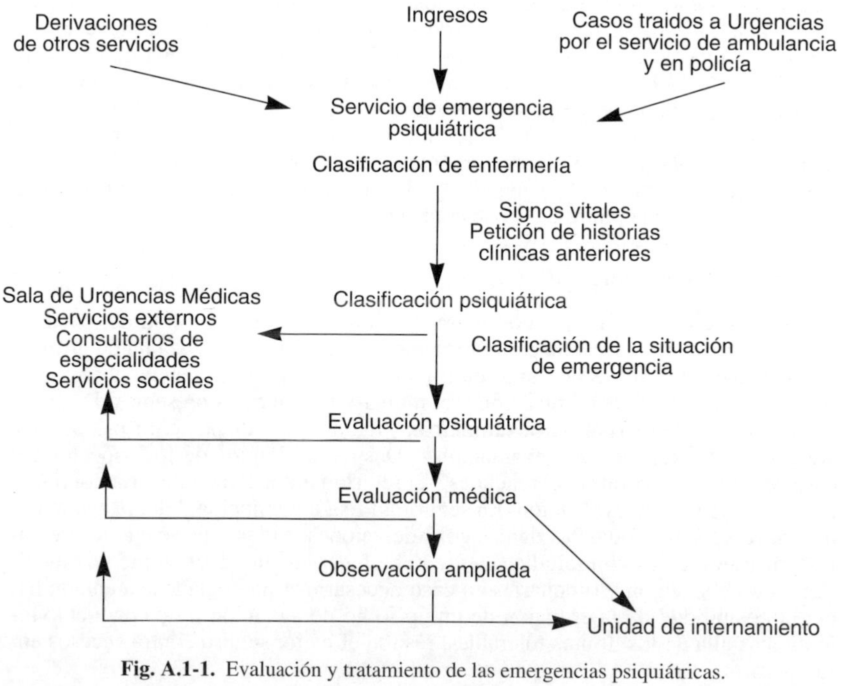

Fig. A.1-1. Evaluación y tratamiento de las emergencias psiquiátricas.

do para realizar esa tarea se asegura una identificación rápida de los casos más graves, una adecuada asignación de los recursos y una respuesta a la pregunta que se escucha en urgencias con más frecuencia: "¿Cuándo voy a ver a un médico?".

El psiquiatra distribuye la responsabilidad clínica para cada paciente al personal idóneo. Como, a menudo, el proceso de evaluación se prolonga y sufre varios cambios, debe establecerse un procedimiento cuidadoso de transferencia de responsabilidades y de circulación de la información, utilizando para ello un sistema de comunicaciones visuales, orales y escritas. Debe cursarse automáticamente la petición de la historia clínica antigua de cada enfermo que llegue a urgencias. Cada caso debería ser juzgado por sus características actuales; sin embargo, la información procedente de los antecedentes clínicos, del personal y de los familiares puede ser crucial en la valoración de los pacientes, en especial si están psicóticos, aterrorizados o se muestran incapaces o renuentes para cooperar en la recogida de una buena historia.

El psiquiatra debería poder contar con personal políglota y con un banco idiomático en el hospital que registre qué miembros de la plantilla son bilingües, así como con otros servicios de traducción. La utilización de amigos o familiares del paciente como traductores no es aconsejable a causa de la posibilidad de distorsión o negación, deliberada o inconsciente, del cuadro clínico debido a su relación de proximidad con el enfermo.

Una valoración inicial de las necesidades biopsicosociales completas del paciente resulta óptimo, pero el status de urgencia del individuo, la presencia de otros enfermos en espera de ser vistos y las limitaciones de la sala de emergencias hacen de dicha valoración un tema academicista. Como mínimo, la evaluación urgente debería enfrentarse a las siguientes cinco cuestiones antes de tomar alguna decisión al respecto: 1) ¿Es seguro para el paciente permanecer en la sala de urgencias?; 2) ¿Es el problema orgánico, funcional o una combinación de ambos?; 3) ¿Está psicótico el paciente?; 4) ¿Tiene el paciente riesgo suicida u homicida?; 5) ¿Hasta qué punto es el paciente capaz de cuidar de sí mismo?

Seguridad del paciente

Los médicos tendrían que considerar la cuestión de la seguridad del paciente antes de proceder a la evaluación propiamente dicha. La respuesta ha de afrontar diversos aspectos sobre la disposición física de la sala de urgencias, hábitos de trabajo del personal, comunicación y el número de enfermos presentes. Después, los psiquiatras deberían autoexaminarse: ¿Están en la disposición psicológica adecuada para realizar una evaluación? ¿Despierta algunos de los aspectos del caso reacciones contratransferenciales? El referido autoexamen debería continuar a lo largo de toda la evaluación. La seguridad física y emocional del paciente tiene prioridad sobre todas las demás consideraciones. Si las intervenciones verbales fracasan o están contraindicadas, se debe tener en cuenta el empleo de medicación o de sujeción y ordenarlas en caso necesario. Una cuidadosa atención hacia la posibilidad de la erupción de un episodio de agitación o de conducta violenta más allá de los límites tolerables, resulta el mejor seguro contra sucesos enfadosos.

Orgánico o funcional (psicológico)

La cuestión más importante para el psiquiatra de urgencias es determinar si el problema es orgánico, funcional o ambos. Ciertas condiciones orgánicas –como la diabetes mellitus, una enfermedad tiroidea, intoxicaciones agudas, estados de abstinencia, SIDA y traumatismos craneoencefálicos– pueden presentarse con cambios prominentes del status mental que imitan enfermedades psiquiátricas comunes. Tales condiciones pueden poner en peligro la vida del paciente si no se tratan con prontitud. En líneas generales, el tratamiento de un padecimiento médico es más definitivo y el pronóstico mejor que el de los trastornos funcionales psiquiátricos. El especialista debe tomar en consideración todas las posibilidades etiológicas.

Desafortunadamente, una vez que los enfermos han sido etiquetados de psiquiátricos, sus quejas pueden no ser tomadas en serio por profesionales sanitarios que no trabajan en la salud mental, y las condiciones de los pacientes pueden deteriorarse, en especial si están afectados por síndromes del Eje I. A causa de tales factores como desinstitucionalización, vagabundeo y mendicidad, y etilismo crónico, los enfermos mentales tienen un gran riesgo de sufrir tuberculosis, deficiencias vitamínicas y otras condiciones que son pasadas por alto con facilidad, pero que tienen un tratamiento asimismo fácil. Síntomas como paranoia, preocupación interna y psicosis aguda pueden hacer que un diagnóstico médico de rutina resulte excesivamente difícil de realizar. Hay que valorar en cada paciente la posibilidad de que una enfermedad orgánica y una psiquiátrica coexistan. Un joven que llega a urgencias intoxicado o en abstinencia etílica alrededor de dos o tres veces al mes puede llegar un día con un hematoma subdural tras una caída.

El psiquiatra que trabaja como consultor de otras ramas del servicio de urgencias tiene que responder a la cuestión de si la condición del paciente es orgánica, funcional o ambas, incluso si el enfermo ya ha sido diagnosticado positivamente desde el punto de vista médico.

Psicosis

La denominación de psicosis no dice demasiado acerca del diagnóstico del paciente, de la gravedad de sus síntomas y del grado de alteración de su vida. El estado de autismo, nivel de afectividad, funcionamiento intelectual y alcance de la regresión son otros parámetros de importancia. La afectación en cualquiera de esas áreas puede llevar a dificultades en el proceso de evaluación. Asimismo, dichas dificultades pueden ser consecuencia de una conducta agitada, agresiva o de un fracaso en la colaboración con las recomendaciones terapéuticas. Un paciente paranoico, hipervigilante, puede malinterpretar el ofrecimiento de ayuda de un miembro del personal como un ataque y responder en defensa propia. Las alucinaciones auditivas con voces imperativas pueden hacer que el enfermo niegue los síntomas y arroje a la basura la medicación nada más abandonar la sala de urgencias. El psiquiatra debería estar al tanto de las complicaciones que pueden surgir con pacientes cuyo sentido de la realidad está alterado y actuar en consecuencia.

Toda comunicación con los enfermos ha de ser directa. Asimismo, todas las intervenciones clínicas tendrían que ser explicadas con brevedad en un lenguaje que los pacientes puedan comprender. Los psiquiatras no deberían suponer que el enfermo confía o cree en ellos, o incluso que desea su ayuda. Los clínicos deben estar preparados para estructurar o terminar una entrevista para limitar el potencial de agitación o regresión del paciente.

Suicida u homicida

Por definición, los pacientes con ideas de suicidio u homicidio son peligrosos para sí y para los demás. La queja más frecuente en la urgencia psiquiátrica es la ideación autolítica. Deben tomarse en serio todas la actitudes, amenazas y pensamientos suicidas hasta que no se demuestre lo contrario. Estos pacientes necesitan ser sometidos a una observación intensiva. Fuera de los seguros confines del hospital, los impulsos agresivos resultan mucho más difíciles de controlar. La violencia hacia otros en el ámbito del servicio de urgencias suele ser la consecuencia de una mala interpretación del paciente o de una reacción hacia miembros del personal que se muestran insensibles, indiferentes o fastidiosos. Hay que preguntar siempre al enfermo por sus sentimientos autolíticos o violentos.

Auto-cuidados

Saber si el paciente es capaz de valerse por sí mismo es sumamente importante en el servicio de urgencias. Esto debe tenerse en cuenta en los criterios de admisión y en las órdenes de ingreso. La auto-negligencia se considera en la actualidad una razón de ingreso adecuada en algunos Estados. El psiquiatra ha de verificar este punto antes de que el enfermo abandone el hospital. La responsabilidad del médico sobre el bienestar del paciente tras el alta hospitalaria se está vigilando con interés creciente en los últimos años. No es suficiente decidir si está justificado o no el ingreso de una persona. El psiquiatra tiene que sopesar la capacidad del enfermo para seguir un tratamiento ambulatorio, así como su dotación personal para resolver sus problemas en caso de que el tratamiento definitivo se retrase. Un trabajador social puede ofrecer a esa persona asistencia y apoyo durante el proceso terapéutico. Al menos, el paciente debería contar con alimentos y albergue. Habría que recordar siempre al interesado la opción que tiene de llamar o volver al hospital si surgen dificultades.

CONSIDERACIONES DIAGNÓSTICAS Y TERAPÉUTICAS

Diagnóstico

No se espera de la evaluación de urgencias que sea exhaustiva, sino que aborde ciertas cuestiones de importancia. Para obtener una información adecuada, habría que realizar: determinación de tóxicos en orina, radiografías de tórax, un electrocardiograma (ECG) y otras pruebas de laboratorio de interés, tales como niveles séricos de litio (Plenur) y fenitoína (Epanutín). Si es factible, también habría que hacer en urgencias un examen médico general y las interconsultas oportunas a otros especialistas. Antes de tomar una decisión, sería muy conveniente recoger toda la información disponible de la historia clínica antigua y de otras fuentes externas como los familiares y la policía. Aunque la seguridad del paciente es siempre lo primero, no tendría que retrasarse indebidamente la finalización de la evaluación diagnóstica.

Tratamiento

Cuando las medicaciones o la sujeción estén indicadas, habría que ponerlas en práctica siguiendo el principio de la máxima tranquilización con la mínima sedación. El objetivo es ayudar al paciente a recuperar el control de sí mismo, aliviar el dolor y lograr que colabore en la evaluación para terminarla. Un enfermo dormido no puede hacer daño a nadie, pero tampoco puede relatar su historia ni ser sometido a una exploración psicopatológica. Las dosis bajas de los antipsicóticos de potencia elevada actúan con rapidez y tienen un gran margen de seguridad. Las benzodiacepinas administradas intramuscularmente (I.M.) tienen una vida media corta. A veces son muy eficaces cuando ambos se utilizan en combinación. La administración intravenosa (I.V.) es arriesgada, dado el peligro que entraña el trabajo con personas agitadas. Es preciso observar precauciones generales con todos los pacientes habida cuenta del riesgo que supone el virus de inmunodeficiencia humana (VIH) y otras infecciones.

Los errores medicamentosos que con mayor frecuencia cometen los médicos son: 1) sobremedicación (por el uso de preparaciones demasiado potentes o de dosis elevadas con el resultado de una demora en la evaluación y en la decisión final), 2) inframedicación (por el uso de una preparación inapropiada o una dosis demasiado pequeña con el resultado, asimismo, de una demora a causa de la agitación del paciente aún no resuelta u otros problemas disruptivos), 3) cambio prematuro de medicación –por ejemplo, administrar haloperidol (Haloperidol), clorpromacina (Largactil) y loracepán (Orfidal)– todo ello en el plazo de una hora.

Los pacientes que requieren sujeción o aislamiento suponen una carga añadida para el personal, ya que éste tiene que monitorizar las constantes vitales, hidratación y la movilidad. Estos pacientes deben evaluarse con frecuencia por su continua necesidad de control.

Decisión

En algunos casos la opción normal de ingresar al enfermo o darle el alta no es la más adecuada. En el caso de descompensaciones breves de un trastorno de personalidad, reacciones adaptativas o acontecimientos traumáticos, o cuando se sospecha una psicosis tóxica, por ejemplo, el manejo más oportuno puede hacerse mejor en el ámbito de una observación prolongada. Si se permite al paciente un tiempo suficiente en un ambiente seguro, esto puede resultar en una mejoría del cuadro o en una aclaración de aspectos que hagan innecesario el tradicional ingreso psiquiátrico. Realizando esto se puede también, ahorrar al enfermo el trauma y el estigma de un ingreso mental y dejar las camas libres para pacientes más graves. La intervención en la crisis para víctimas de violación y otros traumas puede llevarse a cabo, también en el ámbito de una observación prolongada.

Cuando la decisión es la de ingresar al individuo, es preferible que éste lo haga de forma voluntaria. Otorgando a los pacientes esa opción, se les brinda un sentido de dominio sobre sus propias vidas y una participación en las decisiones terapéuticas. Los enfermos que cumplen claramente criterios de ingreso, debido a su peligrosidad para sí mismos o para otros, no pueden dejar el hospital sin ulteriores revisiones y, si es necesario, puede transformarse su ingreso en involuntario.

A causa de que la evaluación inicial no es a menudo concluyente, es mejor posponer el tratamiento definitivo hasta que el paciente haya sido reevaluado en la Unidad de Agudos o en la consulta ambulatoria. Sin embargo, cuando el diagnóstico está claro y se conoce la respuesta a tratamientos previos, no se gana nada con retrasar la decisión. Por ejemplo, un paciente que padezca esquizofrenia, que ha recaído tras abandonar su régimen de medicación antipsicótica, se beneficia más con la pronta reinstauración del tratamiento.

Incluso si los pacientes se sienten cómodos acudiendo a urgencias cuando lo precisan, el psiquiatra debiera dirigirlos siempre al ámbito terapéutico más apropiado. A los enfermos en revisión psicofarmacológica, que no sigan regularmente sus citas, debiera proporcionárseles medicación suficiente hasta que puedan ser vistos por su psiquiatra habitual. La comunicación interactiva con los otros terapeutas tendría que ser algo evidente.

La sala de urgencias es la puerta de entrada al departamento de psiquiatría o al hospital general. Las primeras impresiones conllevan una gran importancia. El tipo de atención y preocupación mostrado hacia los pacientes a la llegada a urgencias tiene decisivas implicaciones en cómo responderán ellos a los miembros del personal y a las recomendaciones terapéuticas, e incluso en la colaboración con los tratamientos mucho tiempo después de que hayan dejado la sala de urgencias.

Documentación

En interés de una asistencia de buena calidad, del respeto por el derecho de los enfermos, del control del gasto y de los aspectos medicolegales, la documentación se ha convertido en un foco central para el médico de urgencias. Las historias clínicas debieran registrar una descripción concisa del paciente, destacando todos los hallazgos pertinentes positivos y negativos. Hay que señalar las lagunas que existan en la información y las razones por las que no fue posible completarla. Es preciso recoger los nombres y números telefónicos de las personas relacionadas. Debe también hacerse un diagnóstico provisional y diferencial. Tras considerar los hallazgos de la historia del paciente, su exploración psicopatológica y los resultados del examen médico y las pruebas complementarias, hay que establecer un plan terapéutico inicial. La escritura será legible. El médico de urgencias goza de una inusual laxitud ante la ley para realizar una evaluación inicial adecuada; no obstante, todas las intervenciones y decisiones deben estar pensadas, discutidas y documentadas en la historia del paciente.

2 / Evaluación del paciente como una urgencia psiquiátrica

En una urgencia psiquiátrica la persona tiene un riesgo de dañarse a sí mismo o a los demás. Ejemplos habituales de esto son: la violencia, el suicidio, la automutilación, la afectación importante del juicio y raciocinio y la auto-negligencia severa. En ocasiones, la evaluación urgente del paciente supone determinar qué riesgo posee el enfermo para sí mismo o para otro y hasta qué punto requiere una hospitalización inmediata en vez de un tratamiento ambulatorio. El paciente puede venir voluntariamente a urgencias o puede ser traído a la fuerza por la familia, profesores o la policía.

Las herramientas básicas para evaluar una urgencia psiquiátrica son la exploración física, la entrevista psiquiátrica, el examen del estado mental y las pruebas complementarias.

EXPLORACIÓN FÍSICA

De inicio, deben determinarse las constantes vitales de todos los pacientes psiquiátricos. La tensión arterial, el pulso y la temperatura son medidas directas y fáciles de tomar, y pueden revelar una información valiosa de forma rápida. Por ejemplo, un paciente agitado y con alucinaciones, que está febril, con una tensión arterial (TA) elevada y un pulso de 120 puede encontrarse en pleno delirium tremens (DTs) más que padecer un claro trastorno psiquiátrico. Cualquiera que sea la enfermedad actual del paciente, los signos vitales pueden ayudar al clínico a hacer un diagnóstico correcto.

El cuadro A.2-1 recoge los hallazgos médicos más comunes en las urgencias psiquiátricas. Muchos de esos hallazgos reflejan el importante grado de autodescuido que se encuentra en muchos pacientes psiquiátricos urgentes. También son indicativos del grave deterioro del juicio y raciocinio que se observa en muchos de ellos, y que les impide buscar la atención médica que necesitan. El cuadro A.2-1 no agota todas las posibilidades. Una urgencia psiquiátrica puede presentarse virtualmente con cualquier trastorno médico, aunque no esté recogido en el referido cuadro.

Cuando se detecta un problema físico grave, puede ser necesario ingresar al paciente en un servicio médico en primer lugar, para tratar dicho problema rápida y eficazmente, y trasladarlo después a la sala de psiquiatría.

ENTREVISTA PSIQUIÁTRICA DE URGENCIA

La entrevista de urgencia es similar a la entrevista psiquiátrica estándar con la diferencia de la limitación temporal que impone el hecho de que haya otros

Cuadro A.2-1. *Hallazgos médicos más frecuentes en las urgencias psiquiátricas*

Signos y síntomas	*Hallazgos asociados más frecuentes*
Infestación por piojos	Anemia
	Excoriaciones dérmicas secundarias
Extenuación	Fiebre
Deshidratación	Anemia
	Alteraciones electrolíticas
	VIH: positivo
	VDRL: positivo
	Rx de tórax, PPD: positivo
Celulitis	Fiebre
Úlceras de éstasis	Sepsis
Gangrena	Leucocitosis
Parasitación por gusanos	Glucemia anormal
	PFH anormales
	Rx de tórax, PPD: positivo
Tos	Fiebre
Disnea	Rx de tórax, PPD: positivo
	VIH: positivo
Fetor etílico	PFH anormales
Abdomen distendido	Ascitis
Arañas vasculares	TA y pulso elevados
Alucinaciones visuales y táctiles	Fiebre
	Alcoholemia elevada
Intoxicación por drogas	
Cambios pupilares	Tóxicos en orina: positivos
Somnolencia o agitación	TA, pulso y temperatura lábiles
Desorientación	
Humor y afecto lábiles	
Alucinaciones visuales y táctiles	
Intoxicación anticolinérgica	
Sudoración	TA y pulso lábiles, elevados
Pupilas dilatadas	Fiebre
Piel roja, sofocos	Ausencia de ruidos intestinales
Boca seca	
Desorientación y agitación	
Alucinaciones auditivas y visuales	
Demencia	VIH: positivo
	VDRL: positivo
	PFH anormales
	PFT anormales
	TAC craneal anormal
	PL anormal
	B_{12}/ácido fólico anormales
	Urobilinógenos anormales
Desorientación	Tóxicos en orina: positivos
	VIH: positivo
	PFT anormales
	PFH anormales
	Glucemia anormal
	Litemia tóxica
	Alteraciones electrolíticas
	TA y pulso elevados
	Fiebre
	Alteraciones hemáticas
Somnolencia, estupor y coma	Respuesta rápida a naloxona
	Respuesta rápida a la infusión de glucosa
	Glucemia anormal

Cuadro A.2-1. *Hallazgos médicos más frecuentes en las urgencias psiquiátricas* (Continuación)

Signos y síntomas	*Hallazgos asociados más frecuentes*
	Toxicología: positiva
	TAC de cráneo anormal
	PL anormal
	Litemia tóxica
	Niveles tóxicos de antidepresivos
	Alteraciones electrolíticas
	PFH anormales
	CPK elevada
Convulsiones	Niveles tóxicos de litio
	Niveles tóxicos de antidepresivos
	Dosis elevadas de antipsicóticos
	Tóxicos en orina: positivo
	VIH: positivo
	Glucemia anormal
	TAC craneal anormal
	PL anormal
	Fiebre
Reacciones distónicas	Iniciación reciente o aumento de la medicación antipsicótica
Acatisia	
Pseudoparkinsonismo	
Síndrome neuroléptico maligno	
Rigidez muscular severa	Hipertensión lábil
Palpitaciones	Fiebre
Diaforesis	Pulso acelerado
Agitación	CPK elevada
Posible desorientación	Mioglobinuria
Posible insuficiencia respiratoria	Fracaso renal
Estupor y coma	Embolismo pulmonar
Toxicidad por litio	
Temblor	CR, BUN y ASO anormales
Ataxia	Alteraciones electrolíticas
Vómitos	Leucocitosis
Diarrea importante	PFT anormales
Convulsiones	ECG anormal
Desorientación	
Hiperreflexia	
Disartria	
Coma	
Vértigos	Hipertensión ortostática
	Niveles elevados de antidepresivos
	Niveles elevados de clorpromacina
	Niveles elevados de litio
	Anemia
	Alteraciones electrolíticas

ASO: análisis sistemático de orina
BUN: nitrógeno ureico en sangre
CPK: creatinfosfoquinasa
CR: creatina
TAC: tomografía axial computarizada
ECG: electrocardiograma
VIH: virus de la inmunodeficiencia humana
PFH: pruebas de función hepática
PL: punción lumbar
PPD: proteína purificada derivada de la tuberculina
PFT: pruebas de función tiroidea
VDRL: Venereal Disease Research Laboratory
TA: tensión arterial

pacientes esperando para ser atendidos y por el potencial sentido de urgencia en evaluar el riesgo del enfermo hacia sí mismo o hacia otros. En general, el médico se centra sobre la queja actual y los motivos que han llevado al paciente a urgencias en ese momento. La premura de tiempo exige que el clínico estructure la entrevista, particularmente con los enfermos que responden con relatos largos y difusos de su enfermedad. Si el paciente está mutista, negativista, no colaborador o hay cualquier otra razón que le haga incapaz de cooperar en la recogida de una historia coherente, es preciso obtener una historia suplementaria de los acompañantes: amigos, parientes o policía.

Los enfermos pueden estar muy motivados para revelar ellos mismos sus síntomas a fin de obtener un alivio de su padecimiento, pero también pueden, consciente o inconscientemente, tener razones para ocultar sus más íntimos sentimientos, que ellos perciben como vergonzosos o amenazadores. Si el paciente ha sido traído involuntariamente al hospital, su aquiescencia o capacidad para cooperar pueden encontrarse afectadas por esa razón. La relación del psiquiatra con el enfermo influye en gran medida sobre lo que el paciente dice o no, incluso en el contexto de una primera entrevista en urgencias; por tanto, una gran parte de dicha entrevista comprende las técnicas específicas y sofisticadas de escucha, observación e interpretación, que componen los fundamentos de la formación psiquiátrica en general. Mostrarse sincero, honesto, tranquilo y no amenazador es de la máxima importancia, como lo es la capacidad de transmitir a los pacientes la idea de que el médico controla la situación y actuará decisivamente para protegerles de un posible daño hacia sí mismos o hacia otros.

El cuadro A.2-2 resume los factores iniciales necesarios en la evaluación de una urgencia psiquiátrica.

A veces el contacto con la sala de urgencias es telefónico. En esos casos, el psiquiatra debiera obtener el número desde donde se hace la llamada y la dirección exacta. Esos detalles son importantes en caso de que la llamada se interrumpa, ya que pueden ayudar al psiquiatra a dirigir su auxilio al paciente. Si está sólo y el médico averigua que está en peligro, es necesario avisar a la policía. Siempre que sea posible, un ayudante debería llamar a la policía por otra línea mientras el psiquiatra mantiene ocupado al enfermo hasta que la ayuda llega. No es aconsejable que el paciente conduzca solo hasta el hospital. Antes bien, un equipo médico de urgencia debería desplazarse para traer a la persona al centro.

El psiquiatra tiene que considerar un amplio abanico de condiciones que pueden explicar los signos y síntomas de presentación. Las quejas más frecuentes entran dentro de las grandes categorías generales de ansiedad, depresión, manía y alteraciones del pensamiento. Esas condiciones pueden solapar y tener múltiples causas desde psiquiátricas hasta claramente médicas.

El mayor error potencial en una urgencia mental es pasar por alto una enfermedad física como causa de otra emocional. Los traumatismos craneoencefálicos, padecimientos médicos, abuso de drogas (alcoholismo incluido), alteraciones cerebrovasculares, anormalidades metabólicas y medicaciones pueden causar, todos ellos, conductas patológicas, y el psiquiatra tendría que recoger una breve historia médica que se centrase en esas áreas. El cuadro A.2-3 enumera aquellos factores que son muy indicativos de trastornos orgánicos subyacentes.

Cuadro A.2-2. *Estrategia general en la evaluación del paciente*

I. Autoprotección
A. Conocer todo lo que sea posible de los pacientes antes de entrevistarlos.
B. Dejar los procedimientos de sujeción mecánica a quienes están más preparados.
C. Estar alerta ante los riesgos de violencia inmediata.
D. Cuidar la seguridad de los alrededores físicos (p. ej., puertas de acceso, objetos de la habitación).
E. Contar con la presencia de otros durante la evaluación, si es preciso.
F. Contar con la presencia de otros en las cercanías.
G. Procurar establecer una alianza con el paciente (p. ej., no enfrentarse ni amenazar a paranoicos).

II. Prevenir lesiones
A. Prevenir autolesiones y suicidio. Utilizar cualquier método necesario para evitar que los pacientes se dañen a sí mismos durante la evaluación.
B. Prevenir la violencia hacia otros. Valorar brevemente el riesgo de violencia. Si se estima que dicho riesgo es significativo, considerar estas opciones:
1. Informar al paciente de que la violencia no es aceptable.
2. Acercarse al paciente de una forma no amenazadora.
3. Reasegurar, tranquilizar o ayudar al paciente a mantenerse en contacto con la realidad.
4. Ofrecer medicación.
5. Informarle de que se utilizarán el aislamiento o la sujeción, si es preciso.
6. Contar con un equipo preparado para sujetar al paciente.
7. Cuando los pacientes están sujetos, han de permanecer bajo observación constante con comprobación de los signos vitales. Separar a estos pacientes de estímulos desencadenantes de agitación. Establecer inmediatamente un plan de tratamiento –medicación, tranquilización y evaluación médica.

III. Descartar trastornos orgánico-cerebrales

IV. Descartar psicosis inminentes

Situaciones específicas de la entrevista

Pacientes deprimidos y potencialmente suicidas. El clínico ha de preguntar siempre por las ideas de suicidio como parte de la exploración psicopatológica, en especial si el paciente está deprimido. El paciente puede no darse cuenta de que síntomas como despertar durante la noche y un aumento de las quejas somáticas están relacionados con las depresiones. Es necesario preguntar directamente al enfermo: ¿Tiene o ha tenido Ud. ideas de suicidio? ¿Desea morir? ¿Se siente Ud. tan triste como para hacerse daño a sí mismo? Ocho de cada 10 personas que se suicidan avisan de su intento. Si el paciente admite tener un plan, ello es particularmente peligroso. Si un enfermo, que ha manifestado amenazas de suicidio, se muestra silencioso y menos agitado que antes, ésta puede ser una señal ominosa. El clínico debiera preocuparse especialmente de los factores enumerados en el cuadro A.2-4.

Una nota de suicidio, antecedentes familiares o personales de intentos autolíticos aumentan todos ellos el riesgo de muerte. La impulsividad o el pesimismo excesivo sobre el futuro coloca al enfermo en situación arriesgada. Si el médico decide que el paciente tiene un riesgo inminente, debe hospitalizarlo o protegerlo de cualquier otra manera. Una difícil situación se presenta cuando el peligro no pare-

Cuadro A.2-3. *Características muy sugerentes de organicidad*

1. Comienzo agudo (en horas o minutos, con síntomas destacados)
2. Primer episodio
3. Tercera edad
4. Enfermedad médica o lesiones intercurrentes
5. Abuso de sustancias
6. Alteraciones perceptivas no-auditivas
7. Síntomas neurológicos: pérdida de conciencia, convulsiones, traumatismo craneoencefálico, cambios en las características de una cefalea, cambios en la visión
8. Signos clásicos en el estado mental: obnubilación, desorientación, memoria afectada, alteraciones de la atención-concentración, discalculia, pensamiento concreto
9. Otros signos del estado mental: trastornos del movimiento, marcha o lenguaje
10. Apraxia constructiva: dificultades en el dibujo de un reloj, un cubo, la intersección de dos pentágonos, las figuras del Test de Bender-Gelstat
11. Características catatónicas: desnudez, negativismo, combatividad, rigidez, flexibilidad cérea, posturas antigravitatorias, ecopraxia, ecolalia, mutismo, gesticulación

ce ser tan inmediato, pero la amenaza está presente mientras la persona permanece deprimida. En caso de que el psiquiatra decida no hospitalizar al paciente, debe insistir para que el enfermo llame siempre que la presión suicida se eleve.

Pacientes violentos. Los pacientes pueden mostrarse violentos por muchas razones, y la entrevista con ellos ha de intentar averiguar la causa subyacente de tal conducta, ya que la causa determina la intervención.

El diagnóstico diferencial de la conducta violenta comprende el trastorno orgánico-cerebral inducido por sustancias psicoactivas, la personalidad antisocial, esquizofrenia catatónica, infecciones, neoplasias cerebrales, personalidad obsesivo-compulsiva descompensada, trastornos disociativos, alteraciones del control de impulsos, trastornos sexuales, borrachera patológica, trastorno delirante, personalidad paranoide, esquizofrenia, epilepsia del lóbulo temporal, trastorno bipolar y violencia incontrolable secundaria a estrés interpersonal.

La entrevista psiquiátrica tiene que incluir preguntas que traten de ordenar el diagnóstico diferencial de la conducta violenta y otras dirigidas hacia la predicción de la violencia.

Los mejores predictores de la misma son 1) la ingesta excesiva de alcohol; 2) una historia de actos violentos, con detenciones o actividad delincuente, y 3) una

Cuadro A.2-4. *Historia, signos y síntomas del riesgo de suicidio*

1. Intentos previos o suicidio fantaseado
2. Ansiedad, depresión o agotamiento
3. Disponibilidad de medios de suicidio
4. Preocupación por el efecto del suicidio en los familiares
5. Ideación suicida verbalizada
6. Preparación del testamento, resignación tras una depresión agitada
7. Crisis vitales próximas, tales como duelo o cirugía inmediata
8. Antecedentes familiares de suicidio
9. Pesimismo o desesperanza exacerbadas

Cuadro A.2-5. *Valoración y predicción de la conducta violenta*

1. Signos de violencia inmediata:
   a. Actos recientes de violencia, incluyendo violencia contra la propiedad
   b. Amenazas verbales o físicas
   c. Llevar armas u objetos que puedan ser usados como tales (p. ej., tenedores, ceniceros)
   d. Agitación psicomotriz progresiva
   e. Intoxicación por alcohol o drogas
   f. Rasgos paranoides en un psicótico
   g. Voces imperativas: algunos pero no todos los pacientes tienen riesgo
   h. Trastornos orgánico-cerebrales, alteraciones del lóbulo frontal o generales; con menor frecuencia en alteraciones del lóbulo temporal (discutible)
   i. Pacientes con excitación catatónica
   j. Algunos maníacos
   k. Algunos pacientes con depresión agitada
   l. Trastornos de personalidad proclives a la rabia, violencia y descontrol de impulsos

2. Valorar el riesgo de violencia:
   a. Considerar ideación violenta, deseo, intención, plan, disponibilidad de medios, ejecución del plan, deseo de ayuda
   b. Considerar datos demográficos: sexo (varón), edad (15-24), status socioeconómico (bajo), recursos sociales (escasos)
   c. Considerar su historia: violencia, actos antisociales no violentos, descontrol de impulsos (p. ej., juego de apuestas, drogadicción, suicidio o autolesión, psicosis)
   d. Considerar factores estresantes manifiestos (p. ej., conflicto marital, pérdida real o simbólica)

historia de maltratos en la infancia. El cuadro A.2-5 cita algunos de los factores más significativos en la valoración y predicción de la violencia.

HISTORIA PSIQUIÁTRICA

La historia psiquiátrica es un registro de la vida del paciente que permite al psiquiatra comprender quién es la persona, de dónde viene y a dónde irá probablemente en el futuro. En el ámbito de la urgencia hay normalmente un sentido aumentado de premura a causa de la naturaleza aguda de la situación, y el psiquiatra tiene a menudo que adoptar una actitud directiva hacia el paciente para calmarle y obtener la información. Puede ser necesario medicar al enfermo antes de que el médico pueda hablar con él. Muchas veces la historia incluye también información de otras fuentes, como los padres, esposa o un agente de policía. Para hacer un diagnóstico correcto y formular un plan terapéutico específico y eficaz, resulta esencial obtener una historia comprensiva del paciente y, si fuera preciso, de otras fuentes informadoras. Puede ser imposible realizar en urgencias un diagnóstico completo, pero es necesario recoger la información precisa para hacer un diagnóstico razonable, aunque provisional.

Muchos pacientes son totalmente incapaces, en urgencias, de referir su historia; por tanto, los testigos y otras fuentes de información son extremadamente importantes. El examen del estado mental se convierte en más importante cuanto más difícil o imposible sea de obtener la historia.

Datos de identificación

Los datos de identificación aportan un sumario demográfico del paciente: nombre, edad, estado civil, sexo, profesión, idioma, raza, religión y circunstancias actuales de vida. La información puede incluir también el sitio o situación en que la entrevista tuvo lugar, las fuentes de la misma y si la urgencia es el primer episodio de este tipo que presenta el paciente. Los datos de identificación están pensados para proporcionar una especie de huella dactilar de las características del paciente potencialmente importantes, que pueden afectar al diagnóstico, pronóstico, tratamiento y colaboración de la persona.

Un ejemplo de los datos de identificación en la entrevista es el siguiente:

Jane Jones es una mujer blanca, soltera, de 45 años de edad, habitualmente desempleada y sin hogar que vive en albergues públicos y en la calle. Esta entrevista tuvo lugar en la sala de urgencias con la paciente sujeta por los cuatro miembros, en presencia de cuatro componentes del personal clínico y dos agentes de policía. Era alrededor de la quinta visita de Ms. Jones a la sala de urgencia durante el pasado año. La fuente de información sobre Ms. Jones fue el agente de policía que trajo a la paciente a la sala de urgencia. Ms. Jones permaneció muda durante la entrevista.

Queja principal (motivo de consulta)

La queja principal, en las propias palabras del paciente, establece el por qué él o ella han venido, o sido traídos, en busca de ayuda. La queja debe registrarse, aunque el enfermo sea incapaz de hablar, así como incluir una descripción de la persona que proporciona la información. La explicación del paciente, a pesar de lo extraña o irrelevante que parezca, debiera registrarse al pie de la letra en la sección destinada al motivo de consulta. Las otras fuentes de información pueden luego dar sus versiones de los acontecimientos en la sección "enfermedad actual". Ejemplo:

Aunque la paciente permaneció muda, los policías refirieron que ella estaba de pie, desnuda en Grand Central Terminal, diciendo: "Tómame para Dios".

Enfermedad actual

Esta parte de la historia psiquiátrica proporciona un cuadro cronológico y comprensivo de los acontecimientos que llevaron al momento presente a la vida del paciente. Una comprensión de la historia de la enfermedad actual ayuda a responder a la cuestión: "¿Por qué ahora?" "¿Por qué el paciente acudió o fue traído a urgencias esta vez?" "¿Qué acontecimientos inmediatos precipitaron el episodio actual?" "¿Cuáles eran las circunstancias vitales del paciente al comienzo de los síntomas o cambios en la conducta y cómo le afectaron de modo que el presente episodio se hiciera manifiesto?" Saber cómo era la personalidad previa del individuo ayuda también a tener una perspectiva de la enfermedad actual.

Enfermedades anteriores

Se describen episodios pasados de padecimientos físicos y psiquiátricos. Los síntomas del paciente, la extensión de la incapacidad, el tipo de tratamiento recibido, los nombres de los hospitales donde ingresó, la duración de cada enfermedad, el efecto de los anteriores tratamientos y el grado de colaboración deberían todos ellos ser explorados y registrados cronológicamente. Especial atención hay que poner en el primer episodio que señaló el comienzo de la enfermedad; como tal primer episodio puede ofrecer a menudo datos cruciales sobre los acontecimientos precipitantes, posibilidades diagnósticas y capacidades de adaptación. Debe preguntarse a cada paciente sobre sus ideas, y actos, de suicidio y homicidio en el pasado.

El médico tendría que hacer una revisión de los síntomas pretéritos y anotar cualquier enfermedad importante médica y quirúrgica, así como los traumatismos que hayan necesitado la hospitalización de la persona. Son relevantes para la historia psiquiátrica los episodios de traumatismos craneoencefálicos, padecimientos neurológicos, tumores y convulsiones, así como los portadores del VIH o los enfermos de SIDA. Hay que dirigir la investigación hacia la presencia de un trastorno comicial, episodio de pérdida de conciencia, cambios en las características habituales de una cefalea, alteraciones en la visión y episodios de confusión y desorientación. Una historia de infección sifilítica es crítica y relevante. Debe preguntarse a todos los pacientes sobre el abuso de alcohol y drogas, y recoger detalles acerca del tipo y la frecuencia de consumo.

Historia personal (anamnesis)

Además de estudiar la enfermedad actual y la situación vital presente del enfermo, el médico necesita una comprensión completa de la biografía de la persona y su relación con el problema emocional de este momento. Sin embargo, una historia así no está indicada, o no es posible, en una situación de urgencia. Una historia breve, si es factible, puede ser útil para colocar el episodio actual dentro de una perspectiva vital. Por ejemplo, saber cuál es el nivel más alto de funcionamiento del paciente antes de la urgencia presente resulta esencial, así como conocer el grado de educación alcanzado, la historia laboral, legal y de sus relaciones sociales pueden ser también de utilidad.

Antecedentes familiares. Una sucinta narración de las enfermedades psiquiátricas de los familiares, así como hospitalizaciones y tratamientos debe registrarse en este momento de la historia. Esto puede ser de gran utilidad en la elaboración de un diagnóstico diferencial de urgencia. ¿Hay antecedentes familiares de alcoholismo, toxicomanías o conducta antisocial? ¿Hay antecedentes de esquizofrenia, trastornos afectivos, suicidio o violencia? ¿Pueden ser localizados algunos familiares para obtener información o ayuda?

EXAMEN DEL ESTADO MENTAL

La exploración psicopatológica es la parte esencial de la valoración clínica de urgencia. La misma describe la suma total de las observaciones del examinador y

Cuadro A.2-6. *Perfil de la exploración psicopatológica*

I. Descripción general
 A. Apariencia
 B. Actividad psicomotriz y conducta
 C. Actitud hacia el examinador
II. Humor y afecto
 A. Humor
 B. Afecto
 C. Adecuación
III. Lenguaje
IV. Alteraciones en la percepción
V. Pensamiento
 A. Curso del pensamiento
 B. Contenido
VI. Sensorio e intelección
 A. Vigilia y nivel de conciencia
 B. Orientación
 C. Memoria
 D. Concentración
 E. Pensamiento abstracto
 F. Caudal de información e inteligencia
VII. Control de impulsos
VIII. Juicio, raciocinio e introspección
IX. Fiabilidad

de las impresiones del paciente psiquiátrico durante la entrevista. Mientras que la historia clínica permanece estable, el estado mental del enfermo puede cambiar de hora en hora e incluso de minuto en minuto. Aun cuando un paciente esté mudo o incoherente, o rehúse contestar a las preguntas, puede obtenerse una información muy rica a través de una cuidadosa observación. El cuadro A.2-6 recoge un formato estándar del examen del estado mental.

Descripción general

Apariencia. Esta parte consiste en una descripción de la apariencia del paciente, grado de auto-cuidado o de auto-negligencia y la impresión general que transmite al entrevistador la postura, equilibrio y vestimenta del enfermo. En un ámbito de urgencias la apariencia de la persona puede aportar pistas cruciales sobre la capacidad para valerse por sí mismo, y sobre el juicio y raciocinio. Un paciente que está desgreñado o casi desnudo es alguien con una capacidad disminuida para cuidar de sí mismo y, por lo tanto, está en riesgo.

Conducta y actividad psicomotriz. Esta categoría se refiere a los aspectos cualitativos y cuantitativos del comportamiento motor del enfermo e incluye: manierismos, gesticulaciones, contracciones, conducta estereotipada, ecopraxia, hiperactividad, agitación, combatividad, retorcimiento de las manos, caminar constante y otras manifestaciones físicas. Debe anotarse el retardo psicomotor o enlentecimiento de los movimientos del cuerpo. También debiera describirse cualquier conducta sin finalidad o propósito. En una urgencia, esa información puede colocar al clínico en la dirección de un diagnóstico completo y alertarle de una agitación creciente y potencial pérdida de control. Por ejemplo, un paciente que está agitado y se coge repetidamente la ropa sin objeto ni propósito puede estar padeciendo una intoxicación anfetamínica, y un enfermo que esté mudo e inmóvil puede estar deprimido o catatónico, o experimentar una reacción tóxica por alguna droga.

Actitud hacia el examinador. La actitud del paciente hacia el examinador puede describirse como: no colaboradora, amistosa, seductora, defensiva, evasiva o reticente; cualquier adjetivo se puede utilizar en la descripción. Debe registrarse el nivel de rapport que se establezca. Muchas personas son incapaces de establecer cualquier rapport en urgencias a causa de su agitación, paranoia, alucinaciones, depresión y otros factores que puedan interferir.

Humor y afecto

Humor. El humor se define como una emoción penetrante y sostenida que colorea la percepción que la persona tiene del mundo. Los registros del humor del paciente han de señalar su profundidad, intensidad, duración y fluctuaciones. Los adjetivos más comunes para describir el humor son: depresivo, desesperado, irritable, ansioso, eufórico, vacío, asustado y perplejo. El humor puede ser lábil; esto significa que el mismo fluctúa rápidamente entre los dos extremos (por ej., reír ruidosamente y estar expansivo en un momento, y temeroso y desesperado al siguiente). La labilidad del humor refleja a menudo una falta general de control que puede colocar al paciente en una situación de riesgo elevado.

Afecto. El afecto puede definirse como la expresión de la reactividad emocional del paciente. Afecto es lo que el examinador observa como la expresión facial de la persona, incluyendo la intensidad y gama de la conducta expresiva. Puede ser o no congruente con el humor. El afecto se describe como normal, constreñido, embotado y aplanado. Para diagnosticar un afecto aplanado, la voz del paciente debe ser monótona, y la cara inmóvil. El examinador ha de observar con claridad las dificultades del enfermo en iniciar, mantener o finalizar una respuesta emocional; en una urgencia, esa información puede proporcionar pistas acerca del grado de control emocional de la persona.

Adecuación. La adecuación de las respuestas emocionales del paciente puede considerarse en el contexto del asunto que el enfermo está discutiendo. Por ejemplo, los paranoicos, que están describiendo un delirio de persecución, deberían mostrarse iracundos o asustados acerca de las experiencias por las que creen estar atravesando. La inadecuación del afecto (afecto inapropiado) es una cualidad de respuesta que se encuentra en esquizofrénicos; su afecto es incongruente con lo que dicen (p. ej., presentan un afecto aplanado cuando hablan de impulsos homicidas). La inadecuación puede también reflejar el grado en el que una persona es incapaz para juzgar la realidad o justipreciar una respuesta emocional.

Lenguaje

El lenguaje puede ser descrito en términos de su velocidad, volumen, ritmo y cantidad. El lenguaje puede ser rápido, lento, apresurado, dubitativo, dramático, monótono, ruidoso, susurrado, encadenado, escindido o farfullado. Se incluyen en esta sección alteraciones del lenguaje como el tartamudeo. Deberían anotarse los ritmos infrecuentes (llamados *disprosodia*) y cualquier acento que esté presente en el habla. Un paciente cuyo lenguaje es ruidoso y apresurado es alguien que está perdiendo el control o lo ha perdido ya. Una persona cuya habla es lenta, inaudible o monosilábica puede encontrarse en gran riesgo a causa de factores tales como depresión o interferencia de los estímulos internos.

Alteraciones de la percepción

Las alucinaciones y las ilusiones pueden experimentarse con referencia a la propia persona o al entorno. Deben describirse el sistema sensorial afectado (auditivo, visual, olfatorio o táctil) y el contenido de las alucinaciones. Las visuales y táctiles, por ejemplo, son sospechosas de una alteración orgánico-cerebral subyacente. Las voces imperativas pueden decirle al paciente que se haga daño a sí mismo o a otros. En estos casos, debe valorarse la capacidad del paciente para resistir las órdenes de esas voces imperativas. Las circunstancias que rodean a cualquier experiencia alucinatoria son importantes, ya que las alucinaciones hipnagógicas (se presentan cuando la persona entra en el sueño) y las hipnopómpicas (cuando se produce el despertar) son de mucha menor significación que otros tipos de alucinaciones. Los sentimientos de despersonalización y desrealización (sentimientos extremos de separación de uno mismo o del entorno) son otros ejemplos de alteraciones perceptivas. Los pacientes que están alucinando pueden ser incapaces de darse cuenta de lo que les pasa. Por ejemplo, las alucinaciones pueden decirle al enfermo que no hable, o pueden distraerle de tal modo que la persona no oiga las preguntas que se le dirigen.

Pensamiento

El pensamiento se divide en curso y contenido. El curso se refiere a la forma en que el individuo enlaza ideas y hace asociaciones (esto es, la forma en la cual piensa). El curso puede ser lógico y coherente o totalmente ilógico e incluso incomprensible. El contenido se refiere a lo que la persona está pensando en ese momento (ideas, creencias, preocupaciones, obsesiones). El cuadro A.2-7 muestra los trastornos de pensamiento más comunes, divididos en curso y contenido.

Curso del pensamiento (forma del pensamiento). Las alteraciones en la continuidad del pensamiento comprenden discursos que pueden ser tangenciales, circunstanciales, vagos, cambiantes, evasivos o perseverantes. Las perturbaciones del curso del pensamiento pueden reflejarse en conexiones de ideas incoherentes o incomprensibles ("ensalada de palabras"), asociaciones por sonido (asociación por ritmo), juegos de palabras (asociación por doble significado) y neologismos (palabras nuevas creadas por el paciente a partir de la combinación o condensación de otros vocablos).

Contenido del pensamiento. Las alteraciones del contenido del pensamiento son de especial importancia en las urgencias psiquiátricas, comprenden: delirios, preocupaciones (que pueden referirse a la enfermedad del paciente), obsesiones, compulsiones, planes, intenciones, ideas recurrentes sobre suicidio u homicidio y pretensiones antisociales específicas. La ideación suicida debe ser explorada de forma concreta. ¿Tiene el paciente pensamientos de dañarse a sí mismo o a

Cuadro A.2-7. *Ejemplos de trastornos del pensamiento*

Curso del pensamiento
Pérdida de las asociaciones o descarrilamiento
Fuga de ideas
Taquipsiquia
Tangenciabilidad
Circunstancialidad
Ensalada de palabras o incoherencia
Neologismos
Asociaciones por sonido
Juegos de palabras
Bloqueo del pensamiento
Pensamiento impreciso

Contenido del pensamiento
Delirios
Paranoia
Preocupaciones
Obsesiones y compulsiones
Fobias
Ideas de suicidio u homicidio
Ideas de referencia e influencia
Pobreza de contenido

otros? ¿Existe un plan? Una categoría mayor de alteraciones del contenido del pensamiento son los delirios. Éstas son creencias falsas no concordantes con el medio cultural de la persona. Debe registrarse el contenido de cualquier sistema delirante. El examinador ha de intentar evaluar su organización y la convicción del paciente. La manera en que todo esto afecta a la vida del enfermo ha de recogerse en el apartado dedicado a la enfermedad actual. Por ejemplo, ¿están llevando los delirios al paciente a actuar de forma peligrosa o impulsiva? Los delirios pueden ser extravagantes o constar de creencias de ser controlado. También pueden ser persecutorios, paranoides, megalomaníacos, somáticos, de culpa, nihilistas o eróticos.

Sensorio y cognición

En general, esta parte de la exploración psicopatológica trata de valorar el funcionamiento cerebral, la inteligencia del paciente, capacidad para la abstracción y grado de introspección y juicio. En la urgencia el clínico debe preocuparse del nivel de conciencia y de la orientación del enfermo en orden a descartar cualquier patología orgánica subyacente. La presencia de alteraciones significativas en las mismas es sospechosa de la citada patología hasta que se demuestre lo contrario. Para una valoración rápida y breve puede utilizarse el Mini-Examen del Estado Mental.

Lucidez y nivel de conciencia. Las alteraciones de la conciencia señalan normalmente que se trata de una afectación orgánico-cerebral. El término "obnubilación" indica una reducción general en el conocimiento del entorno. Un paciente puede ser incapaz de mantener la atención ante un estímulo ambiental o de persistir en un pensamiento o conducta dirigido a un objetivo determinado. La persona que presenta un estado alterado de conciencia también muestra un empeoramiento de la orientación; sin embargo, lo contrario no necesariamente es cierto. Algunos de los términos utilizados son: obnubilación, estupor, coma, letargia, lucidez y estado crepuscular.

Orientación. Los trastornos de la orientación se separan tradicionalmente en relativos al tiempo, lugar y persona. Cualquier afectación suele aparecer en este orden (esto es, el sentido del tiempo se afecta antes que el sentido del lugar); de igual forma, según mejora el paciente, la afectación desaparece en el orden inverso. El clínico ha de determinar si los enfermos están orientados de una forma aproximada. ¿Se comportan los pacientes como si estuvieran orientados en el presente? En la exploración de la orientación sobre el lugar, no basta con que los enfermos sean capaces de decir el nombre y situación del hospital correctamente; deberían además comportarse de forma acorde. En la valoración de la orientación con respecto a las personas, el entrevistador explora si los pacientes conocen los nombres de las personas que le rodean y si comprenden cuáles son los roles de las mismas en relación con ellos. ¿Conocen quién es el examinador? ¿Saben cuándo es su propio cumpleaños? Solamente en los cuadros más graves desconocen los enfermos quiénes son ellos mismos.

Memoria. El explorador ha de intentar valorar si el proceso de registro, retención o recolección de material está afectado. Pueden utilizarse datos específicos para valorar categorías de memoria, asimismo, específicas: *memoria remota*: datos de la infancia, acontecimientos importantes ocurridos cuando el paciente era más joven o estaba sano, asuntos personales, material neutral; *memoria pasada reciente*: los últimos meses vividos; *memoria reciente*: los últimos días pasados, lo que la persona hizo ayer y anteayer, lo que tomó en el desayuno, comida y cena; *retención inmediata y evocación*: medidas de la capacidad para repetir seis dígitos después de que el examinador los dicte –primero hacia adelante, luego hacia atrás– (los pacientes con la memoria intacta pueden repetir normalmente seis dígitos en sentido inverso).

En los síndromes orgánico-cerebrales la memoria reciente o a corto plazo es la que antes se afecta, y la remota o a largo plazo se altera más tarde. Si existe una perturbación de la memoria, ¿qué esfuerzo hace el paciente para superarla o para disimularla? ¿Utiliza la negación, la fabulación, la reacción catastrófica o la circunstancialidad para disimular un déficit? Las reacciones a la pérdida de memoria pueden constituir pistas valiosas sobre la patología subyacente y los mecanismos de adaptación. Por ejemplo, un paciente que parece tener un menoscabo en su memoria, pero que, de hecho, está deprimido es más probable que se muestre preocupado por la pérdida de memoria que alguien que esté demenciándose. La fabulación (elaboración inconsciente de respuestas falsas cuando hay un déficit mnésico) está íntimamente ligada a los síndromes orgánicos mentales.

Concentración. La concentración en un enfermo puede afectarse por varias razones. Por ejemplo, una enfermedad orgánico-cerebral, ansiedad, depresión y estímulos internos como las alucinaciones, puede contribuir a una concentración alterada. La serie de restas sucesivas de 7 en 7 a partir del número 100 es una tarea sencilla que requiere unas capacidades cognitivas y de concentración intactas. Si los pacientes no pueden realizarla, se les pide que resten de 3 en 3. El examinador ha de valorar siempre si la ansiedad o alguna perturbación del humor, pensamiento, conciencia o déficit de aprendizaje son los responsables de la dificultad para concentrarse.

Pensamiento abstracto. La capacidad de las personas para manejar conceptos es aquí el foco de atención. ¿Pueden los pacientes explicar semejanzas como las que hay entre una manzana y una pera o entre la verdad y la belleza? ¿Pueden los pacientes entender el significado de proverbios como "Piedra que rueda no cría musgo"? Tanto la adecuación de las contestaciones como la forma en que se responde deben tenerse en cuenta. En una reacción catastrófica, los pacientes orgánico-cerebrales se muestran muy afectados emocionalmente y no pueden pensar con abstracciones.

Caudal de información e inteligencia. Si se sospecha una afectación orgánica, el médico puede investigar si el enfermo tiene dificultades con las tareas mentales, como averiguar el cambio de 1000 pesetas tras una compra de 235 pesetas. Si la tarea es demasiado complicada, se sustituye por problemas más sencillos (p. ej., cuántos duros hay en 60 pesetas). Deben tenerse en cuenta el grado educativo de la persona (la educación formal y la autodidacta) y el nivel socioeconómico. El manejo por parte del paciente de conceptos difíciles o sofisticados puede reflejar inteligencia, incluso en ausencia de una educación formal o un gran caudal de información. Los enfermos que están agitados, paranoides, delirantes o que presentan alucinaciones puede parecer que poseen un caudal de información –o inteligencia– más bajo que el que muestran en circunstancias menos dramáticas.

Control de impulsos

¿Es capaz el paciente de controlar sus impulsos sexuales, agresivos y otros? Una valoración del control de impulsos en urgencias es crucial para averiguar la conciencia que tiene el enfermo de una conducta social apropiada, así como del riesgo que entraña para sí mismo y para otros. Algunas personas son incapaces de controlar los impulsos como consecuencia de un trastorno orgánico-cerebral, otros debido a una psicosis y otros como resultado de alteraciones crónicas del carácter como las observadas en los trastornos de personalidad. El control de impulsos puede estimarse por la historia clínica y por la conducta que se aprecia en la entrevista. Por ejemplo, un individuo que aborda a una mujer en la calle y la escupe cuando ella no le quiere dar dinero es una persona con un pobre control de impulsos. Un paciente que, al entrar en urgencias, abraza y besa al psiquiatra evidencia un control de los impulsos escaso. Un enfermo que tiene ideas suicidas u homicidas, una notable alteración del juicio y además un control disminuido de los impulsos es una verdadera urgencia psiquiátrica.

Juicio e introspección

Juicio. En el curso de la entrevista el examinador ha de ser capaz de valorar muchos aspectos de las capacidades de los pacientes para hacer un juicio. ¿Comprenden los enfermos las probables consecuencias de su conducta? ¿Están influenciados por esa comprensión? Si no es así, los pacientes con un grado significativo de afectación en el juicio pueden tener un considerable riesgo de hacerse daño a sí mismo o a otros. Las pruebas sobre el juicio plantean a la persona lo que ella haría en situaciones imaginarias determinadas. Por ejemplo, se le puede preguntar: "¿Qué haría Ud. si huele a humo en una sala de cine llena de gente? La mayoría de las veces, el clínico debiera tener una idea del grado de juicio del paciente sin necesidad de formularle estas cuestiones. Por ejemplo, una persona que es traída por la policía tras haberla encontrado desnuda en la calle o vagabundeando por las vías del metro tiene el juicio enormemente alterado y así como un considerable riesgo para sí misma. Otros pacientes con ideas delirantes y alucinaciones pueden vagar por las calles con una cachiporra de hierro para defenderse de imaginarias amenazas, y representan obviamente un elevado riesgo para los demás. Un enfermo con afectación orgánica-cerebral puede estar desinhibido a causa de una lesión en los lóbulos frontales y, por tanto, actuar de una manera poco juiciosa (p. ej., masturbándose en público).

Introspección. Se refiere al grado de conciencia y comprensión que el paciente tiene de lo que le está pasando y por qué. Algunas personas pueden presentar una negación total de su padecimiento o mostrar un cierto conocimiento de que están enfermos, pero culpan a otros, a factores externos o incluso a trastornos orgánicos antes que asociarlo con motivos psicológicos. Pueden reconocer que están enfermos, pero lo atribuyen a algo desconocido y misterioso dentro de ellos mismos. La mayoría de los pacientes en urgencias tienen su capacidad de introspección disminuida. Este hecho, cuando se combina con un juicio afectado, puede conducir al individuo a realizar conductas que son potencialmente peligrosas. Por ejemplo, pacientes sin introspección de la naturaleza delirante de sus creencias pueden ser agresivos para los demás.

Fiabilidad

La exploración psicopatológica acaba con la impresión del examinador acerca de la fiabilidad del paciente y su capacidad para relatar una situación de forma cabal. Esto incluye una estimación de la veracidad del enfermo. Por ejemplo, si un paciente habla abiertamente del consumo de drogas y de otras circunstancias que sabe que pueden comprometerle (p. ej., problemas con la ley), el examinador puede estimar que la fiabilidad del paciente es buena. Otro que niega haber empujado a una persona en la calle, incluso si el incidente ha sido presenciado por varios testigos, ha de juzgarse como poco fiable.

ESTUDIOS DIAGNÓSTICOS ULTERIORES

Cuando se ha completado la historia psiquiátrica y la exploración psicopatológica, hay que plantearse la cuestión de si son necesarios más estudios diagnósticos. Investigaciones ulteriores, que son precisas para completar el trabajo en la urgencia psiquiátrica son: 1) un examen físico sistemático; 2) entrevistas psiquiátricas adicionales; 3) entrevistas de la asistencia social con los familiares, amigos o vecinos, y 4) pruebas psicológicas, neurológicas (cuadro A.2-8) o de laboratorio cuando sean necesarias (p. ej., un electroencefalograma [EEG], una tomogra-

Cuadro A.2-8. *Evaluación neurológica básica (adecuada para la valoración neurológica de una urgencia psiquiátrica cuando dicha valoración está indicada)*

I. Funciones corticales

A. Observación

Conducta
Humor y afecto
Habla y utilización del lenguaje
Cualidad de la articulación
Elección de las palabras
Coherencia del pensamiento
Atención
Tiempo de respuesta
Memoria para los acontecimientos

B. Pruebas específicas

1. Orientación	Persona:	¿Cómo se llama Ud.? ¿Dónde vive actualmente? ¿Está Ud. casado? ¿Cuál es su trabajo?
	Lugar:	¿Dónde se encuentra Ud. ahora? ¿Cómo ha venido hasta aquí?
	Tiempo:	¿Cuál es la fecha de hoy? (año, mes, día de la semana) ¿Cuál es la estación de las últimas vacaciones?

2. Atención Concentración Memoria general	Repetición de dígitos, hacia delante y en sentido inverso Restas seriadas de 7 en 7 o de 3 en 3 a partir de 100 Pruebas de aritmética elemental Recuerdo de tres nombres después de 5 minutos Nombrar a los seis últimos jefes de gobierno

3. Memoria específica	Remota:	Nombres de los niños, cumpleaños, fecha de la boda, nombre de soltera de la madre
	Pasada reciente:	Recuerdo de acontecimientos de los últimos meses
	Reciente:	Desayuno, test realizados ayer, titulares del periódico, nombre del examinador
	Inmediata:	Repetición de dígitos al derecho y al revés

4. Habla y lenguaje Elección de palabras Articulación	Nombrar las partes de un reloj de pulsera Seguir órdenes de dos y tres palabras Leer en voz alta Escribir un párrafo
5. Viso-espacial Viso-motor	Dibujar la esfera de un reloj Copiar figuras Dividir una línea en dos partes iguales

II. Funciones motrices, sensoriales y reflejas
(Anotar velocidad, fuerza y coordinación de movimientos)

A. Observación

Marcha
Posición de pie
Presencia o ausencia de temblor

Continúa

Cuadro A.2-8. *Evaluación neurológica básica (adecuada para la valoración neurológica de una urgencia psiquiátrica cuando dicha valoración está indicada)* (Cont.)

A. Observación *(cont.)*

Movimientos involuntarios
Anomalías en el tono muscular
Coordinación

B. Pruebas específicas

1. Levantar brazos y piernas contra la gravedad
2. Movimientos alternantes rápidos
3. Tocar alternativamente la nariz del paciente y el dedo del examinador
4. Abrocharse la ropa
5. Abrir y cerrar un imperdible
6. Permanecer de pie apoyándose alternativamente sobre la punta de los dedos y el talón
7. Tocarse la espinilla de un miembro con el talón del otro
8. Comprobar los reflejos: bíceps, tríceps, supinador, patelar, aquíleo, plantar

III. Pares craneales y órganos de los sentidos

A. Observación

Simetría de los músculos faciales
Expresión facial
Movimientos anormales de lengua, boca, mandíbula, ojos, cara
Movimientos oculares y tamaño pupilar
Capacidad de oír palabras o sonidos
Capacidad para oler aromas habituales

B. Pruebas específicas

1. Olfato	Determinar el olor de: jabón, café, tabaco y vainilla en cada narina	
2. Vista	Campos visuales:	Comprobación de confrontación
	Pupilas:	Tamaño, reactividad a la luz, acomodación
	Movimientos oculares:	Rango y cualidad
	Fondo de ojo:	Inspección cuidadosa
3. Oído	Pruebas con diapasón Audiometría	
4. Cara	Sensación:	Alfiler y bastoncillo de algodón Reflejos corneales
	Musculatura:	Arrugar la frente, enseñar los dientes, cerrar ojos y labios con fuerza
5. Lengua	Inspeccionar decoloración, pérdida de papilas, atrofia, fasciculaciones	
6. Mandíbula	Temblor de mandíbula, reflejo bucal y de succión	

fía axial computadorizada [TAC], otros test médicos, pruebas de lectura, comprensión y escritura, pruebas de afasia, test proyectivos, test de supresión de dexametasona [TSD] y determinación de sustancias tóxica).

3 / Condiciones médicas en la sala de urgencias psiquiátricas

La primera responsabilidad del psiquiatra es descartar la posibilidad de que una enfermedad orgánica esté siendo enmascarada por otra funcional. Asimismo, hay condiciones médicas que pueden coexistir con problemas psiquiátricos. Los estudios han mostrado que entre el 5 y el 30% de todos los pacientes que acuden a las urgencias psiquiátricas, así como enfermos que ya han sido valorados por médicos y remitidos para evaluación psiquiátrica, presentan problemas físicos lo bastante serios como para influir en el cuadro clínico y requerir tratamiento. La identificación de dichos problemas conduce a una acción terapéutica rápida, definitiva y, en ocasiones, salvadora de la vida. La no consideración de esas posibilidades, al hacer el diagnóstico diferencial, puede suponer demoras innecesarias en el tratamiento oportuno, medidas terapéuticas inadecuadas, sufrimiento inaceptable del paciente e incluso la muerte. Como poco, las implicaciones económicas, las preocupaciones médico-legales y la estigmatización asociadas al rótulo de enfermedad psiquiátrica son enormes.

El psiquiatra de urgencias debe mantenerse al día en el conocimiento médico general así como establecer relaciones fluidas con otros especialistas. Se debería hacer un diagnóstico psiquiátrico sólo cuando se hayan considerado todas las otras posibles causas orgánicas. La evaluación médica –con inclusión de la historia clínica, exploración física y pruebas complementarias– resulta un componente fundamental en una valoración psiquiátrica comprensiva. La evaluación médica no debe posponerse a no ser que la seguridad del clínico y del paciente estén en peligro por ejemplo, en casos de agitación catatónica. El retraso de dicha evaluación hace lo propio con la ejecución del plan terapéutico oportuno, y puede disminuir la probabilidad de identificar condiciones clínicas importantes. La validez de ciertos test, como los toxicológicos, decrece rápidamente en el plazo de unas horas.

EVALUACIÓN MÉDICA

No ha de esperarse que la evaluación de urgencias sea definitiva. Sin embargo, no hay que regatear esfuerzos para reunir cuanta información sea posible de la fase aguda de la enfermedad, de los problemas médicos subyacentes y del paciente. En general, la valoración psiquiátrica se realiza antes que la médica, pero el psiquiatra de guardia, o alguien cercano a él –como un internista, un ayudante o la enfermera–, debe ser flexible, pragmático y sensible en el abordaje del paciente. Los psiquiatras clasificadores (triage) pueden determinar con prontitud qué pacientes requieren la atención más urgente y si la evaluación médica debe ser la primera. El psiquiatra ha de decidir cuál es el ámbito terapéutico más adecuado (la sala de urgencias médicas, la de urgencias psiquiátricas, la consulta o el hospital).

La evaluación comprensiva de la urgencia puede incluir la interconsulta a una variedad de disciplinas y especialistas, pero la responsabilidad última del paciente es del psiquiatra. Las derivaciones las hace casi siempre este último una vez que el enfermo ha sido diagnosticado por otro médico. Este diagnóstico se refiere por lo general a la condición relativa del paciente; esto es, si aquel se encuentra suficientemente estable como para ser transferido o precisa de una valoración física definitiva. Con motivo de la desafortunada tendencia de muchos no psiquiatras a adscribir las quejas de pacientes etiquetados de mentales a causas psicológicas, el psiquiatra de guardia debe mantenerse alerta ante la sospecha de una enfermedad orgánica, en especial en la evaluación de las psicosis agudas. "Psicótico" no es sinónimo de "psiquiátrico". Al margen de lo asustado o no colaborador que el paciente pueda estar, el médico debe considerar la posibilidad de una causa física.

De igual manera, algunos psiquiatras no están interesados por los problemas médicos o no se sienten cómodos tratándolos. Sin embargo, deben continuar valorando al paciente para descartar una posible patología orgánica, mientras permanezca en urgencias.

Como siempre, el diagnóstico es más exacto cuando se hace sobre la base de una historia completa, un examen físico sistemático y pruebas complementarias de laboratorio. Las limitaciones del ámbito de urgencias y el confuso cuadro del paciente "in extremis" complican la tarea diagnóstica. Los enfermos pueden mostrarse incapaces o reticentes para relatar su historia. Una persona aislada, con sujeción mecánica, es difícil de examinar. La paranoia puede necesitar tratamiento antes de que el paciente acceda a dejarse tomar una muestra de sangre.

Recomendaciones

1. Todos los enfermos que son remitidos por otros servicios –sala de urgencias médicas, servicios de emergencia rurales, consultas privadas– deberían estar provistos de los informes clínicos correspondientes. Se espera del médico que los envía que llame por teléfono para discutir el caso y las razones de la derivación.
2. Pedir la historia clínica antigua incluyendo la no psiquiátrica, cuando el paciente llegue a urgencias.
3. Disponer de traductores.
4. Disponer de médicos varones y mujeres para que el enfermo se sienta cómodo y minimizar así los posibles cargos por impropiedad sexual durante el examen físico.
5. Realizar cuantas medidas sean necesarias para hacer una valoración adecuada, respetando siempre al paciente y sus deseos. Incluir pruebas diagnósticas. Asegurar el control de la conducta violenta. Las leyes y los precedentes legales están claros, así como las medidas concernientes a la evaluación médica del paciente de urgencias.

Examen del estado mental

El examen del estado mental es una parte inapreciable de la valoración médica, así como de la evaluación psiquiátrica. Cuando un paciente no puede o no quiere colaborar en la elaboración de la historia clínica, la exploración psicopatológica resulta crucial. Muchos problemas físicos –por ejemplo, enfermedades tiroideas y tumores cerebrales– pueden sospecharse basándose en un buen examen del estado mental.

Consulta

La interconsulta con otros especialistas debe ser accesible al psiquiatra de guardia. Una consulta puede aclarar o completar la evaluación inicial del paciente y facilitar que el tratamiento más adecuado comience lo antes posible. El consultor puede asimismo determinar si es necesaria una labor diagnóstica posterior.

Signos vitales (constantes vitales)

Las constantes vitales, tomadas a intervalos entre dos y ocho horas, son útiles en la monitorización del estado físico del paciente. Pueden alcanzar significación diagnóstica. Siguiendo la evolución de las constantes vitales en el curso de varias horas, se confirma con frecuencia la impresión inicial de intoxicación aguda o de abstinencia.

LABORATORIO Y OTRAS PRUEBAS COMPLEMENTARIAS

La condición física y mental del paciente en tensión y la atareada situación de la sala de urgencias, dificulta la tradicional evaluación del enfermo. Por tanto, el laboratorio y otras pruebas complementarias pueden tener una importancia añadida en la urgencia. Para aumentar la probabilidad de un diagnóstico exacto, y para detectar los problemas médicos llamativos, pero no tratados, del enfermo mental crónico y de quien utiliza la sala de urgencias como la consulta de atención primaria, el psiquiatra ha de considerar la siguiente batería de pruebas, complementada por otras adicionales basadas en el juicio clínico:

1. Pruebas hemáticas: autoanalizador –12 parámetros, sistemático de sangre completo, tóxicos en sangre, en especial alcoholemia, cocaína y opiáceos; test de embarazo para todas las mujeres en edad fértil, función tiroidea y función hepática.
2. Análisis sistemático de orina.
3. Radiografía de tórax al menos cada 6-12 meses.
4. Electrocardiograma (ECG).

La utilidad clínica de la mayoría de estas pruebas está clara, pero deben subrayarse algunos puntos tales como los concernientes a la proyección de la asistencia psiquiátrica. Nunca se llamará lo suficiente la atención sobre el control de las

Cuadro A.3-1. *Condiciones orgánicas que se presentan en la urgencia psiquiátrica*

Enfermedad	*Síntomas médicos comunes*	*Síntomas psiquiátricos*	*Rendimientos afectados y conducta*	*Pruebas*	*Problemas diagnósticos*
Hipertiroidismo	Intolerancia al calor Sudoración excesiva Diarrea Pérdida de peso Taquicardia Palpitaciones Vómitos	Nerviosismo Excitabilidad Irritabilidad Habla acelerada Insomnio Miedo a la muerte inmediata Psicosis	Temblor fino Cognición afectada Concentración disminuida Hiperactividad Tendencia a la intrusión	T_4 libre elevada T_3 elevada TSH disminuida Captación de T_3 disminuida ECG: Taquicardia, fibrilación auricular, cambios en las ondas P y T	Pueden no estar presentes todos los síntomas Pueden coexistir el hipertiroidismo y la patología ansiosa Descartar neoplasias ocultas, enfermedad cardiovascular, intoxicación por anfetamina, cocaína, estados de ansiedad, manía
Hipotiroidismo	Intolerancia al frío Piel seca Estreñimiento Aumento de peso Pelo quebradizo Bocio	Letargia Afecto depresivo Cambios de personalidad Psicosis maniforme Paranoia Alucinaciones	Debilidad muscular Concentración disminuida Enlentecimiento motor Apatía Gran sensibilidad a los barbitúricos	TSH elevada TSH baja si hay alteración pituitaria T_4 libre ECG: bradicardia	Más frecuente en mujeres Asociado a tratamiento con litio Descartar enfermedad pituitaria, hipotalámica, depresión mayor, trastorno bipolar
Hipoglucemia	Sudoración Somnolencia Estupor Coma Taquicardia	Ansiedad Confusión Agitación	Temblor Inquietud Convulsiones	Hipoglucemia Taquicardia	Exceso de insulina, complicada, a menudo, con ejercicio, alcohol, ingesta disminuida Descartar insulinoma, estados posictales, depresión agitada, psicosis paranoide
Hiperglucemia	Poliuria Anorexia Náusea Vómitos Deshidratación Quejas abdominales	Ansiedad Agitación Delirium	Fetor acetónico Convulsiones	Hiperglucemia Cuerpos cetónicos séricos Cuerpos cetónicos en orina Acidosis	Casi siempre asociado a diabetes lábil en diabetes juvenil y en la diabetes del anciano no insulino-dependiente Descartar trastorno por ansiedad y depresión

Neoplasias cerebrales	Cefalea Vómitos Papiledema Signos de focalidad neurológica	Cambios de personalidad		Punción lumbar: presión aumentada del LCR, Rx de cráneo, TAC craneal, EEG	40-50% gliomas más frecuentes en la década de los 40 Tumores cerebelares más comunes en niños Descartar absceso intracraneal, aneurisma, hematoma subdural, epilepsia, enfermedad cerebrovascular, depresión reactiva, manía, trastorno esquizofreniforme, demencia
Tumor del lóbulo frontal		Cambios de humor Irritabilidad Chistoso Juicio alterado Memoria alterada Delirium	Convulsiones Anomalías del habla Anomalías del olfato	Angiografía: lesión ocupante de espacio	
Tumor del lóbulo parietal	Hiperreflexia Signo de Babinski Astereognosis		Anormalidades sensitivas y motoras Hemiparesia contralateral Convulsiones focales		
Tumor del lóbulo occipital	Cefalea Papiledema Hemianopsia homónima	Aura Alucinaciones visuales	Problemas visuales Convulsiones		
Tumor del lóbulo temporal	Campo contralateral homónimo cortado		Epilepsia psicomotora Afasia		
Tumor cerebeloso	Presión intracraneal precozmente elevada Papiledema		Equilibrio afectado Coordinación afectada		
Traumatismo craneoencefálico (TCE)	Historia o evidencia de TCE Cefalea Vértigos Sangrado del oído Nivel alterado de conciencia Pérdida de la conciencia Focalidad neurológica	Confusión Cambios de la personalidad Memoria afectada	Convulsiones Parálisis	Punción lumbar, Rx de cráneo, TAC craneal, hemorragia o hipertensión craneal Angiografía cerebral EEG	Historia de golpe en la cabeza o hemorragia confirma la causa de ALS Descartar enfermedad cerebrovascular, epilepsia, alcoholismo, diabetes mellitus, encefalopatía hepática, depresión, demencia

Continúa

Cuadro A.3-1. *Condiciones orgánicas que se presentan en la urgencia psiquiátrica* (Cont.)

Enfermedad	*Síntomas médicos comunes*	*Síntomas psiquiátricos*	*Rendimientos afectados y conducta*	*Pruebas*	*Problemas diagnósticos*
SIDA	Fiebre Pérdida de peso Ataxia Incontinencia Focalidad neurológica	Demencia progresiva Cambios de la personalidad Depresión Pérdida de la libido Psicosis Mutismo	Memoria afectada Concentración disminuida Convulsiones	VIH positivo TAC, RMN, punción lumbar, LCR, hemocultivos	> 60% de los pacientes tienen síntomas neuropsiquiátricos; considerar poblaciones de alto riesgo y jóvenes con signos de demencia Descartar otras infecciones, neoplasias cerebrales, demencia presenil, depresión, trastorno esquizofreniforme
Heridas que precisan de evaluación y tratamiento quirúrgico ambulatorio, por ejemplo: corte en la muñeca	Alcoholismo y otras sustancias de abuso Cirugía reciente Dolor crónico Enfermedad crónica Enfermedad terminal	> 90% tienen una enfermedad psiquiátrica mayor Intentos previos de suicidio Ánimo depresivo Psicosis puerperal	Accidentes frecuentes Visitas repetidas a urgencias Prisa por abandonar urgencias sin acabar de ser explorado		Conducta suicida como síntoma de una enfermedad psiquiátrica subyacente Conocer los factores de riesgo es útil pero no sustituye a un buen juicio clínico El pronóstico se hace mejor a través de la evaluación del riesgo actual proyectado en el futuro inmediato
Hiponatremia	Sed excesiva Polidipsia Estupor Coma	Confusión Letargia Cambios de personalidad	Convulsiones Anormalidades en el habla	Na^+ sérico y osmolaridades para documentar un síndrome de secreción inapropiada de ADH (SSIADH)	Causada por ingesta excesiva de agua A menudo SSIADH Puede ser psicógeno Descartar síndrome nefrótico, enfermedad hepática, enfermedad cardíaca congestiva, trastorno esquizofreniforme, trastorno esquizotípico de la personalidad

Cáncer de páncreas	Pérdida de peso Dolor abdominal	Depresión Letargia Anhedonia	Apatía Pérdida de energía	Amilasa elevada	Considerarlo siempre en deprimidos de mediana edad Descartar otras enfermedades digestivas, depresión mayor
Síndrome de Cushing	Obesidad troncular Estrías púrpura Hematomas con facilidad Osteoporosis Debilidad muscular proximal Hirsutismo	Depresión Insomnio Labilidad emocional Tendencia al suicidio Euforia Manía Psicosis Delirium	Sueño alterado Pérdida de energía Agitación Dificultad de concentración	TA elevada Pobre tolerancia a la glucosa Test de supresión de dexametasona (puede ser falsamente positivo)	Deben distinguirse otras causas, por ejemplo: un cáncer de un exceso de esteroides exógenos La tasa de suicidio en casos no tratados es del 10% Descartar depresión mayor, trastorno bipolar
Insuficiencia adrenocortical	Náusea Vómitos Anorexia Estupor Coma Hiperpigmentación	Letargia Depresión Psicosis Delirium	Fatiga	TA baja NA^+ bajo K^+ alto Eosinofilia	Puede ser primario (enfermedad de Addison) o secundario Descartar trastornos de la alimentación y del ánimo
Foco comicial	Distorsiones sensoriales Aura	Confusión Psicosis Estados disociativos Estado catatoniforme	Violencia Automatismos motores Beligerancia Conducta extravagante	EEG incluyendo derivaciones NP	Considerar crisis parciales complejas en todos los cuadros disociativos Descartar estados posictales, catatónicos, esquizofrenia
Hiperparatiroidismo	Estreñimiento Polidipsia Náusea	Depresión Paranoia Confusión		Ca^{++} alto PTH variable ECG: intervalo QT acortado	Causa hipercalcemia Descartar depresión mayor, trastorno esquizoafectivo
Hipoparatiroidismo	Cefalea Parestesias Tetania Espasmo carpopedal Espasmo laríngeo Dolor abdominal	Ansiedad Agitación Depresión Confusión	Memoria afectada	Ca^{++} bajo, albúmina normal TA baja ECG: QT prolongado, arritmias ventriculares	Causa hipocalcemia Descartar depresión y ansiedad

Continúa

Cuadro A.3-1. *Condiciones orgánicas que se presentan en la urgencia psiquiátrica* (Cont.)

Enfermedad	*Síntomas médicos comunes*	*Síntomas psiquiátricos*	*Rendimientos afectados y conducta*	*Pruebas*	*Problemas diagnósticos*
Lupus eritematoso sistémico (LES)	Fiebre Fotosensibilidad Eritema en alas de mariposa Dolores articulares Cefalea	Depresión Trastornos del ánimo Psicosis Delirios Alucinaciones	Fatiga	ANAs positivos Test para LES positivo Anemia Trombocitopenia Rx tórax: efusión pleural, pericarditis	Enfermedad autoinmune multisistémica más frecuente en mujeres Síntomas psiquiátricos en el 50% de los casos El tratamiento esteroideo puede causar síntomas psiquiátricos Descartar depresión, psicosis paranoide, trastorno del ánimo psicótico
Esclerosis múltiple	Alteración motora y sensorial repentina Visión afectada Signos neurológicos difusos con remisiones y exacerbaciones	Ansiedad Euforia Manía	Habla confusa Incontinencia	Gammaglobulina puede estar elevada en LCR TAC: zonas de desmielinización en cerebro y médula espinal	Comienzo habitual en jóvenes Descartar sífilis terciaria, histeria, manía
Porfiria intermitente aguda	Dolor abdominal Fiebre Náusea Vómito Estreñimiento Neuropatía periférica Parálisis	Depresión aguda Agitación Paranoia Alucinaciones visuales	Inquietud Diaforesis Debilidad	Leucocitosis Ácido δ-aminolevulínico elevado Porfobilinógeno elevado Taquicardia	Autosómico dominante Más común en mujeres entre los veinte-cuarenta años Puede estar precipitado por una variedad de fármacos Descartar enfermedad abdominal aguda, episodio psiquiátrico agudo, trastorno esquizofreniforme, depresión mayor
Encefalopatía hepática	Asterisis Hiperreflexia Arañas vasculares Eritema palmar Equimosis Hepatomegalia y atrofia	Euforia Desinhibición Psicosis Depresión	Inquietud Actividades de la vida diaria disminuidas Cognición afectada Concentración afectada Ataxia Disartria	Pruebas de función hepática anormales Albúmina anormal EEG: enlentecimiento difuso	Puede ser aguda o crónica dependiendo de la causa Descartar intoxicación, manía, depresión y demencia

Heridas que precisan de evaluación y tratamiento quirúrgico en régimen de ingreso (p. ej., intentos de suicidio, automutilaciones)	Alcoholismo y toxicomanías Heridas graves Hemorragias graves Lesiones en genitales, ojos, cara, etc.	99% con enfermedad psiquiátrica grave, con psicosis, depresión psicótica Estatus mental afectado por intoxicación Afecto inapropiado, extravagante	Gran riesgo suicida		Hay que valorar y tratar la condición psiquiátrica subyacente Mantenerse alerta por gran riesgo suicida
Feocromocitoma	Hipertensión arterial paroxística Cefalea	Ansiedad Aprensión Sensación de muerte inminente	Pánico Diaforesis Temblor	Hipertensión Ácido vanil-mandélico en orina de veinticuatro h elevado Taquicardia	Catecolaminas adrenales Descartar ansiedad, trastorno de pánico
Enfermedad de Wilson	Anillo corneal de Kayser-Fleischer Cuadro clínico que se asemeja a una hepatitis	Trastornos del ánimo Delirios Alucinaciones	Movimientos coreoatetoides Trastorno de la marcha Grosería Rigidez	Ceruloplasmina sérica baja Cobre en orina elevado	Degeneración hepatolenticular Trastorno del metabolismo del cobre autosómico recesivo Con frecuencia se presenta en la adolescencia o comienzo de la edad adulta Descartar reacciones extrapiramidales, trastorno esquizofreniforme, trastorno afectivo
Corea de Huntington	Historia familiar	Depresión Euforia	Rigidez Movimientos coreoatetoides		Autosómico dominante Descartar trastorno afectivo, manía, esquizofrenia
Deficiencias vitamínicas Tiamina	Neuropatía Cardiomiopatía Síndrome de Wernicke-Korsakoff Nistagmo Cefalea Amnesia	Confusión Confabulación	Malestar general Incapacidad para mantener una conversación Concentración pobre	Nivel de tiamina bajo	Más frecuente en alcohólicos Descartar hipomanía, depresión, demencia presenil

Continúa

Cuadro A.3-1. *Condiciones orgánicas que se presentan en la urgencia psiquiátrica* (Cont.)

Enfermedad	*Síntomas médicos comunes*	*Síntomas psiquiátricos*	*Rendimientos afectados y conducta*	*Pruebas*	*Problemas diagnósticos*
Nicotinamida	Diarrea Dermatitis en piernas, manos y antebrazos	Confusión Irritabilidad Insomnio Depresión Psicosis Demencia	Trastornos de memoria		Descartar trastorno afectivo, esquizofreniforme, demencia presenil
Piridoxina		Apatía Irritabilidad	Memoria alterada Debilidad muscular Convulsiones		A menudo causado por fármacos: isoniacida Descartar trastorno afectivo, demencia presenil
Vitamina B_{12}	Palidez Vértigo Neuropatía periférica Signos de columna dorsal	Irritabilidad Hipoprosexia Psicosis Demencia	Fatiga Ataxia	Nivel sérico de V. B_{12} bajo Test de Schilling Anemia megaloblástica	A menudo debido a anemia perniciosa Descartar demencia presenil, manía, trastorno afectivo
Sífilis terciaria	Lesiones dérmicas Leucoplasia Periostitis Artritis Sufrimiento respiratorio Sufrimiento cardíaco progresivo	Cambios personales Irritabilidad Confusión Psicosis	Conducta irresponsable Atención disminuida para las actividades de la vida diaria	VDRL, prueba de anticuerpos anti-treponema LCR anormal	Parálisis general Descartar neoplasias, meningitis, demencia presenil, trastorno afectivo psicótico, esquizofrenia

infecciones como un asunto de salud pública que afecta al paciente individual, a la población ingresada en las unidades de psiquiatría y a los trabajadores sanitarios. Además del SIDA, la hepatitis B y la tuberculosis resistente están en aumento otras infecciones menos publicitadas, como la varicela y el sarampión e infestaciones por piojos y sarna. Brotes, o incluso casos aislados, de esas enfermedades pueden conducir a una cuarentena o a largas estancias a pacientes, por lo demás sanos, o al cierre de una unidad psiquiátrica de internamiento entera, con el resultado de una reducción en el número de camas hospitalarias. Los efectos, en horas de trabajo perdidas, para los miembros del personal pueden alcanzar serias proporciones.

No todas las pruebas necesitan realizarse cada vez que el paciente acude a urgencias. En vista del gran porcentaje de personas que repiten con frecuencia su visita (en algunas poblaciones más del 66%), el valor de la historia clínica antigua resulta claro. Comprobar la documentación de una titulación positiva para la varicela puede reducir costos, ahorrar tiempo y facilitar el ingreso correcto. Sin embargo, las radiografías de tórax para monitorizar la tuberculosis, la enfermedad pulmonar obstructiva crónica y el cáncer de pulmón, por ejemplo, debieran repetirse cada seis-doce meses. Tiene sentido pensar en la sala de urgencias como en un servicio de salud pública, ya que muchos pacientes la utilizan de esta forma.

No es necesario retrasar el ingreso del enfermo hasta que estén listos los resultados de todas las pruebas, en especial en los casos no urgentes. No obstante, es ventajoso realizar todos los test tan pronto como sea posible ya dentro del hospital.

El número de mujeres gestantes, incluyendo los embarazos no confirmados previamente, que acuden a urgencias es generalmente bajo; sin embargo, el test oportuno debiera hacerse en todas las chicas y mujeres en edad fértil. Los problemas de salud pública con respecto a embarazos no deseados, padres incapaces y niños adictos al alcohol y otras drogas justifican este test relativamente barato. Las decisiones terapéuticas, en especial el retraso del tratamiento en los casos de sospecha de embarazo, pueden tomarse con confianza una vez que la gestación ha sido confirmada.

CONDICIONES ORGÁNICAS MÁS FRECUENTES

El cuadro A.3-1 recoge las condiciones orgánicas que se diagnostican con mayor frecuencia en las urgencias psiquiátricas. Los casos de alcoholismo y toxicomanías, bajo la forma de intoxicaciones agudas y cuadros de abstinencia, son, de lejos, las condiciones más comunes y, a menudo, las más difíciles de diagnosticar. De todos los pacientes del hospital, entre un 40 y un 60% padecen abuso de sustancias como diagnóstico primario o secundario. Un método muy utilizado para seguir el número de toxicómanos en la población general se basa en la frecuencia de sobredosis atendidas en urgencias. El psiquiatra de guardia debe estar alerta sobre los posibles efectos de estos problemas en el paciente. Las intoxicaciones agudas y los estados de abstinencia son urgencias físicas potenciales y se manejan mejor en un ámbito médico; tras un período de observación de seis a ocho horas en dicho ámbito la mayoría de los pacientes pueden ser atendidos por el psiquiatra.

Las enfermedades endocrinas y las que afectan a múltiples órganos, debido a sus cuadros clínicos confusos y cambiantes, se diagnostican, con frecuencia, de forma prematura e inexacta de funcionales. El psiquiatra ha de tener en cuenta todas las posibilidades durante la valoración inicial.

La depresión es el trastorno psiquiátrico más común y uno de los más confundidos con enfermedades físicas. Habitualmente es un componente de una enfermedad médica grave o una reacción a la misma. Todos los clínicos tendrían que conocer la posibilidad de una depresión y estar preparados para tratarla.

Condiciones orgánicas asociadas a enfermedad mental crónica

Un significativo número de visitas a urgencias lo hace un porcentaje de personas relativamente estable. Suelen ser ancianos, enfermos resistentes al tratamiento, mendigos o marginados que estuvieron previamente institucionalizados. Éstos pueden estar doblemente afectados por el abuso crónico de sustancias, como alcoholismo y tabaquismo, y las consecuencias físicas de dichos problemas. Además de esos factores de riesgo para enfermedades médicas, los síntomas psiquiátricos de estos pacientes los hacen incapaces de vivir sus vidas con el más elemental nivel de higiene personal. A menudo faltan a la asistencia médica general de rutina. Son, con frecuencia, víctimas de violación y otro tipo de asaltos. Son objeto de malnutrición, exposición a los elementos y masificación en los albergues.

El médico de urgencias debe estar alerta ante la probabilidad de que pacientes mentales crónicos, agudamente descompensados, estén afectados por una o más de las condiciones reflejadas en el cuadro A.3-2. El médico ha de considerar dichas condiciones como una parte esencial del diagnóstico diferencial de otras como: depresión mayor, anemia crónica, demencia presenil o senil y deficiencias vitamínicas. El clínico tiene que estar preparado para tratar enfermedades como la hipertensión o la tuberculosis activa. Con mayor frecuencia, el médico ha de estar preparado también para recomendar una evaluación ulterior o un tratamiento mientras el paciente esté ingresado o en la consulta. Si se pasan por alto en la evaluación médica diagnósticos tales como: enfermedad venérea, hipertensión y

Cuadro A.3-2. *Condiciones orgánicas asociadas con enfermedad mental crónica*

Hipertensión
Diabetes mellitus
Malnutrición
Deficiencias vitamínicas
Exposición a: Hipotermia
Hipertermia
Úlceras de éstasis
Tuberculosis
Enfermedades venéreas
Enfermedad ginecológica
Neoplasias ocultas: Cáncer de mama
Infestaciones

cáncer de mama, éstos pueden ser infratratados durante el resto de la hospitalización del individuo.

Los psiquiatras son proclives a considerar al paciente diagnosticado de un problema físico como un paciente médico. Y existe un riesgo de reacciones contratransferenciales, y de evaluaciones inadecuadas, al trabajar con tales enfermos. El psiquiatra de guardia se encuentra desafiado por el complejo y confuso cuadro de problemas físicos que a menudo no menciona el paciente, ni detectan otros clínicos, así como por la amplia gama de síntomas psíquicos. Es un deber del doctor afrontar ambos desafíos en el trabajo con el enfermo.

4 / Psiquiatría de urgencias por teléfono

El teléfono se ha convertido en una herramienta de importancia creciente en la psiquiatría de urgencias. El primer contacto del paciente con un psiquiatra tiene lugar frecuentemente a través del teléfono. La naturaleza de esos encuentros recorre toda la escala que va desde la persona moderadamente ansiosa o deprimida, que está dando su primer paso hacia la psicoterapia, a llamadas desesperadas en busca de ayuda de suicidas o psicóticos. El manejo del encuentro inicial puede tener efectos profundos en la resolución de la crisis. El médico puede también recibir llamadas de personas que no atraviesan una crisis propiamente dicha. Esas llamadas pueden ser intentos de: una persona dependiente para recibir apoyo del terapeuta, de otro enfermo para molestar o intimidar al médico, o pura simulación.

La telepsiquiatría es el uso del teléfono convencional y del videoteléfono en el diagnóstico y tratamiento de enfermedades mentales. Es especialmente útil en áreas rurales, donde un solo psiquiatra ha de cubrir una extensa región u otra de difícil acceso. En tales circunstancias, la evaluación, el plan terapéutico e incluso una psicoterapia breve pueden llevarse a cabo por teléfono. El psiquiatra también puede supervisar telefónicamente a otro médico sobre la forma de resolver una urgencia.

LÍNEAS ORIENTADORAS PARA LA VALORACIÓN TELEFÓNICA

Al margen del ámbito –consulta privada, sala de urgencias hospitalaria, "línea caliente" telefónica o servicio de urgencias psiquiátricas por teléfono– hay ciertos principios básicos que deben servir de guía al médico que evalúa al paciente por teléfono.

Datos de identificación

El clínico ha de obtener los datos de identificación –nombre, edad, número de teléfono, número desde donde se está llamando y dirección– tan pronto como sea posible. Muchos pacientes aportan esta información ellos mismos, pero otros se resisten a revelar estos datos básicos. Algunos psiquiatras defienden la terminación del contacto telefónico si los enfermos rechazan identificarse, en la creencia de que quien está llamando no busca ayuda en realidad, sino que está utilizando el servicio de una forma hostil o manipuladora. Sin embargo, puede que ése no sea siempre el caso. Los pacientes que se avergüenzan de sus síntomas, pueden tratar de ocultar sus identidades; por ejemplo, los paranoides. Los enfermos ambivalentes hacia sus ideas de dañarse u otras, reflejan esa ambivalencia en su rechazo a identificarse.

Si el que llama se resiste a revelar sus datos, el psiquiatra debe tratar de establecer un *rapport* a través de la evaluación de las razones de la llamada y de la causa de sufrimiento para el paciente. Si, por el contrario, los usuarios del servicio presentan un peligro claro y actual para sí mismos o para otros, el médico debe persistir en el intento de obtener el nombre, número de teléfono y ubicación. El clínico tendría que preguntar a los pacientes por qué piensan que deben ocultar sus identidades y enfrentar las preocupaciones de los enfermos sin perder tiempo. Algunas de esas preocupaciones se centran en ciertos aspectos como: confidencialidad, hospitalización involuntaria y ser forzado a tomar medicación.

Razón de la llamada

El médico debiera dar a los enfermos la oportunidad de expresar la razón de la llamada y describir su estado actual. Como en cualquier evaluación, el psiquiatra recoge la historia de la enfermedad presente. En el ámbito de la urgencia, los peligros más evidentes son el riesgo de suicidio y la violencia dirigida hacia otros. Si el paciente no refiere espontáneamente esos pensamientos, el psiquiatra debe preguntarle por ellos. Si la ideación agresiva aparece, ha de completarse la valoración en tal sentido: ¿Tiene un plan el enfermo? ¿Dispone de medios: una pistola, veneno, acopio de pastillas? ¿Tiene intención de matarse? ¿Desea la muerte? ¿Ha puesto ya en marcha la acción suicida o agresiva? ¿Ha realizado intentos en el pasado?

Los pacientes con ideación autolítica, pero sin un plan o intención clara de matarse, responden, con frecuencia, al apoyo, la tranquilización y la sugerencia de continuar la llamada con una visita a la consulta para ver a un psiquiatra.

Si tienen un plan de suicidio o han realizado ya un intento, el médico ha de comunicar directamente con la policía. Si es posible, debe pedir a un colega que lo haga mientras que él mantiene al paciente ocupado en la línea. Si no puede hacerse así, se pide al enfermo que vuelva a llamar en breve, y se aprovecha la pausa para comunicar con la policía. Después hay que permanecer en contacto telefónico continuo con la persona hasta que llegue la ayuda pedida.

Expectativas

¿Cuáles son las expectativas del paciente: la razón profunda de la llamada? ¿Qué clase de ayuda pide el enfermo? ¿Son expectativas realistas? Algunas personas desean apoyo del clínico para actuar según sus peligrosos impulsos. Conflictos –mucho tiempo inconscientes– relativos a la dependencia y la autonomía, pueden haber sido activados en la situación de crisis. El médico debiera tener esto en mente para no ser arrastrado por ellos.

Sistema de apoyo

El clínico ha de determinar si el paciente cuenta con apoyo social y, si es así, tiene que ponerse en contacto con las personas que lo componen. Si la situación lo justifica, hay que decir al paciente que uno mismo o un colega se pondrá en comunicación con las personas referidas. En el caso de que el enfermo carezca de apoyos, es preciso averiguar si hay un vecino, o alguien que pueda ser localizado, para ayudar al paciente a ir al hospital o a una consulta. Igualmente, ha de preguntarse al enfermo si está en tratamiento con un psiquiatra, o un psicoterapeuta, y el nombre y número de teléfono del mismo.

Si el paciente no tiene riesgo suicida ni homicida sino que atraviesa una crisis vital, el psiquiatra puede, en ocasiones, proporcionarle una ayuda significativa, permitiéndole hablar de la crisis y explorar diferentes opciones de conducta para su resolución.

Hay enfermos con trastornos psiquiátricos crónicos, tales como esquizofrenia y psicosis maníaco-depresiva, que son capaces de detectar una descompensación incipiente. Pueden llamar al servicio de urgencias refiriendo una exacerbación o reactivación de síntomas psicóticos o depresivos. Algunos de esos pacientes pueden usar el teléfono para obtener un alivio inmediato; otros pueden mostrarse temerosos de venir al hospital a causa de experiencias negativas con los ingresos involuntarios. Hay que preguntarles sobre acontecimientos vitales recientes que pueden haber precipitado la descompensación. También ha de preguntarse por la medicación que requirió en el pasado y si el paciente fue colaborador con el tratamiento.

Los enfermos psiquiátricos graves tienen afectadas sus capacidades adaptativas y puede ser adecuado y necesario ofrecerles consejos concretos en muchos asuntos. Pueden precisar ayuda para obtener servicios sociales o derechos –por ejemplo, encontrar asistencia psiquiátrica gratis. El psiquiatra puede hacer pequeñas modificaciones en la medicación del paciente. Los que están tomando dosis bajas de mantenimiento de antipsicóticos, pueden ser aconsejados para que aumenten su dosis o tomen una extra hasta que sean atendidos por su médico habitual.

Algunas personas utilizan el teléfono de urgencias como ayuda en la ansiedad desbordante, las crisis de angustia y las fobias. La mayoría de esas personas responden a la tranquilización, al apoyo empático y aceptan la derivación a un régimen ambulatorio de tratamiento.

LLAMADAS NO URGENTES

Llamadas no urgentes legítimas

Hay pacientes, sin otros recursos, que pueden llamar al servicio de urgencias con preguntas cabalmente directas. Pueden plantear preguntas sobre medicaciones, sobre efectos secundarios o interacciones farmacológicas. Otras personas pueden llamar para pedir la dirección de una clínica o de un médico privado. Tales peticiones pueden ser contestadas al momento con información o con una derivación adecuada.

Llamadas molestas

Algunas personas emplean el servicio telefónico de urgencias para obtener gratificación de otras necesidades, no para buscar auxilio. Hay pacientes solitarios o aislados socialmente que pueden llamar repetidamente a las "líneas calientes" y servicios de urgencias sólo para hablar. Otros, con parafilias telefónicas, llaman a psiquiatras, hospitales y "líneas calientes" para decir obscenidades. Otros, con trastornos graves de la personalidad, pueden llamar con amenazas de suicidio, tratando de atraer al psiquiatra a los conflictos de sus caóticas vidas interiores. La mayoría de los clínicos están de acuerdo en que el beneficio que obtiene el paciente con la prolongación de esos contactos es escaso. Hay que decir a esas personas que necesitan ayuda psiquiátrica, y dirigirlas al hospital o a la consulta.

DOCUMENTACIÓN

Como en el caso de los contactos en persona del paciente con el hospital, las evaluaciones telefónicas deben documentarse también. Hay que registrar el nombre del que llama, la edad, dirección, número de teléfono, sexo y la fecha y hora de la llamada. Después es preciso escribir una sinopsis de la conversación donde conste la valoración de la peligrosidad del paciente. El plan terapéutico debiera figurar también en la documentación.

5 / Aspectos legales en la psiquiatría de urgencias

Las urgencias psiquiátricas requieren una intervención inmediata para prevenir la muerte o graves daños al paciente o a otros. Normalmente, suceden en segundos o minutos (con menos frecuencia en horas) y, con mucha menos todavía, en días o semanas. Ambos elementos, tiempo y gravedad, son esenciales. Por tanto, el sistema legal concede a los clínicos una considerable manga ancha y el beneficio de la duda en sus habituales intervenciones en las urgencias verdaderas. El médico que actúa en el servicio de emergencias puede estar tranquilo de que la ley no es caprichosa ni contraria al sentido común en ese ámbito.

ELEMENTOS DE MALA PRÁCTICA

Una intervención dada es ejemplo de mala práctica sólo si el paciente puede probar que los cuatro elementos –las cuatro "D"– de la misma están presentes.

Esas cuatro "D" son el abandono de un deber que directamente causa perjuicios [Dereliction (negligence) of a **D**uty **D**irectly causig **D**amages]. Así, el enfermo ha de demostrar: 1) existe una obligación de alguien que debe prestar asistencia, 2) el quebrantamiento de esa obligación, 3) una lesión en el paciente y 4) que la lesión fue directamente producida por el quebrantamiento del deber.

Desamparo o negligencia

Desamparo es no hacer algo que normalmente otras personas razonables harían en similares circunstancias. Un ejemplo típico es el grado de asistencia prestada por el común de los psiquiatras en la misma o parecida situación. Es decir, si los pacientes afirman que tienen planes para matarse y no son ingresados en el hospital, eso podría ser negligencia.

Deber

El elemento del deber suscita tanto aspectos legales como relativos a los hechos concretos. Por ejemplo, ¿estaba obligado el médico a prestar asistencia a ese paciente en particular? Si la respuesta es afirmativa, ¿cuál es el estándar de atención por el que hay que medir esa obligación? En general, el deber del médico es proporcionar una asistencia adecuada al enfermo; un requerimiento común es que dicha asistencia sea prestada de buena fe, teniendo en mente lo mejor para el paciente. Un deber existe siempre que haya una oferta de asistencia, explícita o implícita, y persiste hasta que el tratamiento concluye. Un paciente que entra en la sala de urgencias y no es atendido ni evaluado por el médico no ha sido tratado en la forma debida.

Causa directa

Para que la mala práctica sea probada ha de existir una relación causa-efecto directa entre las acciones u omisiones del médico y las lesiones del paciente. Dar a un enfermo ya intoxicado una gran dosis de benzodiacepinas con el resultado de una depresión respiratoria es un ejemplo de causa directa.

Daños

Para que exista mala práctica ha de haber un daño en el momento actual. Ejemplos de perjuicios son: lesiones físicas, daño emocional y muerte.

FORMAS COMUNES DE MALA PRÁCTICA

Suicidio

El suicidio es, con mucho, la razón más frecuente de las reclamaciones por mala práctica. El psiquiatra deberá estar alerta ante los signos y síntomas indicativos de riesgo suicida. Numerosas cuestiones surgen sobre la capacidad del médico para determinar la probabilidad de un suicidio. Por ejemplo, ¿cuáles son los criterios absolutamente necesarios para tomar la decisión de retener o de recortar las libertades civiles de una persona, basándose en la probabilidad de que exista peligrosidad para sí misma? ¿Cuán evidente debe ser el peligro para que el psiquiatra asuma esa responsabilidad? ¿Qué medidas han de tomar los miembros del personal para prevenir un suicidio? En la duda, hay que ingresar al paciente en el hospital.

Errores diagnósticos

El psiquiatra no tiene que hacer un diagnóstico definitivo en la sala de urgencias, pero sí ha de considerar un diagnóstico diferencial completo. El fracaso en descubrir intenciones homicidas o suicidas, en detectar una condición médica subyacente, en reconocer efectos secundarios de una medicación, en determinar niveles tóxicos de un fármaco o comprobar una intoxicación por drogas son, todos ellos, ejemplos de errores diagnósticos.

Tratamiento negligente

Por tratamiento negligente se entiende un tratamiento insuficiente, excesivo o inapropiado.

Hospitalización involuntaria inadecuada

La hospitalización involuntaria es el ingreso de los pacientes en contra de su voluntad cuando son peligrosos para sí mismos o para otros. Ésas son las únicas condiciones por las que puede procederse al ingreso involuntario. El principio legal de la alternativa menos restrictiva requiere que se utilicen los medios de manejo de la situación menos restrictivos, en toda ocasión en que los derechos de los pacientes estén recortados. Así, si los enfermos no presentan riesgos significativos para sí mismos o para otros, el psiquiatra no cuenta con una base legal para su ingreso involuntario.

Relaciones sexuales con pacientes

Resulta ilegal y antiético tener relaciones sexuales con un paciente en cualquier tipo de circunstancia. Se sabe que los psiquiatras implicados llevan a cabo innecesarias e inapropiadas exploraciones sexuales en la sala de urgencias.

CONSENTIMIENTO INFORMADO

El consentimiento informado supone tres elementos básicos: el consentimiento del paciente es informado, voluntario y competente.

Informado

La *información* es la base de datos que el enfermo emplea para tomar una decisión sobre el tratamiento. Se requiere que el médico informe al interesado de los riesgos y beneficios del tratamiento propuesto así como de otras terapias alternativas y de las posibles consecuencias de no tratar la enfermedad. Cada tribunal y cada Estado varían en considerar si el grado de información recibido por el paciente fue el adecuado. No obstante, la tendencia más actual es proporcionar la mayor información posible.

Voluntario

El *consentimiento* requiere el acuerdo voluntario del enfermo para seguir el tratamiento prescripto por el médico. No siempre está claro en qué punto la persuasión legítima se convierte en lo suficientemente coercitiva como para anular el consentimiento. En urgencias, un clínico puede tratar al enfermo en contra de su voluntad si el tratamiento previene de daños contra la persona o contra otros. Si el paciente, por variadas razones, no puede dar su consentimiento válido (p. ej., cuando está inconsciente o es incompetente) y el riesgo vital del enfermo es grande, se aplica el concepto de *consentimiento implícito*, y el médico puede aplicar el tratamiento. En otras situaciones en urgencias, puede decirse a un paciente agitado y fuera de control: "Si no toma Ud. esta píldora, habrá que inyectarle"; el consentimiento del enfermo para tomar la píldora es una respuesta urgente, más que un consentimiento informado. Un paciente que toma la medicación como resultado de una interacción verbal tal no puede considerarse que haya dado un consentimiento legal voluntario; sin embargo, sí puede considerarse la acción como defendible en determinadas circunstancias.

Competente

La *competencia* se define en sus dos conceptos: legal y actual. Legalmente, una persona que ha alcanzado los dieciocho años de edad es considerada competente en casi todos los Estados. Un tribunal debe decidir en un juicio quién es incompetente. La competencia actual, en cambio, se valora a través de la evaluación del estado mental de la persona. Y es la capacidad del paciente para entender la información que se le proporciona, para reconocer la presencia de una enfermedad y para tomar decisiones razonadas sobre el tratamiento. Por ejemplo, los pacientes en urgencias que tienen una alteración de la conciencia no son capaces de tomar decisiones competentes.

PREVENCIÓN DE RESPONSABILIDAD

Documentación

En los litigios por mala práctica la "regla del pulgar" es: "si no lo hubieras firmado, esto no habría pasado". El médico debe incluir una descripción de la condición clínica del paciente (p. ej., los resultados de la exploración psicopatológica) y los elementos del proceso de toma de decisiones, tales como riesgos y beneficios, y planes alternativos de tratamiento.

Con frecuencia, es prudente la obtención de un consentimiento informado. El escrito debiera contener la mayor cantidad posible de información sobre el tratamiento propuesto, redactada en un lenguaje para profanos. Si el consentimiento escrito no es posible, la documentación ha de recoger el consentimiento oral ante testigos con la descripción de la cantidad de información que se ha suministrado al paciente y el acuerdo de éste con el plan propuesto. También se debería anotar si el enfermo fue capaz de participar en el proceso de toma de decisiones; si no estaba capacitado para participar, el médico tiene que anotar las razones de ello, tales como: agitación intensa, psicosis y nivel de conciencia disminuido. Todos los tratamientos aplicados han de quedar escritos, especialmente dosis, respuestas a fármacos y número de veces que se aplicaron.

Consulta

Una petición de consulta aporta al clínico una segunda opinión sobre un caso específico y proporciona información sobre la calidad de la asistencia. Las consultas pueden ser formales o informales, pero en cada ocasión el médico responsable debe documentar la opinión del consultor y los efectos de la consulta sobre las decisiones terapéuticas. Hay que solicitar consultas médicas y neurológicas siempre que se sospeche un trastorno orgánico subyacente.

HOSPITALIZACIÓN INVOLUNTARIA

La hospitalización involuntaria impone al paciente la privación de libertad. No obstante, la no hospitalización puede tener como consecuencia un daño para el enfermo, la sociedad o ambos. El médico de urgencias tiene una responsabilidad con respecto a los pacientes y el deber de asistir a los que no son capaces de cuidar de sí mismos. Además, el psiquiatra tiene la obligación de proteger a otros de los que son potencialmente peligrosos. Aunque los criterios de retención varían de uno a otro Estado, casi todos hacen referencia al peligro para sí y para otro, y a la incapacidad para los auto-cuidados.

Al discutir el ingreso con un paciente potencialmente peligroso, el clínico ha de subrayar los beneficios que supone la hospitalización. Muchos enfermos –especialmente los esquizofrénicos o los deprimidos con ideas autolíticas– son ambivalentes con respecto al ingreso. A pesar de sus protestas, pueden celebrar el internamiento en un lugar seguro. Los paranoides pueden encontrar alivio en la idea de que el hospital es un sitio donde estarán protegidos de sus perseguidores; los maníacos pueden relajarse al encontrar un lugar donde sus peligrosos impulsos serán contenidos; los suicidas encuentran un refugio contra sus tendencias autolíticas. Muchos pacientes aceptan hospitalizarse si se discute sinceramente el potencial de alivio que ello supone para sus sufrimientos.

Sopesando los riesgos y beneficios de un ingreso involuntario, la mayoría de los clínicos optan por la vía conservadora, en especial en urgencias. Si se duda, resulta más prudente ingresar al paciente que tratarlo y darle el alta del servicio de urgencias.

ALTA INVOLUNTARIA

Así como algunos enfermos deben ser ingresados involuntariamente, otros pueden tener que ser dados de alta en contra de su voluntad en la sala de urgencias. Hay personas que ni desean ni necesitan un tratamiento psiquiátrico verdadero, que acuden a veces a urgencias preguntando por, o demandando, servicios. Hay pacientes que pueden fingir síntomas para obtener albergue, comida o protección. Tales pacientes rechazan, a menudo vehementemente, abandonar la sala de urgencias, y puede que tengan que ser expulsados a la fuerza.

Los clínicos son vulnerables ante los cargos por abandono en esas situaciones, a menos que se protejan contra tales cargos con una cuidadosa documentación de las razones del alta. El médico tendría que hacer las derivaciones adecuadas para esos pacientes, comprobar que dichos recursos alternativos están disponibles y (cuando sea adecuado) dejarles la puerta abierta para volver a urgencias.

Igualmente, los simuladores pueden recibir el alta involuntaria si el clínico es capaz de documentar que no son peligrosos para sí o para otros, que no están gravemente psicóticos y que son capaces de valerse por ellos mismos fuera del hospital.

Cuando alguien atraviesa por una crisis genuina –suicida, violenta o psicótica– el tratamiento urgente no termina hasta que la situación se haya manejado adecuadamente.

DERECHO A RECHAZAR EL TRATAMIENTO

Los pacientes psiquiátricos tienen derecho a rechazar el tratamiento en condiciones normales, y ese derecho se señala en el requerimiento del consentimiento informado. La mayoría de los tribunales estatales sostienen que incluso en la retención involuntaria no es necesario privar al enfermo de tal derecho. Sin embargo, un médico puede anular el rechazo del paciente en situaciones urgentes, como cuando los enfermos profieren amenazas inmediatas hacia otros o hacia sí mismos. El Tribunal Supremo de Massachussets en el proceso *Rogers contra el Comisionado* sentenció que en una urgencia, un paciente puede ser tratado "contra su voluntad... para prevenir el inmediato, sustancial e irreversible deterioro de una enfermedad mental grave".

OTROS DERECHOS CIVILES DE LOS PACIENTES

Otros derechos civiles de los pacientes son: 1) el derecho a recibir el tratamiento menos restrictivo, 2) el derecho a recibir visitas y 3) el derecho a tener comunicación telefónica libre con el exterior. Esos derechos han de ser respetados en Urgencias si los pacientes no entrañan peligro de dañarse a sí mismos o a otros.

Debido a que los enfermos tienen el derecho a la alternativa terapéutica menos restrictiva, el clínico, cuando ha decidido utilizar la sujeción o el aislamiento, tiene que considerar como primera preocupación la salud y el bienestar del paciente. La sujeción y el aislamiento no deben utilizarse por la conveniencia del personal ni, bajo ningún concepto, de forma punitiva. La premisa de la alternativa menos restrictiva se aplica al empleo de la sujeción y el aislamiento en el sentido del menor tiempo que sea posible para controlar la situación de crisis. Esto es lo que resulta legalmente justificable. El médico no necesita dudar del empleo de la sujeción en las urgencias verdaderas. Como en otras situaciones, la consulta y la documentación son la mejor protección del psiquiatra contra las repercusiones negativas que resulten de la utilización de la sujeción o el aislamiento. Los síntomas y las conductas que justifiquen dicha utilización deben reevaluarse con frecuencia.

CONFIDENCIALIDAD Y PRIVILEGIO

La *confidencialidad* se refiere a la obligación del médico de no revelar información sobre el paciente a otros sin permiso específico del interesado. La violación de la confidencialidad es una causa mayor de acciones judiciales contra psiquiatras. El *privilegio* es un término que se aplica sólo en procedimientos legales; existe en la mayoría, pero no en todas las jurisdicciones estatales. El privilegio se refiere al derecho del paciente de excluir la información dada al psiquiatra del testimonio en un juicio. Hay excepciones a la regla del privilegio: las audiencias por ingreso involuntario y las situaciones en las que el paciente alega una enfermedad psíquica, como en el caso de una defensa basada en enajenación mental.

La sala de urgencias tiene un círculo de confidencialidad, en el que la revelación del material no necesita del permiso del paciente. Están incluidos en ese círculo todos los miembros del equipo terapéutico, los supervisores y los consultores.

Excepciones a la confidencialidad

Urgencias. En las urgencias verdaderas la información puede ser comunicada a causa de las intervenciones de emergencia, pero debiera hacerse lo posible para obtener el permiso del paciente. La necesidad de recoger una historia –en especial una historia médica, o de consumo de fármacos o drogas– de los familiares, amigos u otros médicos toma preeminencia sobre la norma de la confidencialidad en tales situaciones.

Condiciones comunicables. Los casos de niños maltratados y ciertas enfermedades transmisibles imponen su comunicación obligatoria a las instancias oficiales correspondientes. Ejemplo de condiciones potencialmente sujetas a comunicación son: heridas por arma de fuego y cuchillo, accidentes de tráfico, encefalitis, meningitis, toxinfecciones alimentarias, tuberculosis, enfermedades venéreas, SIDA y mordeduras de animales. El médico debe saber qué debe comunicar, a quién y a dónde.

Deber de informar a terceros. Los terapeutas tienen una nueva obligación, no solamente con sus pacientes, sino también con aquellos que puedan ser dañados por los mismos. Desde el juicio *Tarasoff contra los regentes de la Universidad de California*, en 1976, numerosos Estados han ordenado que la confidencialidad sea violada cuando existe una amenaza a terceros. La obligación supone la misma responsabilidad de prevenir daños futuros que en los casos sospechosos de maltrato a niños. Sin embargo, aunque la mayoría de las jurisdicciones estatales no han decretado leyes específicas con respecto a ese deber, es aconsejable que los médicos actúen como si dichas leyes existieran. Ha habido dos decisiones "Tarasoff". En la primera (Tarasoff I), debido a la alegada especial relación entre los terapeutas y los pacientes, aquéllos tienen una obligación asimismo especial hacia las potenciales víctimas. Esta obligación se interpretó solamente como el deber de *avisar* a la probable víctima. Después, el tribunal amplió esta conclusión (Tarasoff II), sentenciando que los terapeutas tienen la obligación de dar los pasos razonables para *proteger* a terceros en peligro (se puede imaginar que por medios tales como avisos a la posible víctima e ingresos involuntarios del enfermo).

En resumen, cuando un paciente amenaza con dañar gravemente a una persona dada, y cuando está claro que llevará a cabo la amenaza, se piensa, por lo general, que el terapeuta tiene la obligación de violar la confidencialidad y de avisar y proteger a la posible víctima.

Anexo para la edición española

Todos los aspectos legales tratados en este capítulo son universales y, por tanto, la orientación que proporcionan es válida para los países de habla española. Sin embargo, resulta aconsejable ampliar la información contenida en el mismo con las particularidades específicas de la legislación hispana.

Internamiento involuntario

En España, las modalidades de internamiento están reguladas en el Código Civil (Ley 13/83, de 24 de octubre de 1983), cuyo artículo 211 se refiere al ingreso forzoso en establecimientos psiquiátricos, y dice así: "El internamiento de un presunto incapaz requerirá la previa autorización judicial, salvo que razones de urgencia hiciesen necesaria la inmediata adopción de tal medida de la que se dará cuenta cuanto antes al juez y, en todo caso, dentro del plazo de veinticuatro horas.

"El juez, tras examinar a la persona y oír el examen de un facultativo por él designado, concederá o denegará la autorización y pondrá los hechos en conocimiento del Ministerio Fiscal, a los efectos prevenidos en el artículo 203. Sin perjuicio de lo previsto en el artículo 269, 4º, el juez de oficio recabará información sobre la necesidad de proseguir el internamiento, cuando lo crea pertinente, y en todo caso, cada seis meses, en forma igual a la prevista en el párrafo anterior, y acordará lo procedente sobre la continuación o no del internamiento."

Malapráctica

La responsabilidad profesional del psiquiatra está regulada en diversos ámbitos: Penal, Civil, Administrativo, Laboral y Colegial. En el último caso se rige por el código deontológico de la profesión de forma primordial. En cuanto a los dos anteriores, lo hace por las disposiciones legales del centro de trabajo donde el médico presta sus servicios. Con un sentido más general, el Código Penal se ocupa de las acciones intencionales (dolosas) o por "imprudencia punible" (culposas o negligentes). El Código Civil, en su artículo 1.101, trata de las indemnizaciones de daños y perjuicios por dolo, negligencia o morosidad en el cumplimiento de las obligaciones.

6 / Urgencias psiquiátricas infantiles

Pocos niños y adolescentes buscan por sí mismos una intervención psiquiátrica, incluso en medio de una crisis; así, la mayoría de sus evaluaciones en Urgencias son solicitadas por los padres, familiares, profesores, terapeutas, médicos y trabajadores del servicio de protección a la infancia (cuadro A.6-1). Algunas peticiones se refieren a la evaluación de situaciones con riesgo vital para el niño o para otros, tales como conducta suicida, maltrato físico y comportamiento violento u homicida. Otras demandas urgentes no se deben a dichas situaciones, sino a exacerbaciones de trastornos psiquiátricas graves, como manía, depresión, psicosis florida y rechazo escolar. Situaciones menos claras ocurren cuando los niños y adolescentes presentan una gran panoplia de conductas aberrantes, molestas, y vienen acompañados de adultos abrumados, ansiosos y abatidos que perciben las acciones del niño como una urgencia, a pesar de la ausencia de riesgo vital o de trastorno psiquiátrico evidente. En esos casos, el espectro de los factores contribuyentes no está inmediatamente claro, y el psiquiatra de guardia ha de valorar a la familia entera o al sistema relacionado con el niño. Agentes estresantes familiares y disputas maritales pueden contribuir al desarrollo de una crisis en el niño. Por ejemplo, están legítimamente indicadas las evaluaciones inmediatas de un niño atrapado en el fuego cruzado de unos padres enfrentados, o en un irreconciliable conflicto entre la obstinación de unos padres y el colegio, terapeuta o servicio de protección infantil que discuten las necesidades del niño (cuadro A.6-2).

El ámbito de la urgencia es, a menudo, el lugar de la evaluación inicial de un problema crónico de conducta. Por ejemplo, un problema identificado –como rabietas importantes, violencia y conducta destructiva en un niño– puede haber estado presente durante meses y aun años. Incluso el contacto inicial con el sistema de salud mental a través de la sala de urgencias o de la consulta puede constituir la primera oportunidad para un niño o adolescente para revelar factores estresantes como maltrato físico o abuso sexual.

Cuadro A.6-1. *Fuentes de derivación de las urgencias psiquiátricas infantiles*

Padres y tutores
Colegios (los colegios pueden solicitar una evaluación psiquiátrica inmediata para un problema infantil antes de conceder al niño permiso para volver al colegio)
Terapeutas y médicos, especialmente si el niño puede necesitar hospitalización
Servicios de protección infantil

Cuadro A.6-2. *Factores de riesgo familiar*

Maltrato físico y abuso sexual
Crisis familiar reciente: pérdida de un padre, divorcio, pérdida del empleo, mudanza
Disfunción familiar grave, incluyendo enfermedad mental en uno de los padres

Habida cuenta la relación integral entre una disfunción familiar grave y los trastornos de conducta infantiles, el psiquiatra de guardia ha de valorar si existe discordia en la familia o hay algún miembro con una enfermedad mental. Un camino para efectuar la valoración es entrevistar al niño y los familiares, juntos y por separado, así como obtener una historia de otros informadores que no pertenezcan a la familia, cuando sea posible. Los padres que no poseen la custodia del niño, terapeutas y profesores pueden añadir una valiosa información acerca del funcionamiento diario del mismo. Muchas familias, en especial las afectadas por una enfermedad mental o una disfunción importante, pueden mostrar escasa, o ninguna, predisposición a buscar ayuda psiquiátrica no urgente; por tanto, la evaluación de emergencia se convierte en la única vía para embarcarlos en un extenso programa de tratamiento psiquiátrico.

URGENCIAS CON RIESGO VITAL

Conducta suicida

Valoración. La conducta suicida es la razón más frecuente para una evaluación urgente en adolescentes. A pesar de que el riesgo de un suicidio consumado es mínimo en un niño menor de 12 años, la ideación y conducta autolíticas en un infante de cualquier edad deben evaluarse cuidadosamente, prestando particular atención al estatus psiquiátrico del niño y a la capacidad de la familia o de los tutores para proporcionar una protección adecuada. La valoración ha de determinar las circunstancias de la ideación o conducta autolíticas, su letalidad y la persistencia de la intención. Debe hacerse una evaluación de la capacidad de apoyo, sensibilidad y competencia de la familia para vigilar el potencial suicida del niño. En última instancia, en el curso de la evaluación de urgencias el psiquiatra ha de decidir si el niño puede volver a casa a un ambiente seguro y recibir tratamiento ambulatorio, o si la hospitalización es necesaria. Una historia psiquiátrica, una exploración psicopatológica y una valoración del funcionamiento familiar ayudan a establecer el grado de riesgo.

Los factores de peligro autolítico en adolescentes son: intentos previos, varón, historia de conducta agresiva, trastorno depresivo grave, disponibilidad de métodos letales (como una pistola) y abuso de alcohol y drogas. En las chicas son factores de riesgo añadidos el embarazo y la fuga de casa. El riesgo es alto también en adolescentes cuyos padres o parientes han tratado de quitarse la vida. La letalidad de los intentos autolíticos de los niños pequeños es normalmente baja; sin embargo, la ideación y conducta suicidas reflejan, con frecuencia, condiciones ambientales intolerables que incluyen abandono, maltrato físico y abuso sexual. Además, los niños pequeños con conducta autolítica viven, a menudo, con padres en permanente disputa y con alteraciones psicopatológicas. Estos niños suelen presentar importantes inadaptaciones, como fracaso escolar. En ocasiones, el joven suicida ha aprendido que esta conducta supone una extrema, aunque equivocada, medida para atraer la atención de una familia disfuncional.

Manejo. Cuando una conducta autolesiva ha tenido lugar, es probable que el adolescente necesite el ingreso en una unidad de pediatría para tratar las heridas o para la observación de las secuelas médicas de una ingestión tóxica. Si el adolescente se encuentra físicamente bien, el psiquiatra tiene que decidir si el paciente necesita un internamiento psiquiátrico. Si persiste la ideación autolítica y hay signos de psicosis, depresión grave (incluyendo desesperanza) o ambivalencia hacia el suicidio, es preciso hacer dicho ingreso. Cuando el adolescente toma alcohol o drogas, no debe ser dado de alta hasta que pueda efectuarse una evaluación, una vez resuelta la intoxicación. Está justificada la hospitalización de pacientes con perfiles de gran riesgo –tales como adolescentes mayores varones, en especial los que consumen drogas o presentan conductas agresivas, los que han hecho intentos anteriores de suicidio, particularmente con armas letales, y los que padecen una depresión grave–. Los niños pequeños que han realizado un intento autolítico, aunque éste haya sido de escaso peligro, necesitan un ingreso si la familia es tan caótica, disfuncional e incompetente como para asegurar un tratamiento ambulatorio.

Cuando un niño o un adolescente refieren no tener ya más ideas de suicidio, tampoco existe una exacerbación de una enfermedad mental y tanto el niño como la familia parecen responsables; el tratamiento ambulatorio es el más indicado. Ha de concertarse una cita de seguimiento antes de que el paciente abandone el servicio de urgencias. Tanto el niño como los familiares deben estar dispuestos a colaborar, y la familia ha de estar de acuerdo en apoyar al niño, retirando todos los objetos parcialmente letales que haya en casa. Los niños y los adolescentes debieran firmar, antes de volver a casa, un acuerdo en el que se diga que no albergan intenciones suicidas y que se lo comunicarán a un adulto responsable si vuelven a notar esos sentimientos. Incluso en los casos en que un adolescente niega que tenga ideación autolítica persistente, la familia puede ser advertida para que retorne a urgencias con el niño si dicha ideación vuelve a aparecer antes de que el tratamiento ambulatorio haya comenzado.

Conducta violenta y rabietas

Valoración. El primer paso en la evaluación urgente de un niño o adolescente violento es estar seguro de que tanto él como los miembros del personal están físicamente protegidos para que nadie resulte dañado. Si el paciente está tranquilo, el clínico puede indicarle que sería de gran ayuda que contase lo sucedido, así como preguntarle si se siente lo bastante sosegado como para hacerlo. Si el niño está de acuerdo y tranquilo, el clínico puede acercarse a él de forma adecuada. Si no es así, el médico puede optar por esperar algunos minutos para que el paciente se calme y volver a valorar la situación o, en el caso de un adolescente, sugerirle que una medicación le ayudaría a relajarse.

Si el adolescente se muestra claramente beligerante, puede ser necesaria la sujeción mecánica antes de intentar cualquier otra cosa. Algunos niños y adolescentes llenos de rabia, que son traídos a urgencias por familias abrumadas, pueden controlarse a sí mismos sin el empleo de contención física o farmacológica. Los niños y los adolescentes suelen calmarse si la aproximación a ellos es tranquila, no amenazadora, y se les da la oportunidad de contar su historia a un adulto sin prejuicios. Durante ese tiempo, el psiquiatra debe buscar si hay algún trastorno psiquiátrico que pueda estar condicionando la agresión. El médico ha de hablar con los que hayan presenciado el episodio para comprender el contexto en el que se ha producido y la importancia de la pérdida de control del niño.

Manejo. Los prepúberes, en ausencia de enfermedad mental mayor, rara vez necesitan medicación para mantenerlos tranquilos, ya que por lo general son lo suficientemente pequeños como para sujetarlos físicamente si comienzan a lesionarse a sí mismos o a otros. Tampoco es de una necesidad inmediata administrar fármacos a un niño o adolescente que ha estado furioso si está calmado en el momento de examinarlo. Los adolescentes que se muestran agresivos, muy agitados o claramente auto-mutiladores, y a los que puede ser difícil dominar físicamente, necesitan medicación antes de que un diálogo sea factible. En la valoración, el psiquiatra tiene que determinar si la conducta violenta es típica del paciente, si es el primer episodio, si forma parte de un trastorno afectivo cíclico, si anuncia una ruptura psicótica o si es producto de una intoxicación por alcohol o drogas.

La medicación para controlar la agresión se elige en función del diagnóstico del trastorno psiquiátrico y de los factores que influyen en el estado actual del paciente, tales como una intoxicación por alcohol o drogas. Si el adolescente puede cooperar y no supone una amenaza inmediata para sí o para otros, pero aún presenta riesgo, debe considerarse la medicación por vía oral a menos que la parenteral sea necesaria. Se utilizan lo antipsicóticos para tratar la violencia adolescente secundaria a un problema psicótico. Están disponibles preparaciones intramusculares de un buen número de antipsicóticos: haloperidol (Haloperidol), clorpromacina (Largactil), flufenacina. Para los pacientes sospechosos de que una intoxicación aguda por alcohol o drogas, o un trastorno orgánico, sea la causa de la agresividad, se recomienda la utilización intramuscular o intravenosa de benzodiacepinas de vida media corta, como el loracepán. No se considera a los antipsicóticos como la primera elección en estos pacientes, ya que los referidos fármacos pueden descender el umbral convulsivante, tienen propiedades anticolinérgicas potencialmente adversas y alteran la termorregulación. El amobarbital sódico puede ser eficaz, administrado intramuscularmente, en el manejo rápido de la agresión (cuadro A.6-3).

Los niños que presentan una historia de rabietas intensas, repetidas y autolimitadas pueden no precisar de hospitalización si son capaces de calmarse en el curso de la evaluación. Este patrón de conducta se repetirá, sin duda, a menos que el niño y la familia realicen un tratamiento ambulatorio. Para los adolescentes que, durante la evaluación, continúan representando un peligro para sí o para otros, es necesaria la hospitalización.

Piromanía

Valoración. Una sensación de urgencia y pánico rodea, con frecuencia, a los padres de un niño que ha provocado un fuego. Padres o profesores solicitan, a menudo, una evaluación urgente, incluso para un niño pequeñito que ha encendi-

Cuadro A.6-3. *Tratamiento farmacológico a corto plazo de niños y adolescentes violentos*

Fármaco	*Dosis pediátrica (6-12 años)*	*Dosis para adolescentes y adultos (> 12 años)*
Haloperidol	0,5-1 mg oral I.M. no establecido como seguro	1-5 mg oral 2-5 mg I.M.; puede repetirse al cabo de una hora
Clorpromacina	0,25 mg/kg oral 0,5 mg/kg I.M.	50-100 mg oral 25 mg I.M.; puede repetirse al cabo de una hora;
Flufenacina	No aprobado en menores de 12 años	1-5 mg oral 2-5 mg I.M.
Loracepán	No aprobado en menores de 12 años	1-2 mg oral; puede repetirse al cabo de una hora 2-4 mg I.M.; puede repetirse al cabo de una hora
Amobarbital sódico	No aprobado en menores de 12 años	250 mg I.M.

do un fuego accidentalmente. Muchos niños, en el curso de su normal desarrollo, se interesan por el fuego, pero en la mayoría de los casos un niño en edad escolar que ha provocado un fuego lo ha hecho accidentalmente, jugando con cerillas, y busca ayuda para apagarlo. Cuando un niño muestra un gran interés en jugar con cerillas, el grado de supervisión familiar debe aumentar para que no sucedan más fuegos accidentales. El clínico ha de distinguir entre el niño que de forma fortuita, o incluso impulsivamente, provoca un fuego y el que está involucrado en estos incidentes con premeditación, y que por tanto no toma ninguna medida para extinguir el incendio. En los casos de repetición el riesgo es evidentemente mayor que en los otros, y el psiquiatra ha de determinar si hay una psicopatología subyacente en el niño o en la familia. El médico debería evaluar también las interacciones familiares, ya que cualquier factor que interfiera con una supervisión y comunicación eficaces –tales como una gran discordia marital y estilos paternos ásperos y punitivos– pueden impedir una intervención adecuada.

La piromanía es uno de la tríada de síntomas –enuresis, crueldad con los animales y piromanía– que, hace algunos años, se creyó que era típica de los niños con trastornos de conducta; sin embargo, no hay ninguna evidencia que indique que esos tres síntomas están verdaderamente relacionados, si bien el trastorno de conducta es la alteración psiquiátrica que se asocia con más frecuencia con la piromanía.

Manejo. El componente crítico del tratamiento y manejo de los pirómanos es la prevención de más incidentes, mientras se trata la psicopatología subyacente.

En general, la piromanía sola no es una indicación de hospitalización a menos que haya un riesgo claro de provocar otro incendio. Los padres de los niños con este problema deben ser enfáticamente aconsejados que el niño no puede ser dejado solo en casa ni al cuidado de sus hermanitos sin una supervisión adulta directa. Los niños que muestran un patrón de conducta agresiva concurrente y otras formas de comportamiento destructivo son los de peor pronóstico. Las técnicas conductuales que involucran al niño y a la familia son útiles para disminuir el riesgo de más episodios, así como reforzadoras de alternativas positivas de conducta para el paciente.

Maltrato físico y abuso sexual en el niño

Valoración. Estos problemas les ocurren a chicas y chicos de todas las edades, de todas las razas y de todas las clases sociales. Los malos tratos varían ampliamente con respecto a la severidad y duración, pero cualquier forma de maltrato continuo constituye una situación urgente para el niño. No hay un síndrome psiquiátrico único en el maltrato y el abuso sexual, sino que el miedo, la culpa, la ansiedad, la depresión y la ambivalencia rodean comúnmente al infante que ha sido víctima de los mismos.

Los niños que han sufrido abuso sexual pueden mostrar una conducta precoz en ese terreno con sus compañeros y presentar un conocimiento sexual que refleja una experiencia más allá de la correspondiente a su edad. Los muchachos que soportan estas situaciones desarrollan, a menudo, conductas sádicas o agresivas hacia sí mismos. Los niños víctimas de abuso han sido amenazados probablemente con severas y aterrorizadoras consecuencias por el autor del abuso si se les ocurre revelar la situación a alguien. Con frecuencia, un niño que sufre de abusos por parte de un familiar se encuentra colocado en una posición irreconciliable entre tener que soportar en silencio una situación continua o desafiar al autor, revelando las experiencias y ser así el responsable de la destrucción de la familia, y arriesgarse a no ser creído o abandonado por los suyos.

En los casos de sospecha de abuso, el niño y los otros miembros de la familia deben ser entrevistados individualmente para dar a cada uno la oportunidad de hablar en privado. Si es posible, el clínico ha de observar el comportamiento del niño con cada uno de los padres para comprobar el sentido de espontaneidad, calidez, miedo, ansiedad u otras características prominentes de las relaciones. Sin embargo, una observación no basta generalmente para hacer un juicio final sobre las relaciones familiares; los niños maltratados experimentan casi siempre emociones mixtas hacia los padres maltratadores.

La valoración de maltrato físico incluye la búsqueda de cicatrices y de heridas sospechosas, tales como contusiones simétricas, en especial en la cara, espalda, nalgas y muslos; hay que buscar quemaduras, incluyendo las causadas por cigarrillos e inmersión en agua caliente (distribución en forma de guante o de media); buscar fracturas múltiples inexplicadas, así como heridas en la cabeza, tales como hematomas y zonas alopécicas. Los niños discapacitados físicamente o capitidisminuidos, o con dificultades del habla, pueden tener un mayor riesgo de sufrir maltrato. Los padres que fueron maltratados en la infancia, la falta de un sistema de apoyo social, tener expectativas irreales sobre los hijos y estar agobiados ellos mismos por deudas, enfermedades, desempleo y drogadicción. Todo ello constituye un gran riesgo de maltrato físico para sus hijos.

Los indicadores somáticos de abuso sexual en los niños son: enfermedades venéreas (p. ej., gonorrea); dolor, irritación y picor en los genitales y tracto urinario, y molestias durante la marcha y en sedestación. En muchos casos de sospecha de abuso sexual, en cambio, no hay evidencia física. Por tanto, una historia cuidadosa resulta esencial. El médico debería hablar directamente de todos estos aspectos sin encaminar al niño en ninguna dirección, ya que los muchachos asustados pueden ser fácilmente influidos para decir lo que ellos creen que el examinador quiere oír. Además, los niños maltratados se retractan a menudo de todo o de parte de lo que han revelado en una entrevista.

El psiquiatra debe establecer un grado de sospecha sobre maltrato y abuso sexual desde la evaluación inicial. Los factores que complican la valoración de este problema son las disputas entre los padres por la custodia del niño, en las cuales cada progenitor desarrolla una intensa desconfianza hacia el otro, y fuerza al hijo a creer que el abuso ha tenido o no lugar.

El empleo de muñecas sexuadas en la valoración del abuso puede ayudar al niño a identificar las partes del cuerpo y a mostrar lo ocurrido; sin embargo, no existe una evidencia concluyente que apoye que el juego sexual con muñecas signifique que se ha producido abuso.

Manejo. Cuando se sospecha maltrato o abuso sexual, la primera preocupación es la protección y seguridad del niño. La ley exige que se comunique la situación a las instancias para la protección de menores. Si el doctor duda acerca de la seguridad del niño en casa, o con un pariente responsable, el infante debe ser ingresado hasta que la investigación de los servicios de protección a la infancia haya concluido.

Puede pasar mucho tiempo hasta que el niño confíe lo suficiente en un adulto como para revelar la mayor parte de la experiencia y su propio mundo interior, por tanto el tratamiento de las secuelas del maltrato no puede completarse de forma urgente. Estos niños son vulnerables a muchos síntomas psiquiátricos y están sujetos a las crisis familiares una vez que el abuso ha sido revelado. Por ello, el niño necesita un terapeuta que actúe como un abogado para él, en su relación con los familiares, y le apoye en la exploración de sus experiencias interiores del maltrato.

Descuido (negligencia): fracaso del desarrollo

Valoración. En el niño desatendido la condición física, mental o emocional del mismo se encuentra afectada a causa de la incapacidad de padres o cuidadores para proporcionarle una adecuada alimentación, albergue, educación o protección. De forma similar al maltrato cualquier clase de desatención es una situación urgente para el niño. Los padres que descuidan a sus hijos varían ampliamente, y van desde parejas muy jóvenes e ignorantes de las necesidades emocionales y concretas de un niño, a parejas con depresión y pasividad importante, pasando por toxicómanos y parejas con una diversa gama de enfermedades mentales incapacitantes.

En su forma más extrema, la desatención puede contribuir al fracaso del normal desarrollo; esto es, un bebé, menor de un año de edad, acaba malnutrido en ausencia de una causa orgánica. El fracaso del desarrollo sucede en circunstancias en las que la alimentación es accesible, pero una alteración en la relación entre el cuidador y el niño resulta en que éste no come lo suficiente para crecer y desarrollarse. Un patrón negativo de relación puede existir entre la madre y su hijo en el cual éste rechaza alimentarse y ella se siente asimismo rechazada, y por tanto se inhibe. La madre puede fracasar en proporcionar alimento al hijo según las necesidades del mismo. La observación de la conducta de ella con su niño puede detectar una interacción tensa y no espontánea, con retraimiento por ambas partes; con el resultado de apatía en la madre. Ambos, ella y el niño, pueden parecer deprimidos.

Una forma rara de fracaso del desarrollo en chicos, que no necesariamente están malnutridos, es el síndrome del enanismo psicosocial. En este síndrome hay un marcado retraso del crecimiento y un retardo en la maduración epifisaria, acompañados de una relación alterada entre la madre y el niño. Esas conductas incluyen: comer de los cubos de basura, beber agua del retrete, atracarse y vomitar, y una respuesta visible al dolor disminuida. La mitad de los niños con este síndrome tienen unos bajos niveles de hormona del crecimiento. Una vez que el paciente sale del ambiente perturbado y es colocado en otro, como un hospital psiquiátrico, con una supervisión adecuada y organización de las comidas, las anomalías endocrinas se normalizan, y los niños comienzan a crecer a un ritmo más rápido.

Manejo. En los casos de descuido infantil, como en los de maltrato y abuso, la decisión más importante a tomar en la evaluación inicial es si el niño está seguro en el ambiente de su hogar. Si se sospecha desatención, debe comunicarse a la agencia protectora de la infancia. En los casos leves, la decisión de remitir a la familia a los servicios ambulatorios, en vez de hospitalizar al niño, depende de la convicción del clínico de que dicha familia cooperará, se dejará aconsejar y participará en el tratamiento, y de que el niño no se encuentra en peligro. Antes de dar el alta en urgencias a un menor víctima de negligencia, es preciso conseguirle una cita para realizar el tratamiento ambulatorio.

La educación de la familia ha de comenzar en el mismo momento de la evaluación; debe señalársele, de forma no amenazadora, que la negligencia en el cuidado del niño puede suponer un riesgo para su vida, que todos los miembros han de vigilar el desarrollo del menor y que se les ayudará a vencer los muchos obstáculos que interfieren con el bienestar físico y emocional del niño.

Anorexia nerviosa

Valoración. La anorexia nerviosa se presenta con una frecuencia alrededor de diez veces mayor en las niñas que en los varones. Se caracteriza por: el rechazo a mantener el peso corporal, lo que conduce a un valor ponderal del 15% por debajo del esperado; por una distorsión de la imagen del cuerpo; un miedo persistente a ser gorda, y por ausencia de al menos tres ciclos menstruales. El trastorno suele comenzar tras la pubertad, pero también se presenta en niñas de nueve o diez años en las que las expectativas de ganancia ponderal no se cumplen; antes bien lo que sucede es una pérdida de más del 15% del peso corporal. El trastorno se convierte en una urgencia médica cuando la disminución ponderal alcanza el

30% del peso o cuando las alteraciones metabólicas son graves. La hospitalización resulta necesaria para controlar el proceso de inanición, deshidratación y las complicaciones médicas como alteraciones electrolíticas, arritmias cardíacas y cambios hormonales.

Una variable importante en el manejo de la anorexia es la capacidad y responsabilidad de la paciente para cooperar; una negación de la necesidad de tratamiento es a menudo inherente al trastorno. Esa negación puede hacer de la hospitalización un requerimiento previo a la atención médica urgente. La historia ha de recogerse de los familiares, así como de la paciente, ya que las anoréxicas tienden a minimizar su disfunción.

Aunque las pruebas de laboratorio no confirmen el diagnóstico, el psiquiatra ha de valorar la severidad de la alteración metabólica. Un electrocardiograma (ECG), un análisis sistemático de sangre, una determinación de electrolitos, pruebas de función hepática y renal y una analítica de orina. Todo ello es útil. Pueden encontrarse anemia, leucopenia, proteinuria, hipercolesterolemia y un patrón de anomalías endocrinológicas.

Manejo. La anorexia nerviosa requiere un tratamiento prolongado y multifacético para afrontar las necesidades nutricionales de la paciente así como los aspectos psicológicos. En una evaluación urgente, sin embargo, el clínico tiene que decidir si la enferma corre peligro médico y necesita ser ingresada.

Durante la evaluación, debe comenzar la educación de la familia sobre las serias secuelas del trastorno, así como sobre la negación y ocultación de los síntomas, lo que hace que una apreciación inmediata de los mismos pase desapercibida. Ha de concertarse una cita de seguimiento si no se decide la hospitalización. Los familiares deben entender que, si bien la autonomía puede ser un activo componente de la vida psicológica de la paciente, un adolescente con anorexia nerviosa no es el mejor juez dc la necesidad de tratamiento.

Síndrome de inmunodeficiencia adquirida (SIDA)

Valoración. El SIDA, que es producido por el virus de la inmunodeficiencia humana (VIH), se presenta en: neonatos a través de la transmisión perinatal de una madre infectada, en niños y adolescentes víctimas de abuso sexual por parte de una persona portadora y en adolescentes a través de agujas contaminadas en las toxicomanías y de actividades genitales con pacientes o portadores del virus. Los niños y adolescentes hemofílicos pueden contraer el SIDA mediante transfusiones asimismo contaminadas.

Los pacientes pueden acudir a urgencias acuciados por un familiar o un amigo, pero también pueden tomar la iniciativa ellos mismos cuando se enfrentan con la angustia o el pánico que les produce una conducta de alto riesgo. Una detección precoz de las personas con gran peligro de padecer la enfermedad puede llevar al tratamiento de infectados asintomáticos con azidotimidina (AZT) y posiblemente con otros fármacos nuevos que puedan enlentecer el curso del SIDA. Durante la valoración de los peligros de una infección por VIH, puede iniciarse un proceso educativo con el paciente y la familia, así como con adolescentes, todavía no infectados, que muestran una conducta arriesgada. También se les puede aconsejar sobre prácticas sexuales seguras.

En los niños, el cerebro es, con frecuencia, el sitio primario de acción para el VIH; antes de que se haga el diagnóstico, pueden presentarse: encefalitis, desarrollo cerebral retardado, síntomas neuropsiquiátricos como memoria alterada y perturbaciones en la atención-concentración. El virus puede estar presente en el líquido cefalorraquídeo antes de que se detecte en la sangre. Cambios en la función cognitiva, desinhibición frontal, retraimiento social, procesamiento enlentecido de la información y apatía constituyen algunos de los síntomas comunes del complejo demencia-SIDA. También pueden ocurrir en estos pacientes trastornos afectivos orgánicos, un síndrome orgánico de la personalidad y psicosis.

Manejo. Cuando se espera el resultado de un prueba para VIH, el psiquiatra debería explicar al paciente y a su familia las razones por las que se piensa que el niño atraviesa por un riesgo de infección. Deben llevarse a cabo métodos para disminuir las conductas de alto riesgo, así como las consecuencias del resultado positivo o negativo en el test-VIH. Hay que citar al paciente en persona para discutir el resultado de la prueba.

Para los niños y adolescentes portadores o enfermos de SIDA la calidad de sus vidas vendrá determinada por el sistema de apoyo que se establezca con ellos y sus familias. Dicho sistema incluye: un equipo médico que sea sensible a las necesidades del niño, psicoterapeutas que comprendan la historia natural de la enfermedad y un ambiente escolar de soporte. Los Centros para el Control de la Enfermedad recomiendan que los niños acudan a clase a menos que presenten heridas dérmicas abiertas, problemas con secreciones o tengan tendencia a morder. La evaluación urgente puede ser el punto inicial para presentar a las familias a los diversos componentes del equipo médico-psiquiátrico de apoyo que ellas necesitarán a lo largo de la enfermedad.

A los adolescentes sexualmente activos debe recordárseles con insistencia la necesidad de protegerse. En la actualidad, no hay ningún mandato legal para verificar que los adolescentes informen a sus parejas sobre su estatus con respecto al VIH y que ahora practican un sexo seguro. Puede utilizarse la hospitalización, voluntaria o involuntaria, cuando el paciente revela un plan premeditado o la intención de infectar a la pareja. Debido a que los adolescentes tienden, con un pensamiento mágico, a creer que son inmunes al peligro, una simple descripción de los riesgos del SIDA realizada en la evaluación de urgencias no tendrá probablemente mucho efecto. Los adolescentes con un riesgo elevado a contraer la enfermedad deberían ser remitidos a consejo, psicoterapia o a grupos comunitarios en los que pueden discutirse los métodos para disminuir los peligros, y es de esperar que entonces los adopten.

URGENCIAS SIN RIESGO VITAL

Rechazo escolar

Valoración. El rechazo a ir al colegio puede presentarse en un niño pequeño que va por primera vez a clase o en un niño mayor o adolescente durante la transición de un curso a otro, o de un colegio a otro, y también puede surgir en un muchacho vulnerable sin un agente estresante externo claro. En cualquier caso, el rechazo escolar requiere una intervención inmediata, ya que cuanto más dura, más difícil es de interrumpir.

El rechazo escolar se asocia, en general, con la angustia de separación, en la cual el sufrimiento del niño está relacionado con las consecuencias de estar separado de los padres, así que el pequeño se resiste a ir al colegio. Este rechazo puede presentarse en niños con fobia escolar en la que el miedo y el sufrimiento se centran en el colegio en sí mismo. En cualquiera de los casos, se produce una seria alteración de la vida del niño. Aunque una angustia de separación moderada es algo universal, particularmente entre los niños pequeños que por primera vez van al colegio, se necesita tratamiento cuando el infante es incapaz de acudir a clase. Cuando el rechazo escolar se presenta como primera manifestación en un adolescente, puede encontrarse una psicopatología importante como trastornos ansiosos y depresivos serios. Los niños con angustia de separación presentan, de forma típica preocupaciones extremas de que acontecimientos catastróficos les ocurran a las madres o cuidadoras, o a ellos mismos, como resultado de la separación. Los niños con esta patología pueden mostrar también otros miedos y síntomas depresivos, como quejas somáticas: cefaleas, gastralgias y náuseas. Severas rabietas y ruegos desesperados pueden suceder cuando uno trata de separar al niño de la madre. Entre los niños pequeños, puede encontrarse la preocupación de que la madre sufrirá algún daño durante la separación; entre los adolescentes, las razones esgrimidas para no ir a clase suelen ser quejas físicas.

Como parte de una evaluación urgente, el psiquiatra ha de averiguar la duración de la ausencia escolar del paciente, así como valorar la capacidad de los padres para participar en un plan terapéutico que indudablemente necesitará de una firme guía parental para asegurar el retorno del niño al colegio. Los padres de un niño con angustia de separación presentan, con frecuencia, ellos mismos una excesiva angustia de separación u otros trastornos ansiosos, de este modo disculpan el problema del niño. Cuando los padres son incapaces de colaborar en un programa de tratamiento en casa, ha de considerarse la hospitalización.

Manejo. Cuando se identifica un rechazo escolar por angustia de separación en una evaluación urgente, hay que explicar a la familia cuál es el trastorno subyacente, y puede empezarse inmediatamente el tratamiento. En los casos graves, sin embargo, se necesita un plan terapéutico multidimensional a largo plazo y centrado en la familia. Cuando sea posible, el niño con angustia de separación debería volver a la escuela al día siguiente, a pesar del sufrimiento. Hay que contar con la colaboración de una persona en el colegio (consejero, tutor o profesor) que ayude al niño a permanecer en el centro mientras refuerza positivamente a la criatura por tolerar la situación.

Cuando el rechazo escolar se ha mantenido durante meses o años, o cuando la familia es incapaz de colaborar, es preciso considerar un programa terapéutico para integrar al niño en el colegio desde el hospital. Cuando la ansiedad infantil no mejora con métodos conductuales solamente, son útiles los antidepresivos tricíclicos como la imipramina (Tofranil). La medicación se prescribe no en la evaluación inicial, sino después de intentar un enfoque conductual primero.

Síndrome de Münchhausen por poderes

Valoración. El síndrome de Münchhausen por poderes es, en esencia, una forma de maltrato infantil en la que uno de los padres, generalmente la madre, o una cuidadora, fabrica o inflige una herida o enfermedad en un niño para la que se busca luego una intervención médica, a menudo en el ámbito de la urgencia. Las madres que producen el cuadro tienen, con frecuencia, algún conocimiento de medicina, lo que ocasiona síntomas sofisticados; estas madres se relacionan, en ocasiones, con una camaradería inadecuada con los médicos que están considerando el tratamiento del niño. Una observación cuidadosa puede revelar que dichas madres no muestran señales de sufrimiento al escuchar los detalles de los síntomas del niño. De manera típica, tales madres tienden a presentarse a sí mismas como profesionales altamente cualificadas en una forma que parecen mentiras infladas y grotescas.

Las enfermedades que aparecen en el niño pueden afectar a cualquier sistema del organismo, pero hay ciertos síntomas de presentación que son más frecuentes: sangrado por uno o varios sitios, incluyendo el aparato digestivo, tracto urinario y sistema respiratorio: convulsiones y depresión del sistema nervioso central. A veces, la enfermedad es más simulada que infligida.

El síndrome es tristemente paradójico en el sentido de que la madre actúa de una forma abiertamente protectora con el niño, mientras resulta ser la instigadora de su perjuicio. Para empeorar el asunto, el niño puede ser cómplice en las mentiras de la madre sobre el origen de la enfermedad. Los factores que aumentan el índice de sospecha del síndrome son: un niño que ha sido atendido en muchos servicios de urgencias por síntomas no relacionados los unos con los otros y que carece de médico habitual o de un seguimiento adecuado; síntomas que parecen resurgir cuando la madre ha estado presente; síntomas raros que no son consistentes con la historia clínica dada, y síntomas idénticos recurrentes que son presentados como resistentes al tratamiento.

Manejo. El síndrome es difícil de identificar, particularmente cuando el niño presenta síntomas y signos médicos obvios y apoya categóricamente la historia de la madre. Un diagnóstico definitivo resulta poco probable en una sola evaluación de urgencia. Cuando existe la sospecha, sin embargo, este guión teatral debe ser tratado a varios niveles: comunicando el maltrato infantil a la agencia de protección a la infancia, dando los pasos necesarios para proteger al niño y a asegurar un tratamiento médico adecuado.

El equipo de urgencias debe refrenarse en acusar a la madre, de esta manera se puede establecer un rapport con ella y un seguimiento clínico del niño. La madre suele estar de acuerdo en concertar una cita de seguimiento si siente que es un respetado miembro del equipo terapéutico que ha sido reclutado para tratar los complejos problemas médicos del hijo. Si es posible, debería hospitalizarse al niño para vigilar íntimamente las interacciones entre él y su madre, así como para considerar los peligros de la vuelta del menor a casa. Los casos son difíciles de validar a causa del papel patológico de la madre en la creación del trastorno. Cuando las sospechas se documentan repetidamente en otros servicios de urgencia, entonces surge un patrón que parece apuntar hacia el síndrome.

OTROS TRASTORNOS INFANTILES

Trastorno por estrés postraumático

Valoración. Los niños que han sufrido una grave catástrofe o acontecimiento traumático pueden acudir para una evaluación urgente a causa de sentir miedos extremos a que dicho trauma se repita o de padecer una repentina incomodidad en lugares conocidos, con gente o en situaciones que antes no les provocaban ansiedad. Al cabo de unas semanas del acontecimiento traumático, el niño puede recrear lo vivido en el juego, en cuentos y en sueños que reproducen directamente la situación terrorífica. Puede experimentar un sentimiento de revivir lo pasado, incluyendo alucinaciones y episodios recurrentes (disociativos) y recuerdos intrusivos fluctuantes. Muchos niños traumatizados, con el tiempo, continúan reproduciendo parte del acontecimiento a través de conductas de victimización para con otros, sin ser conscientes de que esas conductas reflejan sus propias experiencias traumáticas.

La reexperiencia puede no ser reconocida con facilidad por un médico en una evaluación inicial, en especial, si las características del trauma no han sido reveladas. El psiquiatra debe investigar los detalles de los acontecimientos traumáticos para determinar el grado de estrés postraumático para distinguirlo de otros cuadros ansiosos, como el trastorno por angustia de separación. Los niños sin psicopatología previa experimentan, con frecuencia, síntomas de gran ansiedad tras la exposición a un acontecimiento traumático, y los niños cuyos mecanismos de adaptación están ya sicopatológicamente afectados tienen probablemente el peor pronóstico. El clínico debería pedir al niño que cuente los acontecimientos según los recuerde.

Manejo. Una vez que el trastorno por estrés postraumático ha sido diagnosticado, pueden discutirse los síntomas con el niño y su familia para tranquilizarles e informarles que los sentimientos del menor son la consecuencia natural de la experiencia. La familia puede ser aconsejada acerca de la utilidad de un tratamiento ambulatorio. Cuando los síntomas evitativos y depresivos son prominentes, resultan eficaces los antidepresivos tricíclicos, normalmente como coadyuvantes de una psicoterapia. Esta psicoterapia, de varios tipos –conductual, técnicas de juego, intervenciones de apoyo–, puede ser útil para controlar los miedos y ayudar al niño a desarrollar un sentimiento de dominio sobre los acontecimientos traumáticos.

Trastornos disociativos

Valoración. Se cree que los estados disociativos –incluyendo su forma extrema, la personalidad múltiple– tienen lugar en niños que han sido sometidos a maltrato físico y emocional, y a abuso sexual. Estos niños pueden ser remitidos para evaluación debido a que sus familiares o profesores han observado que a veces están ausentes o distraídos, o bien se comportan como si fueran personas diferentes. En ocasiones, se identifican los trastornos disociativos en el curso de la evaluación de una conducta agresiva o violenta, particularmente en pacientes que no recuerdan períodos de su propia conducta.

La capacidad de entrar espontáneamente en un estado de trance en las situaciones de estrés importante constituye, al parecer, la base de estos trastornos. Con el tiempo, los desencadenantes psicológicos que inducen los estados de trance pueden generalizarse a otras situaciones y ocurrir de una forma impredecible. Cuando las experiencias de un paciente en trance afectan a identidades internas diferentes, puede surgir el trastorno por personalidad múltiple.

Con frecuencia, los episodios disociativos presentan fenómenos psicóticos, tales como oír voces que hablan entre sí, sentimientos de ser controlado por fuerzas exteriores, desorientación e incapacidad de relatar o recordar acontecimientos de un período de tiempo. Un indicio importante es una historia de incidentes múltiples en los que otras personas han sido testigos de conductas extrañas, aunque el paciente no recuerde ninguna de esas conductas.

Los niños sin trastornos disociativos, que han sufrido traumas, pueden experimentar alucinaciones fóbicas transitorias autolimitadas o desarrollar técnicas imaginativas autoconsoladoras. Deberían ser valorados, en busca de un trastorno disociativo, los niños que hablan persistentemente con un compañero imaginario después de los cinco años de edad, los que han sido víctimas de maltrato, los que tienen alucinaciones auditivas, los que se refieren a las diferentes identidades por un nombre y los que parecen mostrar identidades variables.

Manejo. Habida cuenta que los estados disociativos infantiles parecen estar íntimamente ligados a una historia de acontecimientos traumáticos y de maltrato, el psiquiatra ha de determinar si el niño está en peligro. Un menor disociado que se encuentra en una situación de maltrato es probable que se deteriore. Los estados disociativos –incluso la personalidad múltiple– no son simples diagnósticos para hacer; cualquier niño con fenómenos disociativos requiere una evaluación y tratamiento ambulatorios.

La hospitalización es necesaria cuando un niño disociado se muestra violento, autodestructivo o entraña peligro para otros. Se han empleado una gran variedad de métodos psicoterapéuticos en el complicado tratamiento de los niños disociados, incluyendo técnicas lúdicas y, en algunos casos, hipnosis.

Área B

Problemas clínicos en psiquiatría de urgencias

1 / Maltrato: niño, anciano y esposa

I. MALTRATO INFANTIL

Se define el *maltrato infantil* como el daño físico o psicológico que recibe un niño menor de dieciocho años como resultado de desatención o trato inadecuado por parte de uno de los padres, tutores o parientes. La maltratadora típica es una madre soltera, desempleada, de menos de treinta años de edad; no obstante, puede serlo también otro cuidador, como el padre, una niñera o un amigo. Muchas de las víctimas de maltrato físico lo son asimismo de abusos sexuales. Se comunican alrededor de 500.000 nuevos casos anuales y más de 4.000 niños maltratados llegan a morir. Se estiman los pequeños maltratados en 2-4 millones (hay más de 30 millones de menores en EE.UU.). Las heridas más graves se encuentran en los infantes menores de tres años de edad.

Tanto las víctimas como la familia y los sanatorios tienden a negar, infracomunicar o diagnosticar erróneamente los casos de maltrato, en especial en pacientes que pertenecen a la clase social elevada. A menudo, estas situaciones se dan cuando el maltratador consume drogas o alcohol. Los autores tienen con frecuencia historias personales de haber presenciado maltratos o de haberlos padecido ellos mismos.

Las agresiones suceden más a menudo en el contexto de relaciones disfuncionales y superficiales, de violencia conyugal y de una elevada tensión ambiental. El niño maltratado es percibido, de alguna manera, como alguien diferente o especial. Dicha diferencia puede referirse a aspectos como: retraso mental, gran inteligencia, hiperactividad, prematuridad, enfermedad importante o anomalías físicas o neurológicas.

CARACTERÍSTICAS CLÍNICAS Y DIAGNÓSTICO

Maltrato físico

Los casos evidentes de maltrato físico pueden presentar: contusiones, fracturas, dislocaciones, quemaduras, laceraciones, focalidades neurológicas, signos de hemorragia intracraneal o heridas abdominales. La malnutrición o la deshidratación pueden ser indicativos de privación de agua y alimentos. El maltrato físico es conocido también por la denominación de *síndrome del niño golpeado*.

El *síndrome de Münchhausen por poderes* es una forma de maltrato infantil en el que el cuidador (generalmente la madre) trae al niño al médico con una enfermedad artefacta. Dicho cuidador puede referir síntomas inexistentes en la criatura (p. ej., episodios apneicos), alterar las pruebas de laboratorio (p. ej., poner sangre en una muestra de orina del niño) o producir la enfermedad por varios métodos (p. ej., causar los síntomas con un fármaco). Los niños pueden ser sometidos entonces a múltiples e innecesarias pruebas y tratamientos. Debería sospecharse el diagnóstico en aquellos casos en los que los síntomas desaparecen cuando los cuidadores no están cerca. Tales cuidadores suelen tener conocimientos médicos. El menor acostumbra a presentar un dilema diagnóstico o terapéutico con alteraciones tales como apnea, vómitos, retraso del crecimiento, sepsis y sangrado.

Abuso sexual

El abuso sexual es difícil de diagnosticar con certeza, ya que los padres suelen presentar falsas alegaciones, en especial en los casos de custodia del niño. El médico tiene que sospechar el abuso cuando haya evidencia de una herida o irritación genital, cuerpos extraños en vagina y recto, masturbación excesiva, enfermedades venéreas o embarazo.

Los cuadros agudos pueden presentarse también con una variedad de síntomas y síndromes, desde un trastorno por estrés postraumático, alteraciones del sueño y quejas somáticas. Con frecuencia, hay conductas regresivas (succión del pulgar, enuresis). Asimismo puede existir depresión con ideación autolítica.

Los cuadros crónicos pueden presentar una conducta de hipersexualidad (preocupación por palabras e ideas sexuales, masturbación compulsiva y conducta seductora), baja autoestima generalizada y un sentido de aislamiento de padres y amigos. Las víctimas infantiles suelen ser poco capaces de referir una historia fiable.

En general, el autor de abusos a menores es varón. El médico ha de considerar si el causante es un hermano, primo, tío o amigo con los que el niño haya tenido contacto. El abuso puede ocurrir también en los centros para el cuidado infantil.

Las víctimas pertenecen a cualquier edad; se han dado casos de niños pequeñitos. La utilización de menores en –o la exposición de los mismos a– pornografía, conversaciones sobre sexo, así como permitir a los niños que presencien las relaciones sexuales entre adultos son otras formas de abuso. Las niñas son víctimas aproximadamente del doble de veces que los muchachos.

Maltrato emocional

Las alteraciones importantes en el cuidado infantil pueden ser el resultado de una crueldad consciente, de la falta de destreza parental o de una paternidad no deseada. Existe un aumento de la incidencia de maltrato emocional cuando uno de los padres es oligofrénico. El cuadro más típico es el retraso del crecimiento en un niño pequeño. El médico debe buscar: hipocinesia, apatía, expresiones faciales de infelicidad, reactividad retardada, malnutrición y temor.

Véase en el cuadro B.1-1 los indicadores de maltrato y negligencia infantiles.

ORIENTACIÓN PSICOTERAPÉUTICA Y PARA LA ENTREVISTA

Las entrevistas deben realizarse de modo que se transmita respeto y se permita la máxima privacidad. Cuando se entreviste a un niño hay que evitar sugerir las respuestas o presionarle para obtener revelaciones acusatorias. Pueden ser nece-

Cuadro B.1-1. *Indicadores físicos y conductuales del maltratato y negligencia infantiles*

Tipo de maltrato	*Indicadores físicos*	*Indicadores conductuales*
Maltrato físico	Contusiones y señales de latigazos en cara, labios, boca, torso, espalda, nalgas y muslos, en diversos estadios de curación Forman patrones característicos según los objetos utilizados en el maltrato (p. ej. cable eléctrico, hebilla del citurón) Aparecen en varias áreas accesibles, generalmente tras un fin de semana, o vacaciones, o una ausencia Quemaduras inexplicadas de cigarro o cigarrillo, en especial en las palmas de las manos y plantas de los pies, espalda y nalgas Quemaduras por inmersión (en forma de calcetín, de guante, en formas circulares, en las nalgas o los genitales) Con patrones característicos como los producidos por un mechero eléctrico, un hierro, etc. Quemaduras producidas por cuerdas en brazos, piernas, cuello o torso Quemaduras infectadas, lo que indica una demora en la búsqueda de atención médica Fracturas o dislocaciones inexplicadas en cráneo, nariz o estructura facial en diversos estadios de curación; fracturas múltiples o raquídeas Laceraciones inexplicadas en boca, labios, encías, ojos, genitales externos en diversos estadios de curación Zonas de alopecia	Sentimientos de merecer el castigo Precaución ante los contactos con adultos Aprensión cuando otros niños lloran Conducta extremada: agresividad o retraimiento Asustado de los padres Miedo de ir a casa Relatos de lesiones producidas por los padres Mirada fija y vacía Permanece muy quieto mientras examina el entorno No llora cuando se acerca el examinador Responde con monosílabos a las preguntas Madurez precoz o inadecuada Conducta manipuladora para captar la atención Sólo mantiene relaciones superficiales Busca afecto indiscriminadamente Baja autoestima
Descuido físico	Bajo peso, retraso del crecimiento Retardo del desarrollo Hambre, escasa higiene, vestidos inadecuados Falta de protección, en especial en actividades peligrosas o durante largos períodos Pérdida del tejido celular subcutáneo Problemas físicos y necesidades médicas desatendidas Abandono Distensión abdominal Zonas de alopecia	Comida robada o mendigada Estancias prolongadas en el colegio (llegada temprana y salida tardía) Escasa asistencia al colegio Fatiga constante, indiferencia o somnolencia en clase Búsqueda inadecuada de afecto Aceptación de las responsabilidades y preocupaciones de un adulto Abuso de alcohol y drogas Delincuencia (p. ej., robos) Declara que no tiene quién le cuide
Abuso sexual	Dificultad para sentarse o andar Ropa interior desgarrada, sucia o manchada de sangre Dolor, hinchazón o picor en los genitales Dolor al orinar Contusiones, sangrado o laceraciones en los genitales externos, vagina o ano	Resistencia a cambiarse de ropa para participar en la clase de educación física Retraimiento, fantasía o conocimientos o conducta infantiles Escasas relaciones con los compañeros Delincuencia o fugas de casa

Continúa

Cuadro B.1-1. *Indicadores físicos y conductuales del maltratato y negligencia infantiles* (Continuación)

Tipo de maltrato	*Indicadores físicos*	*Indicadores conductuales*
Abuso sexual *(cont.)*	Flujo vaginal o peniano Enfermedad venérea, especialmente en niños preadolescentes Debilidad del tono esfinteriano Embarazo	Cuenta haber recibido agresiones sexuales por parte de su cuidador Cambios en el rendimiento escolar
Maltrato emocional	Trastornos del lenguaje Retraso en el desarrollo físico Retardo en el desarrollo afectivo Conducta hiperactiva o molesta	Hábitos alterados (succión del pulgar, morderse, automecerse, etc.) Trastornos de la conducta y aprendizaje (antisocial, destructiva, etc.) Rasgos neuróticos (trastornos del sueño, inhibición del juego, temor exagerado) Reacciones psiconeuróticas (histeria, obsesión, compulsión, fobias, hipocondría) Conductas extremas (complaciente, pasiva, agresiva, demandante) Conductas hiperadaptadas (inadecuadamente adulta, inadecuadamente infantil) Retrasos en el desarrollo (mental, emocional) Intento de suicidio

Cuadro tomado de JW Lauer, IS Laurie, MK Salus, et al: *The Role of the Mental Health Professional in the Prevention and Treatment of Child Abuse and Neglect.* US Department of Health, Education and Welfare, National Center on Child Abuse and Neglect, Washington, 1979.

sarias varias entrevistas antes de que la criatura se sienta lo suficientemente segura como para ofrecer una información específica. No hay que mostrar emociones intensas ante el niño, aunque el abuso resulte personalmente detestable. Es preciso pedirle con delicadeza que cuente lo ocurrido. Los dibujos y las muñecas pueden ser de utilidad. Cuando el abuso se confirme, o incluso si sólo es una sospecha, hay que decir a los padres que la ley exige al médico que informe al servicio de protección a la infancia. Cuando los padres creen que otro adulto ha abusado de su hijo, es necesario tranquilizarlos en el sentido de que se enfocará el problema de una forma honesta, directa y delicada para que el niño no sufra más traumas emocionales. Deben realizarse preguntas abiertas a los cuidadores, tales como: "¿Cómo se enfrentó Ud. a la tarea de ser padre?" y "¿Cómo se castiga a Johnny cuando se porta mal?". Hay que entrevistar al niño con cada uno de los padres, juntos y por separado. Y anotar cualquier cambio que se produzca en la conducta en todas las ocasiones. ¿Se muestra el niño atemorizado en presencia de uno de los padres? ¿Parece amenazador uno de los padres para el pequeño? Si se presenta una historia de violencia, pueden dirigirse con tiento las preguntas hacia otras áreas potencialmente problemáticas, como el alcoholismo y la drogadicción, maltrato de la esposa y problemas legales o económicos.

EVALUACIÓN Y MANEJO

1. El médico de guardia que sospecha maltrato infantil está legalmente obligado a comunicar todos los casos a los servicios locales de protección a la infancia.
2. Se considerará que un niño traído a urgencias, que presente cualquiera de los síntomas y signos recogidos en el cuadro B.1-1, es sospechoso de estar siendo maltratado.
3. Cerca de un tercio de los niños maltratados son menores de cinco años y no pueden referir una historia. Los mayores de esa edad pueden sentirse demasiado atemorizados, culpables, leales o ansiosos para contar un relato fiable. Hay que recoger la información, entonces, de la persona que trae al niño. Pedir la historia antigua, si es accesible, para identificar el patrón de maltrato.
4. Utilizar el examen físico para obtener evidencias de abuso o trauma sexual. Buscar irritaciones, traumatismos y secreciones genitales; buscar asimismo contusiones menores, señales de azotes, fracturas, laceraciones, abrasiones, heridas abdominales y lesiones en el sistema nervioso central. Una enfermera ha de estar presente en la exploración. No hay que forzar al niño a someterse a la exploración. En los casos de abuso sexual, hay que comprobar la existencia de enfermedades venéreas. Ingresar a la víctima, si es preciso.
5. Documentar cuidadosamente cualquier evidencia de maltrato. A veces es imposible llegar a un diagnóstico definitivo en una sola visita; por tanto, cualquier documentación puede utilizarse en el futuro para identificar el patrón de maltrato. Realizar un examen físico detallado y pedir radiografías, y consultas médicas y quirúrgicas, aunque el paciente se muestre temeroso. Buscar quemaduras, fracturas craneales y contusiones. Fotografiar las heridas visibles.
6. Muchos centros tienen protocolos específicos para violación que exigen la recogida de esperma y la determinación de evidencias físicas. Dichos protocolos deberían seguirse cuidadosamente.
7. En los casos de sospecha de abuso sexual, hay que obtener cultivos orales, anales y vaginales para descartar la presencia de gonorrea.
8. Identificar y tratar otros trastornos psiquiátricos, tales como depresión, ansiedad, insomnio y toxicomanía.
9. Evaluar el riesgo del niño para volver a casa. Aunque no suele ser deseable separar al niño de los padres, debe hacerse si la situación representa un peligro persistente. Esa es la responsabilidad legal del médico. Los pequeños pueden ser recogidos por familiares, amigos o por hogares sustitutorios. No hay que efectuar un careo con el posible maltratador hasta que se haya logrado la seguridad del niño separándolo del hogar, o hasta que el sospechoso se haya ido de la casa. La llegada de la víctima infantil al servicio de urgencias puede representar una oportunidad única para la intervención.
10. Comunicar el caso al servicio adecuado de protección (p. ej., a los Servicios de Protección a la Infancia), donde iniciarán el proceso legal.
11. La intervención comprende una evaluación del maltratador, la víctima y la familia. Determinar la duración y el patrón del maltrato. Organizar planes de seguimiento que incluyan la posibilidad de emprender acciones legales para proteger a la víctima.

12. Los grupos de apoyo pueden ser útiles, en especial, para los adolescentes. Hay programas locales y nacionales que pueden ayudar a padres e hijos; por ejemplo: el Comité Nacional para la Prevención del Maltrato Infantil.
13. Las víctimas se convierten, a menudo, en maltratadores cuando se hacen adultos. Indagar en los padres, antecedentes personales de maltrato en su niñez y comprobar la presencia de trastornos mentales, en especial, alcoholismo y toxicomanías.

FARMACOTERAPIA

No se utiliza medicación psicotropa en el tratamiento del maltrato infantil. Las secuelas psiquiátricas del mismo, como depresión y ansiedad, pueden requerir una farmacoterapia adecuada; no obstante, se prefieren los enfoques psicosociales.

II. MALTRATO DEL ANCIANO

Se define como un inapropiado trato físico, sexual o psicológico a las personas de edad. Se presenta, con mayor frecuencia, en varones mayores de setenta y cinco años que están postrados en cama o que padecen una enfermedad crónica que precisa de una constante atención de enfermería.

Se estima que un millón de ancianos han sido maltratados (hay más de 32 millones de personas mayores en EE.UU.). El mayor riesgo proviene de un miembro de la familia (p. ej., un muchacho crecido que no se siente cómodo con las actividades de cuidador). El maltratador típico es un hombre blanco, de clase media, entre los cuarenta y sesenta años que se encuentra en una situación de estrés mental o económico.

CARACTERÍSTICAS CLÍNICAS Y DIAGNÓSTICO

Manifestaciones físicas

El paciente puede presentar deshidratación, desnutrición, escaras, impactación fetal, dermatitis, infestación por piojos, contusiones, señales de azotes, quemaduras, punciones, arrancamiento de cabello y olor amoniacal por incontinencia urinaria. Buscar heridas anogenitales como manifestación de abuso sexual.

Manifestaciones psicosociales

En la exploración psicopatológica, buscar: confusión, retardo psicomotor o agitación, depresión, ideas de suicidio, ira o apatía generalizada y la necesidad de sueño excesivo o insomnio.

Buscar si existe cólera por parte de un familiar o cuidador hacia el paciente. Indagar inconsistencias entre las historias que proporcionan el anciano y la familia. La insistencia por parte de un miembro de la misma para que se hospitalice al enfermo o se le ingrese en una residencia asistida de forma inmediata, o el rechazo de que el médico vea solo al anciano debería levantar sospechas de maltrato.

ORIENTACIÓN PSICOTERAPÉUTICA Y PARA LA ENTREVISTA

Entrevistar siempre al paciente y familia conjuntamente, y por separado. Anotar los cambios que se produzcan en cada ocasión. Preguntar al enfermo: "¿Le ha hecho daño algún familiar?" "¿Le dan de comer?" "¿Sale Ud. de casa?" "¿Tiene un baño?" "¿Le están administrando alguna medicina?" Preguntar por cualquier signo físico que se observe: "¿Cómo se hizo Ud. esos hematomas?"

EVALUACIÓN Y MANEJO

1. Comunicar el maltrato a un organismo adecuado. Esta comunicación es obligatoria en la mayoría de los Estados (p. ej., California y New Jersey); en otros es voluntaria (p. ej., New York y Pennsylvania).
2. En el examen físico, buscar huesos fracturados, contusiones y abrasiones. La evidencia de enfermedades venéreas e infecciones genitales raras sugieren un abuso sexual. Atender las inmediatas necesidades del paciente. Fotografiar las heridas visibles.
3. Intentar establecer una buena relación de trabajo con el anciano. Si éste está cognitivamente alerta, explicarle que se piensa que esta siendo objeto de maltrato. Asegurarle que existe ayuda a su disposición.
4. Desarrollar un plan interdisciplinario y comprensivo: médico, psicológico y legal. Si el paciente vuelve a casa, darle el teléfono del servicio de urgencias y concertar una cita de seguimiento.
5. Decir a la familia que los servicios de apoyo están a su disposición para ayudarla en los cuidados del anciano. La desatención de los mayores (una forma de maltrato) puede no ser intencionada. Los familiares pueden encontrarse abrumados por sus responsabilidades.
6. Los planes dependen de las circunstancias. El paciente puede permanecer en casa atendido por trabajadores sociales y enfermeras visitadoras o ser ingresado en una residencia asistida. Recordar que la mayoría de las víctimas de maltrato temen más al ingreso que a dicho maltrato.
7. Proveer de programas de tratamiento para maltratadores con enfermedades mentales. Hay servicios de apoyo nacionales y locales (p. ej., la Coalición Nacional contra la Violencia Doméstica).

FARMACOTERAPIA

Habría que utilizar la medicación en el anciano maltratado con extremada prudencia, ya que, a menudo, el paciente está confuso y los fármacos pueden enmascarar síntomas y signos físicos y psíquicos.

Se puede sedar a los enfermos con sensorio claro, pero que están muy agitados, con una sola dosis oral de 2,5 mg de diacepán (Valium).

III. MALTRATO DE LA ESPOSA

Se define como el ataque físico en el hogar (violencia doméstica) en el que un cónyuge es repetidamente golpeado por el otro. Casi siempre la víctima es la mujer (esposas golpeadas) con menos de treinta y cinco años de edad. El maltrato del marido raramente ocurre y casi siempre es una respuesta de la esposa agredida, o cuando un débil anciano se casa con una chica joven. El maltrato de la esposa se cifra en alrededor en 1,8 millones de hogares; no obstante, se cree que es un fenómeno infracomunicado. Entre 2.000 y 5.000 muertes anuales se atribuyen al maltrato conyugal.

El maltratador típico es un hombre entre dieciocho y veinticuatro años, que está desempleado y es alcohólico, toxicómano o sufre algún trastorno mental. Con frecuencia, es extremadamente posesivo y celoso. Criado en un hogar violento en el que pudo presenciar cómo su madre era golpeada. Él mismo puede haber experimentado maltrato de niño por parte de su padre o de su madre, y hacer lo propio con sus hijos. La mayoría de las veces los ataques a la mujer se repiten según un patrón consistente que se instaura pronto en el matrimonio o en la relación. El maltrato puede hacerse más violento durante las vacaciones. Las agresiones suelen ocurrir cuando el marido encuentra a su esposa menos disponible que en el pasado a causa de: embarazo, relaciones con amigos, estudios o trabajo.

CARACTERÍSTICAS CLÍNICAS Y DIAGNÓSTICO

Buscar heridas múltiples en varios sitios: contusiones, laceraciones y abrasiones, particularmente en la cara. Buscar equimosis en el cuello, indicativas de intentos de estrangulación.

Buscar lesiones que siguen el patrón del "traje de baño": magulladuras en el pecho, mamas, abdomen y pelvis que no son visibles a los observadores.

Las embarazadas son víctimas con frecuencia; buscar lesiones en la pared abdominal a la altura del útero.

Una exploración médica resulta esencial, en especial las radiografías para la detección de fracturas. Hay que tener en cuenta siempre los traumatismos craneoencefálicos, sobre todo si la paciente está confusa o letárgica. Son comunes los síntomas somáticos como cefaleas, dolor crónico, alteraciones gastrointestinales. También son frecuentes la depresión, la ansiedad, el insomnio y los gestos e intentos de suicidio.

ORIENTACIÓN PSICOTERAPÉUTICA Y PARA LA ENTREVISTA

A menudo, la persona maltratada se muestra deprimida o a la defensiva, mientras que el maltratador lo hace nervioso o posesivo. Hay que separar a la víctima del agresor para obtener una historia cabal, pero es preciso recordar que la primera puede estar demasiado asustada para revelar la verdad. La víctima puede describir inicialmente dificultades matrimoniales, asuntos de infidelidad, o problemas económicos o legales sin mencionar el maltrato. De hecho, la persona puede incluso negar que esté siendo maltratada. Mostrarse cortés y respetuoso con la paciente, así como interesado en su seguridad. Asegurar a la víctima que ella no es culpable. Muchas mujeres creen que han provocado el maltrato –por ejemplo, no ganando dinero–. La paciente puede tener miedo de su marido. No enfrentar a la mujer con la situación de, o presionarla para, presentar una denuncia; permitirle, sin embargo, que exprese su ira. Explicarle que el maltrato es un problema frecuente, que ella no se encuentra sola y que hay ayuda disponible para su situación.

El agresor puede intimidar a la paciente, por lo que hay que tratarla con tacto, ya que ella puede refugiarse en la negación y en la culpa si siente que su marido está siendo enfrentado con el problema. Preguntar a la mujer si alguna vez ha sido golpeada por su esposo. Si él bebe y cómo se comporta cuando está embriagado. ¿Maldice o pierde el control en esos momentos? ¿Es celoso por cualquier razón? Preguntar por ideas e intentos autolíticos; se observan con frecuencia en las mujeres golpeadas.

EVOLUCIÓN Y MANEJO

1. Ingresar a la paciente en un hospital general si hay razones médicas o quirúrgicas, o en uno psiquiátrico si hay riesgo de suicidio. Hacer una evaluación diagnóstica de cualquier toxicomanía asociada. Fotografiar las lesiones para una posible documentación legal, incluso si la paciente no piensa presentar cargos en ese instante. Revisar la historia clínica antigua para buscar antecedentes de maltrato o traumatismos.
2. Mandar a la mujer a un albergue si no quiere volver a su casa.
3. Proporcionarle un número telefónico de urgencia para llamar si se siente en peligro en cualquier momento tras la vuelta al hogar, o si cree que su marido está amenazándola.
4. Concertar una cita de seguimiento o derivar a la paciente a un grupo de apoyo para mujeres golpeadas, por ejemplo, el Centro Nacional para Prevención del Maltrato en la Mujer.

FARMACOTERAPIA

Las pacientes muy agitadas pueden requerir sedación con una dosis única de una benzodiacepina en la sala de urgencias o en la consulta, por ejemplo, diacepán 2,5-5 mg por vía intramuscular (I.M.) u oral, o loracepán 1-2 mg I.M. o por boca.

Las complicaciones psiquiátricas del maltrato a la esposa, tales como depresión, pueden necesitar antidepresivos más adelante como parte de un plan comprensivo de tratamiento.

Referencias cruzadas

Incesto, violación y abuso sexual, violencia.

2 / Síndrome de inmunodeficiencia adquirida (SIDA)

Según los Centros para el Control de la Enfermedad, el SIDA es una "enfermedad, al menos moderadamente predictiva de un defecto en la inmunidad mediada por células, que se manifiesta en una persona sin causa conocida para presentar una resistencia disminuida a esa enfermedad". El virus de la inmunodeficiencia humana (VIH) se transmite a través de los fluidos corporales infectados, en particular, semen y sangre. El SIDA es mortal y ha alcanzado proporciones epidémicas.

Los grupos de alto riesgo son: 1) los homosexuales varones que han estado sexualmente activos desde 1977, 2) los drogadictos por vía intravenosa, 3) los receptores de transfusiones sanguíneas desde 1977 (p. ej., los hemofílicos), que no fueron analizadas para buscar el VIH, 4) los compañeros sexuales de cualquier persona de alto riesgo, (5) los pacientes que presentan heridas abiertas que han estado expuestas a sangre contaminada por VIH. A esto se añaden las personas que solicitan el test para VIH, que pueden tener factores de alto riesgo, que no quieren revelar. Se estima que dos tercios de la población con SIDA tienen síntomas neuropsiquiátricos asociados, y un tercio de esos pacientes presentan dichos síntomas como inicio de la enfermedad.

CARACTERÍSTICAS CLÍNICAS Y DIAGNÓSTICO

Se hace un diagnóstico de SIDA cuando un paciente VIH-positivo presenta hallazgos de disminución de la inmunidad celularmente mediada y subsiguientes infecciones oportunistas (como *Pneumocystis carinii*) o neoplasias (como sarcoma de Kaposi). Además la Vigilancia para la Definición de Caso de Sida incluye a todas las personas infectadas por VIH que tienen menos de 200 linfocitos CD4+ T/micro L o un porcentaje de linfocitos CD4+ T menor del 14% de los linfocitos totales, o que han sido diagnosticados de tuberculosis pulmonar, cáncer cervical invasivo o neumonía recurrente. Si un test para la detección de anticuerpos contra el VIH es positivo, ha de confirmarse con el Western blot test. El VIH infecta frecuentemente al sistema nervioso central (SNC) de una forma directa.

Realizar un diagnóstico de infección por VIH a través de las pruebas sanguíneas es importante porque: 1) es útil el tratamiento de portadores asintomáticos con azidotimidina (AZT) y otras medicaciones, y 2) se puede modificar la conducta para evitar la transmisión del VIH (p. ej., practicar el sexo con seguridad y no compartir jeringuillas). La detección del VIH está indicada en cualquier persona del grupo de alto riesgo.

Los trastornos funcionales que a menudo se desarrollan como consecuencia de padecer SIDA son: depresión, ansiedad, trastornos de adaptación y, con menos frecuencia, manía o psicosis. Los infectados por VIH pueden presentar alteraciones orgánicas como resultado directo de la infección del SNC por el VIH o por microorganismos oportunistas como: toxoplasmosis, criptococosis, citomegalovirus y herpes. Dichas alteraciones son: delirium, demencia, depresión, manía, psicosis, síndrome orgánico de la personalidad y signos neurológicos evidentes. Son frecuentes las metástasis en SNC del sarcoma de Kaposi y el linfoma primario del SNC.

Un síndrome completo de demencia en el SIDA es también frecuente. Esta demencia puede presentarse con pérdida de memoria y otras disfunciones cognitivas, retardo psicomotor, retraimiento social y apatía. Asimismo, pueden presentarse signos neurológicos, déficit motor y convulsiones (incluida epilepsia temporal). Se cree que la demencia del SIDA es debida a una encefalitis crónica por el VIH; es de curso progresivo. La exploración médica del paciente con SIDA se compone de pruebas sanguíneas específicas, una tomografía axial computarizada (TAC) o resonancia magnética nuclear (RNM), una punción lumbar y cultivos hemáticos y de líquido cefalorraquídeo (LCR).

ORIENTACIÓN PSICOTERAPÉUTICA Y PARA LA ENTREVISTA

Preguntar a todos los pacientes si han realizado las pruebas del SIDA. Cualquier persona perteneciente al grupo de alto riesgo debe ser orientada en ese sentido, así como ser aconsejada para adoptar una conducta adecuada para reducir los peligros. Importantes implicaciones psicológicas rodean a la prueba del VIH. Por ello, se necesita un extenso asesoramiento anterior y posterior a la realización del test (cuadros B.2-1 y B.2-2).

EVALUACIÓN Y MANEJO

1. Cuando se trate a un paciente VIH-positivo, sospechoso o confirmado, hay que proteger al personal, familiares y otros pacientes de una posible exposición a la enfermedad. Los sanitarios deben ser instruidos para que pongan en práctica las precauciones universalmente aceptadas, en especial en las intervenciones, las exploraciones médicas y los análisis de sangre. Los pacientes con SIDA precisan de un examen físico y una evaluación médica en busca de signos de una infección oportunista. Una consulta al Servicio de Enfermedades Infecciosas es muy útil en numerosas ocasiones.
2. Evaluar cuidadosamente el estado cognoscitivo del paciente VIH-positivo que no presenta otras manifestaciones de SIDA. Signos sutiles como una afectación de la concentración y memoria disminuida pueden ser los únicos hallazgos iniciales de la enfermedad.
3. Los trastornos de adaptación moderados, la ansiedad y la depresión pueden tratarse generalmente con psicoterapia de apoyo. El enfoque es similar al que se utiliza en los enfermos de cáncer. La terapia de grupo resulta útil, a veces, para el paciente y su familia. Es importante trabajar con los sentimientos de culpa acerca de la conducta de alto riesgo. Es una prioridad hablar de las prácticas sexuales seguras y de la terminación de la drogadicción intravenosa.

Cuadro B.2-1. *Consejo predeterminación del VIH*

1. Debe discutirse el significado de un resultado positivo y aclarar conceptos erróneos (p, ej., la determinación detecta la exposición al VIH, no la presencia de SIDA)
2. Debe discutirse el significado de un resultado negativo (p. ej.,la seroconversión requiere tiempo; un comportamiento de alto riesgo requiere una nueva determinación de seguimiento)
3. Deben discutirse los temores del paciente (los temores no fundados pueden requerir de una adecuada intervención psicológica)
4. Debe explicarse por qué es necesaria la determinación (recuérdese que no todos los pacientes admitirán comportamientos de alto riesgo)
5. Explórense las reacciones potenciales del paciente frente a un resultado positivo (p. ej., "Me suicidaré si salgo positivo"). Tómense las medidas adecuadas para actuar frente a una potencial reacción negativa
6. Explórense las reacciones pasadas frente al estrés importante
7. Discútanse los aspectos de confidencialidad relacionados con la relación de las determinaciones (p. ej., contexto de anonimato frente a no-anonimato). Infórmese al paciente de otras opciones en las que el consejo y las determinaciones puedan realizarse de forma totalmente anónima (es decir, no formen parte de la historia clínica del hospital). Discútase quién tiene acceso a los resultados
8. Discútanse con el paciente cómo un resultado positivo puede afectar a su situación social (p. ej., seguros de vida, empleo, vivienda)
9. Investíguense comportamientos de alto riesgo y recomiéndense acciones para reducir el riesgo
10. Documéntese la discusión en la historia
11. Permítase al paciente tiempo para preguntar

Cuadro tomado de RB Rose, AA Giese, SI Deutsch, JM Morisha: *Laboratory and Diagnostic Testing in Psychiatry.* American Psychiatric Press, Washington, 1.989, p.55. Utilizado con permiso.

Cuadro B.2-2. *Consejo post-determinación del VIH*

1. Interpretración de los resultados:
   - Clarificar los conceptos erróneos (p. ej., "Un resultado negativo no quiere decir que no pueda contraerse en el futuro, no implica que exista inmunidad frente al SIDA")
   - Deben hacerse preguntas al paciente acerca de su conocimiento y respuesta emocional frente a los resultados
2. Recomendaciones para prevenir la transmisión (discusión detallada de las conductas de alto riesgo y normas para la prevención de la transmisión)
3. Recomendaciones para el seguimiento de los contactos sexuales y/o individuos que hayan compartido la aguja
4. Si el resultado es positivo, deben hacerse recomendaciones para evitar la donación de sangre, esperma u órganos, así como compartir maquinillas de afeitar, cepillos de dientes o cualquier material que pudiera estar contaminado por sangre
5. Remitir al paciente para el adecuado apoyo psicológico:
   - Los individuos VIH-positivos deben contar con un equipo de salud mental disponible (valorar la necesidad de atención intra-institucional versus ambulatoria; considerar la necesidad de apoyo individual o de grupo). Los temas más frecuentes son la conmoción tras el diagnóstico, miedo a la muerte y consecuencias sociales, sentimiento de duelo frente a pérdidas potenciales y pesimismo frente a las buenas noticias. Debe investigarse una posible depresión, desesperanza, ira, frustración, culpabilidad y temas obsesivos
   - Activar los medios de soporte disponibles para el paciente (p. ej., familia, amigos, servicios de la comunidad)

Cuadro tomado de RB Rose, AA Giese, SI Deutsch, JM Morisha: *Laboratory and Diagnostic Testing in Psychiatry.* American Psychiatric Press, Washington, 1989, p. 58. Utilizado con permiso.

4. Los pacientes con SIDA presentan muchos aspectos éticos como: la realización de las pruebas del VIH, la búsqueda de tratamientos experimentales, el deber de avisar a los potenciales compañeros sexuales y a los familiares, los efectos sobre los seguros sanitarios y la posible pérdida del empleo. Aunque existen pocas guías orientadoras para abordar esas cuestiones éticas, habría que afrontarlas directamente y trabajar por ellas.

FARMACOTERAPIA

Si es posible, deberían evitarse los psicofármacos; si son necesarios, utilizar sólo dosis bajas, ya que los pacientes con SIDA son muy susceptibles a los efectos secundarios. Dichos pacientes pueden tener trastornos de personalidad o drogadicción previos a la enfermedad. Los cuadros depresivos, ansiosos o psicóticos, que no responden a psicoterapia, pueden ser tratados con medicación, aunque deberían evitarse las dosis elevadas. Los antidepresivos con marcados efectos anticolinérgicos pueden empeorar las alteraciones cognoscitivas. Algunos enfermos deprimidos pueden ser tratados con dosis pequeñas de anfetaminas. Los antipsicóticos de alta potencia y las benzodiacepinas están indicados en ocasiones. Ciertos problemas de conducta como la agitación y la agresividad, que no responden a las intervenciones psicoterapéuticas, pueden recibir medicación. En general, han de evitarse las benzodiacepinas debido a la posibilidad de empeorar las alteraciones cognoscitivas. Son preferibles los antipsicóticos de alta potencia, como el haloperidol (Haloperidol) a dosis de 0,5 a 2 mg, por vía oral o intramuscular (I.M.).

Conocida también como zidovudina (Retrovir), la azidotimidina (AZT) constituye un tratamiento aprobado para la infección por VIH. El fármaco bloquea la replicación del virus y mejora la afectación del SNC y otras manifestaciones de la enfermedad. Otros muchos medicamentos, no aprobados por la Food and Drug Administration (FDA), se emplean también en el SIDA; por tanto, resulta inexcusable una buena historia que recoja los tratamientos realizados por el paciente.

Referencias cruzadas:

Delirium, demencia, depresión, suicidio.

3 / Crisis de la adolescencia

Se define como una alteración emocional en un adolescente que conduce a significativos problemas de conducta, académicos, sociales o psiquiátricos.

CARACTERÍSTICAS CLÍNICAS Y DIAGNÓSTICO

Se estima que el 30% de las visitas al servicio de urgencias son realizadas por pacientes menores de diez y ocho años, y que alrededor del 15% de las emergencias psiquiátricas en el hospital general afectan a adolescentes. La mayoría de los investigadores están de acuerdo en que los dos motivos urgentes más frecuentes en esa edad son: 1) suicidio o depresión grave y 2) violencia u otras manifestaciones antisociales. El suicidio y el homicidio dan razón del mayor número de muertes en la adolescencia. Se ha escrito que las chicas se ven con más frecuencia en las urgencias psiquiátricas que los chicos en una proporción de 3 a 2; se atribuye esa proporción a la incrementada frecuencia de conducta autolítica en las adolescentes, en especial en muchachas de edades comprendidas entre los doce y catorce años. Cerca de un tercio de los intentos de suicidio adolescentes lo son por ingestión de fármacos. Las características más comunes en los antecedentes de estos intentos son: separaciones crónicas y pérdidas, con inclusión de suicidios en la familia. Los adolescentes fugados de casa dan cuenta del 13% de las valoraciones psiquiátricas de urgencias en pacientes de esa edad, y la gran mayoría huye para escapar de una vida de hogar destructiva o dominada por el maltrato.

Son importantes las preguntas siguientes: ¿Cuál es la conducta habitual del paciente? ¿Cómo es su conducta actual comparada con la de otros muchachos de su edad y cultura? ¿Qué tal va el chico en el colegio? ¿Cómo se relaciona con sus padres? ¿Cómo son sus relaciones sociales? ¿Cuál es la historia de sus actividades sexuales y violencia? ¿Cómo se relaciona con sus compañeros?

La depresión en niños y adolescentes puede manifestarse por problemas del comportamiento antes que por los síntomas típicos de la misma en el adulto. Por ejemplo, una conducta impulsiva y un descenso en el rendimiento escolar pueden constituir signos de depresión en un muchacho que duerme bien y no presenta cambios ponderales ni anhedonia.

Otras preguntas y preocupaciones diagnósticas son:

1. ¿Es un psicótico?
2. ¿Tiene historia de alcoholismo o toxicomanía?
3. ¿Es la historia consistente con un trastorno psicótico crónico, afectivo, toxicómano o de conducta, como alteraciones del comportamiento? ¿Ha habido un cambio reciente y drástico en el estado de ánimo?
4. ¿Hay una historia infantil de trastorno por déficit de atención? Los niños con este trastorno presentan, a menudo, otros en la adolescencia y vida adulta.
5. ¿Hay una historia de "novillos", piromanía, crueldad con los animales, hurtos, peleas, rabietas, uso de armas, robo, fugas de casa, actividad sexual con abuso, destrucción de la propiedad u otros actos antisociales? Si es así, el paciente puede tener un trastorno de la conducta o una personalidad antisocial. El riesgo de homicidio está grandemente aumentado por cualquier evidencia de: un síndrome orgánico de la personalidad, resultados anormales en el electroencefalograma (EEG), psicosis infantiles (en especial esquizofrenia), alteraciones de conducta, retardo mental severo, piromanía compulsiva y una importante historia de maltrato o privación. Se ha comunicado la existencia de una íntima asociación entre el comportamiento homicida y los fenómenos depresivos.

6. ¿Hay historia de epilepsia del lóbulo temporal o psicomotora? Un 18% de los adolescentes encarcelados por actos violentos tenían una probable epilepsia temporal comparados con el 0,5% de los adolescentes de la población general.
7. ¿Ha precipitado la crisis un acontecimiento reciente o subyacente? ¿Hay un problema familiar agudo? ¿Ha habido una pérdida reciente? ¿Ha habido un cambio en el colegio o en el ambiente familiar? ¿Hay una situación implícita o explícita de violencia en la familia?
8. ¿Es víctima el adolescente de maltrato o abuso sexual? Si es así, los problemas de presentación pueden ser: depresión, ideación y actitudes suicidas, promiscuidad, "novillos", fugas y consumo de alcohol y drogas.
9. ¿Ha participado el muchacho en, o presenciado, cualquier acontecimiento extremado, violento, súbito o inusual?
10. ¿Está el adolescente comprometido en un culto?
11. ¿Hay un aumento de quejas de múltiples síntomas médicos inespecíficos, tales como gastralgias, cefaleas, náusea y problemas oculares?

ORIENTACIÓN PSICOTERAPÉUTICA Y PARA LA ENTREVISTA

Relacionarse con el adolescente de una forma no amenazadora y darle la oportunidad de hablar libremente y de quejarse y expresarse. Muchos adolescentes se sienten amenazados por la posibilidad de una intervención psiquiátrica o de una hospitalización y no saben cómo reaccionar.

Es necesario, en ocasiones, entrevistar al muchacho sin que los padres estén presentes. Estos pueden ser vistos de forma separada o juntamente con el paciente. Puede ser útil asegurar al enfermo que la entrevista es confidencial y transmitirle la idea de que el médico se centrará en lo que él percibe como problema. Algunos adolescentes se muestran receptivos ante la oportunidad de hablar con un profesional amistoso en condiciones seguras.

A veces, rehúsan participar en las entrevistas en un intento de ejercer algún control sobre las situaciones en las que sienten que han sido colocados en contra de sus deseos. En una situación así, no suele ser útil enfrentarse directamente al desafío del adolescente. Una técnica práctica y común es redefinir el desafío en términos positivos, tales como las necesidades del paciente en cuanto a privacidad y autonomía. Una típica declaración es: "Entiendo tu necesidad de privacidad. Al fin y al cabo, venir aquí no ha sido idea tuya y a mí no me conoces. Por favor, habla sólo si te sientes a gusto para hacerlo. Deseo respetar tus necesidades."

EVALUACIÓN Y MANEJO

1. Los adolescentes en crisis pueden presentar una compleja interacción de problemas médicos, biológicos, psicosociales, familiares e individuales, y pueden requerir evaluaciones urgentes de gran duración. Es importante obtener información de otras fuentes: padres, familiares, un consejero escolar y un terapeuta. Resulta esencial descartar la presencia de cualquier condición médica subyacente.

2. Evitar la hospitalización de adolescentes a menos que no quede otra alternativa. El ingreso estigmatiza, con frecuencia, al muchacho e impide la asistencia a clase. Además, en la estructura familiar la hospitalización identifica al paciente como el único que padece el trastorno cuando puede haber una significativa patología en toda la familia. Deben estar claros los tratamientos y los beneficios que se esperan de la hospitalización. Por ejemplo, algunos pacientes violentos con alteraciones de conducta pueden beneficiarse sólo de un control de las mismas y de una custodia hospitalaria. Con frecuencia, encontrar una alternativa residencial (vivir con un pariente o amigo) puede resolver una crisis aguda. Sin embargo, en ciertas situaciones, tales como un comportamiento suicida, el ingreso puede ser el único recurso adecuado.
3. La tasa de cumplimiento de las derivaciones que se hacen desde urgencias a un tratamiento ambulatorio es menor del 50%; por tanto, el manejo de esas derivaciones es importante. Debe proporcionarse a los padres los nombres de la clínica y el terapeuta, y habría que llamar a dichos padres para determinar si la cita fue mantenida.
4. Conocer los requerimientos legales para adolescentes en la comunidad en la que se ejerce, considerando la competencia para consentir en el tratamiento, y si es preciso el consentimiento paterno.
5. Consultar a los padres y al colegio del paciente.
6. Si un adolescente está psicótico, hay que tener cuidado con la conducta violenta y suicida. En un muchacho psicótico, la ideación autolítica, aun sin intentos de quitarse la vida, es muy grave y casi siempre necesita hospitalización.
7. El riesgo de suicidio debe ser vigilado de cerca en los adolescentes violentos u homicidas, ya que la conjunción de ambas conductas es elevada.
8. Poner especial atención en el manejo de los episodios violentos en la sala de urgencias o en la consulta, en especial, si el adolescente tiene historia de agresividad o si está bajo la influencia del alcohol o drogas.

FARMACOTERAPIA

El tratamiento específico depende del diagnóstico. Si el paciente padece un trastorno identificable que responde a medicación, hay que tratarlo en consecuencia. Por ejemplo, un adolescente agitado, psicótico, podría tratarse con un neuroléptico, como el haloperidol (Haloperidol), 1-2 mg por boca o intramuscular (IM), cada treinta-sesenta minutos hasta controlar la agitación. El tratamiento de un adolescente con medicación es una decisión que debe tomar un clínico con experiencia en la terapéutica de las alteraciones de esa edad. La decisión final depende de la agudeza y sensibilidad del médico.

Referencias cruzadas:

Ira, psicosis reactiva breve.

4 / Agitación

La *agitación* es un estado de excitación mental y de aumento de la actividad motriz. Puede presentarse en una gran variedad de trastornos psíquicos. Y constituir una urgencia, ya que la agitación suele preceder a la violencia.

CARACTERÍSTICAS CLÍNICAS Y DIAGNÓSTICO

Descartar un síndrome orgánico-cerebral, como delirium o demencia. Obtener, si es posible, las constantes vitales del paciente. Las anomalías en las mismas, sugerentes de alteraciones neurovegetativas, son los primeros indicios de un trastorno orgánico, como la intoxicación o abstinencia etílicas (cuadro B.4-1).

¿Es el paciente un paranoico o un psicótico con un sentido de la realidad alterado? Si se trata de un psicótico y está agitado, está indicada la medicación inmediata. ¿Ha habido violencia últimamente? ¿Es el paciente impulsivo y tiene el juicio afectado? Si es así, y si la agitación persiste, puede tener lugar un episodio violento. ¿Hay una causa médica tratable? Muchas condiciones médicas (p. ej., hipoxia, hipertiroidismo, acidosis) y fármacos (p. ej., simpaticomiméticos, anticolinérgicos, digitálicos) pueden precipitar crisis de agitación. ¿Padece el enfermo de un trastorno de la personalidad que le hace proclive a la impulsividad o a la ansiedad excesiva como respuesta al estrés?

Hacer un diagnóstico definitivo de modo que pueda desarrollarse un plan terapéutico. Distinguir entre causas orgánicas y psicológicas tiene implicaciones para el consiguiente tratamiento y para la evolución.

ORIENTACIÓN PSICOTERAPÉUTICA Y PARA LA ENTREVISTA

Hay que procurar calmar al paciente si es posible, establecer un diálogo con él. Es importante no expresar cólera ni hostilidad. Ni ser punitivo. También es importante no enfrentarse al enfermo, y hacerle saber que se escucharán sus quejas y preocupaciones, y que el médico no le engañará acerca del tratamiento. Tranquilizarlo diciéndole que la entrevista es confidencial, que se encuentra en un lugar seguro, y que todo el mundo está tratando de ayudarle. Permanecer sereno y ser todo los sincero que sea posible. Si el diálogo no resulta eficaz, aislar al enfermo y evitarle una excesiva estimulación por parte del personal y de otros pacientes. Si la persona está a punto de perder el control, hacerle saber que el personal mantendrá dicho control sin titubeos. Si el paciente necesita sedación, tratar de determinar los aspectos psicológicos que subyacen a la agitación. Si es posible, corregir las distorsiones y disminuir los miedos irracionales para calmar el

Cuadro B.4-1. *Trastornos orgánicos-cerebrales comparados con trastornos funcionales en pacientes agitados*[1]

	Examen físico	*Causa probable*	*Tratamiento*
Agitación con la mirada fija,[2] ansiedad, agresión, pánico, conducta extravagante	Tensión arterial elevada, taquicardia, nistagmus vertical y horizontal, analgesia a los pinchazos, rigidez muscular, salivación, vómitos	Fenciclidina (PCP)	Intervención mínima (no hablar bajo) Privación sensorial con observación a distancia Diacepán para la intoxicación Haloperidol para la psicosis No dar fenotiacinas Diacepán para las convulsiones α-bloqueantes o diazóxido, en caso de hipertensión severa
Agitación con ideas delirantes de persecución o euforia con irritabilidad	Signos simpáticos: tensión arterial elevada, taquicardia, taquipnea, midriasis, diaforesis, inquietud motriz, temblor	Anfetaminas, cocaína u otros simpático-miméticos	Ambiente controlado Acidificar la orina Controlar la hiperpirexia, convulsiones (diacepán), conducta (haloperidol) No dar sedantes
	Sin signos simpáticos	Pensar en esquizofrenia, trastornos esquizofreniformes, trastorno paranoide, trastorno bipolar, psicosis reactiva breve, psicosis atípica	
Distorsión sensorial, hipersensibilidad de todos los sentidos, euforia, alucinaciones, pseudoalucinaciones	Hiperactividad simpática	Alucinógenos del tipo de la adrenalina; STP, mescalina, nuez moscada	Ambiente controlado, apoyo y tranquilización (hablar bajo); haloperidol para controlar la conducta
	Cambios mínimos	Alucinógenos del tipo del indol; LSD, psilocibina	

Delirium agudo indistinguible	Bloqueo muscarínico: pupila dilatada e hiporreactiva, visión borrosa, nubefacción facial, íleo paralítico, estreñimiento, retención urinaria, fiebre e hiperreflexia	Pilocarpina o metacolina	Fisostigmina
	Sin bloqueo muscarínico	Reevaluar físicamente al paciente; si los hallazgos no están claros, pensar en una presentación mixta o no usual; considerar una ingestión de varias drogas cuando las presentaciones física y psicológica son contradictorias o confusas	Conservador con observación y protección, si es necesario

Cuadro tomado de EL Bassuk, AE Skodol: The first few minutes: Identifying and managing life-threatening emergencies. En: *Emergency Psychiatry: Concepts, Methods, and Practices*, EL Bassuk, AW Birk, editors, p. 26. Plenum. New York, 1984. Utilizada con permiso.

[1]Adaptada de A DiSclafani, RC Hall, ER Gardner: Drug-induced psychosis: Emergency diagnosis and management. Psychosomatics 22: Oct, 1.981.

[2]El paciente intoxicado por una dosis moderada o alta de PCP puede presentar estupor o coma, y mostrar más tarde los signos y síntomas correspondientes a una dosis pequeña.

pánico, la ansiedad y la agitación. Los consumidores de fenciclidina (PCP) han de ser inmediatamente aislados, ya que no pueden ser tranquilizados con palabras.

EVOLUCIÓN Y MANEJO

1. Los miembros del personal deben protegerse. No hay que ponerse en situaciones en las que se puede sufrir un ataque (p. ej., en un despacho pequeño con la puerta cerrada). Contar con la presencia de un número suficiente de miembros del personal para sujetar al paciente si es preciso.
2. La sujeción mecánica ha de utilizarse si las medicaciones son ineficaces y si la violencia es inminente. Hay que estar seguro de que se cuenta con suficientes miembros del personal entrenados en la sujeción mecánica. Atención: Si se sospecha una intoxicación con fenciclidina (PCP), evitar la sujeción si es factible; en vez de ello, aislar al paciente en un ambiente con pocos estímulos. Si la sujeción es absolutamente necesaria, dejar libres los miembros, ya que la PCP es anestésica y los enfermos pueden autolesionarse luchando contra las ataduras al no sentir el dolor (cuadro B.4-2).
3. Prestar atención a cualquier indicio de violencia inminente. En particular, vigilar cualquier cambio en la conducta, humor, habla o afecto; todos los cuales pueden señalar una inmediata pérdida de control.
4. Mantener una actitud consciente entre los miembros del personal con respecto al plan terapéutico. Dar al paciente un mensaje claro y preciso acerca de qué conducta se tolerará y de cuál no, en la sala de urgencias o en la consulta; pero, en primer lugar, el equipo ha de estar de acuerdo entre sí.

Cuadro B.4-2. *Manejo físico*

1. Desarrollar protocolos específicos que describan métodos de sujeción
2. Determinar la composición del equipo (el número ideal es seis personas, aunque cinco suelen bastar)
   a. Una persona dirige el procedimiento de sujeción y protege la cabeza del paciente
   b. Una persona para sujetar cada uno de los miembros (cuatro persona en total)
   c. Una persona administra la medicación
3. Revisar el plan específico de sujeción, con inclusión de la asignación de roles
4. Contar con el equipamiento necesario y con la medicación accesible
5. Informar al paciente sobre las opciones de tratamiento
6. Pedir al paciente que se acueste para que se pueda llevar a cabo la sujeción
7. Aplicar la sujeción y, quizá, medicar al enfermo
8. Continuar hablando con el paciente sobre sus sentimientos y sobre el procedimiento de sujeción
9. No dejar al paciente solo bajo ningún concepto
10. Reunirse con los cuidadores para discutir todos los aspectos relativos a la observación continuada del enfermo, con inclusión de la finalización de la sujecion, medicación y decisión final
11. Finalizar la sujeción, un miembro cada vez

Cuadro tomado de EL Bassuk: Management of the acutely ill psychiatric patient. In *Textbook of General Medicine and Primary Care*, J Noble, editor, p. 27. Little, Brown, Boston, 1984. Utilizado con permiso.

5. Si el paciente amenaza con dejar el hospital en contra del consejo médico, el clínico tiene que decidir si ese paciente está capacitado para tomar esa opción, y si el abandono del centro supone un riesgo vital para él. La capacidad del paciente depende de si sufre un proceso psicótico, demencial o delirante. Si se estima que la capacidad de la persona está disminuida y existe riesgo, dicha persona no puede abandonar el hospital. Es indispensable escribir en la historia toda esta situación. Puede ser útil consultar el problema con el jefe de la guardia, en especial en los casos dudosos. Cuando la competencia del paciente no está afectada, pero hay un riesgo médico importante, el clínico ha de esforzarse en convencerle para que permanezca en el hospital. El enfoque más eficaz suele ser un acercamiento empático, y no agresivo, que dé al enfermo la sensación de que no ha perdido el control.

FARMACOTERAPIA

Puede ser necesaria la sedación en el caso de una agitación importante o creciente. En general, se utilizan antipsicóticos o sedantes-hipnóticos (p. ej., benzodiacepinas o barbitúricos).

En primer lugar, comprobar las constantes vitales del paciente, si es posible. Si el enfermo está hipotenso, deberían evitarse los neurolépticos de baja potencia [p. ej., clorpromacina (Largactil)]. Si hay fiebre, evitar los antipsicóticos, ya que causan poiquilotermia y pueden interferir con la investigación de la causa de la fiebre.

Si se piensa en una intoxicación o abstinencia de alcohol o sedantes, las benzodiacepinas son los fármacos de elección, ya que los antipsicóticos pueden precipitar convulsiones.

Si se sospecha una intoxicación por estimulantes, están indicadas las benzodiacepinas.

Si el paciente no está psicótico, son preferibles las benzodiacepinas para evitar el riesgo de los efectos secundarios de los neurolépticos.

Si, por el contrario, el enfermo es un psicótico, ha de pensarse en los anteriores. Aunque estos pacientes pueden ser tranquilizados con benzodiacepinas, no se considera a éstas como un tratamiento definitivo. Sin embargo, su empleo para tranquilizar a un psicótico en la sala de urgencias o en la consulta tiene la ventaja de permitir al equipo de la unidad de internamiento valorar al enfermo al día siguiente, libre de neurolépticos.

Elección del fármaco

Si el paciente está tomando un fármaco en concreto, o tiene historia de respuestas a una medicación específica, utilizar esa medicación de nuevo. Si la historia no está disponible, una benzodiacepina es tan eficaz como cualquier otra, y lo mismo es cierto para los antipsicóticos.

Benzodiacepinas. La elección se basa en la forma de administración [p. ej., intramuscular (I.M.)], en las vías metabólicas, en la rapidez de acción y la vida media de eliminación. El loracepán (Orfidal), 1-2 mg por vía oral o intramuscular, es la elección habitual debido a que posee una vida media de eliminación intermedia, hay disponible una forma parenteral de rápida acción sobre SNC (esta forma no está disponible en España), y se metaboliza por conjugación hepática, que no se afecta por ninguna enfermedad de este órgano. La dosis puede repetirse cada hora, a menos que aparezcan signos de toxicidad (p. ej., ataxia, disartria, signos cerebelosos, nistagmus). Las benzodiacepinas pueden causar desinhibición lo que dificultaría la diferenciación con un empeoramiento de la agitación. Si se presentan desinhibición o efectos secundarios de las benzodiacepinas, deben suspenderse éstas y comenzar con un antipsicótico.

Antipsicóticos. La elección se basa en las formas de administración, potencia y perfil de efectos secundarios. Los de alta potencia son los antipsicóticos de elección, aunque produzcan con frecuencia efectos secundarios extrapiramidales; tales efectos pueden tratarse fácilmente con anticolinérgicos (p. ej., benzotropina, 2 mg I.M.). Los de baja potencia, aunque son más sedantes, pueden causar efectos secundarios anticolinérgicos e hipotensión, lo que supone un problema añadido. La elección habitual es el haloperidol (Haloperidol), 5 mg vía oral o I.M., que puede repetirse, si es preciso, cada hora. La acatisia (inquietud) es un efecto secundario frecuente de los antipsicóticos de alta potencia y puede ser indistinguible de un empeoramiento de la agitación.

Combinación de benzodiacepinas y antipsicóticos. Una combinación de estas dos clases de fármacos es segura y se usa a menudo. Casi siempre, dicha combinación es: loracepán, 2 mg, y haloperidol, 5 mg, administrados I.M., aunque el tiotixeno 5 mg puede emplearse en lugar del haloperidol. Esas combinaciones son seguras y pueden ser más eficaces que cada fármaco por separado, aunque esto no se ha probado concluyentemente. Además, los antipsicóticos reducen el riesgo de desinhibición benzodiacepínica y las benzodiacepinas el de acatisia. La desventaja de una combinación así es que, si el paciente responde, resulta imposible decir cuál fue el fármaco eficaz o si sólo la combinación lo fue.

Barbitúricos. A pesar de que el amobarbital sódico 250-500 mg por vía oral o I.M., es un tratamiento tradicional de la agitación, los barbitúricos han sido claramente reemplazados por las benzodiacepinas, las cuales producen menos hipotensión, tienen un margen terapéutico más amplio, causan una menor inducción hepática y es menos probable que produzcan dependencia.

Referencias cruzadas:

Acatisia, intoxicación etílica, esquizofrenia crónica con exacerbación aguda, confusión, delirium, intoxicación, manía, crisis paroxísticas de ansiedad, paranoia, fobia, sujeción, violencia.

5 / Agorafobia (miedo a los espacios abiertos)

Agorafobia es el miedo a sufrir una intensa angustia en lugares en los que las posibilidades de escapar son percibidas como limitadas.

Cuadro B.5-1. *Criterios para el diagnóstico del trastorno por angustia con agorafobia*

A. Se cumplen los criterios de trastorno por angustia

B. Agorafobia: miedo de encontrarse en lugares o situaciones de las cuales puede ser difícil (o embarazoso) escapar, o en las que no es fácil obtener ayuda en el caso de tener una crisis de angustia. (Se incluyen aquí aquellos casos en los que la conducta de evitación persistente se ha originado durante una fase activa del trastorno por angustia, aun cuando el individuo no atribuya la conducta de evitación al miedo a tener otra crisis.) Como resultado de este miedo, el individuo o bien restringe su capacidad de desplazamiento, o necesita algún tipo de compañía cuando se encuentra fuera de casa. La tercera posibilidad es que resista las situaciones agorafóbicas a pesar de la intensa ansiedad. Las situaciones agorafóbicas más frecuentes son el hallarse solo fuera de casa, encontrarse entre una multitud o haciendo cola, pasar por encima de un puente y viajar en autobús o en coche

Reproducido con permiso. DSM-III-R: *Manual diagnóstico y estadístico de los trastornos mentales.* © Masson S.A., Barcelona, 1988.

CARACTERÍSTICAS CLÍNICAS Y DIAGNÓSTICO

Los agorafóbicos temen a los espacios abiertos y a salir de casa (cuadro B.5-1). La agorafobia se asocia con frecuencia (en al menos dos tercios de los pacientes) con las crisis paroxísticas de angustia (panic attacks) y el trastorno por ansiedad (panic disorder). Los pacientes tienen, casi siempre, una historia infantil de timidez, angustia de separación y fobia escolar, y antecedentes familiares de ansiedad y fobias. La mayoría de los enfermos experimentan ansiedad anticipatoria al enfrentar situaciones que estiman potencialmente amenazadoras, tales como pensar en o ir a, un restaurante u otros lugares públicos. La ansiedad entonces se intensifica hasta presentar una crisis de angustia completa. El paciente rara vez va al hospital con quejas de agorafobia, pero puede llamar al centro o al psiquiatra por teléfono. Es más probable que acuda al hospital o al médico si presenta una crisis de angustia. Muy raramente precisa la agorafobia de hospitalización, aunque puede llegar a ser tan incapacitante que impida al paciente realizar sus funciones sociales. Sin tratamiento, las crisis de angustia con agorafobia tienen una elevada tasa de depresión y colocan a la persona afectada en riesgo de suicidarse. Los pacientes pueden presentar síntomas que podrían confundirse con un trastorno límite de la personalidad, tales como: intensa ira, sentimientos de soledad, gestos suicidas y actitudes manipuladoras. El trastorno límite de la personalidad puede coexistir con un diagnóstico de agorafobia; por ello es importante no descuidar ninguna de las dos posibilidades.

ORIENTACIÓN PSICOTERAPÉUTICA Y PARA LA ENTREVISTA

Explorar los intentos previos de búsqueda de ayuda. Estos pacientes pueden haber hecho numerosos intentos infructuosos de lograr un tratamiento, y se han convertido progresivamente en seres frustrados y desesperanzados. Mantenerse sereno y tranquilizador. Informar al paciente que, aunque los síntomas son tratables, ha de pasar algún tiempo antes de que sean eliminados, y que el proceso terapéutico es gradual, pero eficaz. Si el enfermo viene a urgencias o a la consulta acompañado, entrevistar a esa persona junto con el paciente y a solas. El éxito de un tratamiento en la agorafobia requiere de la cooperación de aquellos en los que confía el enfermo. Evaluar el riesgo de suicidio y el consumo de alcohol u otras drogas.

EVALUACIÓN Y MANEJO

1. Determinar si hay crisis de angustia; si es así, averiguar su frecuencia y severidad. La compilación de una historia de la frecuencia, gravedad y recurrencia de dichas crisis confirma esencialmente el diagnóstico y resulta crítica para establecer el tratamiento.
2. Descartar trastornos orgánicos (p. ej., tirotoxicosis, hipoglucemia, feocromocitoma, epilepsia del lóbulo temporal, intoxicación por estimulantes y abstinencia de alcohol y sedantes). Hacer un electrocardiograma (ECG). El prolapso de la válvula mitral está presente en cerca de la mitad de los pacientes con un trastorno por ansiedad. Los ECGs son útiles para confirmar a los enfermos que no tendrán un ataque cardíaco durante las crisis de angustia.
3. En líneas generales, las crisis de ansiedad han de tratarse con medicación antes de emplear cualquier técnica psicoterapéutica. Una vez que dichas crisis están controladas, el enfoque psicoterapéutico más eficaz es la terapia de conducta (desensibilización o de exposición). Los aspectos psicodinámicos, aunque son importantes en todos los agorafóbicos, pueden ser especialmente significativos en los que no presentan crisis de angustia. También pueden ser de ayuda: la terapia de familia, la de grupo y la psicoterapia de orientación dinámica.

FARMACOTERAPIA

Si existe un trastorno por ansiedad, puede considerarse el tratamiento de las crisis con benzodiacepinas [p. ej., alprazolam (Trankimazín) y clonacepán (Rivotril)] antidepresivos tricíclicos [p. ej., imipramina (Tofranil)], inhibidores de la monoaminooxidasa [p. ej., fenelcina (Nardelzine) y fluoxetina (Prozac)]. Sin embargo, esas medicaciones debieran iniciarse en el contexto de una relación terapéutica establecida. A un paciente agudamente ansioso se le pueden administrar 1-2 mg de loracepán por vía oral o I.M., así como una pequeña provisión de tabletas de 1-2 mg para ser tomadas tres veces al día hasta que sea atendido en la consulta. Debería tenerse la precaución de considerar una posible historia de abuso de sustancias antes de llevar a cabo este plan terapéutico.

Referencias cruzadas

Ansiedad, prolapso de la válvula mitral, trastorno por ansiedad y fobia.

6 / Acatisia (inquietud motriz)

Se define habitualmente como una inquietud motriz visible y subjetivamente incómoda que es causada por una medicación antipsicótica, y que se acompaña, con frecuencia, de agitación e irritabilidad.

CARACTERÍSTICAS CLÍNICAS Y DIAGNÓSTICO

La acatisia es un síntoma extrapiramidal comúnmente producido por los antipsicóticos de alta potencia. Se estima que el 50% de la población que presenta acatisia tiene también otros efectos secundarios extrapiramidales, como: parkinsonismo, distonías, rigidez en rueda dentada, afecto aplanado. El trastorno es difícil de tratar y puede ser resistente a cualquier medida terapéutica. A menudo, se la confunde con un empeoramiento de la agitación, en especial si se agrava por el estrés y la ansiedad, y puede ser equivocada e incorrectamente tratada con grandes dosis de neurolépticos. La acatisia es una de las razones más comunes para el incumplimiento de la medicación antipsicótica. Se estima que entre el 20 y el 50% de los pacientes que toman neurolépticos experimentan acatisia.

ORIENTACIÓN PSICOTERAPÉUTICA Y PARA LA ENTREVISTA

Confirmar al paciente que el fármaco es la causa de los síntomas y explicarle que la incomodidad disminuirá al bajar la dosis, o al tomar otras medicaciones que alivian las molestias.

EVALUACIÓN Y MANEJO

1. Obtener una historia del tratamiento antipsicótico del enfermo, en especial los datos más recientes.
2. El comienzo del cuadro es variable, pero en general empieza algunos días, a veces semanas, después de la iniciación del tratamiento con antipsicóticos.
3. Preguntar al paciente por sus sensaciones subjetivas y observar su inquietud motriz. Los movimientos típicos son: ponerse de pie y sentarse repetidamente, pasear de forma constante, cruzar y separar las piernas, arrastrar los pies y taconear. Es más probable que unos movimientos incensantes y repetitivos se deban a acatisia que a una agitación.

FARMACOTERAPIA

Si la acatisia y la agitación se dan juntas, considerar la sedación del paciente con benzodiacepinas –por ejemplo, loracepán (Orfidal), 2 mg I.M.– y reevaluar al enfermo una o dos horas más tarde. Una dosis típica de loracepán es un 1 mg tres veces al día.

Si sólo hay acatisia, reducir la dosis del neuroléptico si los síntomas psicóticos propiamente dichos lo permiten. Pueden ser eficaces los betabloqueantes como el propanolol (Sumial), 10-40 mg tres veces al día.

También se ha señalado que la clonidina (Catapresán) puede resultar útil. Se emplea intramuscularmente en los casos graves, o por boca 0,1 mg, tres veces al día.

Pueden ensayarse también los anticolinérgicos –por ejemplo, la benzotropina 2 mg, oral, I.M. o I.V. Estos fármacos son mucho menos eficaces en el tratamiento de la acatisia que de los otros síndromes extrapiramidales.

Asimismo, podría ser interesante probar la amantadina (Amantadin), un agonista dopaminérgico, a dosis de 100-300 mg. Si ninguna de esas intervenciones resulta eficaz, la acatisia justifica el cambio a un antipsicótico de baja potencia.

Referencias cruzadas:

Agitación, ansiedad.

7 / Acinesia (actividad motriz disminuida)

La *acinesia* es un descenso de la actividad motriz con inclusión de una disminución de la expresividad facial y del parpadeo.

CARACTERÍSTICAS CLÍNICAS Y DIAGNÓSTICO

La acinesia puede ser un efecto secundario de la medicación antipsicótica o un síntoma de catatonía, esquizofrenia, depresión o de un trastorno orgánico. Cuando se trata de un efecto secundario, puede ser confundido con un síntoma de esos trastornos; por ejemplo, retardo psicomotor en una depresión o autismo en una esquizofrenia.

ORIENTACIÓN PSICOTERAPÉUTICA Y PARA LA ENTREVISTA

Hay que ser tolerante en la entrevista, ya que las respuestas del paciente serán lentas o inexistentes. El enfermo puede ser consciente de lo que se le dice o hace; por tanto, hay que explicarle las acciones que se ejecutan. Los informantes colaterales pueden ser de gran utilidad.

EVALUACIÓN Y MANEJO

1. Tomar las constantes vitales del paciente. La fiebre puede ser indicativa de un síndrome neuroléptico maligno o de un trastorno orgánico.
2. Recoger la historia del tratamiento antipsicótico del enfermo.
3. Explorar la existencia de flexibilidad cérea. Si está presente pensar en la catatonía como un diagnóstico posible. Otros signos de catatonía son: mutismo, negativismo y posturas antigravitatorias. La catatonía puede ser debida a un trastorno funcional pero también serlo a los antipsicóticos, en especial en pacientes con una alteración orgánica.
4. Si se trata de catatonía considerar la posibilidad de realizar una entrevista con amobarbital o diacepán (Valium). Esos y otros sedantes pueden reducir la ansiedad y permitirle hablar al catatónico. Si el cuadro está relacionado con un trastorno orgánico, el estado cognoscitivo puede empeorar con los tranquilizantes. Aunque estos fármacos pueden sedar mucho a un paciente acinético, son útiles para fines diagnósticos.
5. La acinesia secundaria a los neurolépticos depôt [flufenacina (Modecate) y haloperidol (Haloperidol)] puede ser, además de indistinguible de la catatonía, de particular gravedad. Una tal gravedad es más probable si la forma retard se administra con demasiada frecuencia o a grandes dosis. Puede ser necesario mucho tiempo y una dosificación muy baja de neuroléptico depot antes de que se aprecie alguna mejoría.

FARMACOTERAPIA

La disminución de las dosis de antipsicótico puede aliviar la acinesia. Si no es posible bajar la dosis debe probarse otro neuroléptico. También puede resultar útil la adición de un anticolinérgico (p. ej., benztropina 2 mg por vía oral, I.M. o I.V.).

Referencias cruzadas:

Catatonía.

8 / Demencia alcohólica

Aunque el término *demencia alcohólica* se suele utilizar para designar cualquier clase de demencia que se presenta en un alcoholismo de larga evolución, se confunde, en ocasiones, con la encefalopatía de Wernicke y el síndrome de Korsakoff, que son debidos a la deficiencia de tiamina. Se cree que la dependencia etílica crónica es capaz de producir demencia independientemente de la deficiencia de la vitamina B_1. Por otro lado, los signos de intoxicación alcohólica pueden ser difíciles de diferenciar de los de demencia, en el contexto de un etilismo establecido. La abstinencia alcohólica y el delirium tremems pueden complicar además el cuadro clínico. La demencia etílica puede encontrarse superpuesta a otros procesos deteriorantes como la enfermedad de Alzheimer y la demencia multiinfarto.

CARACTERÍSTICAS CLÍNICAS Y DIAGNÓSTICAS

Un diagnóstico apropiado requiere que el paciente esté abstinente durante varias semanas. Si se diagnostica la demencia (cuadro B.8-1), el objetivo es la determinación de posibles causas reversibles.

Los rasgos clínicos se caracterizan por una afectación del pensamiento abstracto, el juicio y las funciones corticales superiores, tales como: lenguaje y comprensión.

ORIENTACIÓN Y PSICOTERAPÉUTICA Y PARA LA ENTREVISTA

Es preciso ayudar al paciente a que esté lo más orientado posible. Una actitud serena y tranquilizadora sirve para apaciguar la agitación, que es frecuente en la demencia etílica. Recoger la historia del abuso de alcohol del paciente que faciliten sus familiares y amigos. Valorar el consumo de otras sustancias (p. ej., cocaína y benzodiacepinas). Indagar si ha habido caídas, traumatismos craneoencefálicos o de otro tipo. Evaluar, si es posible, el estado nutricional del enfermo.

EVALUACIÓN Y MANEJO

1. Tomar las constantes vitales del paciente.
2. Realizar un estudio para demencias, con inclusión de un análisis sistemático de sangre, panel bioquímico, pruebas de función tiroidea, VDRL y niveles séricos de vitamina B_{12} y ácido fólico. También están indicados una TAC craneal y un electroencefalograma (EEG). Asimismo, deben efectuarse otras exploraciones de rutina como un análisis de orina con determinación de tóxicos en la misma, un electrocardiograma (ECG) y radiografías de tórax.
3. Descartar, a través, de una exploración sistemática, la existencia de otros problemas médicos.

Cuadro B.8-1. *Criterios para el diagnóstico de demencia asociada a alcoholismo*

A. Una demencia que se presenta después de un hábito prolongado de grandes ingestas de alcohol y que persiste al menos tres semanas después de haber interrumpido su consumo

B. A través de la historia, el examen físico y las pruebas de laboratorio, se excluyen otras causas de demencia no debidas al consumo prolongado de grandes cantidades de alcohol

Reproducido con permiso. DSM-III-R: *Manual diagnóstico y estadístico de los trastornos mentales.* © Masson S.A., Barcelona, 1988.

4. Después de la desintoxicación y la estabilización pueden estar indicadas otras pruebas como: punción lumbar, resonancia magnética nuclear (RNM) y test neuropsicológicos.
5. La tranquilización resulta eficaz, a menudo, para aliviar la depresión y la ansiedad en los demenciados. Tanto el apoyo como la estructuración de sus vidas son muy importantes.

FARMACOTERAPIA

Administrar 100 mg de tiamina por vía IM y luego otros 100 mg por boca, tres veces al día. Prescribir un complejo polivitamínico (Vitamina B_{12} y ácido fólico), dos veces al día.

Mantener el sueño del enfermo con benzodiacepinas si es necesario. Si el paciente está deshidratado, lograr una hidratación adecuada estimulándole para que beba líquidos. Tratar también los problemas médicos que se detecten.

La agitación y el insomnio pueden ser abordados con benzodiacepinas o antipsicóticos. Las benzodiacepinas –por ejemplo, el oxacepán (Adumbrán) entre 10-30 mg por vía oral o el loracepán (Orfidal) 1-2 mg por boca o I.M.– están indicadas en los pacientes con dependencia alcohólica activa, ya que estos fármacos no precipitan convulsiones durante la abstinencia etílica. Los antipsicóticos –por ejemplo, la flufenacina o el haloperidol (Haloperidol), dados ambos a dosis entre 2-5 mg por vía oral o I.M.– son preferibles en los demenciados sin abuso reciente de alcohol, ya que los neurolépticos deterioran menos el estado cognitivo del paciente que las benzodiacepinas.

Referencias cruzadas:

Intoxicación alcohólica, abstinencia alcohólica, amnesia, demencia, síndrome de Korsakoff, encefalopatía de Wernicke.

9 / Alucinosis alcohólica

Se define como el estado alucinatorio que se presenta en un alcohólico durante los dos días posteriores a la reducción, o cesación, de la ingesta etílica, y que permanece después de que los síntomas de abstinencia han desaparecido. Es un trastorno infrecuente y afecta preferentemente a los varones.

CARACTERÍSTICAS CLÍNICAS Y DIAGNÓSTICO

Las alucinaciones son, a menudo, zumbidos desagradables, voces y alteraciones perceptivas visuales (cuadro B.9-1). El paciente puede presentar también de-

Cuadro B.9-1. *Criterios para el diagnóstico de la alucinosis alcohólica*

A. Desarrollo breve (habitualmente en cuarenta y ocho horas) de una alucinosis orgánica con alucinaciones vívidas y persistentes (auditivas o visuales) tras la interrupción o disminución de la ingesta alcohólica en un individuo que parece presentar una dependencia alcohólica

B. No hay un delirium como en el delirium por abstinencia alcohólica

C. Todo ello, no debido a ningún otro trastorno mental o físico

lirios e ideas de referencia. No hay evidencia de disminución del nivel de conciencia, y la orientación en tiempo, lugar y espacio permanece intacta. La duración es variable. Los síntomas pueden tardar en resolverse desde unas horas a unas semanas; un 10% de los pacientes presentan síntomas que persisten indefinidamente.

Hay que hacer el diagnóstico diferencial con el trastorno esquizofreniforme, la esquizofrenia, la patología afectiva y las alteraciones orgánicas. Es preciso tener siempre en cuenta la posibilidad de un abuso de sustancias concomitantes (p. ej., cocaína y alucinógenos).

ORIENTACIÓN PSICOTERAPÉUTICA Y PARA LA ENTREVISTA

Tranquilizar al paciente. Si éste posee capacidad de introspección, explicarle el origen de las alucinaciones. En caso de que el enfermo haga una interpretación delirante de la causa de las mismas, no discutir con él. Proporcionarle un ambiente seguro y silencioso.

EVALUACIÓN Y MANEJO

1. Tomar las constantes vitales del enfermo. Descartar un síndrome de abstinencia etílica, que puede acompañarse de alucinaciones.
2. Llevar a cabo un examen completo, médico y psiquiátrico, prestando atención a los trastornos asociados y a las secuelas físicas del alcoholismo.
3. Efectuar una determinación de tóxicos en orina.
4. Proporcionar un ambiente seguro y permanecer alerta ante posibles episodios violentos reactivos a las alucinaciones. Los pacientes peligrosos deben hospitalizarse.
5. Derivar a los enfermos para tratarse de su alcoholismo cuando sea oportuno.

FARMACOTERAPIA

Administrar 100 mg de tiamina IM y luego otros 100 mg por boca, tres veces al día.

Utilizar benzodiacepinas, como el loracepán (Orfidal) 1-2 mg por vía oral o I.M., cada cuatro-seis horas, según sea necesario. Si las benzodiacepinas resultan ineficaces, pensar en los antipsicóticos, como el haloperidol (Haloperidol) 2-5 mg por vía oral o I.M., cada cuatro-seis horas, según la evolución.

Referencias cruzadas:

Intoxicación alcohólica, abstinencia alcohólica.

10 / Intoxicación alcohólica idiosincrásica (intoxicación patológica)

Este cuadro clínico (llamado también intoxicación patológica) es un comportamiento maladaptado, generalmente agresivo (p. ej., peleas), que no es habitual en el paciente y que se presenta tras la ingesta de una cantidad de alcohol que no produciría intoxicación en una persona normal.

CARACTERÍSTICAS CLÍNICAS Y DIAGNÓSTICO

El comienzo es rápido y la duración va desde unos minutos a varias horas, terminando en un sueño prolongado, que se caracteriza por una afectación de la conciencia, desorientación y confusión. Pueden presentarse alucinaciones, ilusiones y delirios, así como rabia, agitación y violencia. El paciente suele guardar amnesia del episodio. Una patología orgánica previa –como una epilepsia temporal, traumatismos craneoencefálicos o encefalitis– puede facilitar la susceptibilidad de la persona al alcohol. Se ha comunicado que este trastorno se da con mayor frecuencia en ancianos, en pacientes que toman sedantes, en personas que se sienten fatigadas o crónicamente ansiosas y en los que presentan alteraciones en el control de los impulsos. El diagnóstico diferencial ha de hacerse precisamente con este tipo de alteraciones y con la epilepsia temporal.

ORIENTACIÓN TERAPÉUTICA Y PARA LA ENTREVISTA

Realizar la entrevista de forma serena y no amenazadora. Los guardias de seguridad han de estar presentes por si son necesarios. No hay que provocar ni desafiar al paciente y, si es posible, es mejor colocarle en un área aislada y tranquila.

EVOLUCIÓN Y MANEJO

1. Tomar inmediatamente las medidas precisas para evitar que los pacientes se dañen a sí mismos o a otros. Pueden ser necesarias la sujeción y la sedación.
2. Efectuar una evaluación médica completa para buscar enfermedades subyacentes y evitar complicaciones físicas.
3. Realizar una reevaluación psiquiátrica cuando el enfermo esté sobrio para determinar el grado de peligrosidad de la persona y averiguar si presenta algún trastorno psiquiátrico.
4. Valorar la existencia de politoxicomanía.

FARMACOTERAPIA

La agitación severa y la agresividad se suelen controlar con dosis bajas de benzodiacepinas [p. ej., loracepán (Orfidal) 1-2 mg por boca o I.M.] o con antipsicóticos de alta potencia [p. ej., haloperidol (Haloperidol) 2-5 mg por vía oral o I.M.]. Es mejor no utilizar los de baja potencia como la clorpromacina (Largactil) y tioridacina (Meleril) debido al riesgo de hipotensión ortostática y a su capacidad para disminuir el umbral convulsivante. No está indicado el tratamiento prolongado a causa del riesgo de padecer efectos secundarios a largo plazo.

Referencias cruzadas:

Intoxicación alcohólica, trastorno intermitente explosivo, intoxicación.

11 / Intoxicación alcohólica

La *intoxicación etílica* (embriaguez simple) se define como una conducta maladaptada tras la ingesta reciente de una cantidad de alcohol suficiente como para producir intoxicación en la mayoría de las personas. Se necesita, por lo general, una alcoholemia de 30-60 mg/dl. La intoxicación legal se determina por un nivel sérico de etanol de 100 mg/dl (cuadro B.11-1).

CARACTERÍSTICAS CLÍNICAS Y DIAGNÓSTICO

Los signos físicos de la embriaguez son disartria, incoordinación, ataxia, nistagmus y rubor facial. El cuadro puede presentarse con una gran variedad de cambios en la conducta, tales como inconstancia y desinhibición, verborrea, aislamiento y proclividad a las discusiones. La memoria reciente y el juicio del paciente se encuentran afectados.

Cuadro B.11-1. *Estadios de la intoxicación alcohólica*

Alcoholemia mg/dl)[1]	*Efectos sobre los sentimientos y la conducta*	*Tiempo preciso para que se elimine todo el alcohol*
0,02-0,03%	Ausencia de efectos evidentes; moderada alteración de los sentimientos; pequeña afectación del juicio y la memoria	2 horas
0,03-0,06%	Sensación de calor, relajación, sedación moderada; exageración de las emociones y la conducta; ligera afectación de las capacidades motoras finas; ligero aumento del tiempo de reacción	4 horas
0,08-0,09%	Agudeza auditiva y visual reducida; ligera afectación del habla; pequeñas alteraciones del equilibrio; mayores dificultades en el rendimiento motor; sentimientos de euforia o depresión; deseo de continuar bebiendo; habla en tono elevado y actitudes discutidoras	6 horas
0,11-0,12%	Dificultad en la realización de muchas tareas motoras; conducta incoordinada; clara afectación de las capacidades mentales, ej.: juicio y memoria, desinhibición; actitudes agresivas si no puede seguir bebiendo o si se le dice que ya es suficiente	8 horas
0,14-0,15%	Afectación importante de todas las funciones físicas y mentales; conducta irresponsable; euforia clara; dificultad en estar de pie, andar y hablar; percepción y juicio distorsionado; se siente capacitado para conducir, no puede aceptar su estado	10 horas
0,20%	Sentimientos de confusión y aturdimiento; no puede moverse con facilidad sin ayuda; incapacidad de mantenerse en posición erecta	12 horas
0,30%	Percepción y comprensión mínimas; suspensión o disminución general de la sensibilidad	
0,40%	Anestesia casi completa, ausencia de percepción, inconsciencia, coma	
0,50%	Coma profundo	
0,60%	Posibilidad de fallecer tras una anestesia del centro respiratorio	

[1]Miligramo por decilitro.
Cuadro tomado de WR Cote, FD Lisnow: Alcohol use and abuse. In *Emergency Psychiatry*, EL Bassuk, AW Birk, editors, p 132. Plenum, New York, 1984. Utilizado con permiso.

Hay que examinar cuidadosamente a la persona para detectar signos de abstinencia como el temblor. Buscar señales de traumatismos, en especial cranoencefálicos, de hematomas subdurales, fracturas costales (por caídas) y hematomas faciales (por peleas); cirrosis, hepatitis, pancreatitis, gastritis, sangrado gastrointestinal, neuropatía y cardiomiopatía (efectos directos del alcohol); infecciones y signos de exposición a los elementos. Véase el cuadro B.11-2 para los criterios diagnósticos de la intoxicación etílica y el cuadro B. 11-3 para el diagnóstico diferencial.

ORIENTACIÓN PSICOTERAPÉUTICA Y PARA LA ENTREVISTA

Realizar la entrevista en una habitación silenciosa y con pocos estímulos. Los intoxicados son, a menudo, difíciles de entrevistar y de evaluar a causa de los

Cuadro B.11-2. *Criterios para el diagnóstico de la intoxicación alcohólica*

A. Ingestión reciente de alcohol (sin la existencia de pruebas que sugieran que la cantidad ingerida es insuficiente para provocar una intoxicación en la mayor parte de la gente)
B. Cambios conductuales desadaptativos; por ejemplo, desinhibición de impulsos sexuales o agresivos, labilidad emocional, deterioro de la capacidad de juicio y de la actividad social o laboral
C. Al menos uno de los siguientes signos:
   1) lenguaje farfullante
   2) incoordinación
   3) marcha inestable
   4) nistagmus
   5) rubor facial
D. Todo ello, no debido a ningún otro trastorno mental o físico

Reproducido con permiso. DSM-III-R: *Manual diagnóstico y estadístico de los trastornos mentales.* © Masson S.A., Barcelona, 1988.

cambios constantes en su estado mental hasta que se encuentran sobrios. Los pacientes con otros trastornos mentales pueden mostrarse suicidas u homicidas mientras les dura la intoxicación, pero no cuando ésta ha remitido. Evaluar cuidadosamente al enfermo en el estado de intoxicación aguda; sin embargo, el primer objetivo terapéutico es proteger a la persona hasta que vuelve a estar serena. Si el intoxicado se muestra agitado o beligerante, hay que contar con los guardias de seguridad. No desafiar, provocar o afear su conducta al paciente. Mantenerse tan poco amenazador como sea posible.

EVALUACIÓN Y MANEJO

1. La meta es ayudar al paciente durante la intoxicación para que ni él ni otros resulten heridos; cuando se encuentre sobrio, reevaluarlo para un tratamiento definitivo.
2. Buscar otros trastornos relacionados con el alcohol (en especial, dependencia y abstinencias etílicas), así como otras alteraciones psiquiátricas.
3. Tener en cuenta la desintoxicación del enfermo si es necesario.

Cuadro B.11-3. *Diagnóstico diferencial para la intoxicación alcohólica*

1. Intoxicación por sedantes e hipnóticos
2. Hipoglucemia
3. Cetoacidosis diabética
4. Hematoma subdural; traumatismo craneoencefálico
5. Estados posictales
6. Encefalopatía hepática
7. Encefalitis
8. Otras causas de ataxia (p. ej., esclerosis múltiple; enfermedades neurodegenerativas)

Cuadro adaptado de SE Hyman, BE Bierer: Alcohol-related emergencies. In *Manual of Psychiatric Emergencies*, ed. 2, SE Hyman, editor, p 247. Little, Brown, Boston, 1988. Utilizado con permiso.

4. Los intoxicados que hacen manifestaciones sobre el suicidio u otros actos peligrosos deben ser ingresados en una unidad de psiquiatría, sin embargo, en ocasiones pueden mantenerse en observación en urgencias, ya que sus síntomas suelen resolverse en pocas horas.
5. Proteger al paciente de las caídas y las lesiones accidentales. Prevenir también que el enfermo ataque a otras personas.
6. Tomar las constantes vitales del paciente. Si están elevadas, tratarle rápidamente de un cuadro de abstinencia etílica. Tanto la intoxicación como la abstinencia pueden estar presentes en una persona al mismo tiempo, y ello sugiere un alcoholismo grave y crónico en el que se ha producido una disminución de la ingesta (por no haber bebida disponible). Otros signos de abstinencia son: ansiedad, irritabilidad, temblor e insomnio.
7. Averiguar si el paciente está tomando otras drogas al mismo tiempo.
8. Evaluar el estado mental de la persona de forma tan minuciosa como sea posible, prestando especial atención a la peligrosidad actual. Identificar otros trastornos mentales, si hay alguno. El alcohol se utiliza con frecuencia para aliviar síntomas ansiosos, psicóticos y depresivos. El suicido es común entre los alcohólicos, y la ingesta suele tener lugar antes de los intentos autolíticos. Los episodios violentos u homicidas se producen con mayor frecuencia cuando la persona está intoxicada que cuando está sobria.
9. Determinar si la abstinencia se debe al alcohol o a los sedantes, ya que éstos tienen tolerancia y dependencia cruzadas con el etanol. Un síndrome de abstinencia implica dependencia.
10. Proporcionar un ambiente seguro en el que se pueda resolver la intoxicación. Éste puede ser la sala de urgencias, la sala de espera, el despacho de una consulta, un albergue o en su hogar si hay algún familiar que se responsabilice. En un contexto ideal, la monitorización de los signos de abstinencia debería ser factible.

FARMACOTERAPIA

No están indicadas las dosis elevadas ni la medicación frecuente, ni tampoco los sedantes que pudieran potenciar el alcohol que ya se encuentra en el organismo del paciente. Manejar la agitación con sujeción mecánica y, en circunstancias extremas, utilizar con prudencia una benzodiacepina; por ejemplo loracepán 1-2 mg por boca o I.M., oxacepán (Adumbrán) 10-30 mg por vía oral o I.M., o clordiacepóxido (Huberplex) 10-25 mg en toma oral. Monitorizar al paciente cuidadosamente en toda ocasión.

Referencias cruzadas:

Sobredosis de alcohol, abstinencia alcohólica, episodios de amnesia por intoxicación etílica (blackouts), intoxicación, violencia.

12 / Sobredosis alcohólica (envenenamiento)

La *sobredosis de alcohol* es la ingesta de una cantidad suficiente de etanol como para causar una toxicidad grave, coma o la muerte.

CARACTERÍSTICAS CLÍNICAS Y DIAGNÓSTICO

La sobredosis alcohólica se presenta generalmente en dos circunstancias: como un intento autolítico o como un accidente (p. ej., tras un desafío a beber en una fiesta de fraternidad). El paciente ingiere inevitablemente un gran volumen de alcohol en poco tiempo. En otras ocasiones, el enfermo acaba estando tan intoxicado que no puede continuar bebiendo. Un nivel en sangre del 0,1 al 0,15% de alcohol indica intoxicación, un nivel del 0,3 al 0,4% produce generalmente coma; y cifras más altas causan la muerte. El etanol es un depresor del sistema nervioso central, y el fallecimiento es debido a una depresión respiratoria o a la aspiración de un vómito.

ORIENTACIÓN PSICOTERAPÉUTICA Y PARA LA ENTREVISTA

Una atención médica inmediata resulta esencial. El paciente puede estar demasiado comatoso o enfermo como para ser entrevistado. En tal caso, hay que recoger la historia de otras fuentes.

EVALUACIÓN Y MANEJO

1. Una urgencia toxicológica puede requerir lavado gástrico, intubación e ingreso en una unidad de vigilancia intensiva.
2. En aquellos pacientes en los que la sobredosis sea debida a un intento de suicidio, hay que considerar siempre la posibilidad de que se hayan ingerido grandes cantidades de otras sustancias y ha de determinarse, por tanto, la presencia de tóxicos en orina.
3. La alcoholemia del paciente es una información útil en una situación de sobredosis.

FARMACOTERAPIA

Una vez que se hayan tomado muestras de sangre, administrar 100 mg de tiamina como profilaxis de la encefalopatía de Wernicke.

Administrar también 50 ml de dextrosa al 50% por vía I.V. para prevenir la hipoglucemia.
Utilizar naloxona (Naloxone) por el posible consumo concomitante de opiáceos.

Referencias cruzadas:

Intoxicación alcohólica, abstinencia alcohólica, delirium por abstinencia alcohólica, coma, intoxicación y abstinencia por opiáceos.

13 / Convulsiones alcohólicas

Estas convulsiones se presentan en el contexto de una abstinencia alcohólica (ataques por abstinencia). Se asocian con el delirium tremens.

CARACTERÍSTICAS CLÍNICAS Y DIAGNÓSTICO

Las convulsiones tienen lugar, casi siempre, entre las veinticuatro-setenta y dos horas después de la interrupción de la ingesta alcohólica o de un descenso de la misma, y preceden con frecuencia al delirium. Los pacientes que padecen una enfermedad médica intercurrente son especialmente sensibles a la presentación de convulsiones. Las crisis son ataques generalizados tónico-clónicos (grand mal) de carácter autolimitado; su número oscila entre uno y cuatro. Muchos pacientes, sin embargo, experimentan convulsiones múltiples.

ORIENTACIÓN PSICOTERAPÉUTICA Y PARA LA ENTREVISTA

Tras una intervención médica inmediata, hay que recoger una historia de fuentes colaterales. Es preciso vigilar la presencia de confusión posictal y de agitación. Tranquilizar al paciente y explicarle que las crisis futuras pueden ser controladas.

EVALUACIÓN Y MANEJO

1. Sin tratamiento, hay una significativa mortalidad asociada a las convulsiones por abstinencia y al delirium.
2. Evaluar cuidadosamente la existencia de otras condiciones médicas, en especial el traumatismo craneoencefálico.
3. Considerar también la abstinencia de otras drogas (p. ej., sedantes-hipnóticos y anticomiciales).

Cuadro B.13-1. *Tratamiento de las convulsiones alcohólicas*

1. Diacepán 10 mg I.V. (de inicio) administrados lentamente[1]
2. Diacepán 5 mg I.V. cada 5 min hasta tranquilizar al paciente sin dormirle
3. Diacepán 5 mg I.V. o por boca cada cuatro horas hasta que el delirium cede; después disminuir la dosis 50% cada día hasta retirar totalmente la medicación
4. Profilaxis opcional. Administrar una dosis masiva de 1 g de fenitoína I.V. sin diluir, lentamente, en cuatro horas (a una tasa no mayor de 50 mg/min). Es útil la monitorización electrocardiográfica durante la administración I.V
5. Después continuar con 100 mg de fenitoína por boca, tres veces al día, durante el período de abstinencia. Mantener los niveles plasmáticos entre 10 y 20 mg/ml

[1]2,5 mg de clordiacepóxido pueden sustituir cada 1 mg de diacepán.
Cuadro tomado de WR Cote, FD Lisnow: Alcohol use and abuse. In *Emergency Psychiatry.* El Bassuk, AW Birk, editors, p 135. Plenum, New York, 1994. Utilizado con permiso.

4. Evaluar otras causas posibles de comicialidad o delirium. Por lo general, las convulsiones no significan que haya un trastorno epiléptico subyacente, y el electroencefalograma (EEG) tomado tras la abstinencia no suele mostrar anomalías.
5. Si las crisis prosiguen durante un tiempo prolongado, si tiene lugar un estatus epiléptico o si las convulsiones son focales en vez de generalizadas, debe considerarse otra causa distinta al alcohol.

FARMACOTERAPIA

El tratamiento es el mismo que para el delirium tremens, pero hay que valorar el añadir a las benzodiacepinas un suplemento de magnesio y anticomiciales.

Tratar decididamente las convulsiones con benzodiacepinas, por ejemplo, clordiacepóxido (Huberplex) o diacepán (Valium) (cuadro B.13-1).

El empleo profiláctico de anticomiciales en las convulsiones por abstinencia es objeto de controversia. En los pacientes con crisis comiciales, claramente ocasionadas por abstinencia etílica, la mayoría de los autores no recomienda la utilización de medicación antiepiléptica a largo plazo.

Referencias cruzadas:

Delirium por abstinencia alcohólica, epilepsia.

14 / Abstinencia alcohólica

La *abstinencia alcohólica* es un síndrome que se asocia a la interrupción, o a un notable descenso, del consumo etílico en un paciente dependiente del alcohol. La presencia de este trastorno suele significar que ha habido una gran ingesta de etanol durante al menos varios días. La mayoría de los síntomas se atribuye a una hiperirritabilidad del sistema nervioso central (SNC).

Cuadro B.14-1. *Criterios para el diagnóstico de la abstinencia alcohólica no complicada*

A. Interrupción de un consumo abundante y prolongado de alcohol (algunos días o más) o reducción de la cantidad de alcohol ingerida, seguida algunas horas después de un temblor grosero de manos, lengua o párpados y, por lo menos, uno de los siguientes síntomas:
1) náuseas o vómitos;
2) malestar o cansancio;
3) hiperactividad neurovegetativa; por ejemplo: taquicardia, diaforesis y elevación de la tensión arterial;
4) ansiedad;
5) humor deprimido o irritable;
6) alucinaciones o ilusiones transitorias;
7) cefaleas;
8) insomnio;

B. Todo ello, no debido a ningún otro trastorno mental o físico, como el delirium por abstinencia alcohólica.

Reproducido con permiso. DSM-III-R: *Manual diagnóstico y estadístico de los trastornos mentales.* © Masson S.A., Barcelona, 1988.

CARACTERÍSTICAS CLÍNICAS Y DIAGNÓSTICO

El comienzo de la abstinencia se presenta unas horas (generalmente de seis a ocho) después de una disminución en la ingesta etílica (cuadro B.14-1). Los síntomas comprenden un temblor grosero moderado y alguno de los que se citan a continuación: náusea o vómitos, malestar o debilidad, taquicardia, hipertensión, sudoración, ansiedad, ánimo depresivo, irritabilidad, inquietud, alucinaciones transitorias, ilusiones, dolor de cabeza, insomnio (cuadro B.14-2).

El trastorno es transitorio en pacientes que, por lo demás, se encuentren sanos. La abstinencia alcohólica se identifica con facilidad gracias a la historia clínica y a la presencia de temblor y, de alteraciones en las constantes vitales.

ORIENTACIÓN PSICOTERAPÉUTICA Y PARA LA ENTREVISTA

La tranquilización –junto a la obtención de una buena historia del paciente– resulta esencial.

EVALUACIÓN Y MANEJO

1. Evaluar la hidratación y la situación de los electrólitos. Tanto la deshidratación como la hiperhidratación pueden tener lugar. Corregir cualquier deficiencia electrolítica con inclusión de las relativas al calcio y al magnesio. No suele ser necesaria la fluidoterapia intravenosa (I.V.).
2. Evaluar cuidadosamente al paciente en busca de problemas médicos concomitantes, en especial traumatismos craneoencefálicos, fracturas costales, infecciones, hemorragias gastrointestinales y enfermedad hepática.

Cuadro B.14-2. *Signos y síntomas de la abstinencia alcohólica*

Hiperactividad neurovegetativa

1. Taquicardia
2. Hipertensión
3. Diaforesis
4. Temblor
5. Fiebre
6. Alcalosis respiratoria

Alteraciones del sueño:

1. Insomnio de conciliación
2. Aumento del período REM (movimientos oculares rápidos)
3. Disminución del sueño profundo (estadios 3 y 4)

Síntomas digestivos

1. Anorexia
2. Naúseas y vómitos

Síntomas psicológicos

1. Agitación, ansiedad
2. Inquietud
3. Irritabilidad
4. Distraibilidad, escasa concentración
5. Empeoramiento de la memoria
6. Empeoramiento del juicio
7. Alucinosis (pueden ser bien toleradas; con frecuencia son visuales, pero pueden afectar a todos los sentidos)

Convulsiones tónico-clónicas generalizadas

Cuadro tomado de RD Weiss, SM Mirin: Intoxication and withdrawal syndromes. In *Manual of Psychiatric Emergencies*, ed 2, SE Hyman, editor, p 249. Little, Brown, Boston, 1988. Utilizado con permiso.

3. Prevenir la progresión del cuadro hacia el delirium tremens.
4. El manejo ambulatorio del paciente está contraindicado si éste presenta fiebre (más de 38ºC), convulsiones, se muestra incapaz de retener fluidos, hay signos del síndrome de Wernicke-Korsakoff o existe un trastorno médico subyacente grave.

FARMACOTERAPIA

Las benzodiacepinas [clordiacepóxido (Huberplex), 25-100 mg por boca, cuatro veces al día, es la dosis habitual] alivian la abstinencia y pueden ser retiradas paulatinamente en varios días. El loracepán (Orfidal) (1-2 mg constituye una alternativa. Puede ser preferible teóricamente en pacientes con alteraciones hepáticas, ya que la vida media de eliminación del loracepán se puede predecir mejor que la del clordiacepóxido en esos pacientes.

Administrar 100 mg I.M. de tiamina y luego 100 mg por boca tres veces al día. La tiamina es imprescindible, ya que la malabsorción es muy frecuente en

Cuadro B.14-3. *Tratamiento de la abstinencia alcohólica*

Estadio I: Abstinencia leve o moderada

1. Regular la dieta según tolerancia
2. Estimular la actividad física
3. Valorar la hidratación (p. ej., turgor de la piel, cambios en el peso corporal, osmolaridad de la orina); forzar la ingesta de líquidos si es preciso (120 ml de zumo de naranja o de leche cada 30 min × 8, luego dar 120 ml de zumo de naranja o de leche cada hora × 6)
4. Tomar las constantes vitales cada 4 horas × 48 horas, después según los cambios que se produzcan
5. Realizar la prueba de la tuberculina
6. Pedir un análisis sistemático de sangre y de orina, tiempo de protombina, glucemia en ayunas, BUN, electrólitos, fosfatasa alcalina, bilirrubina, GOT, CPK, LDH, ácido úrico, proteínas totales, albúmina, globulinas, examen de heces para detectar sangre oculta, VDRL, calcio sérico, magnesio, amilasa
7. Radiografías de tórax, ECG, tan pronto como sea posible
8. Buscar tóxicos en orina para detectar el consumo de otras drogas
9. Administrar 25-100 mg de clordiacepóxido por vía oral al ingresar, repetir la dosis a la hora[1]
10. Administrar 25-100 mg orales de clordiacepóxido cada 6 horas × 24 horas[1]
    Día 2: bajar la dosis a la mitad
    Día 3: bajar la dosis a la mitad
    Día 4: suspender el fármaco
11. Administrar 100 mg de tiaminina I.M. y luego 100 mg por boca tres veces al día y cada noche × 10 días
12. Administrar 1-5 mg de ácido fólico I.M. o por vía oral cada día
13. Administrar una preparación de Berocca (complejo polivitamínico B y C), 2 cc I.M. o I.V. en el ingreso, después diariamente × 2 días (para la administración I.M. utilizar solamente los glúteos)
14. Tras la tercera dosis de Berocca, pasar a una cápsula dos veces al día
15. Utilizar 5-10 mg de vitamina K I.V. (sólo si el tiempo de protombina está a tres segundos del valor normal)

[1]El clordiacepóxido puede ser sustituido por el diacepán; 1 mg de diacepán = 2,5 mg de clordiacepóxido.
Cuadro adaptado de WR Cote, FD Lisnow: Alcohol use and abuse. In *Emergency Psychiatry*, EL Bassuk, AW Birk, editors, p 135. Plenum, New York, 1984. Utilizado con permiso.

los alcohólicos y las consecuencias de la deficiencia de vitamina B_1 son muy graves. Un complejo multivitamínico, una cápsula dos veces al día, resulta también necesario ya que el paciente puede ser deficitario en vitamina B_{12} y ácido fólico.

Monitorizar las constantes vitales del enfermo y ajustar la dosis de benzodiacepinas. Si hay signos de abstinencia, hay que elevarla. Si el paciente se encuentra sedado y no hay signos de abstinencia, la dosis debe ser disminuida.

Si se está tratando al enfermo en la consulta, debe instruírsele para que acuda a Urgencias en caso de aparecer síntomas serios de abstinencia. Asegurar un sueño adecuado con benzodiacepinas.

Véase el cuadro B.14-3 para el tratamiento de la abstinencia etílica moderada.

Referencias cruzadas:

Intoxicación alcohólica, sobredosis alcohólica, delirium por abstinencia alcohólica.

15 / Delirium por abstinencia alcohólica (DTs)

Este delirium (delirium tremens (DTs)) es una grave complicación de la abstinencia alcohólica, que se presenta en cerca del 5% de los enfermos que interrumpen su ingesta etílica. Suele aparecer en pacientes que están en una situación médica comprometida, con una larga historia de alcoholismo importante y que dejan de beber o disminuyen notablemente su consumo. El cuadro es potencialmente mortal si se le deja evolucionar sin tratamiento; la tasa de mortalidad en tales casos es del 20%. Incluso con una terapia óptima, el delirium tremens tiene una tasa de mortalidad del 5-10%. El fallecimiento sucede generalmente como resultado de la hipertermia, la deshidratación, la diselectrolitemia, las infecciones o, en último caso, del colapso cardiovascular.

CARACTERÍSTICAS CLÍNICAS Y DIAGNÓSTICO

En el 90% de los pacientes, el comienzo del cuadro se presenta en la semana siguiente a un claro descenso en el consumo de alcohol, con frecuencia después de las veinticuatro-setenta y dos horas de abstinencia.

El cuadro se desarrolla, a menudo, durante el tercer día de hospitalización en un paciente que ha sido ingresado por razones médicas y de quien no se sabía que era dependiente.

Los signos y síntomas incluyen: delirium con el sensorio gravemente afectado, hiperactividad neurovegetativa importante (p. ej., taquicardia, hipertensión, taquipnea, fiebre, diaforesis), temblor, convulsiones (ataques por abstinencia), alucinaciones vívidas que suelen ser táctiles o visuales, y un grado de actividad psicomotriz que va de la agitación a la letargia. Las pesadillas y el insomnio son muy frecuentes.

ORIENTACIÓN PSICOTERAPÉUTICA Y PARA LA ENTREVISTA

Emplear una aproximación tranquilizadora para esos pacientes que están confusos, desorientados y enormemente ansiosos. El apoyo y las explicaciones son útiles.

EVALUACIÓN Y MANEJO

1. Es necesario un tratamiento inmediato en régimen de ingreso. Los objetivos terapéuticos más cercanos son prevenir el agotamiento, reducir la hiperirritabilidad del sistema nervioso central y corregir las alteraciones hidroelectrolíticas.

2. Evitar la sujeción mecánica, ya que el enfermo puede luchar contra las ligaduras y producirse heridas.
3. Evaluar el estado electrolítico y de hidratación del paciente. La deshidratación es muy frecuente y justifica la fluidoterapia intravenosa. Las deficiencias electrolíticas, con inclusión de las relativas al calcio y al magnesio, deben ser corregidas.
4. Evaluar cuidadosamente al enfermo en busca de problemas médicos concomitantes, en especial los traumatismos craneoencefálicos, fracturas costales, infecciones, hemorragias gastrointestinales y enfermedad hepática.
5. Observar intensivamente al paciente por el posible desarrollo de signos neurológicos focales, que, en caso de presentarse, requieren una evaluación neurológica detenida.
6. Instituir una dieta hipercalórica con un alto contenido de hidratos de carbono.
7. Administrar vitaminas.
8. Deben sospecharse infecciones tales como la neumonía aspirativa y, en caso de estar presentes, han de tratarse decididamente.

FARMACOTERAPIA

Las benzodiacepinas [clordiacepóxido (Huberplex), 25-100 mg por boca, cuatro veces al día, es la dosis habitual] alivian la abstinencia y pueden ser retiradas paulatinamente en varios días. El loracepán (Orfidal) 1-2 mg constituye una alternativa. Puede ser preferible teóricamente en pacientes con alteraciones hepáticas, ya que la vida media de eliminación del loracepán se puede predecir mejor que la del cloridacepóxido en esos pacientes.

Administrar 100 mg I.M. de tiamina y luego 100 mg por boca tres veces al día. La tiamina es imprescindible, ya que la malabsorción es muy frecuente en los alcohólicos y las consecuencias de la deficiencia de vitamina B_1 son muy graves.

Un complejo multivitamínico, una cápsula dos veces al día, resulta también necesario ya que el paciente puede ser deficitario en vitamina B_{12} y ácido fólico.

Monitorizar las constantes vitales del enfermo y ajustar la dosis de benzodiacepinas. Si hay signos de abstinencia, hay que elevarla. Si el paciente se encuentra sedado y no hay signos de abstinencia, la dosis debe ser disminuida. Si se está tratando al enfermo en la consulta, debe instruírsele para que acuda a Urgencias en caso de aparecer síntomas serios de abstinencia. Asegurar un sueño adecuado con benzodiacepinas.

El mantenimiento con anticonvulsivantes no suele estar indicado para las crisis comiciales que se desarrollan solamente en el contexto de la abstinencia etílica.

Referencias cruzadas:

Convulsiones alcohólicas, abstinencia alcohólica.

16 / Amnesia

La *amnesia*, un deterioro de la memoria, puede ser un signo o síntoma de una gran variedad de trastornos, con inclusión de alteraciones orgánicas, tales como tumores cerebrales e infecciones del sistema nervioso central (SNC), y de alteraciones funcionales, como el trastorno por estrés postraumático y los cuadros disociativos. La amnesia puede aparecer tras un traumatismo craneoencefálico, una convulsión o una migraña. Puede ser un efecto secundario de sustancias como el alcohol, los sedantes y los alucinógenos.

CARACTERÍSTICAS CLÍNICAS Y DIAGNÓSTICO

El trastorno suele presentarse bruscamente, y los pacientes son generalmente conscientes de que han perdido memoria. Algunos enfermos parecen estar agobiados por esta pérdida, pero otros se muestran despreocupados o indiferentes. Los pacientes amnésicos están en situación vigil antes y después de la amnesia. Unos pocos, sin embargo, refieren una ligera obnubilación en el período inmediatamente posterior a la pérdida de la memoria. La depresión es, frecuentemente, un factor predisponente y un hallazgo coexistente en la exploración psicopatológica.

La amnesia puede adoptar una de las siguientes formas: 1) *amnesia localizada*, es la más común y se caracteriza por la pérdida de la memoria para los acontecimientos de un corto período de tiempo (de unas horas a unos días); 2) *amnesia generalizada*, la pérdida afecta a toda la vida del individuo; 3) *amnesia selectiva* (también llamada *sistematizada*), es el fracaso en recordar algunos, pero no todos, los acontecimientos de un corto período de tiempo, y 4) *amnesia continua*, caracterizada por el olvido de cada acontecimiento según van sucediendo a partir de un momento determinado; no obstante, el paciente se mantiene alerta y es conocedor de lo que está pasando en cada instante en el momento de suceder.

La amnesia puede producir una ganancia primaria o secundaria. La mujer que no recuerda el nacimiento de su hijo muerto obtiene una ganancia primaria al protegerse a sí misma de sentimientos dolorosos. Un ejemplo de ganancia secundaria es el del soldado que presenta una amnesia súbita y como consecuencia es evacuado del frente.

El cuadro B.16-1 recoge las distintas consideraciones para hacer el diagnóstico diferencial orgánico en los casos de amnesia.

¿Existe evidencia de un trastorno orgánico? Los signos neurológicos son muy comunes en este tipo de trastornos. ¿Hay antecedentes de convulsiones? ¿Ha sido sometido recientemente el paciente a sesiones de terapia electroconvulsivante con amnesia posictal? ¿Padece el enfermo de neoplasias o infecciones del SNC? Las lesiones cerebrales (en el tronco del encéfalo, hipocampo, tercer ventrículo, sistema hipotálamo-diencefálico y en el córtex), las hemorragias subaracnoideas y las enfermedades cerebrales difusas pueden, todas ellas, presentar amnesia.

Cuadro B.16-1. *Diagnóstico diferencial en los pacientes con amnesia*

Amnesia anóxica
Infecciones cerebrales (p. ej., Herpes simple que afecta a los lóbulos temporales)
Neoplasias cerebrales (en especial, de localización límbica o frontal)
Accidentes cerebrovasculares (en especial, en regiones límbicas o frontales)
Amnesia producida por sustancias (p. ej., benzodiacepinas, barbitúricos, fenciclidina, LSD, esteroides)
Terapia electroconvulsiva
Epilepsia
Trastornos metabólicos (p. ej., uremia, hipoglucemia, encefalopatía hipertensiva, porfiria)
Amnesia posconmocional
Amnesia relacionada con el sueño (p. ej., sonambulismo)
Amnesia global transitoria
Síndrome de Wernicke-Korsakoff

¿Hay evidencia de infección (p. ej., encefalitis por herpes)? Son necesarias una exploración neurológica minuciosa, una tomografía axial computadorizada (TAC) y, en algunos casos, una resonancia nuclear magnética (RNM).

¿Hay señales de una amnesia global transitoria? Esta forma de amnesia suele presentarse en pacientes de mediana edad o preseniles (por encima de los cincuenta años), los cuales, tras una instauración brusca de la pérdida, se muestran desorientados e incapaces de almacenar recuerdos. Una amnesia anterógrada profunda suele persistir desde unas horas a unos pocos días. Se puede presentar durante el coito, tras una emoción intensa o en el ejercicio físico. La amnesia para el período afectado puede ser duradera. Los síntomas más sobresalientes son: la ansiedad y el preguntar repetidamente a los demás qué es lo que ocurrió durante el período amnésico. El paciente no muestra pérdida de conciencia ni de las funciones corticales superiores ni convulsiones. La amnesia global transitoria puede relacionarse con ictus cerebrovasculares (p. ej., vasoespasmo con la consiguiente isquemia) y, en ocasiones, con la migraña. Alrededor del 25% de los pacientes sufren repetición de los episodios. No se precisa tratamiento alguno.

ORIENTACIÓN PSICOTERAPÉUTICA Y PARA LA ENTREVISTA

Los pacientes amnésicos pueden encontrarse confusos o asustados; por tanto, es necesario un acercamiento tranquilizador. No hay que presionarlos para que recuerden. Es indispensable recoger la historia clínica de otras fuentes.

EVALUACIÓN Y MANEJO

1. La principal tarea es evaluar cuidadosamente al enfermo en busca de posibles trastornos orgánicos que puedan ser tratados.
2. Si se diagnostica la amnesia como psicógena, hay que procurar entonces que el paciente recuerde para prevenir la creación de un núcleo amnésico que pueda facilitar episodios futuros.

3. En la amnesia psicógena puede ser eficaz el tratamiento con hipnosis, sedantes [p. ej., tiopental intravenoso (Pentotal) o amobarbital] para reducir las barreras amnésicas.
4. En los trastornos disociativos, el tratamiento puede incluir también las entrevistas con amobarbital o bajo hipnosis.
5. En el sonambulismo el tratamiento se dirige hacia la protección del paciente de los posibles peligros durante el episodio (p. ej., caer por las escaleras o a través de una ventana).

FARMACOTERAPIA

La farmacoterapia depende del trastorno específico que causa la amnesia. Por ejemplo, si está asociada a una epilepsia del lóbulo temporal, el tratamiento más eficaz son los anticomiciales; el sonambulismo y las amnesias psicógenas y disociativas pueden tratarse con benzodiacepinas. Los trastornos orgánicos han de ser sometidos a una terapia específica.

Referencias cruzadas:

Convulsiones alcohólicas, fugas, síndrome de Korsakoff.

17 / Intoxicación y abstinencia por anfetaminas o sustancias simpaticomiméticas

I. INTOXICACIÓN POR ANFETAMINAS O SUSTANCIAS SIMPATICOMIMÉTICAS

Se trata de un síndrome producido por la ingestión de anfetaminas o sustancias similares, que se caracteriza por alteraciones conductuales –hipervigilancia, grandiosidad, euforia y agitación– combinadas con alteraciones físicas, como hipertensión, taquicardia y midriasis.

CARACTERÍSTICAS CLÍNICAS Y DIAGNÓSTICO

Las anfetaminas son el prototipo de una clase de drogas estimulantes que incluye a la cocaína; sin embargo, la cocaína, específicamente el crack (una forma purificada que se fuma), es objeto de abuso con mayor frecuencia. Otras drogas de esta clase son la metanfetamina, la dextroanfetamina (Dexedrina), la fenmetracina y el metilfenidato (Rubifén). Todas estas sustancias tienen unas propiedades farmacológicas similares.

Las anfetaminas pueden ser ingeridas, inhaladas o fumadas. La cocaína se suele consumir inhalada o fumada, pero también puede ser inyectada o absorbida a través de las mucosas. Los episodios de intoxicación pueden durar días o semanas y se siguen de un síndrome de abstinencia cuando la droga se elimina totalmente del organismo.

Muchos anfetaminómanos llegan a la droga como consecuencia de un tratamiento para la obesidad o la depresión. Otros consumidores la utilizan para prevenir la fatiga, tal como médicos, estudiantes y camioneros. Algunos la emplean para estimularse; éstos suelen ser jóvenes, tienden a abusar de otras drogas y utilizan, con frecuencia, los estimulantes por vía intravenosa. La reacciones tóxicas más significativas se presentan en consumidores esporádicos que ingieren grandes dosis en un corto período de tiempo.

Las anfetaminas y otros simpaticomiméticos causan síntomas físicos y conductuales. Estos últimos van desde la elevación del humor, de la autoestima y de la alerta mental hasta la grandiosidad, la hipervigilancia, la beligerancia, la agitación, la ansiedad y la afectación del juicio; el funcionamiento social o laboral pueden estar notablemente alterados. Los síntomas físicos son taquicardias, temblores, cefaleas, vértigos, midriasis, hipertensión, respiración, escalofríos, náuseas y vómitos. Los consumidores crónicos presentan movimientos repetitivos, estereotipados, tales como recoger ropas o sábanas, y colocar cosas separadas entre sí para volverlas luego a reunir. En la intoxicación grave se producen: delirium, trastorno delirante (típicamente paranoide) y alucinaciones auditivas, visuales y táctiles. Con la sobredosis aparecen las convulsiones y la muerte. En este sentido se han descrito fallecimientos súbitos relacionados con complicaciones cardíacas. El abuso de drogas conduce frecuentemente a la dependencia. También pueden ocurrir episodios de violencia sin provocación, en especial cuando se combinan las anfetaminas con los barbitúricos.

ORIENTACIÓN PSICOTERAPÉUTICA Y PARA LA ENTREVISTA

Asegurar al paciente que los síntomas son pasajeros. La aproximación a los paranoides debe ser hecha con precaución; explicar las acciones que se vayan a ejecutar y guardar una prudente distancia con el enfermo a causa de un posible episodio violento.

EVALUACIÓN Y MANEJO

1. Los objetivos inmediatos son reducir la irritabilidad del sistema nervioso central (SNC) y la hiperactividad neurovegetativa, controlar los síntomas psicóticos, si los hay, y efectuar una rápida excreción de la droga.
2. La intoxicación suele ser pasajera y el tratamiento consiste, por lo general, en medidas de apoyo. Sin embargo, la agitación, la elevación de las constantes vitales (especialmente hipertermia), el estatus epiléptico y la posible violencia justifican el empleo de medicación.
3. Evitar la estimulación excesiva colocando al paciente en un ambiente silencioso y tranquilo.

4. Incrementar la excreción de la anfetamina por medio de la acidificación urinaria; por ejemplo, cloruro de amonio 500 mg, vía oral, cada tres-cuatro horas, si no hay signos de insuficiencia renal o hepática. 5. Recoger una historia donde consten el tipo y la cantidad de las drogas tomadas.
6. Monitorizar las constantes vitales.
7. Derivar al paciente a una psicoterapia y a un programa para tratamiento de toxicomanías si está indicado.

FARMACOTERAPIA

Para tratar los problemas de conducta del enfermo, comenzar con una benzodiacepina –por ejemplo, oxacepán (Adumbrán) 10-30 mg por boca, estazolam 0,5-1 mg vía oral o loracepán (Orfidal) 1-2 mg per os o I.M.– y repetir las dosis según se precise. Los síntomas psicóticos se controlan mejor con neurolépticos. Habría que monitorizar los antipsicóticos, ya que disminuyen el umbral convulsivante y producen hipotensión. Asimismo, los contaminantes anticolinérgicos que suele haber en las anfetaminas ilegales pueden agravar esos mismos efectos de los antipsicóticos.

Para la alteración de las constantes vitales, se han utilizado con eficacia los β-bloqueantes –por ejemplo, propanolol (Sumial)– y la clonidina (Catapresán). Sin embargo, esos fármacos no son apropiados para tratar los síntomas conductuales del paciente.

II. SÍNDROME DE ABSTINENCIA DE ANFETAMINAS Y SUSTANCIAS SIMPATICOMIMÉTICAS

Se caracteriza este cuadro por: fatiga intensa, insomnio o hipersomnia, agitación, angustia, ansia de droga y depresión; todo ello se presenta tras la discontinuación de un importante consumo de anfetaminas.

CARACTERÍSTICAS CLÍNICAS Y DIAGNÓSTICO

La abstinencia se presenta en los tres primeros días después de la disminución del consumo –o la interrupción– en anfetaminómanos importantes. Los síntomas y signos alcanzan su pico máximo entre los dos y los cuatro días, y consisten en: disforia, depresión, ansiedad, irritabilidad, alteraciones del sueño, fatiga y apatía. Los pacientes presentan tendencias suicidas, que pueden persistir junto con los síntomas depresivos durante meses.

ORIENTACIÓN PSICOTERAPÉUTICA Y PARA LA ENTREVISTA

Tranquilizar al enfermo explicándole la causa de los síntomas y su naturaleza pasajera. Educar y preparar al paciente para los sentimientos de la abstinencia, como la disforia y la fatiga, y asegurarle que dichos síntomas desaparecerán con el tiempo.

EVALUACIÓN Y MANEJO

1. Realizar una historia que recoja la cantidad, frecuencia y duración del consumo de la droga, así como el abuso de otras sustancias.
2. Evaluar cuidadosamente las tendencias suicidas del paciente y dar los pasos necesarios, incluida la hospitalización si fuera preciso, para protegerle.
3. Evaluar al enfermo en busca de una depresión concomitante que pueda necesitar tratamiento.
4. Derivar al paciente para psicoterapia y a un programa de tratamiento de toxicomanías, si ello está indicado.

FARMACOTERAPIA

Puede ocurrir que la farmacoterapia no sea necesaria cuando los síntomas son moderados, pasajeros o abordables a través de una intervención psicosocial. Si la ansiedad es intensa, considerar el empleo de benzodiacepinas durante un corto espacio de tiempo; por ejemplo, loracepán (Orfidal) 1-2 mg por boca tres veces al día. Los síntomas depresivos persistentes o graves requieren medicación antidepresiva. Cuando la abstinencia se acompaña de síntomas psicóticos, deberían emplearse dosis bajas de antipsicóticos de alta potencia, tales como tiotixeno, trifluoperacina (Eskazine), flufenacina o haloperidol (Haloperidol), todos ellos administrados a dosis entre 2-5 mg por vía oral, dos veces al día.

Referencias cruzadas:

Intoxicación y abstinencia por cocaína, depresión, hospitalización, intoxicación, abstinencia de drogas psicotropas, suicidio.

18 / Ira

La *ira* es una emoción que va desde la irritabilidad a la rabia, y que todas las personas han experimentado alguna vez en la vida. Por lo general, la ira es una reacción a un estímulo desagradable o amenazador.

CARACTERÍSTICAS CLÍNICAS Y DIAGNÓSTICO

La mayoría de las veces el diagnóstico de la ira es obvio y claro. En ocasiones, la cólera está enmascarada y se presenta en forma de depresión, apatía o agitación.

ORIENTACIÓN PSICOTERAPÉUTICA Y PARA LA ENTREVISTA

Asegurar repetidamente al paciente que la situación está bajo control y que cualquier preocupación que tenga será escuchada de forma acogedora y no crítica. Es preciso determinar si el paciente está psicótico. Si delira, no hay que intentar convencerle de que sus ideas son falsas.

Averiguar si el enfermo está deprimido o atravesando por una situación de duelo. Durante los primeros seis meses después de una pérdida significativa, la persona puede experimentar y expresar un gran resentimiento por esa pérdida. Un deprimido puede presentar también un cuadro de irritabilidad, frustración y de aparente ira cuando, de hecho, el problema subyacente primario es la depresión.

Si los pacientes están intoxicados por alcohol, drogas o ambos, pueden mostrarse emocionalmente desinhibidos y coléricos. Además, los demenciados experimentan, a menudo, desorientación, frustración y desinhibición que pueden conducir a explosiones de ira.

Si la persona no está psicótica, ni demenciada, ni deprimida, ni intoxicada, ni tampoco en situación de duelo, hay que explorar las razones de la cólera y permitir al paciente que exprese las emociones que le embargan.

EVALUACIÓN Y MANEJO

1. El primer objetivo es prevenir la escalada de la ira a la violencia u otras conductas maladaptadas. Con frecuencia, el permitir que el enfermo exprese verbalmente su cólera en un ámbito seguro puede aliviar el problema de un modo significativo.
2. Asegurarse de que se encuentran presentes suficientes miembros del personal para sujetar al paciente si la ira se convierte en violencia.
3. Separar al paciente del objeto de su ira. Por ejemplo, si la persona está irritada con su familia, hay que hacer esperar a ésta en otra habitación.

FARMACOTERAPIA

Hay que medicar al paciente cuando la ira va en aumento, las aproximaciones psicoterápicas son ineficaces y la violencia u otras conductas peligrosas parecen inminentes.

Si el enfermo ya está tomando un tranquilizante (una benzodiacepina o un antipsicótico), hay que aumentar la dosis de ese fármaco, a menos que se trate de un demenciado, un anciano o un toxicómano. En esos casos, las benzodiacepinas en particular pueden causar un efecto paradójico, con una exacerbación de la cólera y la agitación.

Para los que no están tomando un tranquilizante, tanto las benzodiacepinas como los antipsicóticos resultan eficaces. Es preferible empezar con las primeras [p. ej., loracepán (Orfidal) 1-2 mg por boca o I.M.] ya que tienen menos efectos secundarios que los neurolépticos. Si repetidas dosis de una benzodiacepina son ineficaces, utilizar un antipsicótico [p. ej., haloperidol (Haloperidol) 2-5 mg vía oral o I.M., o clorpromazina (Largactil) 25-100 mg orales o 10-25 I.M.].

Referencias cruzadas:

Agitación, conducta agresiva u homicida, violencia.

19 / Reacción de aniversario

Una *reacción de aniversario* es un conjunto de conductas, síntomas o sueños que se presentan en el aniversario de un acontecimiento pasado significativo. Los pacientes con depresiones recurrentes recaen, con frecuencia, en la misma fecha del año que en sus anteriores episodios. Los que han sufrido una enfermedad médica importante (p. ej., un infarto de miocardio) pueden presentar los mismos síntomas en el aniversario del primer episodio. Los familiares de una persona que haya muerto de una enfermedad aguda pueden mostrar iguales síntomas que su pariente en el aniversario de su muerte.

CARACTERÍSTICAS CLÍNICAS Y DIAGNÓSTICO

Determinar el patrón temporal de los síntomas.

Identificar los acontecimientos que han precipitado el episodio. En las reacciones de aniversario de una enfermedad médica aguda puede estar presente una gran variedad de estímulos; los familiares suelen ser útiles para identificar los factores precipitantes.

Hay que descartar una posible enfermedad orgánica. ¿Está padeciendo de verdad el familiar una insuficiencia cardíaca?

ORIENTACIÓN PSICOTERAPÉUTICA Y PARA LA ENTREVISTA

Es necesaria una cuidadosa exploración de la cronología de la reacción. Explicar al paciente que es probable que estas reacciones de aniversario se presenten durante varios años y que es preciso que exprese los sentimientos que las mismas le producen.

EVALUACIÓN Y MANEJO

Si se concluye que la reacción es psicógena, hay que explorar las posibles causas con el paciente y derivarle para psicoterapia. En muchos casos, sin embargo, la ventilación de los sentimientos en la sala de urgencias o en la consulta puede bastar sin que otro tratamiento sea preciso.

FARMACOTERAPIA

La farmacoterapia no está indicada en general a menos que la reacción sea tan grave (p. ej., depresión mayor, psicosis o agitación extrema) que justifique el empleo de un fármaco específico.

Referencias cruzadas:

Duelo.

20 / Anorexia nerviosa

Es un trastorno de la alimentación que se caracteriza por una alteración de la imagen corporal y graves restricciones nutricionales autoimpuestas. Se cree que este trastorno afecta a más del 1% de las adolescentes.

CARACTERÍSTICAS CLÍNICAS Y DIAGNÓSTICO

Los síntomas de anorexia nerviosa comprenden: un peso corporal que está en un 15% por debajo del que es normal para la edad y talla de la paciente, un intenso miedo a estar gorda a pesar de la evidencia en contra, una percepción perturbada del cuerpo en la que las enfermas se ven a sí mismas obesas aunque se encuentren emanciadas y la pérdida de tres o más períodos menstruales consecutivos a causa de la inanición (cuadro B.20-1).

Cuadro B.20-1. *Criterios para diagnóstico de la anorexia nerviosa*

A. Rechazo a mantener el peso corporal por encima del valor mínimo normal que corresponde según la edad y la talla. Por ejemplo, pérdida de peso hasta un 15% por debajo del peso teórico o fracaso para conseguir el aumento de peso esperado en el período de crecimiento, con el resultado de un peso corporal un 15% por debajo del peso teórico
B. Intenso miedo a aumentar de peso o a convertirse en obeso, incluso estando por debajo del peso normal
C. Alteración en la percepción del peso, la talla o la silueta corporal; por ejemplo, la persona se queja de que se "encuentra obesa" aun estando emanciada o cree que alguna parte de su cuerpo resulta "desproporcionada" incluso estando por debajo del peso normal
D. En las mujeres, ausencia de al menos tres ciclos menstruales consecutivos (amenorrea primaria o secundaria) (se considera que una mujer sufre amenorrea cuando sus menstruaciones aparecen únicamente con tratamientos hormonales; por ejemplo, con la administración de estrógenos).

Reproducido con permiso. DSM-III-R: *Manual diagnóstico y estadístico de los trastornos mentales.* © Masson S.A., Barcelona, 1988.

Este trastorno potencialmente mortal suele comenzar entre los trece y los veinte años, es unas nueve-diez veces más común en mujeres que en varones y resulta difícil de tratar. Es más frecuente en las clases media y alta. Las mujeres que ejercen profesiones que dan mucha importancia a la apariencia son las más vulnerables al trastorno. Las anoréxicas suelen ser ansiosas, obsesivas y rígidas. El trastorno se presenta en el contexto de un conflicto sobre la independencia o la sexualidad. Puede coexistir con la bulimia en ciclos de rígida inanición seguidos de una pérdida de control, con episodios de ingesta que producen sentimientos de culpa los cuales conducen a su vez a provocarse el vómito. Las anoréxicas pueden abusar también de diuréticos o laxantes en un intento de perder peso.

Se cree que la anorexia nerviosa está relacionada con la depresión, si bien los antidepresivos no son siempre eficaces. Las anoréxicas pueden ser poco colaboradoras cuando son traídas por sus familias debido a los problemas médicos causados por la inanición.

ORIENTACIÓN PSICOTERAPÉUTICA Y PARA LA ENTREVISTA

La paciente suele ser llevada a la sala de urgencias o a la consulta por su familia o amigos. Hay que hablar con los acompañantes, aparte, para recoger la historia, ya que las pacientes pueden negar o al menos minimizar la gravedad de sus dificultades. El control es el aspecto más importante para las anoréxicas, ya que temen que se les fuerce a comer. Evitar cualquier lucha por el poder, que suele ser una repetición de las preocupaciones familiares. Hay que concentrarse en obtener la historia de la paciente mientras se mantiene con ella una relación empática y de apoyo.

EVALUACIÓN Y MANEJO

1. Realizar una evaluación médica completa en busca de deficiencias nutricionales y enfermedades metabólicas. Además de las consecuencias nutritivas de la inanición, algunos trastornos médicos –por ejemplo, el cáncer y las enfermedades gastrointestinales– pueden presentar una pérdida de peso importante y es necesario evaluar plenamente todas esas posibilidades. Los vómitos, los diuréticos y los laxantes pueden producir alteraciones electrolíticas.
2. Investigar si hay abuso de sustancias. Un abuso de estimulantes puede causar pérdida de peso que generalmente no es tan importante como en la anorexia nerviosa. Examinar las deposiciones de la paciente para comprobar si existe fenolftaleína como evidencia de un consumo excesivo de laxantes.
3. Investigar si la paciente está deprimida. Las anoréxicas lo están a menudo y los antidepresivos pueden estar indicados.
4. Si existen complicaciones médicas, puede ser necesario un tratamiento forzoso; por ejemplo, fluidoterapia intravenosa o alimentación por sonda nasogástrica. También puede resultar necesaria la hospitalización cuando hay una crisis familiar o riesgo de suicidio (cuadro B.20-2).

Cuadro B.20-2. *Indicaciones para la hospitalización de pacientes con trastornos de la alimentación*

Urgencia

- Pérdida de peso >30% durante más de tres meses
- Alteración metabólica importante (pulso <40 latidos/minuto, temperatura <36ºC, presión sistólica <70 mm Hg; potasemia <2,5 nmol/L, a pesar de la administración de potasio oral)
- Depresión grave o riesgo de suicidio
- Psicosis
- Diabetes mellitus controlada
- Fracaso del tratamiento ambulatorio

Opcional

- Crisis familiar
- Diagnóstico diferencial complejo
- Necesidad de enfrentar la negación de la paciente o de la familia

Cuadro tomado de JR Hillard: Other emergencies. In *Mannual of Clinical Emergency Psychiatry*, JR Hillard, editor, p 275. American Psychiatric Press, Washington, 1990. Adaptada de DB Herzog: *Advances in Psychiatry: Focus on Eating Disorders.* Park Row, New York, 1987. Utilizado con permiso.

5. La psicoterapia de orientación dinámica no es útil. Son más eficaces las orientaciones cognitivas para cambiar las percepciones de la paciente en cuanto a la imagen corporal y a la alimentación. Está recomendada especialmente la terapia de familia.

FARMACOTERAPIA

Los antidepresivos, que se utilizan con frecuencia, pueden ser de algún valor. La ciproheptadina (Periactín) puede ser útil también debido a su efecto sobre la ganancia de peso. Los antidepresivos serotoninérgicos –tales como fluoxetina (Prozac), sertralina (Besitrán, Aremis) y la paroxetina (Seroxat, Frosinor)– pueden resultar asimismo de interés.

Referencias cruzadas:

Bulimia nerviosa, depresión, inanición.

21 / Intoxicación por anticolinérgicos

Constituye un síndrome con síntomas y signos específicos como son: midriasis, estreñimiento, elevación de la temperatura, taquicardia, retención urinaria, rubor facial, piel seca y delirium causados, todos ellos, por un bloqueo parasimpático. Muchos psicotropos pueden producir una intoxicación anticolinérgica (antimuscarínica). La mayoría de las veces, el síndrome es consecuencia de la toma de anticolinérgicos, que se administran juntamente con los antipsicóticos para prevenir los efectos secundarios extrapiramidales de estos últimos. Todos los neurolépticos poseen ciertos efectos anticolinérgicos, pero dichas acciones son más pronunciadas con los antipsicóticos de baja potencia, tales como: clorpromacina (Largactil) y tioridacina (Meleril). La clozapina (Leponex) también posee unos importantes efectos anticolinérgicos. Algunos enfermos mentales abusan de los anticolinérgicos por sus acciones alucinógenas.

Otros psicotropos pueden asimismo producir efectos anticolinérgicos. Los que lo hacen con mayor frecuencia son los antidepresivos tricíclicos, como la amitriptilina (Tryptizol) y la imipramina (Tofranil). Otros antidepresivos heterocíclicos, los antihistamínicos y los inhibidores de la monoaminooxidasa pueden causar también síntomas anticolinérgicos. Igualmente lo hacen algunos hipnóticos, gotas oculares, antiasmáticos y antitusígenos. Los ancianos tienen un mayor riesgo de padecer un delirium anticolinérgico que los jóvenes.

CARACTERÍSTICAS CLÍNICAS Y DIAGNÓSTICO

Los síntomas periféricos son: rubor facial, midriasis, piel seca, hipertermia, tenesmo urinario, retención urinaria y disminución de los ruidos intestinales. Los síntomas centrales son: agitación, alucinaciones (a menudo, visuales), hipotensión, taquicardia, fiebre, convulsiones, delirium, coma y eventualmente muerte. Un aforismo médico relativo a la intoxicación anticolinérgica dice así: rojo como una remolacha, seco como un hueso, loco como un sombrerero* (véase cuadro B.21-1).

ORIENTACIÓN PSICOTERAPÉUTICA Y PARA LA ENTREVISTA

En los casos leves hay que tranquilizar a los intoxicados explicándoles la causa de sus síntomas y el tratamiento de los mismos. Los pacientes con delirium pueden mostrar alternativamente letargia y agitación. La entrevista ha de acomodarse a esas fluctuaciones de la actividad; por ejemplo, hay que estimular mínimamente a los pacientes agitados. Las preguntas han de ser breves, sencillas y repetidas cuantas veces sea necesario. Se debe reorientar a los pacientes confusos y proporcionarles explicaciones sobre los procedimientos que se están llevando a cabo. Identificarse ante el enfermo siempre que sea preciso. La presencia de un familiar o un amigo puede ayudar a calmar a la persona.

---

* N. del T.: Sombrero loco (o "loco de remate") es un término coloquial que se refiere al personaje del cuento de Lewis Carroll "Alicia en el país de las maravillas". En la fabricación de sombrero se utilizaba entonces el mercurio, lo que producía como enfermedad profesional una encefalopatía crónica (véase cap. 95).

Cuadro B.21-1. *Manifestaciones del Síndrome anticolinérgico*

Manifestaciones sistémicas
- Taquicardia
- Pupilas dilatadas e hiporreactivas
- Visión borrosa
- Piel caliente y seca
- Mucosas secas
- Fiebre
- Ruidos intestinales reducidos o ausentes
- Retención urinaria

Manifestaciones neuropsiquiátricas
- Agitación
- Inquietud psicomotriz
- Confusión
- Alteración de la memoria reciente
- Disartria
- Mioclonus
- Alucinaciones (con inclusión de las visuales)
- Delirium
- Convulsiones

Cuadro tomado de SE Hyman: Toxic side effects of psychotropic medications and their management. In *Manual of Psychiatric Emergencies*, SE Hyman, editor, ed 2, p 158. Little, Brown, Boston, 1988. Utilizado con permiso.

EVALUACIÓN Y MANEJO

1. Suspender inmediatamente todos los fármacos con posibles efectos anticolinérgicos.
2. Tomar en consideración la toxicidad de otras sustancias (p. ej., alcohol y sedantes) añadida a la de los anticolinérgicos.

FARMACOTERAPIA

En los pacientes muy agitados, administrar oxacepán (Adumbrán) 10-30 mg por vía oral o loracepán (Orfidal) 1-2 mg por boca o I.M., o I.V. de forma lenta. Repetir la dosis cada hora según sea necesario. Hay que evitar los antipsicóticos a causa de sus efectos anticolinérgicos.

La fisostigmina inhibe la acetilcolinesterasa (la enzima que destruye la acetilcolina) y revierte el síndrome. Se administran 1-2 mg de fisostigmina I.V. durante uno o dos minutos, y se repite a los 20 minutos si no hay respuesta. La fisostigmina se puede utilizar también de forma IM cada treinta-sesenta minutos, aunque la absorción por esta vía es poco predecible. Este fármaco sólo puede emplearse con monitorización cardíaca y contando con medidas de reanimación, ya que puede precipitar una hipotensión grave y constricción bronquial. La fisostigmina suele utilizarse tanto para confirmar el diagnóstico de intoxicación anticolinérgica como para resolver los peligrosos síntomas de este síndrome (p. ej., convulsiones, delirium, hipotensión, alucinaciones). Está contraindicada en personas con anomalías cardíacas o asma.

La atropina revierte la toxicidad de la fisostigmina, y se emplean 0,5 mg de la primera por vía I.V. por cada mg de la segunda.

Referencias cruzadas:

Agitación, confusión, delirium, epilepsia, alucinaciones, hipertermia, intoxicación.

22 / Intoxicación por anticonvulsivantes

Se trata de un síndrome cuyos síntomas y signos son producidos por una intoxicación tras la ingestión de anticomiciales. Estos fármacos se prescriben para evitar las crisis epilépticas. La toxicidad puede aparecer como una complicación. Todos los anticonvulsivantes se monitorizan a través de sus niveles séricos. La fenitoína (Epanutín) no sigue una farmacocinética lineal en todos los niveles plasmáticos; por tanto, un pequeño aumento en la dosis puede traducirse en un notable aumento del nivel sanguíneo.

CARACTERÍSTICAS CLÍNICAS Y DIAGNÓSTICO

Hay que comprobar los niveles séricos del anticonvulsivante y de ácido fólico, ya que muchos anticomiciales producen una deficiencia del referido ácido. Si el nivel de ácido fólico es bajo, resulta necesario comprobar el de vitamina B_{12}, ya que tienden a disminuir conjuntamente.

Investigar déficit cognitivos. Aunque el control de las crisis causa una notable mejoría de las funciones cognoscitivas, los anticonvulsivantes pueden producir también menoscabo intelectivo. Los síntomas son: sedación, pereza, escasa concentración y empeoramiento de la memoria. Pueden presentarse incluso cuando los niveles plasmáticos están dentro del rango terapéutico.

Los signos típicos de toxicidad pueden estar ausentes cuando dicha toxicidad se manifiesta a través de síntomas psicóticos. Los efectos tóxicos inmediatos son: nistagmus, disartria, temblor, hiperreflexia o hiporreflexia, letargia, náusea, habla confusa, hipotensión y coma.

ORIENTACIÓN PSICOTERAPÉUTICA Y PARA LA ENTREVISTA

Hay que determinar la naturaleza del trastorno comicial, en especial se debe investigar cuándo ocurrió la última convulsión (el paciente puede sufrir una confusión posictal y no una intoxicación). Es preciso entrevistar a los acompañantes. Si el enfermo está confuso, adoptar una postura tranquilizadora mientras se le dirigen preguntas sencillas al estilo de una entrevista estructurada. Repetirle cualquier instrucción o explicación, y reorientarle conforme se realiza la evaluación.

EVALUACIÓN Y MANEJO

1. El tratamiento habitual de la intoxicación por anticomiciales es la reducción de las dosis y el seguimiento de los niveles plasmáticos del fármaco cuando el paciente haya alcanzado el estado normal al cabo de 4-7 días.
2. Ajustar la dosis, añadir un complemento de ácido fólico y vitamina B_{12} si es necesario y repetir los niveles séricos a la semana.
3. Valorar la posibilidad de que la intoxicación haya sido intencional. Tomar las medidas apropiadas para pacientes con ideas de suicidio. Habida cuenta de que algunos anticonvulsivantes no se ligan completamente a proteínas, la hemodiálisis puede ser una alternativa, además del habitual lavado gástrico y la administración de carbón activado.

FARMACOTERAPIA

No se dispone de antídotos específicos; sin embargo existen trabajos que indican que la intoxicación por ácido valproico (Depakine) puede revertirse con naloxona (Naloxone), la cual debería utilizarse con precaución ya que podría causar convulsiones al contrarrestar el efecto anticomicial del valproato.

Referencias cruzadas:

Intoxicación, suicidio, epilepsia del lóbulo temporal.

23 / Ansiedad

La *ansiedad* es un estado de temor que se acompaña de signos somáticos indicativos de una hiperactividad del sistema nervioso vegetativo. La ansiedad constituye un síntoma inespecífico que, con frecuencia, es una emoción normal. La ansiedad patológica es desproporcionada a la amenaza real y resulta desadaptativa.

CARACTERÍSTICAS CLÍNICAS Y PARA EL DIAGNÓSTICO

Tanto los trastornos ansiosos como la ansiedad propiamente dicha pueden presentarse con cualquier número de signos y síntomas físicos y psicológicos, que incluyen los que se recogen en el cuadro B.23-1. Los pacientes que acuden a ur-

Cuadro B.23-1. *Signos y síntomas de ansiedad*

Signos físicos	*Síntomas psicológicos*
Temblores, sacudidas, escalofríos	Sentimientos de terror
Dolores de espalda y de cabeza	Dificultad para concentrarse
Tensión muscular	Hipervigilancia
Disnea, hiperventilación	Insomnio
Fatigabilidad	Libido disminuida
Respuesta sobresaltada	Globus pharingeus
Hiperactividad neurovegetativa	"Mariposas" en el estómago
Rubor y palidez	
Taquicardia, palpitaciones	
Sudoración	
Manos frías	
Diarrea	
Boca seca (xerostomía)	
Tenesmo vesical	
Parestesia	
Dificultad para tragar	

gencias o a la consulta con sintomatología ansiosa pueden tener cualquiera de los trastornos señalados en el cuadro B.23-2, todos los cuales deben considerarse para hacer el diagnóstico diferencial. Los trastornos por ansiedad son enfermedades específicas caracterizadas por la existencia de ansiedad patológica que no es secundaria a un factor orgánico u otros diagnósticos psiquiátricos.

Cuadro B.23-2. *Trastornos médicos que se asocian con ansiedad*

Aparato digestivo	Sistema neurológico
Colitis	SIDA
Enfermedad de Crohn	Demencia y delirium
Síndrome del colon irritable	Epilepsia
Úlcera péptica	Temblor esencial
	Corea de Hungtinston
Sistema cardiovascular	Encefalitis lúpica
Arritmias cardíacas	Esclerosis múltiple
Cardiomiopatías	Enfermedad de Parkinson
Insuficiencia cardíaca congestiva	Disfunción vestibular
Insuficiencia coronaria	Enfermedad de Wilson
Prolapso de la válvula mitral	
Infarto de miocardio	Sistema endocrino
	Insuficiencia adrenal
Aparato respiratorio	Síndrome carcinoide
Asma	Síndrome de Cushing
Bronconeumopatía crónica obstructiva	Hiperparatiroidismo
Síndrome de hiperventilación	Hipertiroidismo
Neumotórax	Hipoglucemia
Edema pulmonar	Hipokalemia
Embolismo pulmonar	Hipotiroidismo

Cuadro tomado de WR Dubin, KJ Weiss: *Handbook of Psychiatric Emergencies*, p 157. Springhouse, Springhouse, Pa, 1991. Utilizado con permiso.

Trastornos por ansiedad (panic disorder)

Se caracteriza por crisis paroxísticas y espontáneas de ansiedad que consisten en un complejo sintomatológico que comprende: disnea, vértigos, palpitaciones y un intenso miedo a morir o a volverse loco. A veces el cuadro progresa hacia la agorafobia y la ansiedad anticipatoria.

Trastorno por ansiedad generalizada

Los pacientes con este trastorno sufren una ansiedad y preocupación continuas con una tensión motora asociada, hiperactividad neurovegetativa e hipervigilancia. Una proporción significativa de enfermos experimentan crisis de angustia y depresión.

Fobias

Los pacientes fóbicos se encuentran ansiosos frente a situaciones sociales (fobia social) o a objetos específicos, tales como serpientes (fobia simple), u otras situaciones, tales como quedarse encerrado en un espacio pequeño (claustrofobia).

Trastorno obsesivo-compulsivo

Los enfermos que padecen este tipo de patología tienen obsesiones (ideas, pensamientos o impulsos recurrentes, intrusivos y ego-distónicos) o compulsiones (conductas repetitivas con un fin determinado o rituales destinados a neutralizar la ansiedad o a prevenir el malestar o algún acontecimiento temido en la fantasía y que el paciente reconoce como irracional) o ambos, los cuales interfieren con el funcionamiento normal del paciente.

Trastorno por estrés postraumático

Aparece como respuesta a un trauma extraordinario (p. ej., violación). El suceso vuelve a experimentarse (p. ej., a través de imágenes recurrentes); se evitan los estímulos asociados con el hecho (p. ej., evitar el uso de ascensores tras ser víctima de un ataque en uno de ellos); el paciente presenta una capacidad de respuesta disminuida (p. ej., una restricción de los afectos) y síntomas persistentes de hipervigilancia. El trastorno puede complicarse con el abuso de sustancias.

ORIENTACIÓN PSICOTERAPÉUTICA Y PARA LA ENTREVISTA

Los pacientes ansiosos se sienten, a menudo, desvalidos, asustados y fuera de control. Hay que mostrarse tranquilo y tranquilizador, y animar a los enfermos a expresar sus ideas y preocupaciones. Informarles sobre la naturaleza de sus síntomas (p. ej., decir a los que sufren crisis de angustia que no tendrán un ataque cardíaco, ni se volverán locos).

Al recoger la historia clínica, hay que centrarse en los factores precipitantes, la conducta evitativa, los problemas médicos, las obsesiones, las complicaciones, y el tiempo, curso y naturaleza de los síntomas.

Comunicarles el diagnóstico de una forma clara y realistamente esperanzadora. Estos pacientes pueden encontrar el alivio al escuchar la causa de su ansiedad y las alternativas terapéuticas disponibles.

EVALUACIÓN Y MANEJO

Principios generales

1. Es necesario descartar cualquier trastorno orgánico antes de considerar otros diagnósticos. ¿Tiene el paciente que sufre crisis de ansiedad una arritmia cardíaca o hipertiroidismo? Obténgase una historia médica completa. ¿Está tomando el enfermo medicaciones que produzcan ansiedad? ¿Consume grandes cantidades de bebidas con cafeína? Considérese la realización de un examen neurológico sistemático; análisis de sangre, orina y toxicológicos; una tomografía axial computadorizada de cráneo (TAC) y una interconsulta neurológica.
2. Hay que determinar los factores precipitantes, la gravedad y la duración de la ansiedad, la historia de la enfermedad, los síntomas asociados como la depresión y el insomnio, y la variación diurna de la angustia. ¿Ha empeorado el paciente en líneas generales a causa de la ansiedad?
3. Antes de hacer un diagnóstico definitivo, es preciso considerar las siguientes cuestiones: ¿Sufre el enfermo una depresión mayor, una psicosis o un trastorno ansioso? ¿Se trata de un cuadro de ansiedad situacional? ¿Padece una toxicomanía, un trastorno de la personalidad o una alteración orgánico-cerebral? ¿Tiene un síndrome de hiperventilación?

Manejo de los trastornos específicos

Trastonos situacionales. La ansiedad es muy frecuente en este tipo de trastornos. Cualquier estrés vital puede producirla. Para tratarla resultan útiles las psicoterapias cognitivas y de grupo.

Depresión. La ansiedad es un síntoma común de la depresión. Si están presentes otros síntomas –tales como ánimo depresivo, alteraciones en el sueño y el apetito, variación circadiana de la sintomatología, anhedonia, sentimientos de desesperanza, desvalimiento y culpa, pensamientos de muerte, agitación o retardo psicomotor y dificultad para concentrarse–, el diagnóstico de depresión con ansiedad resulta el más apropiado. Tanto la psicoterapia cognitiva como la de apoyo son útiles.

Trastorno por ansiedad. Todos los trastornos siguientes cursan con ansiedad como síntoma preeminente: crisis de angustia (con o sin agorafobia), agorafobia propiamente dicha, fobia simple, fobia social, trastorno obsesivo-compulsivo, trastorno por estrés postraumático y trastorno por ansiedad generalizada. El tratamiento definitivo de estas alteraciones incluye a la psicoterapia, generalmente cognitiva o de apoyo.

Trastorno obsesivo-compulsivo. Muchos clínicos piensan que la terapia de conducta es el tratamiento de elección para este trastorno. Es eficaz en el 60-75% de todos los pacientes. La psicoterapia de familia también es muy útil. La psicoterapia introspectiva y la de apoyo pueden servir de ayuda.

Trastorno por ansiedad. La terapia de conducta, particularmente la desensibilización sistemática, resulta, a menudo, eficaz en el tratamiento de este padecimiento. También pueden utilizarse la terapia de familia y la de orientación dinámica.

Fobias. La psicoterapia de conducta es eficaz en el tratamiento de las fobias. Algunos pacientes se benefician de la terapia de orientación dinámica.

Trastorno por estrés postraumático. Las aproximaciones psicoterapéuticas a este trastorno incluyen la terapia de conducta, la cognitiva y la hipnosis, todas ellas consideradas como tratamientos a corto plazo.

Trastornos por ansiedad generalizada. Los acercamientos terapéuticos incluyen la psicoterapia de orientación dinámica, la terapia cognitiva y las técnicas de biorretroalimentación y relajación.

Trastornos psicóticos. Los pacientes psicóticos suelen experimentar ansiedad asociada a sus síntomas delirantes y alucinatorios.

La psicoterapia es crítica para ayudar a los enfermos a comprender y enfrentarse a sus experiencias psicóticas. La psicoterapia de apoyo es la de elección. Dicha psicoterapia incluye: consejo, guía y tranquilización, educación, modelado, enseñanza de los límites y puesta en la realidad. También son de interés las terapias de grupo, de familia y de conducta.

FARMACOTERAPIA

Principios generales

Las benzodiacepinas son los ansiolíticos de elección; sin embargo, hay que evaluar cuidadosamente la ansiedad y los síntomas asociados antes de prescribir una benzodiacepina. Para los psicóticos o los deprimidos, un neuroléptico o un antidepresivo puede ser más adecuado que un ansiolítico. En el caso de un toxicómano las benzodiacepinas están contraindicadas. Para alguien con crisis de angustia o con un trastorno por estrés postraumático, hay que considerar los antidepresivos como alternativa. Los antihistamínicos, como la difenhidramina 25-50 mg, o la hidroxicina (Atarax) 25-50 mg se emplean, a veces, como una opción distinta a las benzodiacepinas.

En general, debieran utilizarse estas últimas para el alivio de los síntomas a corto plazo; esto es, durante sólo unos meses. No se las considera un tratamiento definitivo, aunque hay algunas evidencias que sugieren que son eficaces en el tratamiento a largo plazo de los trastornos por ansiedad, sobre todo cuando se las combina con psicoterapia. Estos fármacos poseen un potencial adictivo. Las toman los cocainómanos, quienes las consumen para tranquilizarse después del uso de cocaína. En urgencias, cuando el paciente no es del todo conocido, debería evitarse la prescripción de benzodiacepinas si existe la sospecha de simulación o toxicomanía.

Cuadro B.23-3. *Benzodiacepinas*

Fármaco	*Dosis equivalentes aproximadas*[1]	*Formas de presentación*	*Tasa de absorción*	*Metabolitos activos mayores*	*Vida media de los metabolitos (horas)*	*Duración de la acción*[3]	*Dosis normal para el adulto (mg/día)*
Alprazolam (Trankimazín)	0,5	tabletas de 0,25, 0,5, 1 y 2 mg	Media	α-hidroxialprazolam, 4-hidroxialprazolam	12	Corta	0,5-6
Clordiacepóxido (Huberplex)	10	tabletas de 5, 10 y 25 mg; cápsulas de 5, 10, 25 mg; parenteral 100 mg.	Media	Desmetilclordiacepóxido, demoxacepán, desmetildiacepán, oxacepán	100	Larga	15-100
Clonacepán (Rivotril)	0,25	tabletas de 0,5, 1 y 2 mg	Rápida	Ninguno	34	Larga	0,5-10
Cloracepato (Tranxilium)	7,5	tabletas de 3,75, 7,5, 11,25, 15, 22,5 mg; cápsulas de 3,75, 7,5, 15 mg	Rápida	Desmetildiacepán, oxacepán	100	Larga	7,5-60
Diacepán (Valium)	5	tabletas de 2, 5, 10 mg; cápsulas de 15 mg (liberación prolongada); parenteral 5 mg/mL; solución 5 mg/5 mL, 5 mg/mL	Rápida	Desmetildiacepán, oxacepán	100	Larga	2-60
Estazolam	0,33	tabletas de 1, 2 mg	Rápida	4-hidroxiestazolam, 1-oxoestazolam	17	Corta	1-2
Fluracepán (Dormidor)	5	tabletas de 15, 30 mg	Rápida	Desaquilfluracepán, N-1-hidroxietilfluracepán	100	Larga	15-30
Halazepán (Alapryl)	20	tabletas de 20, 40 mg	Media	Desmetildiacepán, oxacepán	100	Larga	60-160
Loracepán[4] (Orfidal)	1	tabletas de 0,5, 1, 2 mg; parenteral 2 mg/mL, 4 mg/mL	Media	Ninguno	15	Corta	2-6
Midazolam (Dormicum)[2]	1,25-1-7	parenteral 1 mg/mL, 5 mg/mL	N/A	1-hidoximetilmidazolám	2,5	Corta	Forma parenteral solamente: 7,5-45
Oxacepán[4] (Adumbrán)	15	tabletas 15 mg; cápsulas 10, 15, 30 mg	Lenta	Ninguno	8	Corta	30-120

Continúa

Cuadro B.23-3. *Benzodiacepinas* (Cont.)

Fármaco	*Dosis equivalentes aproximadas*[1]	*Formas de presentación*	*Tasa de absorción*	*Metabolitos activos mayores*	*Vida media de los metabolitos (horas)*	*Duración de la acción*[3]	*Dosis normal para el adulto (mg/día)*
Prazepam (Demetrin)	10	tabletas 10 mg; cápsulas 5, 10, 20 mg	Lenta	Desmetildiacepán, oxacepán	100	Larga	20-60
Quacepam (Quiedorm)	5	tabletas 7,5, 15 mg	Rápida	2-oxoquacepam, N-desalquil-2-oxoquacepam, 3-hidroxi-2-oxoquazepam glucurónido	100	Larga	7,5-30
Temazepam[4] (Dasuén)	5	tabletas 15, 30 mg	Media	Ninguno	11	Corta	15-30
Triazolam (Halción)	0,1-0,03	tabletas 0,125, 0,25 mg	Rápida	Ninguno	2	Corta	0,125-0,25

[1]Los fármacos de alta potencia tienen una dosis equivalente aproximada menor de 1; 1-10, potencia media; más de 10, baja potencia.
[2]Utilizado sólo por anestesistas.
[3]Las benzodiacepinas de acción corta tienen una vida media de menos de veinticinco horas.
[4]Metabolizada por conjugación directa. Su vida media no está aumentada en los ancianos ni en las hepatopatías.

Proporcionar estos ansiolíticos en esa situación puede reforzar la conducta de búsqueda de droga. Cuando se prescriban benzodiacepinas, deben indicarse sólo como una ayuda para que el paciente supere sus dificultades hasta que pueda instaurarse un tratamiento estable. Todas las benzodiacepinas son eficaces como ansiolíticos y la elección de una de ellas, en concreto, se basa en: su metabolización (oxidación o conjugación), vía de administración y vida media de eliminación (cuadro B.23-3).

Es preciso identificar la distribución diurna y nocturna de los síntomas más sobresalientes. Y después prescribir el fármaco en concordancia con el perfil farmacocinético deseado. Por ejemplo, la ansiedad diurna con insomnio se trata mejor con una benzodiacepina de vida media larga; si no hay insomnio, se sugiere el empleo de una de vida media corta.

Todas ellas se absorben bien por vía oral, pero el diacepán (Valium) y el triazolam (Halción) se incorporan al organismo con rapidez. En cuanto a la vía I.M., el loracepán se absorbe de forma veloz y predecible. Las benzodiacepinas que se metabolizan por oxidación pueden sufrir una prolongación de su vida media en los ancianos y en los hepatópatas.

Tratamiento de los trastornos específicos

Trastornos situacionales. Habida cuenta que estos trastornos son limitados en el tiempo, las benzodiacepinas resultan útiles para aliviar la ansiedad o el insomnio. Para la ansiedad de anticipación relacionada con situaciones específicas (p. ej., el miedo escénico), son eficaces los β-bloqueantes, como el propanolol (Sumial) cuando se toma antes de exponerse a la situación. Poseen la ventaja además de carecer de los riesgos de sedación y dependencia.

Depresión. Las benzodiacepinas alivian temporalmente la ansiedad que acompaña a la depresión, pero no son el tratamiento definitivo de la misma. Los antidepresivos son los indicados en tales casos; además, pueden combinarse con la psicoterapia cognitiva y de apoyo.

Trastornos por ansiedad. Se utilizan las benzodiacepinas, los antidepresivos tricíclicos, la fluoxetina (Prozac), los inhibidores de la monoaminooxidasa (IMAOs), los betabloqueantes y la clonidina (Catapresán). Las benzodiacepinas están únicamente indicadas para un tratamiento a corto plazo; sin embargo, a menudo, la administración continua por un período prolongado, lo que suscita la cuestión de la dependencia.

Trastorno obsesivo-compulsivo. La clomipramina (Anafranil) y los medicamentos que inhiben la recaptación de serotonina, como la fluoxetina (Prozac), la sertralina (Besitrán, Aremis) y la paroxetina (Seroxat, Frosinor) son fármacos potencialmente eficaces.

Crisis de ansiedad. Los IMAOs son eficaces, pero habida cuenta de que requieren una dieta libre de tiramina, se emplean en primer lugar los antidepresivos tricíclicos y las benzodiacepinas [p. ej., alprazolam (Trankimazín)].

Fobias. Pueden tratarse con IMAOs. Los antidepresivos tricíclicos y las benzodiacepinas también suelen resultar eficaces.

Trastornos por estrés postraumático. También se han usado con éxito cuestionable los IMAOs, los antidepresivos tricíclicos y las benzodiacepinas. Si hay sospecha de abuso de alcohol o de drogas se deben evitar las benzodiacepinas y los IMAOs.

Trastornos por ansiedad generalizada. Son útiles las benzodiacepinas, la buspirona (Buspar) y los antidepresivos tricíclicos. Las benzodiacepinas son especialmente eficaces en las manifestaciones somáticas de la ansiedad generalizada.

Trastornos psicóticos. La cuestión de si los síntomas han de tratarse con benzodiacepinas o antipsicóticos es controvertida. Por lo general, administrar un neuroléptico supone una decisión de iniciar un plan estable y continuado con ese antipsicótico. Estos fármacos tienen una vida media de eliminación relativamente larga (alrededor de un día) y se utilizan en el mantenimiento de los psicóticos crónicos. Si un paciente de este tipo responde a un antipsicótico, suele continuarse administrando el medicamento. La acatisia puede ser la causa de ansiedad en pacientes que ya están tomando neurolépticos.

REFERENCIAS CRUZADAS

Intoxicación y abstinencia por anfetaminas o sustancias simpaticomiméticas; intoxicación y abstinencia por barbitúricos, sedantes, ansiolíticos e hipnóticos; intoxicación por cafeína; depresión; hiperventilación; insomnio; intoxicación; obsesiones y compulsiones; crisis de angustia; fobia; trastornos por estrés postraumático; abstinencia por drogas psicotropas; esquizofrenia.

24 / Afasia (comprensión y expresión del lenguaje afectadas)

La *afasia* es una alteración en la comprensión o la expresión del lenguaje; está causada por una disfunción cerebral.

CARACTERÍSTICAS CLÍNICAS Y DIAGNÓSTICO

Puede ser un síntoma de lesiones en los lóbulos frontal, temporal y parietal localizadas en el hemisferio dominante. Suele estar producida por una lesión discreta. En toda ocasión justifica una evaluación neurológica completa. Con gran frecuencia, las lesiones afectan al área de Wernicke (responsable de la comprensión del lenguaje), al área de Broca (responsable de la producción motora del lenguaje) o al fascículo arqueado (que conecta las áreas de Broca y Wernicke) (cuadro B.24-1). El paciente afásico típico es un anciano que tiene una enfermedad cardiovascular o cerebral.

Es importante distinguir la afasia del lenguaje confuso desorganizado que, a veces, presentan los pacientes psiquiátricos. Los demenciados también pueden tener un habla empobrecida. La demencia es la consecuencia de un proceso cerebral difuso más que de lesiones discretas.

Cuadro B.24-1. *Afasias*

Tipo	*Fluencia*	*Comprensión*	*Repetición*	*Capacidad de nombrar*
Broca	No*	Sí+	No	No
Wernicke	Sí	No	No	No
Conducción	Sí	Sí	No	No
Transcortical motora	No	Sí	Sí	No
Transcortical sensitiva	Sí	No	Sí	No
Transcortical mixta	No	No	Sí	No
Global	No	No	No	No
Anómica	Sí	Sí	Sí	No
Talámica	Sí	Variable	Sí	No

* No = afectada.
+ Sí = relativamente conservada.

Las afasias se clasifican en: fluentes y no fluentes. La *afasia fluente* se caracteriza por una cantidad y tasa de lenguaje normales y por frases bien estructuradas. Sin embargo, las palabras o las oraciones se emplean incorrectamente, haciendo incomprensible el habla del paciente. Palabras inadecuadas se utilizan en una estructura racional correcta. Un enfermo con una *afasia no fluente* tiene una comprensión normal pero con una incapacidad para nombrar objetos o repetir palabras. De forma característica, dicho enfermo posee un bagaje lingüístico mínimo y lento.

Ambos tipos de afasias deben ser diferenciadas de los trastornos psicóticos funcionales. La afasia fluente puede confundirse con un trastorno del pensamiento relacionado con la esquizofrenia o la manía. La fluente se diagnostica erróneamente de demencia, ya que el enfermo parece tener una afectación cognitiva difusa en los test neuropsicológicos.

ORIENTACIÓN PSICOTERAPÉUTICA Y PARA LA ENTREVISTA

Es necesario tener paciencia en la evaluación de los afásicos. Hay que empatizar con los enfermos que están frustrados como consecuencia de la afasia, y concentrarse en la evaluación sistemática de las funciones del lenguaje. Puede ser necesario recoger una historia de fuentes colaterales si la comunicación con el paciente resulta difícil.

EVALUACIÓN Y MANEJO

1. Comprobar las varias funciones del lenguaje. ¿Puede el paciente comprender una orden sencilla, como "Cierre los ojos", ya sea hablada o escrita? (comprensión) ¿Es capaz de nombrar objetos comunes sencillos, tales como una pluma y un reloj? (nombrar) ¿Puede repetir frases simples y cortas, como "Juan cerró la puerta" (repetir)?
2. Realizar un examen neurológico completo y una tomografía axial computadorizada (TAC) craneal o una resonancia nuclear magnética (R.N.M.). Buscar la

existencia de paresia del miembro superior derecho y de la hemicara del mismo lado en la afasia no fluente. Este tipo de afasias suelen ser producidas por infartos del territorio de la arteria cerebral media. Las fluentes se asocian menos típicamente con déficit motores y son causadas por enfermedades cerebrovasculares con afectación difusa, como la enfermedad de Alzheimer. Si el diagnóstico no está claro pueden realizarse una punción lumbar y un electroencefalograma.

3. Realizar pruebas de despistaje de trastornos orgánicos: análisis sistemático de sangre, pruebas de función tiroidea, VDRL, análisis y detección de tóxicos en orina, niveles séricos de vitamina B_{12} y ácido fólico, y otras pruebas (p. ej., VIH).

FARMACOTERAPIA

La agitación es frecuente en los afásicos al intentar comunicarse. Un ansiolítico resulta útil en estos casos; loracepán (Orfidal) 1-2 mg por boca o I.M., estazolam 0,5-1 mg por vía oral, alprazolam (Trankimazín) 0,5-1 mg orales u oxacepán (Adumbrán) 10-30 mg "per os".

Referencias cruzadas:

Delirium, demencia, disprosodia, neologismos.

25 / Intoxicación y abstinencia por barbitúricos, sedantes, hipnóticos o ansiolíticos

I. INTOXICACIÓN POR BARBITÚRICOS, SEDANTES, HIPNÓTICOS O ANSIOLÍTICOS

Esta clase de intoxicación es un síndrome mental orgánico que aparece tras la ingestión de alguna de estas sustancias.

CARACTERÍSTICAS CLÍNICAS Y DIAGNÓSTICO

Los signos de intoxicación son: sedación, concentración escasa, lenguaje confuso, incoordinación, nistagmus, ataxia, desinhibición y empobrecimiento del juicio (cuadro B.25-1). Estos fármacos pueden causar asimismo un trastorno amnésico orgánico (Blackout). Todos los barbitúricos, benzodiacepinas, sedantes y alcohol producen intoxicación y tienen tolerancia cruzada entre sí.

Cuadro B.25-1. *Criterios diagnósticos para la intoxicación por sedantes, hipnóticos o ansiolíticos*

A. Uso reciente de sedantes, hipnóticos o ansiolíticos
B. Cambios conductuales maladaptados (p. ej., desinhibición de impulsos agresivos o sexuales, labilidad emocional, juicio alterado, empeoramiento del funcionamiento social u ocupacional)
C. Al menos uno de los siguientes signos:
 1) Habla confusa
 2) Incoordinación
 3) Marcha inestable
 4) Afectación de la atención o la memoria
D. Los síntomas no son causados por un trastorno físico o mental

Nota: Cuando ha de hacerse el diagnóstico diferencial sin una historia bien definida o un análisis toxicológico de los fluidos corporales, el juicio clínico puede ser calificado de "provisional"

Reproducido con permiso. DSM-III-R: *Manual diagnóstico y estadístico de los trastornos mentales.* © Masson S.A., Barcelona, 1988.

La intoxicación leve es relativamente segura, pero una sobredosis puede ser peligrosa, en especial con los barbitúricos, que poseen un bajo índice terapéutico (razón entre la dosis letal y la dosis eficaz) y se toman, en general, combinados con otros productos, sobre todo el alcohol. La asociación barbitúricos-etanol causa efectos sumados y puede ser fatal. La muerte sucede por depresión respiratoria y del sistema nervioso central (SNC) con el consecuente colapso cardiovascular.

Las benzodiacepinas son mucho más seguras que los barbitúricos, ya que su índice terapéutico es muy superior. Los hipnóticos benzodiacepínicos son los psicotropos que se prescriben con más frecuencia; por tanto, su disponibilidad es alta para realizar un intento de suicidio. Además, representan una causa común de intoxicación accidental en los niños.

ORIENTACIÓN PSICOTERAPÉUTICA Y PARA LA ENTREVISTA

Mantener al intoxicado bajo una supervisión constante para prevenir que haya daño para sí mismo o para otros. Orientar al paciente cuantas veces sea necesario. Recoger del enfermo o de los acompañantes una historia lo más precisa posible de la cantidad y tipo de droga ingerida. Cuando la persona ya no está intoxicada, volverle a entrevistar para evaluar psicopatología añadida y riesgo de suicidio. Tranquilizar y servir de apoyo al enfermo.

EVALUACIÓN Y MANEJO

1. Evaluar al paciente en busca de complicaciones médicas, tales como neumonía, arritmias, insuficiencia cardíaca y depresión respiratoria.
2. La intoxicación leve puede ser tratada por lo general con medidas de soporte y se resuelve tras el sueño. Hay que tener en cuenta una posible intoxicación por

varias drogas. El paciente puede irse intoxicando progresivamente con el tiempo si ha tomado varias drogas o fármacos de una vida media prolongada. Impedir que el enfermo ejecute actos potencialmente peligrosos, como conducir.
3. La sobredosis de barbitúricos es una urgencia médica que requiere una atención inmediata; hay que sospechar siempre la posibilidad de una polisobredosis. Es preciso investigar la presencia de tóxicos en orina. Manténgase al paciente despierto. Se debe utilizar el lavado gástrico y el carbón activado. Si el enfermo duerme, ingresarlo en una UVI e intubarlo. Están además indicados la fluidoterapia intravenosa, la monitorización cardíaca y otros tratamientos de soporte. Obténganse los niveles séricos de barbitúricos. En todos los casos de sobredosis ha de evaluarse al intoxicado en busca de ideas de suicidio.
4. Si se toman solas (sin alcohol u otros depresores del SNC), la sobredosis de benzodiacepinas es mucho más segura que la de barbitúricos. Su dosis letal en un paciente no dependiente puede ser de más de doscientas veces la dosis eficaz, pero el índice terapéutico es menor si la persona es dependiente. Las sobredosis de benzodiacepinas suelen producir un sueño prolongado. Sin embargo, estos fármacos se ingieren a menudo en combinación con alcohol u otros depresores del SNC, y dicha combinación puede resultar fatal, en especial en pacientes con enfermedades médicas interrecurrentes. Los niveles plasmáticos de benzodiacepinas ayudan a determinar el grado de riesgo. Los pacientes que han tomado una sobredosis de benzodiacepinas deberían ser observados al menos durante un día en una UVI, a causa de la posibilidad de una polisobredosis.

FARMACOTERAPIA

No está indicada ninguna medicación.

II. ABSTINENCIA DE BARBITÚRICOS, SEDANTES, HIPNÓTICOS O ANSIOLÍTICOS

Se trata de un síndrome específico que se presenta tras la reducción o interrupción de la utilización regular de una sustancia. La abstinencia de barbitúricos, benzodiacepinas y otros sedantes-hipnóticos es, como en el caso del alcohol, una urgencia con riesgo vital. Afortunadamente, dicha abstinencia se trata fácilmente con una disminución gradual del fármaco del que depende el paciente.

CARACTERÍSTICAS CLÍNICAS Y DIAGNÓSTICO

La abstinencia es un estado de hiperactividad del SNC caracterizado por los siguientes síntomas y signos: ansiedad, insomnio, hipersensibilidad, malestar abdominal, náuseas, vómitos, alucinaciones y ansia de la droga (cuadro B.25-2). Sin tratamiento, el síndrome progresa hacia la presentación de convulsiones, delirium, coma y muerte.

Cuadro B.25-2. *Criterios diagnósticos para la abstinencia no complicada de sedantes, hipnóticos o ansiolíticos*

A. Supresión de un consumo prolongado (algunas semanas o más) moderado o intenso de un sedante, hipnótico o ansiolítico, o reducción de la cantidad de la sustancia consumida, seguida al menos de tres de los siguientes signos:
1) Náuseas y vómitos
2) Malestar o debilidad
3) Hiperactividad neurovegetativa (Ej., taquicardia, sudoración)
4) Ansiedad o irritabilidad
5) Hipotensión ortostática
6) Temblor grosero de manos, lengua y párpados
7) Marcado insomnio
8) Convulsiones del tipo Gran mal

B. Los síntomas no son causados por un trastorno físico o mental, tal como un delirium por abstinencia de sedantes, hipnóticos o ansiolíticos

Nota: Cuando ha de hacerse el diagnóstico diferencial sin una historia bien definida o un análisis toxicológico de los fluidos corporales, el juicio clínico puede ser calificado de "provisional".

El grado de abstinencia depende de la dosis, el tiempo de consumo y las características farmacocinéticas de la sustancia. Las que poseen una vida media de eliminación prolongada tienden a producir síndromes de abstinencia menos graves que las que tienen una vida media corta. La vida media determina también si el comienzo de la abstinencia se presenta horas o días después de que el consumo del sedante haya cesado. Habida cuenta de que todas estas sustancias tienen tolerancia cruzada entre sí, se puede llevar a cabo una desintoxicación con cualquier fármaco de este tipo bajo supervisión médica.

ORIENTACIÓN PSICOTERAPÉUTICA Y PARA LA ENTREVISTA

Es frecuente que los pacientes abstinentes estén agitados o molestos. Empatizar con su disforia y explicarles que cooperar en la entrevista es la forma más rápida para recibir el tratamiento que les aliviará su sufrimiento. Subrayar que es crucial recibir una información exacta sobre el tipo de droga utilizado, frecuencia de uso, cantidad y tiempo transcurrido desde la última ingesta, para instaurar un régimen de desintoxicación seguro y adecuado. Recordar al paciente que una infraestimación de la dosis puede conducir a una desintoxicación inadecuada y que una sobreestimación puede resultar en una sobredosis durante la desintoxicación. Informar al enfermo que la preocupación primera del médico es proporcionarle un tratamiento eficaz.

EVALUACIÓN Y MANEJO

1. Monitorizar con frecuencia las constantes vitales del paciente, incluso si está despierto.

Cuadro B.25-3. *Prueba de la demanda de pentobarbital*

1. Administrar 200 mg de pentobarbital por vía oral
2. Observar si hay signos de intoxicación al cabo de una hora, por ejemplo, somnolencia, habla confusa o nistagmus
3. Si el paciente no está intoxicado, administrar otros 100 mg de pentobarbital cada dos horas (hasta un máximo de 500 mg a las seis horas)
4. La dosis total de barbitúricos administrada para producir una intoxicación leve es equivalente al nivel de abuso diario de los mismos
5. Sustituir 30 mg. de fenobarbital (vida media larga) por cada 100 mg de pentobarbital
6. Disminuir la dosis alrededor de un 10% diario
7. Ajustar la dosis si se presentan signos de intoxicación o abstinencia

2. Determinar el grado de dependencia del enfermo con la prueba de la demanda de pentobarbital (cuadro B.25-3). Si la persona es dependiente de múltiples sedantes o del alcohol, el plan general trazado aquí se realizará con todas las drogas de esta clase, ya que presentan tolerancia cruzada entre sí.
3. Después de recoger la historia del paciente y los resultados de la toxicología en orina, hay que identificar el posible abuso de otras drogas, con inclusión de los opioides, cocaína y otros estimulantes.
4. Tras la desintoxicación y la evaluación en busca de comorbilidad psiquiátrica, hay que derivar al paciente para un tratamiento ambulatorio de la toxicomanía y para rehabilitación.

FARMACOTERAPIA

No están indicados otros fármacos que los barbitúricos a dosis gradualmente decrecientes como parte del protocolo determinado por la prueba de la demanda de pentobarbital.

Referencias cruzadas:

Abstinencia alcohólica, ansiedad, amnesia por intoxicación (blackout), delirium, insomnio, intoxicación, intoxicación y abstinencia por opiáceos, abstinencia de psicotropos, suicidio.

26 / Enuresis

La enuresis (*mojar la cama*) es patológica si se presenta repetidamente en un niño mayor de cuatro años. Puede ser causada por trastornos orgánicos y funcionales, tales como infecciones y anomalías del tracto urinario. Sucede de forma típica tanto durante el día como en la noche. La tolerancia cultural de la enuresis afecta a su detección diagnóstica; no obstante, se da con más frecuencia en los varones, en las instituciones y en las clases sociales deprimidas. Son importantes los factores genéticos. A menudo, la enuresis es desencadenada por algún factor psicosocial estresante (p. ej., el nacimiento de un hermanito, una mudanza, peleas entre los padres). Por lo general, suele ser transitoria.

CARACTERÍSTICAS CLÍNICAS Y DIAGNÓSTICO

Identificar la duración, curso y factores precipitantes del trastorno. La enuresis primaria se diagnostica si el período de continencia urinaria ha sido inferior a un año. Se habla de enuresis secundaria cuando aparece un nuevo episodio tras un período de continencia. Determinar si el paciente va voluntariamente a orinar.

Descartar causas orgánicas, tales como defectos anatómicos en el tracto urinario, infecciones, diabetes mellitus, diabetes insípida, intoxicación por drogas, epilepsia, sonambulismo y efectos secundarios de la medicación como los antipsicóticos. La presencia de frecuencia y urgencia urinarias, dolor o vaciamiento incompleto de la vejiga sugiere una causa orgánica.

ORIENTACIÓN PSICOTERAPÉUTICA Y PARA LA ENTREVISTA

Mostrarse amigable y tranquilizador con el niño, ya que, a menudo, éste se siente culpable y culpado, y necesita empatía. Hablar con los padres para determinar si son punitivos o humillantes. Informarles acerca de las soluciones no punitivas de la enuresis.

EVALUACIÓN Y MANEJO

En el caso de la enuresis funcional, aconsejar a los padres sobre la educación higiénica, incluyendo los registros de los episodios y las recompensas por las mejorías. Es eficaz la terapia conductual con un sistema de alarma conectado al colchón de la cama que se activa con la emisión nocturna de la orina.

FARMACOTERAPIA

Los fármacos están indicados en raras ocasiones. La imipramina (Tofranil), que posee efectos anticolinérgicos, se emplea a corto plazo. La desmopresina, un compuesto antidiurético que se administra con un spray nasal, ha mostrado un cierto éxito inicial.

Referencias cruzadas:

Ansiedad, depresión.

27 / Episodios de amnesia por intoxicación (blackouts)

Los *blackouts* son episodios de amnesia asociados con una intoxicación, generalmente alcohólica, durante los cuales el paciente está despierto.

CARACTERÍSTICAS CLÍNICAS Y DIAGNÓSTICO

Estos episodios suelen durar varias horas, pero pueden persistir por espacio de algunos días. Ciertos fármacos, como los sedantes, con inclusión de las benzodiacepinas y los barbitúricos, producen crisis de amnesia con menos frecuencia que el alcohol. Las lesiones cerebrales suponen un riesgo para padecer estas crisis. Durante un episodio, el intoxicado puede llevar a cabo conductas complejas, como conducir y mantener una conversación. A veces, aparecen estados de fuga, en los que el paciente puede viajar a gran distancia. Los blackouts indican abuso de alcohol y son sugerentes de dependencia etílica. Son experiencias familiares para muchos alcohólicos. En algunos casos la intoxicación siguiente hace recordar lo que no se recordaba hasta entonces.

ORIENTACIÓN PSICOTERAPÉUTICA Y PARA LA ENTREVISTA

Son muy importantes las entrevistas con parientes, amigos y acompañantes en la sala de urgencia o en la consulta. Hay que intentar la confirmación del alcoholismo y determinar los patrones de bebida. Informar al paciente que el alcohol es la causa más probable y que el cuadro es tratable y reversible.

EVALUACIÓN Y MANEJO

1. Prevenir peligros potenciales (p. ej., la conducción y la agresividad).
2. Observar al paciente en busca de una posible sobredosis.
3. Comprobar si existe intoxicación o sobredosis por otras drogas a través de la historia y de la toxicología.
4. Evaluar al paciente en busca de otros posibles problemas médicos, incluidos traumatismos craneoencefálicos y deficiencias nutricionales.
5. Proporcionar un tratamiento de apoyo en un ambiente tranquilo.
6. Derivar al paciente a un programa de tratamiento y rehabilitación de alcoholismo.

FARMACOTERAPIA

Deben evitarse los psicofármacos en este trastorno. No obstante, hay que administrar 100 mg de tiamina I.M.y luego 100 mg por boca tres veces al día para tratar un posible trastorno amnésico etílico (síndrome de Korsakoff) o una encefalopatía de Wernicke.

Referencias cruzadas:

Demencia alcohólica, alucinosis alcohólica, intoxicación alcohólica idiosincrásica, intoxicación alcohólica, sobredosis alcohólica, convulsiones alcohólicas, abstinencia alcohólica, delirium por abstinencia alcohólica, amnesia, fuga, intoxicación, síndrome de Korsakoff, encefalopatía de Wernicke.

28 / Ceguera (psicógena)

La *ceguera repentina* puede ser un síntoma conversivo. El paciente suele ser traído a la consulta o a urgencias a causa del comienzo brusco del síntoma.

CARACTERÍSTICAS CLÍNICAS Y PARA LA ENTREVISTA

Un diagnóstico de trastorno conversivo supone que los síntomas físicos, en particular las pérdidas y alteraciones de funciones orgánicas, son el resultado de algún conflicto psicológico. Tales síntomas suelen ser neurológicos: parálisis, convulsiones, ceguera, visión en túnel, afonía, acinesia y discinesia. Los síntomas pueden proporcionar una ganancia primaria al mantener el conflicto inconsciente o secundaria al causar algún cambio deseado en el ambiente. Los pacientes conversivos no tienen un control consciente de sus síntomas como los simuladores y los facticios.

Los factores de riesgo para la ceguera psicógena son: trastornos médicos verdaderos, antecedentes personales o familiares de síntomas conversivos y rasgos histriónicos de personalidad. Puede encontrarse una falta de preocupación por la ceguera (*la belle indifférence*). El comienzo suele ser brusco y en respuesta a un estrés agudo.

ORIENTACIÓN PSICOTERAPÉUTICA Y PARA LA ENTREVISTA

Los síntomas conversivos provienen de conflictos que tienen una base interpersonal actual (p. ej., la parálisis del brazo de una esposa que desea golpear a su marido). El paciente puede ser acompañado a urgencias o a la consulta por la persona con la que el enfermo está en conflicto. Es preciso realizar entrevistas separadas para determinar la naturaleza del mismo. Proporcionar una explicación psicodinámica del síntoma puede conducir a su resolución (p. ej., "Ud. no quiere ver lo que él le está haciendo"). No hay que minimizar los síntomas físicos; reconózcase que el síntoma es real para el paciente. Facilitar la iniciación de un proceso psicoterapéutico centrado en los conflictos que han llevado al síntoma.

EVALUACIÓN Y MANEJO

1. Descartar que la ceguera esté causada por un problema físico. Los signos que sugieren el origen psicógeno del síntoma son: la ausencia de choques al caminar entre objetos, el parpadear o mover la cabeza en respuesta a la súbita aparición de un objeto amenazador y la inconsistencia neuroanatómica de la amurosis (p. ej., visión en túnel). Evaluar al paciente en busca de esclerosis múltiple, lupus eritematoso sistémico y otros trastornos neurológicos. La ceguera histérica no debe ser confundida con la neuritis óptica secundaria a esclerosis múltiple.
2. Considerar la posibilidad de que haya síntomas psicógenos añadidos a otros de base orgánica. Los pacientes con esta patología presentan, a menudo, síndromes funcionales asociados.
3. Identificar los factores estresantes.
4. Evaluar las ganancias secundarias, con inclusión de la atención por parte de la familia y la evitación del trabajo. Si hay ganancias secundarias, hay que procurar la modificación del ambiente o utilizar un enfoque conductista.
5. Evaluar al paciente en busca de otros diagnósticos psiquiátricos, ya que una porción significativa de los enfermos conversivos tienen además otros padecimientos, tales como: trastorno por somatización, depresión, trastornos de personalidad y esquizofrenia.
6. Se pueden emplear para aliviar la ansiedad del paciente la hipnosis o la entrevista con amobarbital.

FARMACOTERAPIA

Un barbitúrico o una benzodiacepina por vía intravenosa puede mejorar la ansiedad y los síntomas del conversivo. Sin embargo, esta mejoría no descarta la presencia de una condición médica subyacente.

Referencias cruzadas:

Acinesia, ansiedad, afasia, crisis de angustia (panic disorder).

29 / Trastorno límite de la personalidad

Se caracteriza por un patrón largamente establecido de inestabilidad del ánimo, de la autoimagen y de las relaciones interpersonales. Estos pacientes son unos grandes consumidores de los recursos psiquiátricos de urgencia y pueden presentarse con una gran variedad de motivos de emergencia, generalmente con el de ideación suicida. Asimismo, pueden ocupar una gran parte del tiempo del personal y resultar exasperantes para los trabajadores de la salud mental, ya que, a menudo, utilizan la escisión como mecanismo de defensa (p. ej., el terapeuta es bueno, y la sala de urgencias o la consulta son malos).

Los pacientes son difíciles de manejar en muchas ocasiones, y pueden mostrarse manipuladores con sus gestos suicidas, que suelen realizarse para ganar la atención o expresar cólera. No obstante, existe siempre el riesgo de que uno de éstos acabe inadvertidamente en un suicidio consumado. Tanto en urgencias como en la consulta la meta es inventar un plan que resuelva la crisis sin sabotear los objetivos del tratamiento a largo plazo.

CARACTERÍSTICAS CLÍNICAS Y DIAGNÓSTICO

El sello de marca del trastorno es la inestabilidad y un casi constante estado de crisis (cuadro B.29-1). Bajo estrés, los pacientes límite pueden presentar síntomas psicóticos o depresivos mayores. De una forma característica actúan de modo manipulador, autodestructivo o, con menos frecuencia, con rabia dirigida hacia los otros.

ORIENTACIÓN PSICOTERAPÉUTICA Y PARA LA ENTREVISTA

Los pacientes límite establecen una transferencia instantánea en la cual pueden sobrevalorar o devaluar al entrevistador. Hay que ser empático, pero lo suficientemente objetivo como para tomar decisiones terapéuticas en bien del paciente. Es necesario establecer lo que se considera una conducta aceptable e inaceptable en urgencias o en la consulta. No participar en los intentos del paciente para dividir al personal.

EVALUACIÓN Y MANEJO

1. Valorar la peligrosidad del paciente. La urgencia más común en el enfermo límite es el intento de suicidio, generalmente con cortes en las muñecas o tomando pastillas. Evaluar la potencial letalidad de la conducta del paciente ¿Fue el acto autodestructivo un intento de suicidio genuino o un parasuicidio? ¿Es esta conducta un mecanismo adaptativo establecido, con múltiples para-

Cuadro B.29-1. *Criterios para el diagnóstico del trastorno límite de la personalidad*

Pauta generalizada de inestabilidad en el estado de ánimo, relaciones interpersonales y la autoimagen, que se hace patente desde el inicio de la vida adulta y que se da en diversos contextos. La pauta se manifiesta por al menos cinco de las siguientes características:

1) Relaciones interpersonales inestables e intensas, caracterizadas por alternativas extremistas entre la hipervaloración y la desvalorización
2) Impulsividad en al menos dos áreas que pueden ser potencialmente peligrosas para el sujeto. Por ejemplo, despilfarro, actividades sexuales, uso de sustancias, robos en tiendas, conducción irresponsable, atracones (no debe incluirse aquí la conducta suicida o automutiladora que se menciona en el apartado 5)
3) Inestabilidad afectiva: cambios importantes en el estado de ánimo desde la normalidad a la depresión, la irritabilidad o la ansiedad que, por lo general, duran pocas horas y, más raramente, algunos días
4) Ira inapropiada e intensa o falta de control de este impulso; por ejemplo; frecuentes manifestaciones de violencia, cólera constante, peleas físicas repetidas
5) Amenazas, gestos o comportamientos suicidas repetidos o conductas automutiladoras
6) Trastorno de la identidad importante y persistente manifestado por incertidumbre con respecto a dos, al menos, de estas características: autoimagen, orientación sexual, objetivos a largo plazo o elección de carrera, tipo de amigos y valores que se desean
7) Sentimiento crónico de vacío o de aburrimiento
8) Titánicos esfuerzos para evitar el abandono real o imaginario (no debe incluirse la conducta suicida o automutiladora que se menciona en el apartado 5)

Reproducido con permiso. DSM-III-R: *Manual diagnóstico y estadístico de los trastornos mentales.* © Masson S.A., Barcelona, 1988.

suicidios en el pasado, o es completamente nueva? Si no se ingresa al paciente, ¿qué otras opciones existen para él? ¿Puede la intervención en la crisis aliviar un estrés agudo o devolver simplemente a la persona al mismo ambiente que condujo al intento, haciendo sentirse al paciente, quizá, más desesperanzado que antes?

2. ¿Estuvo dirigido el parasuicidio a captar a atención o a ser salvado por los otros? Si es así, ¿se ha conseguido esa meta? ¿Quién respondió? ¿Fue la respuesta la deseada? ¿Estuvo dirigido el parasuicidio a descargar un ánimo disfórico? Si es así, ¿se ha calmado el ánimo, al menos a corto plazo? ¿Estuvo el parasuicidio encaminado a conseguir una hospitalización? Si es así, ¿qué representa la hospitalización en el curso de la biografía del paciente? Los ingresos breves frecuentes no son deseables y pueden reforzar la dependencia hospitalaria del enfermo. ¿Estuvo el parasuicidio orientado a controlar la situación? Si es así, ¿lo consiguió?
3. Evaluar los síntomas relacionados, tales como: abuso de alcohol y drogas, promiscuidad, bulimia, peleas y otros signos indicativos de un pobre control de los impulsos.
4. ¿Cuál es el tratamiento actual del paciente? Si el clínico no es el terapeuta habitual, ponerse en contacto con ese terapeuta, si ello es posible, y organizar un plan que sitúe la resolución de la urgencia actual en el contexto de un tratamiento más estable. Evítese la hospitalización a menos que forme parte del plan del terapeuta (cuadro B.29-2). Los pacientes pueden presentarse en urgencias como resultado de algún conflicto surgido en la psicoterapia.
5. A menos que haya una indicación para el ingreso, hay que resolver la crisis

Cuadro B.29-2. *Criterios para la hospitalización de pacientes con un trastorno límite de la personalidad y otras alterciones severas del cáracter*

Indicaciones para el ingreso
- El terapeuta del paciente quiere que éste ingrese como parte de un plan terapéutico establecido o para una reevaluación del caso
- Aumento de la conducta suicida
- Depresión mayor secundaria o abuso de sustancias psicoactivas
- Reacción psicótica que no responde a las intervenciones de urgencia (ambiente estructurado y/o medicación antipsicótica)
- Pérdidas graves u otros factores estresantes

Contraindicaciones para el ingreso*
- Repetición de un tratamiento que ha fracasado previamente
- Utilización del hospital porque ninguna de las otras medidas ha dado resultado
- Intento de probar una medicación nueva en ausencia de cualquier indicación positiva para su uso
- Un intento de convencer a los pacientes para que cambien sus situaciones vitales
- Tratar la involuntariedad del paciente para adherirse a los planes terapéuticos
- Dar refugio a simuladores o enfermos con asuntos legales pendientes

* Cuadro adaptado de ID Glick, H Klar, P Broff: When Should Chronic Patients be Hospitaized? Hosp Communinity Personality disorders. In *Manual of Clinical Emergency Psychiatry*, JR Hillard, editor, p. 268. American Psychiatric Press, Washington, 1990. Utilizado con permiso.

sin hospitalización. Modificar el ambiente para reducir el estrés, quizá contando con la ayuda de amigos y parientes. Proporcionar al paciente la oportunidad de ventilar y descargar algún afecto hostil. Considerar una sesión familiar para la intervención en crisis. Tratar de establecer un rapport con el enfermo. Informar al paciente, de la forma más razonable posible, de que alguien se está ocupando de él.

6. Considerar un amplio muestrario de enfoques psicoterapéuticos y psicofarmacológicos: desde la psicoterapia psicodinámica a los antidepresivos, antipsicóticos, benzodiacepinas, litio (Plenur) y otros fármacos. Las terapias de familia, de conducta y de grupo pueden ser, asimismo, útiles.

FARMACOTERAPIA

La agitación y la ansiedad pueden resolverse con benzodiacepinas, a pesar de que el riesgo de dependencia sea grande. La instauración de una benzodiacepina en urgencias o en la consulta debería formar parte de un plan completo (p. ej., evitar la hospitalización) y mantenerse sólo durante el episodio agudo. Las benzodiacepinas pueden causar desinhibición. Para los no psicóticos, los riesgos de las benzodiacepinas suelen ser menos severos que los de los neurolépticos, en especial la discinesia tardía. Los pacientes límite presentan síntomas psicóticos en respuesta al estrés. Puede considerarse un tratamiento breve con antipsicóticos para esos episodios. Si hay depresión, pueden ser eficaces los agentes serotoninérgicos como: paroxetina (Seroxat, Frosinor), fluoxetina (Prozac) y sertralina (Besitrán, Aremis).

Referencias cruzadas:

Agitación, psicosis reactiva breve, conducta agresiva y homicida, hospitalización, angustia de separación, suicidio, violencia.

30 / Psicosis reactiva breve

Este término se emplea para describir a los pacientes que experimentan síntomas psicóticos que duran menos de un mes, en respuesta a un factor estresante identificable.

CARACTERÍSTICAS CLÍNICAS Y DIAGNÓSTICO

Los síntomas psicóticos son: desorganización, incoherencia, pérdida de las asociaciones lógicas, alucinaciones, delirios y conducta catatónica. La sintomatología afectiva es más frecuente que la clásica de la esquizofrenia. El estado mental del paciente puede ser indistinguible de una esquizofrenia o una psicosis afectiva: el diagnóstico se hace basándose en la historia de la breve duración del episodio y la presencia de un agente estresante identificable (cuadro B.30-1).

Cuadro B.30-1. *Criterios para el diagnóstico de psicosis reactiva breve*

A. Presencia de al menos uno de los siguientes síntomas reveladores de que hay una alteración del enjuiciamiento de la realidad (no compartida por el grupo cultural al que pertenece el sujeto):
   1) incoherencia o notable pérdida de la capacidad asocitativa
   2) ideas delirantes
   3) alucinaciones
   4) conducta catatónica o desorganizada

B. Alteraciones emocionales; por ejemplo, cambios disfóricos rápidos en la tonalidad afectiva o una gran perplejidad o confusión

C. Aparición de los síntomas descritos en A y B, en aparente respuesta a uno o más acontecimientos, que tanto juntos como por separado provocarían un estrés notable en cualquier individuo del mismo medio cultural bajo circunstancias similares

D. Ausencia de síntomas prodómicos de una esquizofrenia, sin que tampoco se cumplan los criterios para un trastorno esquizotípico de la personalidad antes del inicio de la alteración

E. La duración del episodio oscila entre unas horas y un mes, con una definitiva restitución del estado premórbido. (Cuando el diagnóstico se hace sin esperar la remisión, debe calificarse de "provisional".)

F. El trastorno no es debido a ningún trastorno psicótico del estado de ánimo (p. ej., no hay un síndrome completo) y no puede demostrarse que una causa orgánica haya iniciado y mantenido la alteración

Reproducido con permiso. DSM-III-R: *Manual diagnóstico y estadístico de los trastornos mentales.* © Masson S.A., Barcelona, 1988.

Los rasgos sugerentes de un buen pronóstico son similares a los de la esquizofrenia y comprenden: un estresor severo, un comienzo brusco, síntomas afectivos prominentes, buen funcionamiento premórbido, ausencia de antecedentes familiares de esquizofrenia, ausencia de rasgos esquizoides, existencia de un sufrimiento causado por los síntomas y escaso aplanamiento del afecto.

ORIENTACIÓN PSICOTERAPÉUTICA Y PARA LA ENTREVISTA

Realizar un acercamiento empático y estructurado. Efectuar preguntas sencillas pero inicialmente abiertas. Los psicóticos pueden necesitar una dirección amable y una estructuración. Explorar la experiencia de los síntomas del enfermo sin enfrentarle a la irrealidad de los mismos. Utilizar un acercamiento flexible. Se pueden obtener los datos esenciales sin adherirse a una estructura rígida de entrevista, ya que el psicótico no es capaz de acomodarse a dicha estructura. Cuando se ofrezca medicación a pacientes con introspección limitada, hay que indicarles que esa medicación puede ayudarles a sentirse tranquilos y a pensar con claridad.

EVALUACIÓN Y MANEJO

1. Descartar cualquier posible causa orgánica. Dicha causa la sugiere un cambio rápido en el estado mental del paciente. Obtener las constantes vitales, una detallada historia del abuso de alcohol y drogas, y de los fármacos que se toman. ¿Hay historia de abuso de alucinógenos, en especial fenciclidina (PCP) o dietilamina del ácido lisérgico (LSD)? Los esteroides, los antidepresivos y una amplia variedad de medicamentos prescriptos, incluida la mayoría de los psicotropos pueden causar también psicosis. Evaluar la función tiroidea; tanto el hipertiroidismo como el hipotiroidismo pueden causar psicosis. Realizar una investigación completa de demencia o delirium.
2. La hospitalización suele estar indicada. Aun cuando los síntomas pueden controlarse con medicación en urgencias o en la consulta, una evaluación cuidadosa rara vez puede completarse sin el ingreso.
3. Determinar los rasgos premórbidos de la personalidad del paciente. Las psicosis reactivas breves ocurren, a menudo, en personas con personalidades límite, esquizotípica, narcisista, histriónica y paranoide. Los rasgos de personalidad límite, narcisista o histriónica indican que debe considerarse con suma atención la posibilidad de una depresión.
4. Derivar al paciente para psicoterapia. El enfoque depende de las necesidades del enfermo y se suele centrar en la recuperación tras el período pospsicótico. Los pacientes que están muy preocupados por el episodio psicótico y han perdido la confianza en sí mismos pueden beneficiarse de una terapia de apoyo, cognitiva, de familia o de grupo.

FARMACOTERAPIA

La agitación aguda se suele controlar con benzodiacepinas [oxacepán (Adumbrán) 10-30 mg por boca, estazolam 0,5-1 mg orales, alprazolam (Trankimazín) 0,5 a 1 mg oral, o loracepán (Orfidal), 1 a 2 mg orales o I.M. –todas ellas repetidas según sea necesario]. Las benzodiacepinas deben intentarse, en primer lugar, pero han de abandonarse rápidamente en favor de los antipsicóticos si son ineficaces, por ejemplo haloperidol (Haloperidol) 2-5 mg vía oral o I.M., flufenacina 2-5 mg per os o I.M. o tiotixeno 2-5 mg orales o I.M. –todos ellos repetidos según sea necesario. Estas medicaciones deben ser administradas en el contexto de un tratamiento limitado (varias semanas).

Referencias cruzadas:

Agitación, delirium, trastorno delirante, alucinaciones, hospitalización, ideas de referencia.

31 / Intoxicación por bromuro

La *intoxicación por bromuro* es un síndrome mental orgánico que aparece tras la ingestión de bromuros. Estos fármacos tienen un comienzo de acción prolongado y fueron utilizados en el pasado como anticonvulsivantes. Se encuentran en algunas preparaciones farmacéuticas como el Bromo-Seltzer. Su vida media de eliminación es de más de una semana; por tanto, la sustancia tiende a acumularse en el organismo. Se cree que la intoxicación por bromuro es infrecuente. No obstante, desde el momento en que muchos clínicos no la consideran al hacer el diagnóstico diferencial, puede pasar desapercibida. La historia característica es la de un abuso prolongado, ya que los bromuros se acumulan lentamente y no se pueden tomar a grandes dosis por su acción gástrica irritativa.

CARACTERÍSTICAS CLÍNICAS Y DIAGNÓSTICO

Los síntomas pueden ser similares a los de una gran variedad de trastornos orgánicos y funcionales, con inclusión de la esquizofrenia, la manía, el delirium y la depresión. La intoxicación por bromuro puede presentarse, prácticamente, con cualquier cuadro clínico, por lo que ha sido llamada la gran simuladora. El diagnóstico diferencial ha de hacerse con: la sífilis, el alcoholismo, las encefalitis, la esclerosis múltiple, la uremia, los tumores cerebrales, la esquizofrenia, la manía y la depresión. Los síntomas son: labilidad emocional, déficit cognitivos, irritabilidad, confusión, delirios y alucinaciones. Puede coexistir un abuso de sedantes, barbitúricos y benzodiacepinas, lo que complica todavía más la evaluación. La sintomatología dura dos-tres semanas, ya que la vida media del bromuro es de unos doce días.

Los síntomas asociados son: una erupción acneiforme, fundamentalmente en la cara y el cuero cabelludo, lesiones nodulares en las piernas, incoordinación, temblor, ataxia, hiperreflexia, debilidad, signo de Babinski positivo, pérdida del reflejo nauseoso y corneal (presentes en la intoxicación por barbitúricos), ausencia de nistagmus (en el caso de los barbitúricos es típico de la abstinencia). Otros signos añadidos son: habla confusa, halitosis, cianosis, papiledema, midriasis y lengua saburral.

ORIENTACIÓN PSICOTERAPÉUTICA Y PARA LA ENTREVISTA

Tranquilizar al paciente acerca de la reversibilidad del cuadro. Informarle que los síntomas pueden controlarse y que son consecuencia de una intoxicación por bromuro.

EVALUACIÓN Y MANEJO

1. Recoger la historia del consumo prolongado de sedantes y, si es posible, conseguir una muestra del fármaco.
2. Recoger la historia de un posible abuso de otras sustancias, en especial hipnóticos. Determinar si existe un cuadro de abstinencia de dichas sustancias.
3. Si el nivel sérico de bromuro es de más de 50 mg/dL, el paciente está intoxicado; sin embargo, hay que tener en cuenta que los síntomas no se relacionan directamente con los niveles plasmáticos.
4. Corregir las deficiencias nutricionales del enfermo.

FARMACOTERAPIA

Retirar los fármacos que contienen bromuro y administrar grandes dosis de una sal alcalina (6-12 g/día) por vía oral o intravenosa (I.V.). Puede necesitarse la hemodiálisis en los casos graves.

Hay que evitar los tranquilizantes, si es posible, aunque si existe un cuadro de abstinencia de sedantes intercurrente será necesario tratarlo. La agitación intensa puede controlarse con atipsicóticos de alta potencia, por ejemplo, tiotixeno, trifluoperacina (Eskazine), flufenacina o haloperidol (Haloperidol), todos ellos en dosis entre 2 y 5 mg orales o I.M.

Referencias cruzadas:

Confusión, delirium, trastorno delirante, depresión, alucinaciones, intoxicación, manía.

32 / Bulimia nerviosa

Es un trastorno de la alimentación que se caracteriza por episodios incontrolados de ingesta seguidos de vómitos autoinducidos o de maniobras purgantes dirigidas a prevenir el aumento de peso (p. ej., el empleo de laxantes).

CARACTERÍSTICAS CLÍNICAS Y DIAGNÓSTICO

Los criterios para el diagnóstico de la bulimia nerviosa se recogen en el cuadro B.32-1. Es un trastorno mucho más frecuente en mujeres que en hombres. Suele comenzar en la adolescencia o primera juventud. La paciente puede aficionarse al ejercicio compulsivo y a la toma de laxantes. Los vómitos son frecuentes y suelen ser autoprovocados por medio del estímulo digital de la faringe. Estos vómitos alivian la sensación de plenitud que aparece tras la ingesta y permiten a la paciente comer sin el temor a engordar. La enferma toma por lo general alimentos y bebidas dulces e hipercalóricas, como los productos de pastelería. Los episodios bulímicos pueden estar planeados, aunque lo habitual es que se produzcan de forma impulsiva cuando la persona está irritada. Pueden presentarse: abuso de sustancias, intentos de suicidio, robos en tiendas, depresión y labilidad emocional.

La mayoría de las bulímicas están preocupadas por su atractivo sexual, su imagen corporal y su apariencia ante los otros. Al contrario que las anoréxicas, estas pacientes tienen un peso normal. Asimismo, en contraste con las anoréxicas, son sexualmente activas y no suelen presentar amenorrea o frigidez. Sufren por su trastorno de la alimentación más que las anoréxicas y, por tanto, suelen buscar ayuda especializada.

El pronóstico de la bulimia es mejor que el de la anorexia; no obstante, el cuadro puede ser crónico y lleno de complicaciones médicas: deshidratación, alteraciones electrolíticas con arritmias y posibilidad de producirse muerte súbita, alcalosis metabólica, hipertrofia de las glándulas salivares, caries, esofagitis, desgarros esofágicos y rotura gástrica.

Cuadro B.32-1. *Criterios para el diagnóstico de la bulimia nerviosa*

A. Episodios recurrentes de atracones (consumo rápido de una gran cantidad de alimentos en un período de tiempo limitado)
B. Sentimientos de pérdida de control con respecto a la conducta alimentaria durante los atracones
C. Vómitos autoinducidos, uso de laxantes o diuréticos, dietas estrictas o ayuno, o ejercicio intenso en orden a prevenir la ganancia de peso
D. Un promedio mínimo de dos atracones por semana durante al menos tres meses
E. Hiperpreocupación persistente con la forma y peso del cuerpo

Reproducido con permiso. DSM-III-R: *Manual diagnóstico y estadístico de los trastornos mentales.* © Masson S.A., Barcelona, 1988.

Ha de hacerse el diagnóstico diferencial con: trastornos comiciales, neoplasias del SNC, síndrome de Kleine-Levin y síndromes similares al de Klüver-Bucy. Es necesario tener en cuenta la frecuente coexistencia de la bulimia y el trastorno límite de la personalidad al realizar la valoración de la enferma.

ORIENTACIÓN PSICOTERAPÉUTICA Y PARA LA ENTREVISTA

Valorar la naturaleza y frecuencia de la conducta bulímica de una forma que no sea descalificadora o punitiva. Las pacientes pueden sentirse ya culpables o avergonzadas. Animar a las enfermas a que describan su conducta y sus sentimientos asociados: ira, disforia y pérdida de control. Hay que procurar que se interesen en realizar un tratamiento estable, haciendo para ello las derivaciones oportunas. Además, hay que informarles de las consecuencias médicas de la conducta bulímica mientras aún muestran preocupación por su salud física.

EVALUACIÓN Y MANEJO

1. Es necesaria una evaluación médica para detectar posibles alteraciones electrolíticas (en particular, hipokalemia e hipocloremia), deshidratación y lesiones gastrointestinales. Investigar el abuso de laxantes. Descartar causas orgánicas de la bulimia.
2. Efectuar una evaluación psiquiátrica completa con especial atención en detectar comorbilidad con depresión, anorexia nerviosa, abuso de sustancias (p. ej., cocaína, alcohol, anfetaminas, sedantes, píldoras adelgazantes) y trastornos de personalidad.
3. Evaluar la impulsividad y el potencial suicida de la paciente.
4. Considerar el ingreso para aquellas enfermas con un pobre control de los impulsos, con ideas de suicidio o con complicaciones médicas secundarias a sus alteraciones alimentarias.
5. Derivar a la paciente para una terapia cognitiva-conductual, una psicoterapia de orientación dinámica o una farmacoterapia.
6. Tener en cuenta el ingreso de la persona en una unidad especializada en trastornos de la alimentación si ello fuera necesario.

FARMACOTERAPIA

Son útiles en el tratamiento de la bulimia los antidepresivos, incluidos los tricíclicos [imipramina (Tofranil)], los inhibidores de la recaptación de serotonina [fluoxetina (Prozac)], y los inhibidores de la monoaminooxidasa (IMAOs) [fenelcina (Nardelzine)]. Estas medicaciones se utilizan como parte de un programa de tratamiento comprensivo y que de ordinario no se inicia en la sala de urgencias. Las pacientes particularmente ansiosas o agitadas pueden recibir loracepán (Orfidal) 1-2 mg por boca o I.M.

Referencias cruzadas:

Anorexia nerviosa, trastorno límite de la personalidad, depresión.

33 / Intoxicación por cafeína

La cafeína es un alcaloide que actúa como un estimulante psicomotor. Está presente en muchos alimentos, bebidas y preparaciones farmacéuticas. La *intoxicación por cafeína* (conocida también como cafeinismo) es la consecuencia de una ingestión excesiva de esta sustancia.

CARACTERÍSTICAS CLÍNICAS Y DIAGNÓSTICO

La cafeína es la droga psicoactiva que más se utiliza. Se estima que entre un 20-30% de los norteamericanos adultos consumen más de 500 mg al día. Se desarrollan tolerancia y dependencia para este alcaloide. Las fuentes de cafeína más comunes son el café, el té y los refrescos (cuadro B.33-1). Para que se produzca una intoxicación, se necesitan 250 mg de cafeína diarios. Esta intoxicación puede causar o exacerbar los síntomas de una gran variedad de patologías psiquiátricas, como los trastornos por ansiedad [especialmente las crisis de ansiedad (panic disorder)], la depresión, la manía, y la esquizofrenia. Los síntomas de la intoxicación cafeínica son: inquietud, nerviosismo, excitación, insomnio, rubor facial, aumento de la diuresis, alteraciones gastrointestinales, calambres musculares, pensamiento y lenguaje imprecisos, taquicardia y arritmias, períodos de gran actividad y agitación psicomotriz (cuadro B.33-2). Los efectos de esta intoxicación suelen durar sólo unas horas y acostumbran a manejarse con medidas de soporte. Valórese la ingesta de cafeína en los pacientes con ansiedad o insomnio.

Las personas presentan una gran variabilidad en cuanto a la intoxicación y dependencia de la cafeína. La dependencia no acostumbra a ser una condición clínica de importancia; sin embargo, la abstinencia puede constituir una causa no detectada de síntomas como: cefaleas, fatiga, disminución de la vigilancia, y retraimiento social. Las cefaleas pueden persistir algunos días.

ORIENTACIÓN PSICOTERAPÉUTICA Y PARA LA ENTREVISTA

Centrar la valoración en la ingesta de cafeína. Informar y tranquilizar al paciente en cuanto a los signos y síntomas físicos y psicológicos que produce esta sustancia.

Cuadro B.33-1. *Algunas fuentes comunes de cafeína y productos descafeinados representativos*

Fuente	*Cantidades aproximadas de cafeína por unidad*
Bebidas y alimentos (5-6 onzas)	
Café fresco, café mezclado	90-140 mg
Café instantáneo	66-100 mg
Té (hojas o en bolsita)	30-100 mg
Cacao	5-50 mg
Café descafeinado	2-4 mg
Barrita de chocolate o una onza de chocolate a la taza	25-35 mg
Refrescos selectos (8-12 onzas)	
Pepsi, Coke, Tab, Royal Crown, Pepsi Light, Dr. Pepper, Mountain Dew	25-50 mg
Canadá Dry Ginger Ale, Caffeine Free Coke, Pepsi Free, 7-Up, Sprite, Squirt, Caffeine-Free Tab	0 mg
Medicaciones (1 tableta)*	
Cafergot	100 mg
Fiorinal	32-50 mg

Cuadro adaptado de J Jaffe: Drug dependence: Opioids, nonnarcotics, nicotine (tobacco), and caffeine. In *Comprehensive Textbook of Psychiatric*, ed 5, HI Kaplan, BJ Sadock, editors, p 683. Williams & Wilkins, Baltimore, 1989. Utilizado con permiso.
* Para conocer la cantidad de cafeína que contienen los analgésicos, anorexígenos y preparados antigripales españoles e iberoamericanos, se recomienda consultar la composición en cada caso o solicitar información al laboratorio fabricante.

EVALUACIÓN Y MANEJO

1. Efectuar una evaluación psiquiátrica completa, centrándose en la cantidad de cafeína ingerida. Indagar otras fuentes distintas al café (p. ej., refrescos y chocolate).

Cuadro B.33-2. *Criterios para el diagnóstico de la intoxicación por cafeína*

A. Consumo reciente de cafeína, normalmente, más de 250 mg
B. Como mínimo, cinco de los siguientes síntomas:
 1) intranquilidad
 2) nerviosismo
 3) excitación
 4) insomnio
 5) congestión facial
 6) diuresis
 7) molestias gastrointestinales
 8) contracciones musculares
 9) pensamiento y lenguaje inconexos
 10) taquicardia o arritmia cardíaca
 11) períodos de actividad incansable
 12) agitación psicomotriz
C. Todo ello, no debido a otros trastornos mentales o físicos, como el trastorno por ansiedad.

Reproducido con permiso. DSM-III-R: *Manual diagnóstico y estadístico de los trastornos mentales.* © Masson S.A., Barcelona, 1988.

2. Descartar otra psicopatología que pueda exacerbarse por efecto de la cafeína (p. ej., un trastorno bipolar). ¿Se está automedicando el paciente con cafeína para aliviar la anergia de una depresión?
3. Determinar si el enfermo está tomando medicaciones que interaccionen con la cafeína. Por ejemplo, ésta disminuye los niveles plasmáticos de litio (Plenur).
4. Valorar los problemas médicos asociados a la cafeína. Una ingesta excesiva puede causar arritmias, hipertensión, alteraciones gastrointestinales y, más raramente, úlceras pépticas.
5. Aconsejar al enfermo que restrinja la ingestión de cafeína, o que la disminuya poco a poco hasta suspenderla.
6. Informar al paciente sobre los efectos de la cafeína y los síntomas de abstinencia.

FARMACOTERAPIA

Por lo general, está indicado el tratamiento farmacológico. Si el paciente presenta una ansiedad importante, pueden administrarse benzodiacepinas como el oxacepán (Adumbrán) 10-30 mg por boca, diacepán (Valium) 5-10 mg orales, clordiacepóxido (Huberplex) 10-25 mg vía oral, alprazolam (Tankimazín) 0,5 1 mg per os o loracepán (Orfidal) 1-3 mg orales. En caso de una abstinencia grave, se puede dar una dosis baja de benzodiacepinas durante varios días.

Referencias cruzadas:

Ansiedad, depresión, intoxicación, crisis de ansiedad (panic disorder), esquizofrenia.

34 / Intoxicación por cannabis (marihuana)

Es un síndrome mental orgánico que aparece tras la ingestión de cannabis. Este producto (conocido también por marihuana, olla, hierba, maleza, cáñamo, Mari Juana y muchos otros nombres) es la droga de abuso ilícito de mayor consumo en los Estados Unidos. Se halla en la resina de la planta Cannabis sativa, que produce cambios físicos y psíquicos cuando se fuma o ingiere en cantidad suficiente.

CARACTERÍSTICAS CLÍNICAS Y DIAGNÓSTICO

Aunque el consumo de cannabis está disminuyendo, casi un tercio de los americanos adultos lo han probado. La intoxicación se produce por lo general al fumar cigarros de marihuana (porros). Otras formas de uso están constituidas por el

Cuadro B.34-1. *Criterios para el diagnóstico de la intoxicación por cannabis (marihuana)*

A. Uso reciente de cannabis
B. Cambios conductuales desadaptativos; por ejemplo, euforia, ansiedad, suspicacia o ideas paranoides, sensación de lentitud en el paso del tiempo, deterioro de la capacidad de juicio, retraimiento social.
C. Como mínimo, han aparecido dos de los siguientes síntomas en las dos horas que han seguido a su uso:
   1) inyección conjuntival
   2) aumento del apetito
   3) sequedad de boca
   4) taquicardia
D. Todo ello, no debido a otro trastorno mental o físico

Nota: Cuando debe hacerse el diagnóstico diferencial sin una historia clínica clara o sin análisis toxicológicos de sangre y orina, el diagnóstico puede calificarse de "provisional".

hachís, el aceite de hachís y el delta-9-tetrahidrocannabinol (THC) (el ingrediente activo). Todas esas formas pueden ser fumadas o ingeridas. El comienzo de la acción de los cigarros es inmediata. La incorporación oral hace que los efectos sean graduales y que duren muchas horas. Las técnicas avanzadas de crecimiento desarrolladas en Estados Unidos han dado lugar a un potente tipo de marihuana llamada "sinsemilla" (sin semilla).

Los síntomas de la intoxicación cannábica se exponen en el cuadro B.34-1. Otros síntomas son la hipotermia dosis-dependiente y la sedación moderada. Los resultados de la toxicología urinaria pueden ser positivos durante varias semanas.

El empleo de cannabis suele darse en el contexto de una politoxicomanía, en especial, con tabaco, alcohol y cocaína. Por lo general, la intoxicación aguda no requiere tratamiento; sin embargo, un cuadro delirante moderado, habitualmente persecutorio, puede presentarse junto a un breve episodio de pánico. Menos comunes son los síntomas de despersonalización y (con menor frecuencia todavía) las alucinaciones. Los consumidores que antes no habían probado el cannabis son los más proclives a las reacciones de pánico. El delirium tóxico, generalmente pasajero, puede aparecer tras la ingesta o inhalación de grandes dosis (cuadro B.34-2).

Aunque los consumidores crónicos se muestran psicológicamente dependientes, el diagnóstico de dependencia al cannabis resulta controvertido en la actualidad; puede presentarse una escalada en el consumo (tolerancia) y un síndrome de abstinencia consistente en: insomnio, irritabilidad, náuseas, vómitos y diaforesis. El uso crónico puede conducir a síndromes depresivos y amotivacionales. Pueden tener lugar episodios alucinatorios recurrentes durante varios meses después de la última toma de la droga. Algunas religiones (p. ej., el rastafarismo) consideran la práctica de fumar cannabis como una parte del culto religioso.

El empleo de cannabis puede exacerbar la esquizofrenia en pacientes previamente estabilizados. Asimismo, incrementa los niveles de litio (Plenur) y la vida media de los barbitúricos. También aumenta los efectos psicológicos de las anfe-

Cuadro B.34-2. *Reacciones adversas a la marihuana (cannabis)*

Tipo	*Factores predisponentes*	*Síntomas*	*Tratamiento*
Pánico agudo	Consumidores inexpertos, personalidades con rasgos histéricos u obsesivos, administración oral	Ansiedad, depresión, sin síntomas psicóticos	Tranquilización; ansiolíticos de forma ocasional; suelen ser episodios breves
Delirium tóxico	Grandes dosis, uso oral	Confusión, desorientación, alucinaciones, despersonalización, delirios	La mayoría remite a las doce-cuarenta y ocho horas; utilizar antipsicóticos si es preciso
Alucinaciones recurrentes (flash backs)	Días o semanas después de la última dosis, antecedentes personales de consumo de alucinógenos	Experiencia alucinatoria breve	Tranquilización; emplear ansiolíticos si es necesario
Psicosis crónicas	Consumo prolongado de marihuana o hachís de gran pureza; raro en EE. UU.	Paranoia, delirios, alucinaciones, conducta extraña, a veces violencia	Antipsicóticos
Síndrome amotivacional	Consumo intenso y prolongado; la existencia de este síndrome es objeto de controversia	Apatía, hipoprosexia, juicio empobrecido, relaciones interpersonales empobrecidas	Sin tratamiento conocido

Cuadro tomado de JM Mirin, RD Weiss: Drug use and abuse. In *Emergency Psychiatry*, EL Bassuk, AW Birk, editors, p 170. Plenum, New York, 1984. Utilizado con permiso.

taminas. Las combinaciones cannabis-opiáceos y cannabis-alcohol son causantes de taquicardias.

ORIENTACIÓN PSICOTERAPÉUTICA Y PARA LA ENTREVISTA

Informar al paciente que el síndrome ha sido producido por la droga y que remitirá al cabo de varias horas. Establecer una conversación con el enfermo y, si es posible, contar con un amigo de confianza o un familiar para que permanezcan con la persona y le proporcionen seguridad y protección. Es conveniente colocarle en un ambiente no estimulante.

EVALUACIÓN Y MANEJO

1. Determinar la vía de administración. La ingestión causa efectos que duran más de doce horas.

2. Valorar el consumo de alcohol, cocaína, otros estimulantes, sedantes, hipnóticos y otras sustancias. Realizar una toxicología en orina.
3. Valorar la existencia de psicosis subyacentes, trastornos afectivos y de personalidad.
4. Derivar al paciente a un tratamiento ambulatorio adecuado cuando esté indicado.

FARMACOTERAPIA

No suelen ser necesarias las medicaciones sin embargo, puede aliviarse la ansiedad, cuando es importante, con una benzodiacepina –por ejemplo, loracepán (Orfidal) 1-2 mg por boca, alprazolam (Trankimazín) 0,5-1 mg orales, clonacepán (Rivotril) 0,25-0,5 mg per os u oxacepán (Adumbrán) 10-30 mg por vía oral– que habitualmente causa sueño. Si predominan los síntomas psicóticos, hay que utilizar haloperidol (Haloperidol) 1-2 mg orales o I.M. Repítase la dosis cada 20-30 minutos si es preciso.

Referencias cruzadas:

Ansiedad, trastorno delirante, despersonalización, intoxicación, trastorno por ansiedad.

35 / Arritmia cardíaca

La *arritmia cardíaca* es un trastorno que se caracteriza por la presencia de latidos irregulares que el paciente suele describir como una sensación de aleteo o golpeteo en el pecho. Este trastorno aparece como un síntoma de ansiedad o pánico, como un efecto secundario de la cocaína u otros estimulantes o como consecuencia tóxica de los psicotropos, tales como los antidepresivos tricíclicos y los antipsicóticos. La arritmia puede ser asimismo un signo de una enfermedad coronaria.

CARACTERÍSTICAS CLÍNICAS Y DIAGNÓSTICO

Las arritmias pueden ser causadas por la ansiedad. La muerte sobrevenida como resultado de un shock irresistible podría ser debida a una arritmia cardíaca. Cuando el cuadro está relacionado con la ansiedad, suele empeorar con la abstinencia etílica o de sedantes e hipnóticos. La taquicardia es frecuente en la ansiedad, pero la arritmia no es tan común y se presenta solamente en las crisis de pánico.

ORIENTACIÓN PSICOTERAPÉUTICA Y PARA LA ENTREVISTA

Proporcionar al paciente un ambiente silencioso y tranquilizarlo, ya que suele estar ansioso. Explicarle todos los procedimientos médicos que se efectúen con concisión y claridad, y comunicarle que se harán todos los esfuerzos precisos para llegar a un diagnóstico exacto e iniciar un tratamiento adecuado.

EVALUACIÓN Y MANEJO

1. Recoger una historia completa, médica y psiquiátrica, de cualquier paciente que presente quejas que puedan indicar la existencia de una arritmia, tales como vértigos, síncope, episodios de amnesia, aturdimiento y palpitaciones.
2. Obtener un electrocardiograma (ECG), pruebas de función tiroidea y otros test cuando estén indicados.
3. Averiguar si el paciente tiene historia de drogadicción. Las arritmias producidas por la cocaína y otros estimulantes son potencialmente mortales. La taquicardia puede tratarse con β-bloqueantes. Las benzodiacepinas son asimismo útiles para aliviar la ansiedad y reducir el grado de agitación del paciente, lo cual disminuye el riesgo de arritmias. Si éstas persisten, puede ser necesario el ingreso en una UCI.
4. Averiguar si el enfermo está tomando psicotropos que sean arritmógenos. Los antidepresivos tricíclicos a niveles plasmáticos terapéuticos poseen un efecto quinidínico antiarrítmico. No obstante, a niveles tóxicos ejercen la acción contraria. Los efectos cardíacos adversos más frecuentes son: retraso de la conducción, taquicardia y cambios no específicos en el espacio ST. Los pacientes que estén tomando antidepresivos tricíclicos y padezcan arritmias deberán suspender la medicación hasta que se obtengan unos niveles plasmáticos; el antidepresivo debiera reinstaurarse tan sólo después de una consulta al cardiólogo.
5. La presencia de una arritmia debe propiciar una inmediata consulta médica.
6. La arritmia causada por medicaciones implica la interrupción de esas medicaciones.

FARMACOTERAPIA

La ansiedad grave asociada puede tratarse con benzodiacepinas de vida media corta –por ejemplo, estazolam 0,5-1 mg orales, loracepán (Orfidal) 1-2 mg por boca u oxacepán (Adumbrán) 10-30 mg per os, todas ellas administradas cada 4-6 horas– hasta que se resuelva el problema de fondo. También han de tratarse los diagnósticos asociados: abuso de sustancias, ansiedad y otros trastornos.

Referencias cruzadas:

Ansiedad, intoxicación y abstinencia por cocaína, muerte súbita de origen psicógeno, prolapso de la válvula mitral, trastorno por ansiedad (panic disorder).

36 / Cataplejía (pérdida súbita del tono muscular)

La *cataplejía* es la pérdida temporal y repentina del tono muscular voluntario en respuesta a un estímulo emocional. Es un síntoma de la narcolepsia, aunque también puede aparecer en otros trastornos neurológicos.

CARACTERÍSTICAS CLÍNICAS Y DIAGNÓSTICO

La historia típica del paciente registra la presencia de ataques de sueño incontrolables durante el día (de los cuales despierta el enfermo descansado), alucinaciones hipnagógicas (que ocurren cuando la persona se está durmiendo), parálisis del sueño (en la que el paciente se siente incapaz de moverse mientras se está despertando) y un dormir inquieto con sueños vívidos y terroríficos. Los ataques catapléjicos se desencadenan habitualmente por la risa y la euforia, pero otras emociones pueden precipitarlos de igual manera. El paciente suele permanecer despierto durante el ataque y tiene conciencia de lo que le rodea, aunque esté temporalmente paralizado. Una evaluación en el laboratorio del sueño revela que el electroencefalocardiograma (EEG) durante el ataque es el característico del período de movimientos rápidos de los ojos (REM), que es un estadio del sueño que se asocia con un tono muscular disminuido (por tanto, con parálisis). Un polisomnograma revela la presencia de períodos REM poco después del comienzo del sueño (en vez del habitual retraso de al menos setenta minutos) y una arquitectura del sueño anormal. Otras causas de narcolepsia son: tumores cerebrales, encefalitis, traumatismos craneoencefálicos y enfermedades cardiovasculares.

La cataplejía puede diferenciarse de los ataques de petit mal por el hecho de que el paciente se encuentra despierto durante la crisis y de que ésta puede ser desencadenada por un estímulo emocional. Debe hacerse también el diagnóstico diferencial con: la esclerosis múltiple, la hipoglucemia y la miastenia gravis.

ORIENTACIÓN PSICOTERAPÉUTICA Y PARA LA ENTREVISTA

Informar al paciente de que existe un tratamiento para mejorar algunos de los síntomas. Explicarle que es necesario llevar a cabo un estudio médico para descartar otras causas raras del padecimiento, pero que lo más probable es que el cuadro sea debido a un trastorno del sueño.

EVALUACIÓN Y MANEJO

1. Realizar una exploración neurológica completa y efectuar pruebas médicas con inclusión de las de función tiroidea.

2. Derivar al paciente para la realización de un EEG, una polisomnografía y un test de latencias múltiples.
3. Aconsejar a los enfermos que eviten estímulos emocionalmente provocadores para prevenir los ataques de cataplejía.

FARMACOTERAPIA

La narcolepsia suele tratarse con estimulantes como las anfetaminas y el metilfenidato (Rubifén); sin embargo, estos fármacos no son útiles para la cataplejía.

Son más eficaces los antidepresivos tricíclicos, como la imipramina (Tofranil) y la clomipramina (Anafranil). Si éstos fracasan, pueden intentarse los inhibidores de la monoaminooxidasa (IMAOs), como la fenelcina (Nardelzine).

Referencia cruzada:

Narcolepsia.

37 / Catatonía (tono muscular rígido)

La *catatonía* es una condición caracterizada por una alteración del tono muscular –por ejemplo, postura fija o inmovilidad, estupor o rigidez. La *catalepsia* es un término general que se emplea para denominar una condición en la que una postura inmóvil o difícil es mantenida durante un período prolongado. Un tipo específico de la catalepsia es la *flexibilidad cérea* (fexibilitas cerea) en la que una parte del cuerpo del paciente puede ser colocada en una posición inverosímil permaneciendo así por tiempo indefinido como si fuera de cera.

CARACTERÍSTICAS CLÍNICAS Y DIAGNÓSTICO

Los síntomas de la catatonía son: mutismo, ecolalia, estupor, negativismo, agitación y conducta motora repetitiva así como catalepsia. La catatonía es un síndrome que puede ser consecuencia de trastornos orgánicos [p. ej., alteraciones metabólicas y lesiones del sistema nervioso central (SNC)], trastornos afectivos, esquizofrenia (p. ej., tipo catatónico), toxicidad por drogas y medicamentos, y estados severos de ansiedad (p. ej., trastorno por estrés postraumático, trastornos disociativos y conversivos).

La catatonía letal es un síndrome raro que se presenta en pacientes que reciben un tratamiento crónico con antipsicóticos. Se caracteriza por un período prodrómico de incremento de la agitación física y mental que dura de semanas a meses. Este cuadro puede culminar en estupor, coma o muerte. Es indistinguible del síndrome neuroléptico maligno. Ambos síndromes se comparan en el cuadro B.37-1.

Cuadro B.37-1. *Diferencias clínicas entre la catatonía letal y el síndrome neurológico maligno*

Estadio	*Catatonía letal*	*Síndrome neuroléptico maligno*
	Los pródromos duran entre dos semanas y dos meses; consisten en cambios en la conducta y la personalidad o claros síntomas esquizofrénicos Posible comienzo sin pródromos	El período de exposición previa a los neurolépticos puede ser de horas a meses Se desarrolla rápidamente en unas pocas horas o días No se ha descrito fase prodrómica
Síntomas iniciales	Excitación, ansiedad intensa e inquietud que duran unos días Posible conducta autolesiva o agresiva Experiencias alucinatorias y pensamiento delirante Posible fiebre, taquicardia y acrocianosis Puede presentarse muerte súbita	Los signos precoces son las discinesias y los temblores Hipertonía muscular que se describe como "tubo de plomo" o rigidez plástica Agitación severa y ansiedad intensa, que no son los síntomas más importantes Inestabilidad vegetetiva con taquicardia, hipertensión lábil y posible diaforesis Puede no haber fiebre al principio No se ha descrito acrocianosis Puede ocurrir en pacientes no-psicóticos tratados con neurolépticos No se han comunicado muertes en la fase inicial
Síndrome completo	Agitación en aumento con gran violencia y conducta destructiva que dura entre tres-quince días, y posibles movimientos coreiformes Mutismo, rigidez o estupor alternado con agitación Rechazo de líquidos y alimentos Fiebre aumentada y fluctuante, pulso débil y rápido, perspiración profusa y viscosa, hipotensión	Aparición de la mayoría de los síntomas principales (rigidez muscular severa, inestabilidad vegetativa persistente, fiebre después de los dos-nueve días) Posible agitación, confusión y obnubilación
Estadio final	Caquexia, convulsiones, delirium, coma, agotamiento Puede presentarse la muerte	Complicaciones severas; por ejemplo, rabdomiolisis con elevación de la CPK, mioglobinuria, falla renal y trombosis intravascular con embolismo pulmonar e insuficiencia respiratoria Posible tasa de mortalidad entre el 20-30% en el síndrome completo
Tratamiento	Antipsicóticos y otros tratamientos que reduzcan los síntomas psicóticos	Supresión inmediata de todos los fármacos que bloquean los receptores dopaminérgicos Agonistas de la dopamina (para reducir el estado hipodopaminérgico central), antagonistas del calcio (para reducir la rigidez muscular), β-bloqueantes (para reducir la taquicardia), otras medidas de soporte según sea necesario Considerar la terapia electroconvulsivante (CCT)

Cuadro adaptado de E Castillo, RT Rubin, E Holsboer-Trachsler: Clinical differentiation between lethal catatonia and neuroleptic malignant syndrome. Am J Psychiatry 146:326, 1989. Utilizado con permiso.

ORIENTACIÓN PSICOTERAPÉUTICA Y PARA LA ENTREVISTA

Los catatónicos pueden estar despiertos y conscientes, a pesar de su apariencia. Los clínicos debieran identificarse y explicar sus acciones. Estos pacientes son capaces de recordar acontecimientos, en especial conversaciones, que tienen lugar durante los episodios catatónicos.

EVALUACIÓN Y MANEJO

1. Efectuar una exploración psicopatológica y, si es posible, comprobar las constantes vitales del paciente.
2. Completar el examen médico para descartar organicidad.
3. Recoger una historia en busca de toxicomanías y abuso de medicaciones.
4. En ausencia de trastornos orgánicos, considerar la hipnosis como un medio para aliviar la catalepsia y los síntomas relacionados.
5. Si los síntomas persisten a pesar de la hipnosis o del empleo de benzodiacepinas parenterales, solicitar una evaluación neurológica completa, con inclusión de una tomografía axial computarizada de cráneo (TAC) o una resonancia nuclear magnética (RNM).
6. Tratar específicamente el diagnóstico de base.

FARMACOTERAPIA

Si cl paciente ha venido siendo tratado con atipsicóticos, considerar el empleo de anticolinérgicos –por ejemplo, benzotropina 2 mg por boca o I.M.– para tratar los efectos secundarios extrapiramidales, tales como distonía. Sin embargo, si el enfermo padece un trastorno orgánico subyacente, el anticolinérgico podría exacerbar el cuadro. Es necesario pensar también en un síndrome neuroléptico maligno (cuadro B.37-1).

Las benzodiacepinas –por ejemplo, el loracepán (Orfidal) 1-2 mg I.M. o I.V. pueden reducir la ansiedad del catatónico y permitirle cooperar en la entrevista o aliviar los síntomas en su conjunto.

Referencias cruzadas:

Ansiedad, esquizofrenia catatónica, síndrome neuroléptico maligno, trastorno por ansiedad (panic disorder).

38 / Esquizofrenia catatónica

Este trastorno es una forma de esquizofrenia, que se caracteriza por: rigidez muscular, negativismo y estupor o agitación.

CARACTERÍSTICAS CLÍNICAS Y DIAGNÓSTICO

Los síntomas y signos de la esquizofrenia catatónica son: mutismo, agitación, flexibilidad cérea, estupor, presentación de agitación y estupor de un modo alternativo, negativismo, manierismos y estereotipias (cuadro B.38-1). Los trastornos afectivos pueden presentarse también en forma de catatonía. El diagnóstico diferencial ha de hacerse con: coma de causa orgánica, psicosis tóxica, rigidez inducida por antipsicóticos y acinesia, trastornos conversivos y disociativos, simulación y enfermedades facticias.

ORIENTACIÓN PSICOTERAPÉUTICA Y PARA LA ENTREVISTA

Recuérdese que los catatónicos están despiertos y conscientes. Hay que explicarles todas las acciones y procedimientos a que se les vaya a someter. Con frecuencia, recuerdan totalmente los acontecimientos que tuvieron lugar y las palabras que se dijeron durante su estupor.

EVALUACIÓN Y MANEJO

1. Los catatónicos pueden necesitar tratamiento por: automutilaciones, malnutrición, deshidratación, agotamiento o hiperpirexia. Hay que destacar cualquier enfermedad médica que pudiera presentarse en forma de descompensación catatónica (p. ej., el síndrome neuroléptico maligno).

Cuadro B.38-1. *Criterios para el diagnóstico de tipo catatónico*

Tipo de esquizofrenia en el que dominan algunos de los siguientes síntomas:
1) Estupor catatónico (notable descenso en la reactividad al ambiente y/o reducción de los movimientos espontáneos y de la actividad) o mutismo
2) Negativismo catatónico (resistencia, sin motivo aparente, a las instrucciones o intentos de ser movilizado)
3) Rigidez catatónica (mantenimiento de una postura rígida a pesar de los esfuerzos para modificarla)
4) Excitación catatónica (excitación de la actividad motora sin propósito aparente y no influida por los estímulos externos)
5) Actitud catatónica (adquisición voluntaria de posturas o actitudes inapropiadas o extrañas)

2. Realizar una evaluación psiquiátrica para confirmar el diagnóstico y valorar la posibilidad de una causa orgánica o de una toxicomanía. Es de particular importancia la historia que se obtenga de los acompañantes y otros informadores colaterales.
3. Procurar un ambiente seguro para el paciente y el personal, ya que los catatónicos pueden pasar sin previo aviso a un estado de excitación y violencia. Pueden necesitarse tanto la sedación como la sujeción.
4. Valorar la presencia de efectos secundarios de las medicaciones, en especial la acinesia producida por neurolépticos, que imita a la catatonía.
5. Averiguar si existen factores estresantes que puedan haber llevado a una exacerbación. ¿Ha cambiado la situación vital del paciente? ¿Ha resultado traumatizado el enfermo?
6. Valorar la posibilidad de una depresión, que puede haber contribuido a la descompensación catatónica.
7. Puede ser necesaria la hospitalización. Los catatónicos se encuentran en riesgo a causa de sus impulsos violentos y son incapaces, a menudo, de procurarse la satisfacción de sus necesidades básicas.

FARMACOTERAPIA

El tratamiento de urgencia consiste en un antipsicótico: flufenacina 2-5 mg I.M., haloperidol (Haloperidol) 2-5 mg I.M., tiotixeno 5 mg I.M. o trifluoperacina 5 mg I.M., todos ellos administrados cada treinta minutos según sea necesario. El loracepán (Orfidal) 1-2 mg I.M. cada cuatro-seis horas puede ser asimismo de gran utilidad para tratar la catatonía.

Referencias cruzadas:

Agitación, acinesia, catatonía, esquizofrenia crónica con exarcerbación aguda, trastorno delirante, alucinaciones, hospitalización, mutismo, síndrome neuroléptico maligno, esquizofrenia, violencia.

39 / Esquizofrenia crónica con exacerbación aguda

La *esquizofrenia* en remisión puede exacerbarse de forma inesperada y presentar síntomas como: delirios, alucinaciones, incoherencia, conducta catatónica y afectos notablemente inadecuados. Los síntomas pueden causar un empeoramiento funcional y suelen ser continuos. Se diagnostica la esquizofrenia crónica cuando las alteraciones han persistido durante más de dos años.

CARACTERÍSTICAS CLÍNICAS Y DIAGNÓSTICO

Las indicaciones tempranas de una exacerbación esquizofrénica son: aumento de los síntomas paranoides, grandiosidad o religiosidad; ideas de referencia; ira; ansiedad; síntomas somáticos; alteraciones del sueño; incremento de las dificultades en el trabajo o en el colegio y retraimiento social. Cada paciente presenta siempre el mismo patrón de descompensación por lo que a la sintomatología se refiere.

ORIENTACIÓN PSICOTERAPÉUTICA Y PARA LA ENTREVISTA

El clínico ha de mostrarse empático y amigable. El enfermo con alteraciones del pensamiento no es capaz de acomodarse a un esquema rígido de entrevista y necesita una suave orientación y estructuración. Hay que realizar preguntas sencillas y directas. La flexibilidad en la entrevista resulta esencial.

Es preciso explorar la experiencia de los síntomas psicóticos que tiene el paciente sin enfrentarle con la irrealidad de los mismos. Cuando se ofrezca medicación a enfermos sin capacidad de introspección, debe indicárseles que dicha medicación puede ayudarles a sentirse más tranquilos, pensar con más claridad o hacer que las voces que oyen les perturben menos.

EVALUACIÓN Y MANEJO

1. Evaluar las necesidades médicas del paciente. Éste puede requerir atención sanitaria por las automutilaciones, la malnutrición, la fiebre o el agotamiento. Determinadas enfermedades físicas pueden ser enmascaradas por la esquizofrenia o presentarse en forma de descompensación psicótica.
2. La diferenciación entre una exacerbación de una esquizofrenia crónica y un trastorno afectivo psicótico o un problema orgánico no es posible hacerla basándose únicamente en la presentación clínica. El diagnóstico definitivo ha de apoyarse en la historia longitudinal del paciente y en las pruebas de laboratorio. Asimismo hay que ponerse en contacto con el médico habitual del enfermo, su asistente social y su familia para completar la información. Tales contactos aseguran además la continuidad de la asistencia.
3. Los esquizofrénicos se encuentran en un gran riesgo de padecer toxicomanías, en especial alcoholismo y cocainomanía. Estos pacientes pueden consumir también grandes cantidades de café y tabaco; la intoxicación y la abstinencia por cafeína pueden afectar a los síntomas del paciente; por otro lado, los cigarrillos disminuyen los niveles plasmáticos de los neurolépticos. Además, los esquizofrénicos pueden abusar de los anticolinérgicos –como la benzotropina y la difenhidramina– que se prescriben para paliar los efectos extrapiramidales de los antipsicóticos. Si se toman en cantidades suficientes, estos fármacos causan delirium con alucinaciones visuales. Por todo ello, está indicada una evaluación cuidadosa para detectar abuso de sustancias; si esto se confirma, el tratamiento ha de complementarse con un programa de desintoxicación y rehabilitación.

4. Los efectos secundarios de los antipsicóticos constituyen frecuentes motivos de urgencia. El más dramático es la distonía aguda. Otros efectos adversos son: rigidez en rueda dentada, bradicinesia, acinesia, acatasia y discinesia tardía. La distonía y la rigidez se alivian rápidamente con los anticolinérgicos –por ejemplo, bezotropina 2 mg I.M. Estos fármacos deben mantenerse en dosis apropiadas. El manejo de la acatasia supone disminuir la dosis del antipsicóticos (lo que no es eficaz de una forma inmediata), prescribir anticolinérgicos (que generalmente no producen ningún alivio) y administrar β-bloqueantes –como el propanolol (Sumial)– o benzodiacepinas. El tratamiento de la discinesia tardía requiere una planificación a largo plazo e incluye ajustes periódicos de la dosificación de los neurolépticos.
5. Indagar si el paciente es víctima de acontecimientos o situaciones interpersonales estresantes que puedan llevar a una exacerbación ¿Se ha producido algún cambio en la vida del enfermo? ¿Se ha marchado de casa algún familiar o, por el contrario, ha venido a vivir con el esquizofrénico? ¿Es el paciente el chivo expiatorio de su hogar? Es posible que la situación sea solucionable a través de una intervención en la crisis o de una modificación ambiental.
6. Una exarcerbación en una esquizofrenia crónica puede deberse al desarrollo de una depresión secundaria, la cual suele ocurrir en más del 25% de los esquizofrénicos. Por tanto, hay que valorar la presencia de síntomas depresivos con inclusión de las ideas de suicidio.
7. La hospitalización suele estar indicada. Las razones para el ingreso urgente son: prevenir que el paciente se cause daño a sí mismo o a otros y la incapacidad para los autocuidados. Los esquizofrénicos hacen intentos de suicidio con mayor frecuencia que los enfermos con otros diagnósticos. Los que tienen delirios paranoides presentan riesgo de homicidio y violencia. Tras realizar una cuidadosa evaluación diagnóstica y estabilizar el cuadro con la medicación, hay que derivar al esquizofrénico a un programa de rehabilitación y educación. Para aquellos pacientes que se encuentran en tratamiento en régimen ambulatorio y que presentan una reagudización de su proceso, la tranquilización con un antipsicótico (generalmente ya lo están tomando) o una benzodiacepina [oxacepán (Adumbrán) 10-30 mg por vía oral o loracepán (Orfidal) 1-2 mg por vía oral o I.M.] puede estabilizar al enfermo y evitar la hospitalización tras un período de observación de varias horas.
8. Las terapias de conducta, de familia, de grupo, individual y la psicoeducación son, todas ellas, de utilidad en el tratamiento de la esquizofrenia.
9. Utilizar la sujeción mecánica y el aislamiento si es preciso. La contención química puede llevarse a cabo con benzodiacepinas o antipsicóticos. Si la peligrosidad y la agitación persisten tras la administración I.M. de tranquilizantes, debe emplearse la contención física.

FARMACOTERAPIA

Los antipsicóticos son la base principal del tratamiento de la esquizofrenia. Resultan útiles para aliviar los síntomas psicóticos y la agitación. Los neurolépticos pueden instaurarse en la sala de urgencias o en la consulta. Son eficaces para lograr un control rápido de la conducta. Los de baja potencia, como la clorpromacina (Largactil) y la tioradacina (Meleril) son mucho más sedantes y tienen una probabilidad menor de producir efectos extrapiramidales que los de alta potencia, como el haloperidol (Haloperidol) o la flufenacina. Estos últimos ofrecen la ventaja de tener una presentación en forma retardada para aquellos pacientes que, encontrándose ya estabilizados con medicación oral, son malos cumplidores del tratamiento. Los antipsicóticos depôt se administran por vía parenteral cada dos o cuatro semanas.

Las benzodiacepinas (p. ej., el loracepán 1-2 mg I.M.) resultan asimismo eficaces en la agitación aguda y se pueden utilizar junto con los antipsicóticos. No obstante, las benzodiacepinas no son el tratamiento primario de las psicosis. La clozapina (Leponex) está indicada en los esquizofrénicos que no han respondido a los otros antipsicóticos. Se admite que este fármaco es más eficaz en el tratamiento de los síntomas, tales como aplanamiento afectivo y conducta autista, pero se le ha asociado con la agranulocitosis, que es potencialmente mortal.

Referencias cruzadas:

Agitación, esquizofrenia catatónica, trastorno delirante, alucinaciones, conducta homicida y agresiva, hospitalización, intoxicación, manía, sujeción, esquizofrenia, aislamiento, suicidio y violencia.

40 / Claustrofobia

La *claustrofobia* es el miedo a los lugares cerrados.

CARACTERÍSTICAS CLÍNICAS Y DIAGNÓSTICO

Para el claustrofóbico, la exposición a los espacios cerrados provoca una ansiedad inmediata. Aunque el paciente reconoce que el miedo es irreal, el temor y la evitación interfieren en su funcionamiento normal. Los síntomas ansiosos en los sitios cerrados son: pánico, taquicardia, sudoración, palpitaciones y disnea.

La claustrofobia es considerada como una fobia simple. Suele comenzar en la década de los 30. Puede estar relacionada con el trastorno por ansiedad y la agorafobia, pero no con los trastornos por estrés postraumático y obsesivo-compulsivo. Las fobias simples son frecuentes (una prevalencia de seis meses se encuentra entre el 5-12%) y afectan más a las mujeres que a los hombres. Si bien los claustrofóbicos pueden ser capaces de evitar con éxito el estímulo fóbico y funcionar adecuadamente, en la vida adulta se resuelve la fobia casi sin tratamiento.

Los pacientes con fobias simples rara vez se presentan en urgencias, sin embargo, el psiquiatra puede ser requerido para ver a un claustrofóbico cuyo cuadro se ha exacerbado al tener que realizarse una tomografía axial computadorizada (TAC) o una resonancia nuclear magnética (RNM). Los fóbicos pueden acudir a urgencias cuando sucede un cambio en sus circunstancias para el que no sirven las conductas evitativas.

ORIENTACIÓN PSICOTERAPÉUTICA Y PARA LA ENTREVISTA

Los claustrofóbicos se sienten avergonzados, con frecuencia, de sus miedos irracionales. Es preciso tranquilizarlos y tomarse sus temores en serio. Asimismo hay que permitir que el paciente exprese dichos temores mientras se recoge una historia de las circunstancias fobógenas y de la enfermedad. Explicar a los enfermos que las fobias tienen tratamiento.

EVALUACIÓN Y TRATAMIENTO

1. Realizar una evaluación psiquiátrica completa para descartar fobias adicionales y otros diagnósticos psiquiátricos que requieran tratamiento (p. ej., esquizofrenia, trastornos de personalidad y trastorno por ansiedad).
2. Investigar si existe abuso de sustancias; estos pacientes pueden automedicarse para sobrellevar sus miedos.
3. Averiguar si se ha producido algún cambio ambiental reciente que haga ineficaz la conducta evitativa (p. ej., el lugar de trabajo del enfermo puede haber sido trasladado a un piso alto en un edificio de oficinas que necesita la utilización de ascensor).
4. Tranquilizar al paciente y derivarle para un tratamiento ambulatorio apropiado, como la terapia de conducta, la hipnosis, técnicas de relajación y psicoterapia de orientación dinámica.

FARMACOTERAPIA

Si el paciente está muy ansioso o ha de ser sometido a un procedimiento médico que le cause miedo, administrar una benzodiacepina de acción corta, como el estazolam 0,5-1 mg V.O., loracepán (Orfidal) 1-2 mg por boca o I.M. u oxacepán 10-30 mg orales, una hora antes de realizar la prueba. Las benzodiacepinas han de utilizarse en una dosis única o durante unos pocos días hasta que la persona pueda ser atendida en régimen ambulatorio. Los inhibidores de la monoaminooxidasa (IMAOs) y los betabloqueantes también pueden ser de alguna utilidad.

Referencias cruzadas:

Agorafobia, ansiedad, trastorno por ansiedad, fobia, trastorno por estrés postraumático.

41 / Abstinencia de clonidina

La clonidina (Catapresán) es un agonista α_2 central que reduce el tono adrenérgico periférico. Se utiliza para tratar la hipertensión. Sus aplicaciones psiquiátricas son: manía, abstinencia de opiáceos, intoxicación por cocaína, síndrome de Gilles de la Tourette, trastorno por estrés postraumático y otras condiciones asociadas con hiperexcitabilidad neurovegetativa.

CARACTERÍSTICAS CLÍNICAS Y DIAGNÓSTICO

La abstinencia de un tratamiento estable con clonidina puede manifestarse por: ansiedad, agitación, irritabilidad, psicosis, violencia, hipertensión y convulsiones.

ORIENTACIÓN PSICOTERAPÉUTICA Y PARA LA ENTREVISTA

Explicar al paciente que la abstinencia es un proceso pasajero y que se le proporcionará medicación para aliviar los síntomas y signos más desasosegadores. Determinar la razón por la que se prescribió clonidina al enfermo, durante cuánto tiempo la tomó, la dosis y el médico prescriptor.

EVALUACIÓN Y MANEJO

La vida media de eliminación de la clonidina es de unas trece horas; una reducción gradual de la dosificación puede prevenir la abstinencia. Incluso en los casos que no se tratan, los síntomas se resuelven, por lo general, al cabo de unos días.

FARMACOTERAPIA

La agitación y la violencia pueden hacer necesarias la sujeción mecánica o la tranquilización con una benzodiacepina; por ejemplo, estazolam 0,5-1 mg por boca, loracepán (Orfidal) 1-2 mg por boca o I.M. u oxacepán (Adumbrán) 10-30 mg orales. En los pacientes psicóticos o muy agitados, puede ser precisa la utilización a corto plazo de antipsicóticos parenterales, por ejemplo, flufenacina 2-5 mg I.M. o haloperidol (Haloperidol) 2-5 mg I.M.

Referencias cruzadas:

Agitación, ansiedad, intoxicación y abstinencia por cocaína, manía, intoxicación por opiáceos, trastorno por estrés postraumático, abstinencia de psicotropos, violencia.

42 / Intoxicación y abstinencia por cocaína

I. INTOXICACIÓN POR COCAÍNA

Es un síndrome orgánico que aparece tras la ingestión de cocaína. Produce efectos físicos y conductuales. La cocaína puede ser inhalada, inyectada, fumada o absorbida a través de las mucosas. Su capacidad para producir dependencia se relaciona con la vía de administración y es mayor cuando la droga se fuma o se inyecta en su forma pura (base libre). Una clase purificada de base libre de cocaína llamada crack se vende en pequeñas dosis y se consume fumada. El bajo coste del crack y su disponibilidad para ser fumada ha hecho que el consumo de cocaína se haya expandido por las áreas urbanas más pobres. El aumento del empleo de crack ha sido claramente relacionado con actividades delictivas y violencia.

CARACTERÍSTICAS CLÍNICAS Y DIAGNÓSTICO

Los síntomas comienzan entre varios minutos y una hora después de la administración de la droga (cuadro B.42-1). Habida cuenta de que la duración de la acción de la cocaína es corta (la vida media de eliminación es de una hora), con excepción de los casos de sobredosis grave, la mayoría de la sustancia suele estar ya fuera del cuerpo cuando el paciente es atendido en urgencias o en la consulta. Tanto las secuelas físicas como conductuales de la intoxicación pueden ser objeto de atención inmediata.

Los signos conductuales son: agitación, agresividad, ideación paranoide o alucinaciones, delirium, excitación y alteración del juicio. Los signos físicos incluyen: taquicardia, hipertensión, midriasis, perspiración y escalofríos, temblor, náusea, y vómitos, fiebre, arritmias, síncope, dolor precordial, y, en grandes dosis, convulsiones, depresión respiratoria, coma y muerte.

ORIENTACIÓN PSICOTERAPÉUTICA Y PARA LA ENTREVISTA

Asegurar al enfermo que los síntomas son de duración limitada. Proporcionar un ambiente silencioso. Valorar la cantidad, frecuencia y vía de administración de la cocaína por parte del paciente. Explicarle todas las acciones y procedimientos cuidadosamente. Aproximarse con precaución a los paranoides. Si es posible, pedir ayuda a los familiares que puedan tranquilizar al enfermo.

EVALUACIÓN Y MANEJO

1. Tomar las constantes vitales del paciente. Si hay fiebre, tratarla inmediatamente. Monitorizar la tensión arterial y el pulso de la persona con frecuencia.

Cuadro B.42-1. *Criterios para el diagnóstico de la intoxicación por cocaína*

A. Consumo reciente de cocaína
B. Cambios conductuales maladaptados (p. ej., euforia, peleas, grandiosidad, hipervigilancia, agitación psicomotriz, afectación del juicio, funcionamiento ocupacional o social empeorados)
C. Al menos dos de los siguientes signos durante la hora posterior al consumo de cocaína:
   1) taquicardia
   2) midriasis
   3) elevación de la tensión arterial
   4) perspiración o escalofríos
   5) náusea o vómito
   6) alucinaciones visuales o táctiles
D. No es debido a cualquier otro trastorno físico o mental

Reproducido con permiso. DSM-III-R: *Manual diagnóstico y estadístico de los trastornos mentales.* © Masson S.A., Barcelona, 1988.

2. Asegurar al intoxicado que los síntomas son pasajeros y se resolverán pronto.
3. Determinar si además está tomando otras drogas, en especial opiáceos (p. ej., heroína y cocaína en emboladas intravenosas), sedantes e hipnóticos y alcohol.
4. La sujeción mecánica y el aislamiento son el último resurso y casi siempre resultan necesarios.
5. Los síntomas psicóticos suelen resolverse tras el episodio agudo, pero pueden persistir en los grandes consumidores (trastorno delirante cocaínico), en especial en personas vulnerables.
6. Considerar el ingreso del paciente para una desintoxicación. Esta situación es probablemente la mejor para convencer a la persona para que se integre en un plan de rehabilitación.
7. Informar al paciente sobre la abstinencia de la cocaína.

FARMACOTERAPIA

La agitación severa, la peligrosidad y los delirios pueden tratarse con benzodiacepinas; por ejemplo, oxacepán (Adumbrán) 10-30 mg por boca o loracepán (Orfidal) 1-2 mg I.M. y repetir la dosis al cabo de una hora si es necesario. Las benzodiacepinas suelen ser eficaces y resultan preferibles a los antipsicóticos, ya que las primeras elevan el umbral convulsivante y disminuyen la irritabilidad del sistema nervioso central (SNC).

Si la agitación persiste después de unas cuantas dosis de benzodiacepinas o si hay signos de toxicidad por parte de las mismas (ataxia, disartria, nistagmus), utilizar un atipsicótico de alta potencia; por ejemplo, flufenacina o haloperidol (Haloperidol) a dosis de 2-5 mg V.O. o I.M. para ambos. Por lo general, los neurolépticos deben evitarse a causa de que bajan el umbral convulsivante; por otro lado, la intoxicación cocaínica es pasajera y no justifica los riesgos de los neurolépticos.

Si hay taquicardia e hipertensión importantes, pueden tratarse con β-bloqueantes [propanolol (Sumial)] o clonidina (Catapresán). La inestabilidad hemodinámica, las convulsiones, la depresión respiratoria y otros signos de sobredosis son indicaciones para ingreso en una UCI.

II. ABSTINENCIA DE COCAÍNA

Este cuadro se caracteriza por un ánimo disfórico que persiste durante más de veinticuatro horas después de la disminución del consumo de cocaína y que presenta al menos uno de los siguientes síntomas: 1) fatiga, 2) insomnio o hipersomnia y 3) agitación psicomotriz. Los pacientes pueden presentar asimismo ideación paranoide o suicida, irritabilidad y ánimo depresivo.

CARACTERÍSTICAS CLÍNICAS Y DIAGNÓSTICO

Un no bien definido síndrome psicológico de abstinencia de cocaína se presenta tras la interrupción de un importante consumo, pero el síndrome arriba descrito es el más frecuente. La abstinencia de cocaína implica dependencia.

El síntoma principal de dicho síndrome es el ansia de droga. La gravedad del cuadro está relacionada con la cantidad, la duración del consumo y la vía de administración. La inhalación produce una menor dependencia y abstinencia; el uso intravenoso y el crack (base libre) lo hacen en mayor medida (cuadro B.42-2).

La máxima intensidad de los síntomas se presenta al cabo de unos días, pero persiste más allá de este plazo. Por otro lado, el consumo de cocaína puede enmascarar trastornos de personalidad, dependencia del alcohol y de sedantes e hipnóticos.

ORIENTACIÓN PSICOTERAPÉUTICA Y PARA LA ENTREVISTA

Los cocainómanos en abstinencia están disfóricos; por tanto debe hacerse el diagnóstico diferencial con la depresión mayor. Pero habida cuenta de que estos

Cuadro B.42-2. *Criterios para el diagnóstico de la abstinencia de cocaína*

A. Interrupción de un consumo importante y prolongado (varios días o más) de cocaína, o reducción en la cantidad utilizada de la misma, seguida de un ánimo disfórico (por ejemplo, depresión, irritabilidad, ansiedad) y de al menos uno de estos síntomas, que persiste más de veinticuatro horas después de la retirada de la sustancia:
   1) fatiga
   2) insomnio
   3) agitación psicomotriz

B. No es debido a cualquier otro trastorno mental o físico, como el trastorno delirante por cocaína

Reproducido con permiso. DSM-III-R: *Manual diagnóstico y estadístico de los trastornos mentales.* © Masson S.A., Barcelona, 1988.

enfermos suelen tener un trastorno de personalidad (en especial, límite o antisocial) se muestran con una gran frecuencia como personas manipuladoras. Los pacientes acostumbran a resolver los síntomas de abstinencia volviendo a consumir cocaína; las tasas de recaída son altas incluso después de la desintoxicación en régimen de internamiento.

Hay que tranquilizar al enfermo en el sentido de que el síndrome tiende a resolverse al cabo de una o dos semanas. Es necesario determinar la vía, la frecuencia, la cantidad de cocaína consumida y el tiempo transcurrido después de la última toma. Investigar si la persona hace uso de otras drogas. El establecimiento de límites en urgencias puede ayudar al cocainómano a entender qué conductas son aceptables.

EVALUACIÓN Y MANEJO

1. Valorar el riesgo de suicidio. A pesar de que el síndrome se resuelva a los pocos días, las personas con ideas de suicidio precisan ingreso psiquiátrico.
2. Recomendar al paciente que entre en un programa de desintoxicación y rehabilitación.
3. Derivar al enfermo a los grupos de autoayuda (p. ej., Narcómanos Anónimos) o a terapia grupal o familiar.
4. Evaluar el caso en busca de un trastorno psiquiátrico subyacente y otras toxicomanías.

FARMACOTERAPIA

La agitación grave y la conducta maladaptada puede controlarse con benzodiacepinas (p. ej., estazolam 0,5-1 mg V.O., oxacepán 10-30 mg por boca o loracepán 1-2 mg orales o I.M.).

Los antidepresivos pueden utilizarse para tratar los síntomas persistentes de depresión, pero no suelen emplearse a menos que el paciente presente un síndrome depresivo completo dos semanas después de la interrupción de la cocaína.

Se ha tratado la dependencia de cocaína con desipramina, doxepina (Sinequán) y otros antidepresivos. También se ha utilizado la bromocriptina (Parlodel). El objetivo del tratamiento de la dependencia de cocaína es la abstinencia.

Referencias cruzadas:

Agitación, intoxicación y abstinencia de anfetaminas y otras sustancias simpaticomiméticas, ansiedad, trastorno delirante, depresión, intoxicación, manía, paranoia, intoxicación por fenciclidina y sustancias similares a la arilciclohexilamina, abstinencia de psicotropos, sujeción, esquizofrenia, aislamiento, suicidio, violencia.

43 / Coma

El *coma* es una grave alteración del estado de conciencia que indica depresión del sistema nervioso central (SNC); el paciente no responde a los estímulos ambientales o a las necesidades internas, presenta movimientos espontáneos sin un propósito definido y ausencia de las funciones corticales superiores.

CARACTERÍSTICAS CLÍNICAS Y DIAGNÓSTICO

El coma es una urgencia neurológica que indica una severa disfunción cerebral. También puede ser un signo de simulación. Se distingue del sueño profundo en que el paciente comatoso no puede despertarse por cualquier estímulo y porque los ojos del enfermo nunca están abiertos (cuadro B.43-1).

El coma puede estar causado por una amplia variedad de trastornos. Un comienzo agudo sugiere una enfermedad cardiovascular, traumatismo craneoencefálico, cuadros tóxicos, sobredosis o golpe de calor. Un inicio gradual hace pensar en una infección del SNC, masas intracraneales o enfermedad sistémica. El cuadro B.43-2 recoge las características clínicas de varios estados comatosos.

ORIENTACIÓN PSICOTERAPÉUTICA Y PARA LA ENTREVISTA

Obtener una historia clínica de los informes que proporcione la persona que acompañe al paciente a urgencias. Algunos comatosos son conscientes de lo que pasa a su alrededor y recuerdan los acontecimientos que sucedieron durante el coma. Los enfermos con mutismo acinético pueden entrar en explosiones violentas, por lo que el acercamiento debe realizarse con precaución.

Cuadro B.43-1. *Niveles de conciencia*

Alerta vigil. El paciente responde inmediata, completa y adecuadamente a la estimulación visual, auditiva o táctil

Letargia. El paciente está somnoliento e inactivo; las respuestas aparecen retrasadas o incompletas

Embotamiento. El paciente parece indiferente y mantiene la vigilia pero poco más

Estupor. Sólo puede despertarse al paciente con una estimulación externa vigorosa y continua

Coma. Las respuestas del paciente a la estimulación están o bien perdidas completamente (coma profundo) o bien reducidas a respuestas motoras reflejas rudimentarias (coma moderadamente profundo)

Cuadro tomado de F Plum, M Posner: *Diagnosis of Stupor and Coma*, p 2. Davis, Philadelphia, 1966. Utilizado con permiso.

Cuadro B.43-2. *Estados comatosos*

Condición	*Características clínicas*
Mutismo acinético	Ausencia de actividad muscular, falta de movimiento, mutismo y descenso de la vigilia en forma de letargia; a menudo hay lesiones en el tronco cerebral
Estupor catatónico	Perseveración, rigidez, flexibilidad cérea, mutismo, negativismo, taquicardia, febrícula, diaforesis, midriasis, taquipnea, movimientos coreiformes, explosiones violentas; causas posibles variadas, incluidos esquizofrenia y trastornos afectivos
Coma vigil	Aparentemente despierto y preparado para ser estimulado; similar al mutismo acinético
Síndrome de "locked-in"	Parálisis corporal total secundaria a una lesión en el tronco del encéfalo con preservación de los movimientos oculares y de la actividad mental; mudo pero alerta, con la función hemisférica intacta; comunicación por parpadeo
Estado vegetativo	Respuestas motoras raras o fortuitas; evidencia de contacto inteligente con lo que le rodea. Persistente mantenimiento del control respiratorio y de la tensión arterial, presencia de movimientos oculares y del ciclo sueño-vigilia; producido, por lo general, por una grave lesión cerebral
Coma psicógeno	No hay signos de enfermedad neurológica ni de disfunción ni de cambios en la función respiratoria, pupilas o movimientos oculares; a veces hay una conciencia aparente de lo que sucede alrededor; incontinencia urinaria o fecal, insensibilidad al dolor y ausencia de deglución de las secreciones o fluidos que se administran por boca

EVALUACIÓN Y MANEJO

1. Realizar un examen neurológico completo.
2. Diferenciar el coma orgánico verdadero del psicogéno. Son sugerentes de este último: el tono muscular y reflejos normales, un electroencefalograma sin hallazgos (EEG), ojos cerrados forzadamente, parpadeo, pupilas reactivas normales y ausencia de movimientos oculares al girar la cabeza (maniobra de los ojos de muñeca). Puede realizarse la prueba calórica de Bárány (poniendo 10 cc de agua helada en el oído externo y observando el componente rápido del nistagmus). La presencia de este último sugiere un estado de alerta. En un comatoso orgánico, dicho componente está ausente y los ojos se desvían lentamente hacia el lado del oído enfriado.
3. Determinar el grado de coma, utilizando la Escala de Coma de Glasgow (cuadro B.43-3). Documentar cualquier esfuerzo que se observe para evitar estímulos dolorosos. Documentar el estímulo específico utilizado y la respuesta de forma que las pruebas puedan ser repetidas seriadamente por otros clínicos para medir el progreso del paciente.
4. Realizar una exploración médica completa con: análisis sistemático de sangre, bioquímica sérica, VDRL, perfil tiroideo, toxicología en sangre y orina, radiografía de tórax, tomografía axial computadorizada (TAC) o resonancia nuclear magnética (RNM) craneal, EEG, punción lumbar y otras pruebas diagnósticas según estén indicadas.

Cuadro B.43-3. *Escala de Glasgow para determinar la profundidad del coma*

Actividad	*Respuesta*	
Apertura de los ojos	Espontánea	4
	Al hablarle	3
	Al dolor	2
	Ninguna	1
Verbal	Orientada	5
	Confusa	4
	Palabras inadecuadas	3
	Sonidos inespecíficos	2
	Ninguna	1
Motora	Obedece órdenes	6
	Localiza el dolor	5
	Retirada al dolor	4
	Flexión anormal al dolor	3
	Extensión al dolor	2
	Ninguna	1

Cuadro tomado de Jennett B. Teasdale G. *Lancet*, 1977. Utilizado con permiso.

5. Proporcionar cuidados básicos de soporte vital y tratar la patología que resulte de las exploraciones citadas.

FARMACOTERAPIA

Las medicaciones están indicadas en concordancia con el diagnóstico definitivo. En general, deben evitarse los depresores del SNC.

Referencias cruzadas:

Esquizofrenia catatónica, confusión, delirium, simulación, intoxicación y abstinencia de opiáceos.

44 / Confusión

La *confusión* es una perturbación en la claridad y coherencia del pensamiento. Se considera que es un signo cardinal (aunque no específico) de los trastornos orgánicos; no obstante, puede presentarse también en la esquizofrenia y los trastornos afectivos psicóticos.

CARACTERÍSTICAS CLÍNICAS Y DIAGNÓSTICO

La alteración cognitiva es el signo principal de la confusión. Por tanto, hay que centrarse en la cognición y explorar la orientación, atención-concentración, capacidad para nombrar objetos, lectura y escritura, repetición verbal, copia y memoria a corto, intermedio y largo plazo. Considerar la aplicación del Miniexamen del Estado Mental, que es un instrumento de despistaje para una gran variedad de funciones cognitivas (cuadro B.44-1).

Aunque unos resultados anómalos en esta prueba no aportan información sobre la organicidad o la causa de los mismos, sí proporcionan datos fiables de las funciones cognitivas que deben ser vigiladas en su evolución. Los psicóticos pueden presentar resultados anormales debido a su escasa cooperación o a sus discapacidades cognitivas.

El cuadro B.44-2 enumera diversas causas de estados confusionales agudos que requieren una atención urgente.

ORIENTACIÓN PSICOTERAPÉUTICA Y PARA LA ENTREVISTA

La primera preocupación en la entrevista con un paciente confuso es la posible presencia de trastornos orgánicos. Hay que valorar la situación sin demora; orientar y tranquilizar al enfermo. Si la conducta de la persona es impulsiva o impredecible, procurar que haya miembros del personal suficientes para asegurar un control ambiental que pueda establecer los límites y prever actos violentos. Identifíquense además los factores físicos o psicológicos que propiciaron la confusión, así como el comienzo de la misma.

EVALUACIÓN Y MANEJO

1. Comprobar las constantes vitales y los signos neurológicos. Unos hallazgos anómalos sugieren posibles trastornos orgánicos ¿Es el paciente un epiléptico? ¿Hay pruebas de que exista una enfermedad cardiovascular o un traumatismo craneoencefálico? ¿Están presentes los factores de riesgo propios de una enfermedad cardiovascular, como hipertensión o cardiopatías?
2. Considerar la edad del paciente. ¿Se trata de una persona mayor con probabilidad de padecer un trastorno orgánico? ¿Se trata, por el contrario, de un joven que puede estar consumiendo drogas?
3. Recoger los antecedentes personales de episodios confusionales y el comienzo del actual.
4. Realizar un examen completo del estado mental. Las fluctuaciones en la conciencia sugieren delirium. Los síntomas psicóticos y el aplanamiento afectivo son indicativos de esquizofrenia. Una amnesia importante y una afectación cognitiva global hacen pensar en una demencia. Por otro lado, unos síntomas afectivos prominentes con psicosis son sugerentes de un trastorno del humor.
5. ¿Toma el paciente algún tratamietno o abusa de sustancias? ¿Podrían ser las medicaciones –prescriptas, preparadas en la farmacia o adquiridas ilegalmen-

Cuadro B.44-1. *Miniexamen cognoscitivo*

ORIENTACIÓN

"Dígame el
día .... Fecha............. Mes .... Estación .... Año............." .... (5)

"Dígame el hospital (o el lugar) .... Planta ....

Ciudad....................... Prov .... Nación ...." .... (5)

FIJACIÓN

"Repita estas 3 palabras: Peseta-Caballo-Manzana"

(Repetirlas hasta que las aprenda) .... (3)

CONCENTRACIÓN Y CÁLCULO

"Si tiene 30 ptas. y me va dando de 3 en tres. ¿Cuántas le van quedando?".......... .... (5)

"Repita estos números: 5-9-2" (hasta que los aprenda)

"Ahora hacia atrás".. .... (3)

MEMORIA

"¿Recuerda las 3 palabras que le he dicho antes?".. .... (3)

LENGUAJE Y CONSTRUCCIÓN

Mostrar un bolígrafo: "¿Qué es esto?" Repetirlo con el reloj .... (2)

"Repita esta frase": "En un trigal había cinco perros" .... (1)

"Una manzana y una pera son frutas: ¿Verdad? ¿Qué son el rojo y el verde?"

"¿Qué son un perro y un gato?" .... (2)

"Coja este papel con la mano derecha, dóblelo y póngalo encima de la mesa" .... (3)

"Lea esto y haga lo que dice", CIERRE LOS OJOS .... (1)

"Escriba una frase".. .... (1)

"Copie este dibujo":

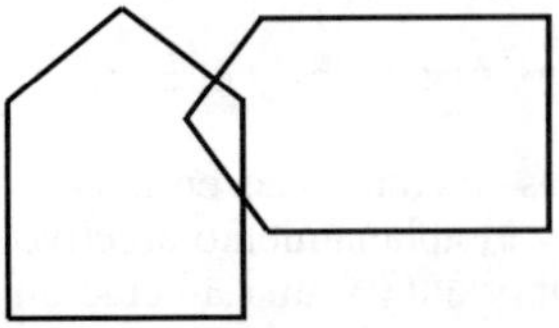

.... (1)

PUNTUACIÓN TOTAL .... (35)

Nivel de conciencia (Marcar):

(Un punto cada respuesta correcta)

Alerta, obnubilación, estupor, coma

Cuadro adaptado de MF Folstein, PR Mc Hugh: Mini-mental state: A practical method for grading the cognitive state of patients for the clinical. J Psychiatr Res 12: 189; 1975. Utilizado con permiso.

Cuadro B.44-2. *Algunas causas de estados confusionales agudos que requieren atención urgente*

Trastornos metabólicos

1. Hipoglucemia: historia de diabetes o alcoholismo; disminución del nivel de conciencia, tembloroso, sudoroso, a veces beligerante
2. Hiperglucemia: historia de diabetes, polidipsia y poliuria o síntomas gripales
3. Hiponatremia: enfermedades subyacentes como cáncer de pulmón, accidente cerebrovascular reciente, infecciones respiratorias crónicas, insuficiencia cardíaca, cirrosis, toma de diuréticos
4. Hipernatremia: deshidratación por escasa ingesta de líquidos o pérdida excesiva sin reposición de los mismos
5. Hipercalcemia: trastonos médicos subyacentes como metástasis óseas, sarcoidosis, cáncer pulmonar o renal, mieloma múltiple y/o inmovilización prolongada
6. Hipoxia: aporte de oxígeno cerebral insuficiente a causa de alteraciones funcionales pulmonares o cardíacas, o por intoxicación por monóxido de carbono
7. Hipercarbia: historia de enfermedad pulmonar crónica caracterizada por retención de CO_2; puede utilizarse oxigenoterapia domiciliaria
8. Encefalopatía hepática: historia de enfermedad hepática crónica o de alcoholismo; probable ictericia; ascitis
9. Uremia: historia de enfermedad renal, hipertrofia prostática, dificultades recientes en la micción
10. Deficiencia de tiamina (encefalopatía de Wernicke): varios grados de oftalmoplejía, ataxia y alteraciones mentales; historia de deficiencia nutricional secundaria a alcoholismo, en especial de tiamina; habida cuenta de que la tiamina del organismo es rápidamente utilizada cuando el paciente recibe glucosa intravenosa, cualquier alcohólico debe ser tratado inmediatamente con vitamina B_1 intramuscular antes de la infusión de glucosa para prevenir esta encefalopatía; sin tratamiento, el cuadro progresa hacia una pérdida permanente de memoria (síndrome de Korsakoff) y, en los casos avanzados, a la muerte
11. Hipotiroidismo: historia de fatiga progresiva, estreñimiento, sensibilidad al frío, aumento de peso, pelo y piel gruesos, bradispsiquia; la exploración muestra una temperatura anormalmente baja, corazón agrandado y pulso lento; puede ser desencadenado por los efectos del litio sobre la función tiroidea
12. Hipertiroidismo: el paciente puede estar hiperactivo o apático; la historia puede revelar una rápida pérdida de peso, diarrea, intolerancia al calor e inestabilidad emocional; la exploración detecta bocio, cabello fino y sedoso, piel húmeda y caliente, ptosis y exoftalmos, temblor fino, pulso rápido e irregular; en los ancianos, la debilidad muscular y la insuficiencia cardíaca pueden aparecer más claramente

Enfermedades sistémicas

1. Disminución del gasto cardíaco debido a varias causas como insuficiencia cardíaca congestiva, arritmia, embolismo pulmonar e infarto de miocardio; el infarto agudo de miocardio presenta confusión como uno de sus síntomas mayores en el 13% de los ancianos; estos pacientes no se quejan del dolor típico; a menudo, lo hacen de indigestión; las constantes vitales pueden ser anormales y el paciente puede parecer enfermo (de color ceniciento, débil, sudoroso y con náuseas) y estar confuso
2. Neumonía: historia reciente de un resfriado con postración en cama y aspiración; puede que la fiebre no sea muy alta, pero son evidentes la taquicardia o la hipotensión
3. Infección urinaria: en especial en pacientes con catéteres, hipertrofia prostática, diabetes y vegija neurógena
4. Anemia: en especial tras una hemorragia aguda (herida, sangrado intestinal), enfermedad crónica, neoplasias gastrointestinales ocultas
5. Urgencias quirúrgicas agudas: infarto intestinal, apendicitis y vólvulo son las más frecuentes, y a veces se presentan solamente con confusión, sin otras quejas por parte del paciente
6. Hipertensión: un incremento rápido o sostenido de la tensión arterial puede causar una encefalopatía; con frecuencia hay una historia de hipertensión; puede ocurrir en un paciente en tratamiento con IMAOs que ha tomado un alimento que contenga tiramina
7. Vasculitis, por ejemplo, lupus eritematoso sistémico; la confusión es consecuencia de la afectación cerebral o del tratamiento con esteroides
8. Cualquier enfermedad infecciosa y febril puede producir confusión en el anciano

Cuadro B.44-2. *Causas de estados confusionales agudos que requieren atención urgente* (Continuación)

Trastornos del sistema nervioso central

1. Hematoma subdural o epidural: puede haber o no historia de traumatismo craneoencefálico; estado mental fluctuante; los signos de focalidad neurológica pueden encontrarse ausentes
2. Convulsión: ha de pensarse en una convulsión sin testigos si el paciente es encontrado en el suelo con evidencia de haber tenido vómitos o incontinencia urinaria; historia de epilepsia o alcoholismo
3. Accidente cerebrovascular: historia de ataques isquémicos transitorios o de accidentes cerebrovasculares; puede no haber otros hallazgos que la confusión
4. Infección: meningitis (bacteriana, fúngica, tuberculosa), encefalitis viral
5. Tumor, primario o metastásico: una masa en crecimiento con un aumento de la tensión intracraneal puede producir compresión local de las estructuras vitales o herniación del cerebro; en el anciano, la atrofia cerebral permite que haya un gran espacio dentro del cráneo de modo que los síntomas no sean detectados hasta que la masa es ya de gran tamaño
6. Hidrocefalia normotensitiva: se presenta con la tríada: ataxia, incontinencia y demencia; la cirugía puede ser curativa

Drogas y medicación

1. Casi todos los fármacos son capaces de causar confusión en el anciano; los más comúnmente implicados son los que tienen un poderoso efecto anticolinérgico (antidepresivos, antipsicóticos y antiparkinsonianos, y muchas preparaciones farmacéuticas), sedantes-hipnóticos (barbitúricos, benzodiacepinas), medicaciones cardíacas (digoxina, propanolol, lidocaína, quinidina), antihipertensivos, anticonvulsionantes, cimetidina, analgésicos narcóticos y no narcóticos, y esteroides
2. Alcohol: los síndromes de intoxicación y la abstinencia suceden como en los jóvenes, pero la peor salud de los ancianos les hace correr un riesgo mayor
3. Toxicomanías: mucho menos frecuentes en personas de edad, pero pueden presentarse intoxicaciones con bromuros y tranquilizantes menores (en especial, meprobamato, barbitúricos)

Cuadro tomado de SL Minden: Elderly Psychiatric Emergency Patients. In *Emergency Psychiatry,* EL Bassuk, AW Birk, editors, p 360. Plenum,. New York, 1984. Utilizado con permiso.

te– las causantes de efectos tóxicos secundarios? ¿Podría estar el delirium producido por fármacos (p. ej., anticolinérgicos, antipsicóticos u otros psicotropos)?

6. Obtener la historia del paciente. ¿Están las enfermedades sistémicas, hepáticas, cáncer, alteraciones neurológicas (en especial epilepsia) u otras aumentando la posibilidad de padecer un trastorno orgánico?
7. Llevar a cabo una exploración médica completa incluyendo un examen físico y neurológico, un análisis sistemático de sangre, perfil bioquímico, pruebas de función tiroidea, análisis de orina con detección de sustancias, niveles séricos de fármacos, VDRL y un ECG. Si se sospecha un trastorno orgánico, están indicadas una tomografía axial computadorizada (TAC) o una resonancia nuclear magnética (RNM) craneal y un EEG. También pueden efectuarse otras exploraciones como una punción lumbar.

FARMACOTERAPIA

Evitar las medicaciones hasta que se haya hecho un diagnóstico definitivo. Si se presenta una agitación importante y se precisa la sedación, pueden utilizarse los antipsicóticos de alta potencia –por ejemplo, el haloperidol (Haloperidol) 2-5 mg orales o I.M. o la flufenacina 2-5 mg por boca o I.M.–, ya que las benzodiacepinas pueden aumentar la confusión en los pacientes orgánicos.

Referencias cruzadas:

Agitación, delirium, demencia, síndrome por sedación excesiva del anciano (sundowner syndrome).

45 / Delirium

El *delirium* es un síndrome mental orgánico agudo que implica un deterioro cognitivo global.

CARACTERÍSTICAS CLÍNICAS Y DIAGNÓSTICO

El delirium suele ser reversible; su curso es breve y rápidamente fluctuante. Los síntomas del delirium se recogen en el cuadro B.45-1. Los criterios diagnósticos se encuentran en el cuadro B.45-2.

Se considera al delirium como un signo de una disfunción cerebral aguda y, por tanto, es una urgencia médica. Los objetivos inmediatos son hacer un diagnóstico de la causa y solucionarla antes de que se produzcan mayor deterioro, daño permanente o lesiones físicas. El delirium es frecuente en los pacientes médicamente enfermos, en los quirúrgicos, en los quemados y en los ingresados en

Cuadro B.45-1. *Síntomas de delirium en orden aproximado de especificidad*

1. Inestabilidad de los hallazgos del estado mental a lo largo del tiempo
2. Alucinaciones no-auditivas
3. Ilusiones y percepciones erróneas
4. Hipoprosexia
5. Desorientación
6. Disminución del nivel de conciencia
7. Alucinaciones auditivas
8. Otras alteraciones cognitivas
9. Ideación delirante
10. Síntomas afectivos

Cuadro tomado de O Thienhaus: Delirium and dementia. En *Manual of Clinical Emergency Psychiatry*, JR Hillard, editor, p 164. American Psychiatric Press, Washington, 1990. Utilizado con permiso.

Cuadro B.45-2. *Criterios para el diagnóstico de delirium*

A. Reducción de la capacidad para mantener la atención hacia estímulos externos (p. ej., hay que repetirles las preguntas debido a la dispersión de la atención) y para dirigir la atención de forma apropiada a estímulos nuevos (p. ej., sigue contestando a preguntas hechas anteriormente)
B. Pensamiento desorganizado, que se manifiesta a través de un lenguaje vago, irrelevante o incoherente
C. Al menos dos de los siguientes síntomas:
   1) reducción del nivel de conciencia; por ejemplo, dificultad para mantenerse despierto durante el examen médico
   2) trastornos perceptivos: falsas interpretaciones, ilusiones o alucinaciones
   3) alteración del ciclo sueño-vigila, con insomnio o somnolencia durante el día
   4) aumento o disminución de la actividad psicomotora
   5) desorientación en cuanto al tiempo, el espacio o el reconocimiento de las personas
   6) deterioro de la memoria; por ejemplo, incapacidad para aprender cualquier tipo de información nueva, como recordar al cabo de cinco minutos los nombres de varios objetos no relacionados entre sí, o para recordar hechos pasados, como la historia del episodio actual de la enfermedad
D. Síntomas clínicos que se desarrollan en un corto período de tiempo (habitualmente en horas o días) y que tienden a fluctuar en el curso del día
E. 1) o 2):
   1) demostración, a través de la historia, del examen físico y de las pruebas de laboratorio, de una causa orgánica específica que se estima etiológicamente relacionada con la alteración
   2) en ausencia de tal evidencia, puede presuponerse un factor etiológico orgánico si la alteración no puede atribuirse a ningún tipo de trastorno mental no orgánico; por ejemplo, un episodio maníaco que explicaría la agitación y la alteración del sueño

Reproducido con permiso. DSM-III-R: *Manual diagnóstico y estadístico de los trastornos mentales.* © Masson S.A., Barcelona, 1988.

la UCI. Los más jóvenes y los ancianos son los más vulnerables. Las lesiones cerebrales, la demencia y los antecedentes personales de delirium representan asimismo factores de riesgo.

ORIENTACIÓN PSICOTERAPÉUTICA Y PARA LA ENTREVISTA

Estos pacientes pueden mostrar una gran variedad de actividad psicomotriz, desde agitación con delirium tremens hasta apatía por privación sensorial. Procúrese utilizar estímulos que equilibren el nivel de actividad motora –por ejemplo, estimular mínimamente a un agitado–. La conducta del enfermo puede cambiar repentinamente. Hacerle preguntas breves, ya que la atención del paciente puede encontrarse disminuida. Orientar al enfermo con afirmaciones sencillas acera de su situación (p. ej., "Está usted en el Hospital. Hoy es... "). Los clínicos deben dar explicaciones sencillas y repetidas de quiénes son y de lo que están haciendo. Cualquier familiar o conocido puede ayudar a calmar a un agitado. El estado mental de la persona puede cambiar considerablemente en un período de varias horas. Suele ser necesaria la sujeción mecánica. La obtención de una historia de informantes colaterales es importante para establecer un diagnóstico; por ejemplo, un pariente puede revelar que el paciente es un diabético insulindependiente que no ha comido.

EVALUACIÓN Y MANEJO

1. Identificar cualquier posible causa que explique el cuadro del enfermo; si ya se ha identificado, ha de solucionarse inmediatamente. Si no se trata, el delirium puede conducir a la muerte. Indagar qué sustancias está tomando el paciente –legales e ilegales–, en especial, anticolinérgicos, antidepresivos, antipsicóticos, sedantes e hipnóticos, psicoestimulantes, alucinógenos y alcohol.
2. Si el paciente está agitado, puede ser precisa la sujeción mecánica, sobre todo en los enfermos médicos y quirúrgicos. La sujeción es preferible a la medicación si un diagnóstico definitivo no está claro todavía.
3. Comprobar las constantes vitales y realizar un examen físico completo. La fiebre sugiere una infección; la hipertensión y la taquicardia hacen pensar en un cuadro de abstinencia de alcohol o sedantes. Buscar signos focales neurológicos que sugieran patología del sistema nervioso central (SNC). Las señales de inestabilidad cardiopulmonar requieren un tratamiento inmediato (cuadro B.45-3).
4. En el examen del estado mental, registrar las áreas de empeoramiento cognitivo y el nivel de actividad psicomotriz. Explorar el lenguaje y administrar el resto del Miniexamen del Estado Mental según permita el grado de colaboración del paciente.
5. Pedir pruebas de laboratorio: análisis sistemático de sangre con recuento, fórmula leucocitaria y velocidad de sedimentación, bioquímica, pruebas de función hepática, renal y tiroidea, análisis de orina con determinación toxicológica, electrocardiograma (ECG), radiografía de tórax, tomografía axial computadorizada craneal (TAC) y punción lumbar, si se encuentra indicada.
6. Corregir cualquier alteración metabólica, nutricional, electrolítica o de hidratación que exista.
7. Pedir una consulta al neurólogo.
8. Comiéncese el tratamiento cuando se haya hecho el diagnóstico definitivo. Un delirium puede deberse a múltiples causas, por tanto, una vez que se haya identificado una de ellas, hay que completar la evaluación médica (cuadro B.45-4).

FARMACOTERAPIA

Los antipsicóticos de alta potencia son el tratamiento de primera elección. Son poco anticolinérgicos y disminuyen el umbral convulsivante con menor probabilidad que los de baja potencia. Se utiliza el haloperidol (Haloperidol) 2-5 mg I.M., dosis que puede repetirse a los treinta minutos si la primera no es suficiente. Los antipsicóticos afectan menos a la función cognitiva que las benzodiacepinas. Sin embargo, el síndrome de abstinencia etílica o de sedantes se trata mejor con las últimas.

Estos fármacos –por ejemplo, el loracepán (Orfidal) 1-2 mg por boca, I.M. o en administración I.V. lenta, con repetición de la dosis a la hora si se necesita– también pueden utilizarse en la agitación en caso de que los neurolépticos estén contraindicados. Si unas cuantas dosis del antipsicótico son ineficaces, puede entonces añadirse loracepán al tratamiento.

Cuadro B.45-3. *Examen físico del paciente con delirium*

Parámetro	*Hallazgo*	*Implicaciones clínicas*
Pulso	Bradicardia	Hipotiroidismo Síndrome de Stokes-Adams Hipertensión intracraneal
	Taquicardia	Hipertiroidismo Infección Insuficiencia cardíaca
Temperatura	Fiebre	Sepsis Tormenta tiroidea Vasculitis
Tensión arterial	Hipotensión	Shock Hipotiroidismo Enfermedad de Addison
	Hipertensión	Encefalopatía Masa intracraneal
Respiración	Taquipnea	Diabetes Neumonía Insuficiencia cardíaca Fiebre Acidosis (metabólica)
	Superficial	Intoxicación por alcohol o drogas
Carótidas	Ruidos o disminución del pulso	Isquemia cerebral transitoria
Cara y cuero cabelludo	Evidencia de trauma	
Cuello	Evidencia de rigidez de nuca	Meningitis Hemorragia subaracnoidea
Ojos	Papiledema	Tumor Encefalopatía hipertensiva
	Dilatación pupilar	Ansiedad Hiperactividad neurovegetativa (ej.: delirium tremens)
Boca	Laceraciones en lengua o mucosas	Evidencia de convulsiones generalizadas tónico-clónicas
Tiroides	Sistema nervioso vegetativo	Hipertiroidismo
Corazón	Arritmia	Gasto cardíaco inadecuado, posibilidad de émbolos
	Cardiomegalia	Insuficiencia cardíaca Enfermedad hipertensiva
Pulmones	Congestión	Insuficiencia respiratoria primaria Edema pulmonar Neumonía
Aliento	Alcohol	
	Cetonas	Diabetes
Hígado	Hepatomegalia	Cirrosis Insuficiencia hepática

Cuadro B.45-3. *Examen físico del paciente con delirium* (Cont.)

Parámetro	*Hallazgo*	*Implicaciones clínicas*
Sistema nervioso		
Sistema reflejo-muscular	Asimetría con signo de Babinski	Neoplasia Enfermedad cardiovascular Demencia preexistente
	Hociqueo	Tumor frontal Oclusión bilateral de la arteria cerebral posterior
VI par craneal	Paresia	Aumento de la presión intracraneal
Fuerza de los miembros	Asimetría	Neoplasia Enfermedad cardiovascular
Autónomo	Hiperactividad	Ansiedad Delirium

Cuadro tomado de RL Strub, FW Black: *Neurobehabioral Disorders: A Clinical Approach*, Davis, Philadlephia, 1981. Utilizado con permiso.

Cuadro B.45-4. *Causas del delirium*

- Causas intracraneales
  - Epilepsia y estados posictales
  - Traumatismos craneoencefálicos (especialmente conmoción)
  - Infecciones
    - Meningitis
    - Encefalitis
  - Neoplasias
  - Trastornos vasculares
- Causas extracraneales
  - Drogas (ingestión o abstinencia) y venenos
    - Sedantes (incluido el alcohol) e hipnóticos
    - Tranquilizantes
    - Otras sustancias
      - Anticolinérgicos
      - Anticonvulsionantes
      - Antihipertensivos
      - Antiparkinsonianos
      - Glucósidos cardíacos
      - Cimetidina
      - Disulfiram
      - Insulina
      - Opiáceos
      - Fenciclidina
      - Salicilatos
      - Esteroides
    - Venenos
      - Monóxido de carbono
      - Metales pesados y otros tóxicos industriales
  - Disfunción endocrina (hipofunción o hiperfunción)
    - Hipófisis
    - Páncreas
    - Adrenal
    - Paratiroides
    - Tiroides

Continúa

Cuadro B.45-4. *Causas del delirium* (Continuación)

Enfermedades de órganos neuroendocrinos
- Hígado
  - Encefalopatía hepática
- Riñon y tracto urinario
  - Encefalopatía urémica
- Pulmón
  - Narcosis por CO_2
  - Hipoxia
- Sistema cardiovascular
  - Insuficiencia cardíaca
  - Arritmias
  - Hipotensión

Deficiencias vitamínicas
- Deficiencia de tiamina

Infecciones sistémicas con fiebre y sepsis

Desequilibrio electrolítico de caulquier causa

Estados posquirúrgicos

Cuadro tomado de Charles E. Wells, M.D.

Referencias cruzadas:

Abstinencia de alcohol; intoxicación anticolinérgica; intoxicación y abstinencia por barbitúricos, sedantes, hipnóticos y ansiolíticos; confusión; demencia; traumatismo craneoencefálico; intoxicación; sujeción.

46 / Trastorno delirante

El *trastorno delirante (panaroide)* se caracteriza por la existencia de creencias fijas y falsas que no se modifican al ser contrastadas con la realidad.

CARACTERÍSTICAS CLÍNICAS Y DIAGNÓSTICO

En el trastorno delirante los delirios tienen al menos un mes de duración y están bien sistematizados, por oposición a los esquizofrénicos que son extravagantes o fragmentados. La respuesta emocional del paciente al sistema delirante es congruente y apropiada al contenido de las ideas paranoides. La personalidad está intacta o se deteriora mínimamente. Los pacientes suelen estar hipervigilantes y mostrarse hipersensibles, lo que puede conducir, a pesar de sus excelentes capacidades, a una existencia socialmente aislada.

Estos enfermos no suelen tener otra psicopatología que la propia del sistema delirante (cuadro B.46-1). El cuadro suele presentarse en las edades adultas de la vida.

Cuadro B.46-1. *Criterios para el diagnóstico del trastorno delirante*

A. Ideas delirantes no extrañas (p. ej., en torno a situaciones que pueden darse en la vida real, como ser perseguido, envenenado, contagiado, amado a distancia, tener una enfermedad o ser engañado por la pareja), con una duración de un mes como mínimo
B. Si hay alucinaciones auditivas o visuales, no son predominantes [tal y como se definen en la esquizofrenia A 1) b)]
C. Aparte de las ideas delirantes o de sus ramificaciones, la conducta no es manifiestamente extraña
D. Si durante la alteración delirante ha aparecido un síndrome maníaco o depresivo mayor, o la duración global de todos los episodios del síndrome del estado de ánimo ha sido breve si se compara con la duración total de la alteración delirante
E. Nunca ha cumplido el criterio A para la esquizofrenia y no puede establecerse que una causa orgánica haya iniciado y mantenido la alteración

Especificar el tipo: Los siguientes tipos se basan en los temas delirantes predominantes. Si no hay un tema delirante predominante, se considerará de tipo inespecífico

Tipo erotomaníaco
Trastorno delirante centrado en la creencia de que una persona, generalmente de nivel socioeconómico elevado, está enamorada del sujeto

Tipo grandioso
Trastorno delirante centrado en una exageración de la propia capacidad, poder, conocimientos o identidad, o en una relación especial con Dios o con un personaje famoso

Tipo celotípico
Trastorno delirante centrado en la convicción de que la pareja es infiel

Tipo persecutorio
Trastorno delirante centrado en la convicción de que el sujeto (o alguien próximo a él) está siendo maltratado de alguna forma. Los sujetos con este tipo de trastorno delirante pueden hacer llegar sus quejas a los tribunales

Tipo somático
Trastorno delirante centrado en la convicción de que el sujeto tiene algún defecto, trastorno o enfermedad corporal

Tipo no especificado
Trastorno delirante que no puede ser clasificado en ninguna de las categorías previas; por ejemplo, ideas delirantes de grandeza y de persecución, sin que predomine ninguna de ellas, o ideas autorreferenciales sin atribución de contenidos negativos para el sujeto

Reproducido con permiso. DSM-III-R: *Manual diagnóstico y estadístico de los trastornos mentales.* © Masson S.A., Barcelona, 1988.

ORIENTACIÓN PSICOTERAPÉUTICA Y PARA LA ENTREVISTA

No hay que discutir ni desafiar los delirios del enfermo, ya que éstos pueden estructurarse aun más si el paciente siente que debe defenderlos. Examinar las experiencias vitales que han precipitado la situación urgente actual. Si está indicado un tratamiento, explíquense las razones al paciente.

Los objetivos principales en la entrevista inicial son ganarse la confianza del enfermo, determinar su nivel de afectación y evaluar la posibilidad de otros diagnósticos, como depresión, manía, esquizofrenia, abuso de sustancias (p. ej., cocaína) y trastornos orgánicos.

EVALUACIÓN Y MANEJO

1. Tanto una exploración física y neurológica como una historia del consumo de sustancias pueden ayudar a identificar posibles causas orgánicas (p. ej., drogas y tumores).
2. La ideación suicida u homicida, si están presentes, hacen necesaria la hospitalización.
3. El tratamiento ambulatorio resulta difícil por la escasa colaboración del paciente. Sin embargo, está indicada una psicoterapia individual. Una meta temprana es ganarse la confianza del paciente y tratar después la afectación causada por el sistema delirante. El trabajo debe dirigirse hacia la eliminación de los delirios.

FARMACOTERAPIA

La agitación aguda ha de tratarse con benzodiacepinas, como el loracepán (Orfidal) 1-2 mg por boca o I.M., o con antipsicóticos, como el haloperidol (Haloperidol) 2-5 mg orales o I.M.

Aunque se considera a los neurolépticos los fármacos de elección en la terapia de mantenimiento, lo cierto es que falta una prueba adecuada de su eficacia. Si coexiste un trastorno afectivo, pueden emplearse los antidepresivos, el litio (Plenur) o la carbamacepina (Tegretol). El pimocide (Orap) puede ser también de utilidad.

Referencias cruzadas:

Depresión, conducta agresiva u homicida, manía, esquizofrenia, suicidio.

47 / Demencia

La *demencia* es la pérdida de las funciones cognitivas e intelectuales de forma lo suficientemente grave como para interferir en el funcionamiento ocupacional o social del paciente.

CARACTERÍSTICAS CLÍNICAS Y DIAGNÓSTICO

El déficit esencial es la pérdida de memoria a corto y largo plazo. El juicio y el pensamiento abstracto están también afectados con frecuencia y hay, a menudo, otros signos de alteraciones corticales superiores, así como cambios notables en la personalidad (cuadro B.47-1).

Cuadro B.47-1. *Criterios para el diagnóstico de demencia*

A. Pruebas evidentes de deterioro de la memoria a corto y largo plazo. El deterioro de la memoria a corto plazo (incapacidad para aprender nueva información) se manifiesta a través de la incapacidad de recordar el nombre de tres objetos al cabo de cinco minutos. El deterioro de la memoria a largo plazo (incapacidad para recordar una información que era conocida en el pasado) se manifiesta a través de la incapacidad para rememorar hechos del propio pasado del sujeto (p. ej., lo que le ocurrió ayer, lugar de nacimiento, profesión) o hechos conocidos por todos (p. ej., presidentes anteriores, fechas señaladas)

B. Al menos uno de los siguientes síntomas:
   1) deterioro del pensamiento abstracto, manifestado por la incapacidad para encontrar semejanzas y diferencias entre palabras relacionadas entre sí, dificultad en la definición de palabras y conceptos, así como en otras tareas similares
   2) deterioro de la capacidad de juicio, indicado por la incapacidad de tomar medidas razonables en cuanto a cuestiones y problemas relacionados con el trabajo o el contacto interpersonal y familiar
   3) otros trastornos de las funciones corticales superiores, como afasia (trastorno del lenguaje), apraxia (incapacidad para llevar a cabo actividades motoras a pesar de que la comprensión y la función motora están intactas), agnosia (fallo en el reconocimiento o identificación de objetos a pesar de que la función sensorial se halla intacta), y "dificultades constructivas" (p. ej., incapacidad para copiar figuras tridimensionales, ensamblaje de bloques, o poner palillos en orden de acuerdo con modelos específicos)
   4) modificaciones en la personalidad (alteración o acentuación de los rasgos premórbidos)

C. La alteración en A y en B interfiere de forma significativa en las actividades laborales o sociales habituales, o en las relaciones con los demás

D. No aparece exclusivamente durante el curso de un delirium

E. Además 1) o 2):
   1) demostración, a través de la historia, el examen físico, o las pruebas de laboratorio, de una causa (o factor) orgánica específica que se estima etiológicamente relacionada con la alteración
   2) en ausencia de tal evidencia, puede presuponerse un factor etiológico orgánico si la alteración no puede atribuirse a ningún tipo de trastorno mental no orgánico (p. ej., una depresión mayor que fuera responsable del deterioro cognitivo)

Criterios para la gravedad de la demencia:

Leve: Si bien hay un deterioro significativo de las actividades laborales o sociales, la capacidad de autonomía se mantiene con una higiene personal adecuada y una capacidad de juicio relativamente intacta

Moderada: La capacidad de autonomía está alterada y puede resultar peligroso para el sujeto el no estar sometido a un cierto grado de control

Grave: Las actividades de la vida diaria están tan deterioradas que es necesario un control continuo (p. ej., incapacidad para mantener un higiene personal mínima, incoherencia notable o mutismo)

Reproducido con permiso. DSM-III-R: *Manual diagnóstico y estadístico de los trastornos mentales.* © Masson S.A., Barcelona, 1988.

La demencia ha de ser distinguida del envejecimiento normal, del delirium y de la depresión. En el *envejecimiento normal*, la persona puede tener alguna pérdida de la función cognitiva, pero no es progresiva ni afecta al funcionamiento ocupacional o social. El cuadro B.47-2 resume el diagnóstico diferencial entre la demencia y el delirium. El cuadro B.47-3 lo hace entre la demencia y la depresión. Los pacientes demenciados presentan, a menudo, un delirium o una depresión añadidos.

Cuadro B.47-2. *Diferenciación clínica entre delirium y demencia*

Característoca	*Delirium*	*Demencia*
Antecedentes	Enfermedad aguda	Enfermedad crónica
Comienzo	Rápido	Insidioso (habitualmente)
Duración	Días-semanas	Meses-años
Evolución	Fluctuante	Crónicamente progresiva
Nivel de conciencia	Fluctuante	Normal
Orientación	Deteriorada, por lo menos periódicamente	Inicialmente indemne
Afecto	Ansioso, irritable	Lábil pero habitualmente no ansioso
Pensamiento	A menudo desordenado	Cantidad reducida
Memoria	La memoria reciente está marcadamente deteriorada	Tanto la memoria reciente como la remota están deterioradas
Percepción	Alucinaciones frecuentes (especialmente visuales)	Alucinaciones menos frecuentes (excepto crepusculares)
Psicomotor	Retardado, agitado, o mixto	Normal
Sueño	Ruptura del ciclo sueño-vigilia	Menor ruptura del ciclo sueño-vigilia
Atención y conciencia	Deterioro notorio	Menor deterioro
Reversibilidad	A menudo reversible	La mayoría no reversible

Nota: Los pacientes dementes son más susceptibles al delirium, y el delirium añadido a la demencia es frecuente.

La demencia, aunque es posible a cualquier edad en la que pueda obtenerse un cociente intelectual (C.I.), es, en principio un síndrome del anciano. Cuanta mayor edad, mayor es el riesgo de padecer una demencia. Los objetivos primarios a corto plazo en el tratamiento son identificar y solucionar las demencias reversi-

Cuadro B.47-3. *Demencia versus depresión con cambios cognitivos (Pseudodemencia)*

Característoca	*Demencia orgánica*	*Pseudodemencia*
Edad	Habitualmente ancianos	Inespecífica
Comienzo	Vago	Días a semanas
Evolución	Lenta, empeora por la noche	Rápida, aun durante el día
Antecedentes	Enfermedad o fármacos sistémicos	Trastorno del estado de ánimo
Conciencia	Sin conciencia, indiferente	Conciente, angustiado
Signos orgánicos	A menudo presentes	Ausentes
Cognición[1]	Acentuado deterioro	Cambios de la personalidad
Examen del estado mental	Coherente, déficit parcelares	Déficit variables en las distintas modalidades
	Aproximación, confabulación, perseveración	Apático, "Yo no sé"
	Énfasis de logros triviales	Énfasis de los fracasos
	Ánimo superficial o lábil	Deprimido
Comportamiento	Apropiado para el grado de deterioro cognoscitivo	Incongruente con el grado de deterioro cognoscitivo
Cooperación	Cooperador pero frustrado	No cooperador con pequeño esfuerzo
TC/EEG	Anormal	Normal

[1] Las benzodiacepinas y los barbitúricos empeoran el deterioro cognitivo en el paciente demente, mientras que ayudan a relajar al paciente deprimido.

bles, controlando la conducta y tratando cualquier otra condición médica o psiquiátrica.

La causa más común de demencia es la enfermedad de Alzheimer seguida de la demencia multiinfarto. Las formas mixtas son también frecuentes. El SIDA es la principal causa en los jóvenes. Otras causas se resumen en el cuadro B.47-4.

Los demenciados son traídos a urgencias por la familia, la policía o los cuidadores a causa de: vagabundeos, confusión, conducta inadecuada (p. ej., tocamien-

Cuadro B.47-4. *Enfermedades que causan demencia*

Enfermedades parenquimatosas del sistema nervioso central
- Enfermedad de Alzheimer (demencia degenerativa primaria)
- Enfermedad de Pick (demencia degenerativa primaria)
- Enfermedad de Huntington
- Enfermedad de Parkinson*
- Esclerosis múltiple

Trastornos sistémicos
- Trastornos endocrinos y metabólicos
  - Enfermedad tiroidea*
  - Enfermedad paratiroidea*
  - Trastornos hipofisosuprarrenales*
  - Estados poshipoglucémicos
- Hepatopatías
  - Encefalopatía hepática crónica progresiva*
- Enfermedades urinarias
  - Encefalopatía urémica crónica*
  - Encefalopatía urémica progresiva (demencia por diálisis)*
- Enfermedad cardiovascular
  - Hipoxia o anoxia cerebral*
  - Demencia multiinfarto*
  - Arritmias cardíacas*
  - Vasculopatía inflamatoria*
- Neumopatías
  - Encefalopatía respiratoria*

Estados carenciales
- Deficiencia de cianocobalamina*
- Deficiencia de ácido fólico*

Drogas y tóxicos

Tumores intracraneanos* y traumatismo cerebral*

Procesos infecciosos
- Enfermedad de Creutzfeldt-Jakob*
- Meningitis criptocóccica*
- Neurosífilis*
- Meningitis tuberculosa y micótica*
  - Encefalitis viral
  - Trastornos relacionados con el virus de inmunodeficiencia humana (HIV) (p. ej., SIDA y complejo relacionado con SIDA [CRS])

Trastornos misceláneos
- Degeneración hepatolenticular*
- Demencia hidrocefálica*
- Sarcoidosis*
- Hidrocefalia con presión normal*

Adaptado de Wells CE: Organic syndromes: dementia. En: *Comprehensive Textbook of Psychiatry,* ed. 4, HI Kaplan and BJ Sadock, eds. Williams & Wilkins, Baltimore, 1985, pág. 855.
* Entidades que demandan intervención terapéutica específica.

tos sexuales a otros, salida de la casa semidesnudos), agresión, depresión, ansiedad o ideas delirantes (p. ej., acusaciones de robo). Estos pacientes son traídos, a menudo, por un cambio repentino en su conducta.

ORIENTACIÓN PSICOTERAPÉUTICA Y PARA LA ENTREVISTA

Si los enfermos están desorientados o confusos, hay que procurar orientarlos y tranquilizarlos.

En la evaluación del estado mental, es preciso centrarse en las funciones cognitivas, y aplicar el mini-examen del estado mental. Si el paciente parece estar irritado o avergonzado por preguntas que revelan su deterioro cognitivo, hay que cambiar de tema y volver a explorar el estado intelectivo del enfermo más tarde. Procúrese determinar el curso de la afectación, si tuvo un comienzo rápido o lento y si existieron factores precipitantes, físicos o psicológicos, en el episodio actual.

Valorar el estado de ánimo de la persona, en especial si está deprimida o ansiosa. ¿Cuál es la actitud del paciente hacia el deterioro? ¿Está molesto o se muestra indiferente? La determinación de las aptitudes del enfermo ayuda a identificar una posible pseudodemencia. Los demenciados minimizan, con frecuencia, o niegan sus dificultades cognitivas; los que tienen pseudodemencia suelen exagerar las quejas de pérdida de memoria (cuadro B.47-3).

EVALUACIÓN Y MANEJO

1. Realizar una exploración física y neurológica completa. Dicha exploración ha de incluir: análisis sistemático de sangre, con recuento y fórmula leucocitaria, pruebas de la función hepática, urea (BUN) y creatinina en plasma, pruebas de función tiroidea, VDRL, niveles de vitamina B_{12}, y ácido fólico, análisis de orina con toxicología, electrocardiograma (ECG), radiografía de tórax y tomografía axial computarizada (TAC) o resonancia nuclear magnética (RNM) de cráneo. Puede estar indicada una punción lumbar.
2. Entrevistar a otras fuentes colaterales, como la familia, para realizar la historia clínica.
3. El anciano toma muchas más medicaciones que el joven. Es preciso, por tanto, identificar todas las que toma. También puede ingerir alcohol y sustancias de abuso. Cualquier producto que pudiera causar demencia debe ser retirado sistemáticamente, si el estado de salud lo permite. Debe considerarse la interrupción de: los antihipertensivos, los anticonvulsivantes, los antipsicóticos, los sedantes-hipnóticos, los esteroides, los antiarrítmicos, los anticolinérgicos, la metildopa y los antidepresivos.
4. Efectuar un examen del estado mental, en particular una exploración cognitiva, y valorar si hay síntomas depresivos o psicóticos.
5. Identificar y tratar los problemas médicos y corregir las deficiencias nutricionales y metabólicas. Valorar los cambios en la conducta de un paciente ya diagnosticado de demencia. Evaluar la posibilidad de un delirium añadido, una lesión cerebral (p. ej., infarto o hematoma subdural secundario a una caí-

da) o un cambio ambiental (p. ej., una mudanza reciente o algún otro cambio en los cuidados).
6. Decídase si es necesario, el ingreso al hospital o a una residencia asistida. A no ser que el paciente presente una urgencia médica o psiquiátrica, hay que evitar el ingreso hospitalario, ya que los problemas propios de estos centros (p. ej., la falta de camas asistidas) puede producir un ingreso prolongado médicamente innecesario.
7. Aconsejar a la familia sobre el pronóstico y las posibles necesidades de ingreso en una residencia asistida, así como los problemas legales de incapacitación y tutela; también sobre los cambios de conducta esperables en el paciente y los síndromes que pueden desarrollar los cuidadores (p. ej., cansancio, depresión y ansiedad). Cuando sea apropiado hay que remitir a la familia a las asociaciones de apoyo para familiares de enfermos de Alzheimer. En EE.UU., la Asociación para la Enfermedad de Alzheimer y Trastornos Afines, cuya dirección es: 70 East Lake Street Chicago, IL 60601.

FARMACOTERAPIA

Deben utilizarse dosis bajas de todos los psicotropos en el anciano. Adhiérase a la máxima: "Comenzar con dosis bajas y continuar lentamente."

Los antipsicóticos como el haloperidol 0,5-5 mg/día son los fármacos de elección primaria para el control en la conducta de los demenciados. El anciano puede eliminar muchos productos más lentamente que los jóvenes debido a una peor función hepática y renal. Los principales problemas con los antipsicóticos son los efectos secundarios agudos: distonía, parkinsonismo, acciones anticolinérgicas e hipotensión. Los antipsicóticos de alta potencia, como el haloperidol, son preferibles a los de baja potencia, como la clorpromacina (Largactil), cuyos poderosos efectos anticolinérgicos pueden empeorar todavía más la función cognitiva del enfermo.

Algunos clínicos recomiendan las benzodiacepinas de acción corta para el insomnio o la ansiedad del anciano, pero hay que tener en cuenta los riesgos de deterioro cognitivo y de dependencia. El empleo de benzodiacepinas conjugadas [oxacepán (Adumbrán)] 7,5-15 mg por boca, loracepán (Orfidal) 0,5-1 mg orales, temacepán 7,5-15 mg V.O.) son las recomendadas, ya que la vida media de eliminación de estos fármacos no se afecta ni por la edad ni por la patología hepática.

Pueden utilizarse los antidepresivos, el litio, y los anticonvulsivantes, pero debe empezarse con dosis bajas, ir aumentándolas lentamente y monitorizar sus niveles plasmáticos. Los inhibidores de la monoaminoxidasa (IMAOs) pueden ser útiles para la depresión asociada a la demencia.

Los antihistamínicos, en dosis bajas, pueden emplearse para la ansiedad y el insomnio, pero sus efectos anticolinérgicos pueden afectar a los demenciados.

Referencias cruzadas:

Agitación, ansiedad, confusión, delirium, trastorno delirante, depresión, alucinaciones, insomnio, síndrome confusional por sedación excesiva del anciano (sundowner syndrome).

48 / Despersonalización

La *despersonalización* es una alteración de la percepción que produce la sensación de que la persona es irreal, de que ha cambiado de alguna forma y de que es extraña a sí misma. La despersonalización, como la desrealización, puede ocurrir durante algunos momentos, a todo el mundo bajo una situación de estrés (p. ej., en un trauma físico o psicológico). Las personas normales pueden experimentar síntomas moderados cuando son expuestos a un ambiente que no les resulta familiar.

CARACTERÍSTICAS Y DIAGNÓSTICO

Los pacientes despersonalizados describen sentimientos de estar desligados de sus propios cuerpos y de vivir sus vidas como si fueran espectadores de las mismas. También pueden sentirse como máquinas o robots. Los enfermos saben que los síntomas no son reales y encuentran la experiencia muy desagradable.

La despersonalización que es importante a causa de la afectación que produce, y que se repite con frecuencia sin otros síntomas destacables, cumple los criterios diagnósticos que se recogen en el cuadro B.48-1.

La despersonalización se presenta en una gran variedad de trastornos –trastornos disociativos, esquizofrenia, trastornos por ansiedad (en especial el trastorno por estrés postraumático), depresión y síndromes orgánicos. La despersonalización puede ser producida también por la intoxicación por cocaína, alucinógenos y cannabis, así como por la abstinencia de alcohol y sedantes. Los β-bloqueantes, los anticolinérgicos y algunos trastornos médicos, como la epilepsia o alteraciones endocrinas, pueden asimismo causar despersonalización.

Cuadro B.48-1. *Criterios para el diagnóstico del trastorno por despersonalización*

A. Experiencias recurrentes o persistentes de despersonalización como las indicadas en 1) o 2):
   1) experiencia de un sentimiento de separación, como si uno fuera un observador externo, de los propios procesos corporales o mentales
   2) experiencia de sentirse como un autómata o como si estuviera inmerso en un sueño
B. Mientras dura la experiencia de la despersonalización, el sentido de la realidad se mantiene intacto
C. La despersonalización es lo suficientemente importante y persistente como para producir un sufrimiento notable
D. La experiencia de despersonalización es la alteración predominante y no es un síntoma de otra patología como: esquizofrenia, trastorno por ansiedad, agorafobia sin ataques de ansiedad pero con crisis limitadas de despersonalización o epilepsia temporal

Reproducido con permiso. DSM-III-R: *Manual diagnóstico y estadístico de los trastornos mentales.* © Masson S.A., Barcelona, 1988.

ORIENTACIÓN PSICOTERAPÉUTICA Y PARA LA ENTREVISTA

Los síntomas no se suelen presentar durante la entrevista. Pero un paciente que esté despersonalizado en la misma puede encontrarse en un estado onírico y responder sólo parcialmente al entorno. Sea directivo y ayude al enfermo a colaborar con la exploración. Con algo de tranquilización, el síntoma puede desaparecer, en especial si la despersonalización es consecuencia de la ansiedad. El objetivo de la entrevista es alcanzar un diagnóstico definitivo. Antes de hacer un juicio clínico de despersonalización, hay que descartar: trastornos orgánicos, depresión, trastornos de personalidad, esquizofrenia y trastornos con ansiedad. Como norma, es preciso tener en cuenta los diagnósticos más graves, en primer lugar (p. ej., los trastornos orgánicos), y descartarlos antes de considerar los demás.

EVALUACIÓN Y MANEJO

1. Tomar en consideración las posibles causas basándose en la historia del paciente. En primer lugar, hay que pensar en el abuso o abstinencia de sustancias, y luego en los síndromes orgánico-cerebrales. La esquizofrenia suele acompañarse de otros síntomas, como las alteraciones del pensamiento. La despersonalización puede ser una reacción normal en un traumatismo craneoencefálico severo. Una serie de episodios de despersonalización después de un trauma pasado sugiere un trastorno por estrés postraumático. Si hay síntomas disociativos, pensar en un trastorno de ese tipo.
2. Algunas medicaciones, como los esteroides, pueden producir trastornos orgánicos que tengan a la despersonalización como uno de sus síntomas.
3. En la exploración psicopatológica, búsquese la presencia de trastornos afectivos, de ansiedad, psicóticos y disociativos.
4. Llevar a cabo un examen físico y neurológico. Si todavía no está claro el diagnóstico, efectuar exploraciones complementarias: toxicología en orina, un electroencefalograma (EEG) y una tomografía axial computarizada (TAC) craneal.

FARMACOTERAPIA

La farmacoterapia depende del diagnóstico definitivo. Si la despersonalización es síntoma de una ansiedad severa, puede emplearse una benzodiacepina de acción corta; por ejemplo, loracepán (Orfidal) 1-2 mg por boca, oxacepán (Adumbrán) 10-30 mg orales, estazolam 0,5-1 mg V.O. o alprazolam (Trankimazín) 0,5-1 mg V.O. En ciertos casos puede utilizarse una benzodiacepina de vida media-larga [p. ej., el cloracepán (Tranxilium) 7,5-5 mg orales, clonacepán (Rivotril) 0,25-0,5 mg por boca, diazepán (Valium) 5-10 mg V.O. o clordiacepóxido (Huberplex) 10-25 mg V.O. Los síntomas pueden desaparecer tras la toma de benzodiacepinas.

Referencias cruzadas:

Agitación, ansiedad, intoxicación y abstinencia por cocaína, confusión, trastorno delirante, depresión, desrealización, alucinosis por alucinógenos, trastornos por estrés postraumático, esquizofrenia.

49 / Depresión

La *depresión* es un período de empeoramiento del funcionamiento normal asociado a un ánimo triste y a sus síntomas: cambios en el sueño y el apetito, alteraciones psicomotoras, afectación de la concentración, anhedonia, fatiga, sentimientos de desesperanza y desamparo e ideas de suicidio.

CARACTERÍSTICAS CLÍNICAS Y DIAGNÓSTICO

Un episodio depresivo puede presentarse aislado o en el curso de una depresión recurrente o de un trastorno bipolar (cuadro B.49-1). Otros diagnósticos a tener en cuenta son: los trastornos orgánicos; intoxicación por sustancias; dependencia y abstinencia; distimia; ciclotimia; trastornos de personalidad; duelo y trastornos adaptativos. El duelo es una respuesta normal, aunque dolorosa, ante una pérdida importante; responde al apoyo y a la empatía, y mejora con el tiempo. Lo principal en estos pacientes es determinar si existe una depresión mayor cuando los síntomas de duelo no se resuelven con el paso del tiempo.

Los deprimidos no siempre se quejan de tristeza. Pueden encontrarse irritables o preocupados con el funcionamiento de su cuerpo. Hay que evaluar al enfermo en busca de todos los síntomas y signos asociados con la depresión aunque falte la tristeza. Cualquier paciente que se queje de depresión y pérdida de memoria ha de ser explorado en busca de una pseudodemencia.

ORIENTACIÓN PSICOTERAPÉUTICA Y PARA LA ENTREVISTA

Establecer con los pacientes una relación empática y de apoyo. Muchos deprimidos se sienten aislados y desesperanzados. Es preciso tranquilizarlos e informarles que la depresión tiene tratamiento. Evítese el optimismo vacío y superficial ("Alégrese" o "No es tan malo"), que será experimentado como una falta de empatía. Dirigir cualquier ambivalencia que tengan los pacientes hacia la búsqueda de tratamiento. Informarles que la depresión es frecuente. Ayude a identificar los factores específicos que hacen sentirse a los pacientes culpables y merecedores de desprecio. Ayude a reducir la culpa utilizando un modelo médico y subrayando que la depresión es una enfermedad como la hipertensión, que re-

Cuadro B.49-1. *Criterios para el diagnóstico de episodio depresivo mayor*

Nota: Un "síndrome depresivo mayor" se define según el criterio A siguiente.

A. Como mínimo, cinco de los síntomas siguientes han estado presentes durante un mismo período de dos semanas y representan un cambio de la conducta previa y, al menos, uno de los síntomas es o 1) estado de ánimo deprimido, o 2) pérdida de interés o de capacidad para el placer. (No se incluyen los síntomas que se deben claramente a causas físicas, ideas delirantes o alucinaciones no congruentes con el estado de ánimo, incoherencia, o notable pérdida de asociaciones):
   1) estado de ánimo deprimido (o puede ser irritable en niños y adolescentes) durante la mayor parte del día, casi cada día y tal como se indicó, sugerido por la experiencia subjetiva o por la observación de los demás
   2) notable disminución de placer o interés en todas o casi todas las actividades habituales, casi cada día (como se indicó, por referencia subjetiva o por la observación de los demás de apatía durante la mayor parte del tiempo)
   3) aumento o pérdida significativa de peso sin hacer ningún régimen (por ejemplo, más de un 5% del peso corporal en un mes), o disminución o incremento del apetito casi cada día (en los niños hay que tener en cuenta la dificultad para alcanzar el peso necesario)
   4) insomnio o hipersomnia casi cada día
   5) agitación o enlentecimiento psicomotor casi cada día (observable para los demás, no simplemente el sentimiento subjetivo de inquietud o lentitud)
   6) fatiga o pérdida de energía casi cada día
   7) sentimientos excesivos o inadecuados de inutilidad o culpa (que pueden ser delirantes) casi cada día (no simplemente autorreproches o sentimientos de culpa por estar enfermo)
   8) disminución de la capacidad para pensar o concentrarse o indecisión, casi cada día (manifestada por el paciente u observada por los demás)
   9) ideas de muerte recurrentes (no el simple miedo a morir), ideas de suicidio recurrentes sin un plan específico, o un intento de suicidio o un plan específico para suicidarse

B. 1) No puede establecerse que una causa orgánica inició y mantiene la alteración
   2) La alteración no es una reacción normal a la muerte de un ser querido (duelo no complicado)

   Nota: Preocupación mórbida con sentimientos de inutilidad, ideas de suicidio, notable deterioro funcional o enlentecimiento psicomotor, o una duración prolongada sugieren que el duelo se ha complicado con una depresión mayor.

C. Fuera del contexto de la alteración anímica (antes de la aparición de los síntomas y después de que han remitido) no ha habido en ningún momento ideas delirantes ni alucinaciones que hayan durado más de dos semanas

D. El trastorno no está superpuesto a una esquizofrenia, a un trastorno esquizofreniforme, a un trastorno delirante o a un trastorno psicótico no especificado

quiere un tratamiento médico. Es valiosa en la evaluación de los deprimidos la historia que se recoge de los familiares y amigos.

EVALUACIÓN Y MANEJO

1. Tratar cualquier problema médico agudo que haya surgido como consecuencia de los intentos de suicidio. Si el paciente ha tomado una sobredosis de alguna sustancia, han de hacerse inmediatamente las valoraciones médicas y toxicológicas de urgencia.

2. Evaluar y tratar la peligrosidad potencial y la posible ideación autolítica.
3. Descartar las causas de depresión que se recogen en el cuadro B.49-2.
4. Averiguar si existe un trastorno bipolar. Este diagnóstico tiene implicaciones para el tratamiento y pronóstico que son diferentes de los de la depresión sin manía.
5. Realizar un diagnóstico y determinar el grado de afectación para establecer un plan de tratamiento. La depresión entraña riesgo vital y, por lo tanto, puede requerir un ingreso involuntario. Si el paciente tiene ideas de suicidio o ha hecho un intento reciente, está indicada la hospitalización y la observación constante si todavía existe peligro dentro del centro. Aunque la mayoría de los enfermos son ambivalentes sobre el suicidio, los que han determinado hacerlo pueden no hablar de ello por miedo a que el médico intervenga y lo evite. La decisión de hospitalizar a pacientes moderadamente deprimidos resulta difícil de tomar y ha de tener en cuenta los antecedentes de la persona: intentos previos de suicidio, respuesta al tratamiento, factores estresantes identificables, sistemas de apoyo (familiares y amigos) y probabilidades de colaborar con el tratamiento en régimen ambulatorio.
6. Comprometer al paciente en el proceso terapéutico y tranquilizarle informándole que el episodio es tratable y que se resolverá. La mayoría de los deprimidos nunca buscan un tratamiento profesional.

FARMACOTERAPIA

Un tratamiento definitivo antidepresivo, con medicación o con terapia electroconvulsivante (ECT), tarda unas semanas o más en ofrecer resultados, y no se hace en urgencias. Sin embargo, la agitación, la ansiedad y el insomnio sí pueden ser tratados en este ámbito. La información a determinar es si: 1) el paciente es psicótico; 2) toma alcohol o drogas; 3) hay algún trastorno médico. A menos que el paciente sufra un problema orgánico, la agitación, la ansiedad y el insomnio se tratan con benzodiacepinas: loracepán (Orfidal) 1-2 mg orales o I.M., alprazolam (Trankimazín) 0,5-1 mg por boca u oxacepán (Adumbrán) 10-30 mg V.O., todas ellas administradas cada hora si es necesario. Las dosis pueden repetirse cuando se precise, a no ser que aparezcan signos de toxicidad (p. ej., ataxia, disartria y nistagmus). Por lo general, la sedación puede inducirse con benzodiacepinas.

Si hay síntomas psicóticos, también puede emplearse una benzodiacepina, pero es preferible considerar los antipsicóticos; por ejemplo, haloperidol (Haloperidol) 2-5 mg orales o I.M., flufenacina 2-5 mg por boca o I.M. o tiotixeno 2-5 V.O. o I.M., todos ellos empleados cada cuatro horas según sea necesario.

Si hay trastorno orgánico, la elección del fármaco depende del mismo. Los antipsicóticos descienden el umbral convulsivante y habría que utilizarlos con precaución en los epilépticos. Las benzodiacepinas elevan dicho nivel pero pueden causar amnesia, otros problemas cognitivos o agitación en pacientes que están confusos, con delirium o demenciados. Hay que remitir a los deprimidos desde urgencias a los dispositivos apropiados para realizar un tratamiento psiquiátrico consistente en farmacoterapia, psicoterapia o ambos.

Cuadro B.49-2. *Causas neurológicas, médicas y farmacológicas de los síntomas depresivos*

- Neurológicas
  - Demencias (incluida E. de Alzheimer)
  - Epilepsia*
  - Enfermedad de Fahr*
  - Corea de Huntington*
  - Hidrocefalia
  - Infecciones (incluidas neurosífilis y VIH)*
  - Migrañas*
  - Esclerosis múltiple*
  - Narcolepsia
  - Neoplasias*
  - Enfermedad de Parkinson
  - Parálisis supranuclear progresiva
  - Apnea del sueño
  - ACVAs*
  - Traumatismos*
  - Enfermedad de Wilson*
- Endocrinas
  - Adrenales (E. de Cushing* y E. de Addison)
  - Hiperaldosteronismo
  - Síndrome premenstrual y relacionados*
  - Trastornos paratiroideos (hiperparatiroidismo e hipoparatiroidismo)
  - Posparto*
  - Trastornos tiroideos (hipotiroidismo e hipertiroidismo apático)*
- Infecciones e inflamatorias
  - SIDA*
  - Síndrome de fatiga crónica
  - Mononucleosis
  - Neumonía viral y bacteriana
  - Artritis reumatoidea
  - Arteritis de Sjögren
  - Lupus eritematoso sistémico*
  - Arteritis temporal
  - Tuberculosis
- Misceláneas
  - Cáncer (especialmente pancreático y otros gastrointestinales)
  - Enfermedad cardiopulmonar
  - Porfiria
  - Uremia (y otras enfermedades renales)*
  - Deficiencias vitamínicas (B_{12}, C, folato, niacina, tiamina)*
- Farmacológicas (fármacos representativos)
  - Analgésicos y anti-inflamatorios
  - Ibuprofén
  - Indometacina
  - Opiáceos
  - Fenacetina
- Antibacterianos y antifúngicos
  - Ampicilina
  - Cicloserina
  - Etionamida
  - Griseofulvina
  - Metronidazol
  - Ácido nalidíxico
  - Nitrofurantoína
  - Estreptomicina
  - Sulfametoxazol
  - Sulfonamidas
  - Tetraciclina
- Antihipertensivos y fármacos cardíacos
  - Alfametildopa
  - Betanidina
  - β-bloqueantes (propanolol)
  - Clonidina
  - Digitálicos
  - Guanetidina
  - Hidralacina
  - Lidocaína
  - Prazosin
  - Procainamida
  - Quanabenzacetato
  - Rescinamina*
  - Reserpina
  - Veratrum
- Antineoplásicos
  - C-Asparaginasa
  - Azatioprina (AZT)
  - 6-Azauridina
  - Bleomicina
  - Trimetoprim
  - Vincristina
- Neurológicos y psiquiátricos
  - Amantadina
  - Antipsicóticos (butirofenonas, fenotiacinas, oxindoles)
  - Baclofén
  - Bromocriptina
  - Carbamacepina
  - Levodopa
  - Fenitoína
  - Sedantes e hipnóticos (barbitúricos, benzodiacepinas, hidrato de cloral)
  - Tetrabenacina
- Esteroides y hormonas
  - Corticosteroides (incluido ACTH)
  - Danazol
  - Anticonceptivos orales
  - Prednisona
  - Triamcinolona
- Misceláneos
  - Acetazolamida
  - Colina
  - Cimetidina
  - Ciproheptadina
  - Difenoxilato
  - Disulfiram
  - Metisérgida
  - Estimulantes (anfetaminas, fenfluramina)

* Estos cuadros se asocian también con síntomas maníacos.

Referencias cruzadas:

Agitación, intoxicación alcohólica, ansiedad, intoxicación y abstinencia por cocaína, demencia, duelo, hospitalización, manía y suicidio.

50 / Desrealización

La *desrealización* es una alteración de la percepción que transmite la sensación de que lo que rodea a la persona es irreal o de alguna forma está cambiado, o resulta extraño.

CARACTERÍSTICAS CLÍNICAS Y DIAGNÓSTICO

Los pacientes refieren que se sienten como actores en un escenario. La desrealización suele asociarse a la despersonalización. Ambas pueden presentarse en un sujeto normal en situaciones de estrés grave; los dos trastornos son considerados como mecanismos de defensa contra un sufrimiento desbordante.

La desrealización es también un síntoma de gran variedad de trastornos: esquizofrenia, trastornos disociativos, trastornos por ansiedad (en especial, el trastorno por estrés postraumático), trastorno límite de la personalidad, depresión y síndromes orgánicos-cerebrales. Puede haber sido producida por intoxicación por cocaína y otros psicoestimulantes, alucinógenos, cannabis o por abstinencia de alcohol o sedantes. Asimismo, pueden causar desrealización: los β-bloqueantes, los anticolinérgicos, la epilepsia y las alteraciones endocrinas.

ORIENTACIÓN PSICOTERAPÉUTICA Y PARA LA ENTREVISTA

El paciente puede encontrarse en un estado oniriforme y responder sólo parcialmente al medio que le rodea. Sea directivo y ayude al enfermo a colaborar en la exploración. Con un poco de tranquilización de la persona, la desrealización puede desaparecer, permitiendo entonces una evaluación comprensiva. El objetivo de la entrevista es alcanzar un diagnóstico definitivo. La desrealización es un síntoma inespecífico que rara vez ocurre solo, sin otros síntomas.

EVALUACIÓN Y MANEJO

1. Considerar las posibles causas. Primero se ha de tener en cuenta la presencia de toxicomanías o estados de abstinencia; luego hay que explorar la posibilidad de trastornos orgánicos cerebrales. La esquizofrenia suele acompañarse

de otros síntomas, como las alteraciones de pensamiento. La desrealización puede ser una reacción normal en un traumatismo craneoencefálico severo. Una serie de episodios de desrealización después de un trauma pasado sugiere un trastorno por estrés postraumático. Si hay síntomas disociativos, pensar en un trastorno de este tipo.
2. Algunas medicaciones, como los esteroides, pueden producir trastornos orgánicos que tengan la desrealización como uno de sus síntomas.
3. Descartar trastornos médicos con un electroencefalograma (EEG), toxicología en orina, evaluación física y endocrina completas (tiroides, páncreas, adrenal).
4. Buscar la existencia de un trastorno afectivo, ansioso, psicótico o disociativo.
5. El comportamiento del paciente puede ser o bien retraído o bien ansioso y agitado.

FARMACOTERAPIA

La farmacoterapia depende del diagnóstico definitivo. Si la desrealización es un síntoma de un cuadro grave de ansiedad, pueden emplearse las benzodiacepinas por un tiempo limitado. Si se trata de una esquizofrenia u otros trastornos psicóticas, están indicados los neurolépticos.

Referencias cruzadas:

Agitación, ansiedad, intoxicación y abstinencia por cocaína, trastornos delirantes, despersonalización, depresión, supervivientes de catástrofes, epilepsia, alucinosis por alucinógenos, trastorno por estrés postraumático, esquizofrenia.

51 / Dermatitis (autoinfligida)

Este tipo de trastorno (también llamado dermatitis artefacta o facticia) consiste en la producción autoinfligida de lesiones dérmicas.

CARACTERÍSTICAS CLÍNICAS Y DIAGNÓSTICO

El paciente puede negar que las lesiones son autoprovocadas y quejarse de padecer una enfermedad dermatológica, pero el patrón de dichas lesiones (lineal o de forma geométrica) es patognomónico de un trastorno facticio. Esta dermatitis es más frecuente en mujeres que en hombres y se asocia al trastorno límite de la personalidad. También puede verse en la depresión, la ansiedad y otras alteraciones de la personalidad. Rara vez es un síntoma de una psicosis.

ORIENTACIÓN PSICOTERAPÉUTICA Y PARA LA ENTREVISTA

Los pacientes que presentan este trastorno tienen la necesidad de padecer una enfermedad dermatológica; pueden manipular la situación para obtener ganancias secundarias. Una vez descartados padecimientos dermatológicos verdaderos, hay que tratar de identificar las necesidades psicológicas que satisface el síntoma facticio. No mentir ni reconocer que las lesiones proceden de un trastorno dérmico genuino. Además, no hay que enfrentar al paciente con la verdad ni acusarle de simulador. Centrarse en los conflictos y los factores estresantes que subyacen a la conducta que se evalúa.

EVALUACIÓN Y MANEJO

1. Descartar patología dermatológica genuina, para lo que es necesaria la consulta a un dermatólogo.
2. Realizar una evaluación psiquiátrica completa, en busca de: trastornos de personalidad, de ansiedad, depresión y psicosis.
3. Centrarse en los conflictos subyacentes y procurar la resolución de los problemas agudos que han llevado al presente episodio.
4. El tratamiento definitivo depende del diagnóstico psiquiátrico. La psicoterapia está indicada con frecuencia.

FARMACOTERAPIA

No hay un tratamiento medicamentoso específico, si bien los trastornos depresivos, ansiosos o psicóticos pueden justificar el empleo de fármacos.

Referencias cruzadas:

Ansiedad, trastorno límite de la personalidad, depresión, simulación, automutilación.

52 / Supervivientes de catástrofes

Son personas que han sobrevivido a un estrés repentino, inesperado y desbordante, que se encuentra más allá de lo que se espera normalmente en la vida. Estas situaciones son: terremotos, inundaciones, internamiento en campos de concentración, hambruna y contaminación radiactiva.

CARACTERÍSTICAS CLÍNICAS Y DIAGNÓSTICO

Las emociones más comunes en las catástrofes son: miedo, pánico, ira, frustración, obnubilación, confusión, desamparo y culpa. Los síndromes psiquiátricos que pueden presentarse comprenden: el trastorno por estrés postraumático, otros problemas de ansiedad y la depresión. Algunas víctimas experimentan despersonalización y desrealización breves. Estos síndromes pueden identificarse en los que han resultado heridos, en los que han escapado de las lesiones, en los familiares de las víctimas y en los miembros de los equipos de rescate.

ORIENTACIÓN PSICOTERAPÉUTICA Y PARA LA ENTREVISTA

Sea empático y sirva de apoyo. Haga que los pacientes se sientan tan cómodos como sea posible. Hay que tranquilizarlos con los hechos de que se disponga y minimizar los rumores. Si esos hechos son excesivos para el enfermo, retrásese la comunicación de los mismos, pero no se refieran al paciente cosas que no son ciertas de un modo intencional. Las reacciones emocionales al estrés son muy variadas, por tanto hay que prepararse para manejar todo tipo de estados emotivos. Hay que trabajar con las víctimas para movilizar sus recursos y establecer un plan de acción y recordarles sus capacidades para resolver situaciones difíciles en el pasado.

Obténgase una relación detallada de las experiencias de las víctimas ¿Fue el acontecimiento algo inesperado, anticipado o una repetición de una experiencia similar? Las historias pasadas pueden ser útiles para entender las reacciones maladaptadas presentes de los pacientes.

EVALUACIÓN Y MANEJO

1. Tratar los problemas médicos agudos.
2. Proporcionar alivio psicológico. Las técnicas cognitivas suelen ser de utilidad. Los sentimientos de culpa de los supervivientes pueden responder a intervenciones como: ¿Qué podría haber hecho alguien en esa situación? Asegurar a estas personas que la culpa, la frustración y la desesperanza son reacciones normales al estrés experimentado y que esos sentimientos pasarán con el tiempo. La desesperanza puede aliviarse reclutando a los supervivientes para que ayuden a las otras víctimas.
3. Es útil animar a los pacientes a que hablen de sus sentimientos y de cómo vivieron el desastre. Los supervivientes sin heridas y los familiares de los muertos pueden sentirse culpables por no haber seguido la misma suerte que sus seres queridos y amigos. El equipo de rescate pude albergar iguales sentimientos de ira y frustración.
4. Son también útiles: la terapia de grupo con víctimas, familias y miembros del equipo de rescate, en especial si hay sentimientos de desamparo y de soledad.

FARMACOTERAPIA

No suelen ser necesarias las medicaciones, si bien la ansiedad severa puede aliviarse con el empleo limitado de benzodiacepinas; por ejemplo, oxacepán (Adumbrán) 15-30 mg, alprazolam (Trankimazín) 0,5-1 mg, loracepán (Orfidal) 1-2 mg o estazolam 0,5-1 mg, todas ellas administradas por boca tres veces al día. En ciertos casos, puede utilizarse una benzodiacepina de vida media larga; por ejemplo, diacepán (Valium) 5-10 mg V.O. dos veces/día, clordiacepóxido (Huyberplex) 10-25 mg tres veces/día, cloracepán (Tranxilium) 2,5-5 mg V.O. tres veces/día o clonacepán (Rivotril) 0,25-0,50 mg V.O. dos veces/día. El insomnio puede tratarse con fluracepán (Dormodor) 15-30 mg por boca según necesite, quazepán (Quiedor) 7,5-15 mg V.O. según se precise, temacepán (Dasuén) 15-30 mg V.O. o triazolam (Halción) 0,125-0,150 mg por boca.

Referencias cruzadas:

Agitación, ansiedad, despersonalización, depresión, desrealización, histeria de grupo, trastorno por ansiedad (panic disorder), trastorno por estrés postraumático.

53 / Desorientación

Consiste en una alteración de la orientación en tiempo, lugar o persona. Se considera a este síntoma como el sello de marca de los trastornos orgánicos que producen una afectación cognitiva global, en particular el delirium y la demencia.

CARACTERÍSTICAS CLÍNICAS Y DIAGNÓSTICO

El objetivo es determinar si hay un trastorno orgánico agudo y, si es así, resolverlo. En general, ha de aceptarse que existe un delirium y proceder en consecuencia. Los pacientes gravemente psicóticos pueden encontrarse desorientados.

ORIENTACIÓN PSICOTERAPÉUTICA Y PARA LA ENTREVISTA

En la comprobación de la orientación del enfermo hay que evitar proporcionarle cualquier información que revele la respuesta correcta. Explórese la orientación de la persona con detalle y procúrese cuantificar el grado de desorientación. Preguntar al paciente su nombre y edad. La evaluación de la orientación temporal incluye preguntas sobre el día, fecha, mes y año. Si no está orientado con respecto a esos datos, preguntarle por la estación actual y si es de día o de noche. Igualmente, si no está orientado en cuanto al lugar (p. ej., no sabe el nombre del hospital), inquirir si conoce la función del edificio (¿Es una estación de policía? ¿O de transporte?) Si tampoco lo sabe, preguntar el nombre de la ciudad, la provincia, la región y el país.

Si el paciente está desorientado, es preciso buscar otros signos de alteración cognitiva. Adminístrese al Miniexamen Cognoscitivo como un test de despistaje de otras afectaciones.

EVALUACIÓN Y MANEJO

1. Obtener las constantes vitales del enfermo. Si hay anomalías, pensar en una infección del sistema nervioso central (SNC), delirium por abstinencia de alcohol o sedantes, o por otras causas.
2. Averiguar qué medicamentos toma el paciente. Tanto los psicotropos como otros fármacos pueden producir delirium, del que la desorientación puede constituir un signo. Deberían ser tenidos en cuenta como posible causa de una afectación cognitiva: esteroides, anticolinérgicos, antiparkinsonianos, antipsicóticos, benzodiacepinas, antihipertensivos, glucósidos cardíacos, cimetidina (Tagamet) y disulfiram (Antabús).
3. Pensar en las drogas de abuso. Tanto la intoxicación (o la abstinencia) por alcohol o sedantes como la intoxicación con alucinógenos o estimulantes pueden desorientar al paciente.
4. Determinar la presencia de enfermedades médicas y neurológicas: patología tiroidea, insuficiencia cardíaca, deficiencias nutricionales, cáncer, fallo hepático y renal, sepsis y alteraciones electrolíticas, traumatismos craneoencefálicos, epilepsia, meningitis, encefalitis, neoplasias del SNC y trastornos vasculares.
5. Investigar la historia del paciente y el curso de la desorientación. ¿Se trata de una condición nueva? Si es así, la búsqueda de una causa reversible ha de ser enérgica.
6. Considerar la edad del enfermo. Un adolescente es más probable que esté abusando de drogas callejeras, mientras que una persona mayor es más probable que esté demenciada o tenga un delirium producido por fármacos.
7. Efectuar una exploración completa, con inclusión de un examen físico detallado y pruebas de laboratorio: análisis sistemático de sangre, perfil bioquímico, con electrólitos, test de función hepática y nitrógeno ureico en sangre; pruebas de función tiroidea; niveles séricos de vitamina B_{12} y ácido fólico; VDRL; análisis de orina con toxicología; un electrocardiograma (ECG) y radiografía de tórax. También pueden estar indicados una tomografía axial computarizada craneal (TAC), un electroencefalograma (EEG) y una punción lumbar. Igualmente pueden necesitarse consultas médicas y neurológicas.

FARMACOTERAPIA

Aunque las medicaciones debieran evitarse a la espera de los resultados de las exploraciones, la presencia de una agitación severa requiere tratamiento. Los fármacos de elección son los antipsicóticos de alta potencia –por ejemplo, haloperidol (Haloperidol), flufenacina, tiotixeno y trifluoperacina (Escazine)–, todos ellos en dosis de 2-5 mg V.M. o I.M.; estos fármacos deterioran menos que las benzodiacepinas el estado cognitivo del paciente. Sin embargo, estas últimas están indicadas en el caso de delirium por abstinencia de alcohol o sedantes.

Referencias cruzadas:

Confusión, delirium, demencia.

54 / Intoxicación por L-Dopa

La L-Dopa [levodopa (Madopar, Sinemet)] puede ser tóxica. Se utiliza para tratar la enfermedad de Parkinson y los síndromes parkinsonianos secundarios a traumatismos craneoencefálicos, a intoxicación por magnesio, por monóxido de carbono, encefalitis y enfermedades cerebrovasculares. También se emplea en la distonía musculorum deformans.

CARACTERÍSTICAS CLÍNICAS Y DIAGNÓSTICO

Las manifestaciones psiquiátricas de la *intoxicación por L-Dopa* son psicóticas (p. ej., alucinaciones y delirios) y alteraciones del humor (p. ej., manía, depresión). Otras reacciones añadidas pueden ser: ansiedad, discinesias, demencia y delirium. Una presentación frecuente de la sustancia en el mercado es la combinación con carbidopa (Sinemet). Las complicaciones médicas de esta intoxicación son: náuseas, vómitos, retención urinaria, hipotensión, bradicardia y toxicidad del tracto gastrointestinal, hígado, médula ósea y sangre.

ORIENTACIÓN PSICOTERAPÉUTICA Y PARA LA ENTREVISTA

La forma de hacer la entrevista depende de los síntomas. En general, la levodopa es prescripta por neurólogos e internistas, quienes deberían ser consultados en urgencias. Explicar al paciente que los síntomas son pasajeros y que desaparecerán.

EVALUACIÓN Y MANEJO

1. Determinar la cantidad de L-Dopa o de L-Dopa/Carbidopa ingerida.
2. Reducir la dosis si es posible.
3. Considerar otras alternativas: anticolinérgicos, amantadina (Amantadín) y bromocriptina (Parlodel).
4. Es frecuente la depresión en los pacientes con enfermedad de Parkinson, por lo que debe ser tratada.

FARMACOTERAPIA

Comenzar con la reducción de la dosis de levodopa. La agitación y la ansiedad se tratan con benzodiacepinas de vida media-corta; por ejemplo, oxacepán (Adumbrán) 10-30 mg V.O., loracepán (Orfidal) 1-2 mg V.O. o I.M., estazolam 0,5-1 mg V.O. Evítense los antipsicóticos. Los antidepresivos pueden mejorar los síntomas afectivos de la Enfermedad de Parkinson. No utilizar nunca inhibidores de la monoaminooxidasa (IMAOs) con L-Dopa.

Referencias cruzadas:

Agitación, trastorno delirante, depresión, alucinaciones, intoxicación, paranoia, parkinsonismo.

55 / Alucinaciones recurrentes inducidas por drogas "drug flashback"

Un episodio de esta naturaleza (llamado también trastorno posalucinógeno de la percepción) es una recurrencia de un efecto inducido por una droga y que se presenta cierto tiempo después de que dicha droga fuera tomada. Los "flashbacks" son frecuentes tras el consumo de alucinógenos (más del 25% de los consumidores de LSD experimentan estos episodios) y mucho más raros después del uso de cannabis. Los pacientes acuden a urgencias cuando el "flashback" es desagradable o les produce malestar.

CARACTERÍSTICAS CLÍNICAS Y DIAGNÓSTICO

Estas crisis no se explican fácilmente por la farmacocinética de la droga, ya que pueden ocurrir años después del consumo. Pueden ser desencadenados por el estrés, la fatiga, una enfermedad o simplemente por caminar por una zona brillantemente iluminada. Los síntomas típicos son: alucinaciones visuales, distorsiones e ilusiones. También pueden presentarse síntomas somáticos y psicológicos. Si tales síntomas causan sufrimiento, ha de hacerse el diagnóstico de trastorno posalucinógeno de la percepción.

Los "flashback" suelen remitir a las pocas horas pero pueden durar unos dos días e incluso más. Las complicaciones son: ansiedad severa, pánico, depresión, ideas de suicidio y psicosis persistente. Estas recurrencias pueden aparecer durante meses y años.

ORIENTACIÓN PSICOTERAPÉUTICA Y PARA LA ENTREVISTA

Por lo general, el paciente sabe que la experiencia es un "flashback", ya que la vivencia es similar a la obtenida durante el consumo de la droga. Si los enfermos han tenido "viajes" disfóricos o desagradables con anterioridad, pueden estar expectantes ante posibles "flashbacks" desasosegadores. Si los pacientes no son conocedores de que están atravesando por uno de estos episodios, pueden creer que se están volviendo locos. Asegurar que los síntomas pasarán. Esto es lo que se llama "hablar quedo" al paciente.

EVALUACIÓN Y MANEJO

1. Obtener una historia clínica del consumo de alucinógenos y descartar una intoxicación aguda por los mismos.
2. Descartar otras causas posibles, como trastornos físicos o mentales.
3. Asegurar al paciente que el episodio es temporal y que se debe al consumo de la droga. Proporcionar compañía por parte de un familiar o amigo íntimo; si no es posible, dejar a un miembro del personal acompañando al enfermo.

FARMACOTERAPIA

No suele ser necesaria la medicación, pero en los casos de ansiedad o agitación, comenzar con una benzodiacepina; por ejemplo, estazolam 0,5-1 mg V.O., oxacepán (Adumbrán) 10-30 mg orales, alprazolam (Trankimazín) 0,5-1 mg V.O. o loracepán (Orfidal) 1-2 mg V.O. o I.M., todos ellos administrados cada cuatro horas según se necesite. Si este plan es ineficaz, considerar un antipsicótico. El de elección depende del perfil de efectos secundarios que se desee. Los de alta potencia –por ejemplo, haloperidol (Haloperidol), flufenacina, tiotixeno, todos ellos en dosis de 2-5 mg V.O. o I.M. cada cuatro horas si es preciso– son los más utilizados, pero a menudo inducen efectos extrapiramidales. Si se prefiere la sedación, y no preocupan las acciones anticolinérgicas ni la reducción del umbral convulsivante, puede tenerse en cuenta un antipsicótico de baja potencia; por ejemplo, tioridacina (Meleril) o clorpromacina (Largactil), ambos en dosis entre 10-25 mg V.O. cada cuatro horas si se necesita. En el caso de una intoxicación aguda por alucinógenos, estos neurolépticos han de evitarse debido a una posible exacerbación de los efectos anticolinérgicos y disminución del umbral convulsivante.

Referencias cruzadas:

Agitación, ansiedad, trastorno delirante, depresión, alucinaciones, alucinosis por alucinógenos, trastornos por ansiedad (panic disorder).

56 / Disartria

Es una afectación de la articulación del lenguaje (lenguaje confuso), producida generalmente por una alteración neurológica de los sistemas motores que controlan el habla. La disartria no se asocia necesariamente con perturbaciones en la utilización de las palabras o en la gramática.

CARACTERÍSTICAS CLÍNICAS Y DIAGNÓSTICO

La disartria puede estar causada por enfermedades que afecten a la segunda neurona motora, al cerebelo, al sistema extrapiramidal o al tronco encefálico. La intoxicación con alcohol o sedantes produce una disartria pasajera de participación cerebelosa. Con menor frecuencia, se trata de un signo histérico sin ninguna base neurológica identificable. En los niños, la disartria puede ser una señal de un trastorno evolutivo de la articulación o de una grave alteración del desarrollo.

ORIENTACIÓN PSICOTERAPÉUTICA Y PARA LA ENTREVISTA

Pedir al paciente que hable lentamente. Si la comunicación sigue siendo difícil, indicarle que lo haga por escrito.

EVALUACIÓN Y MANEJO

1. Averiguar qué medicaciones o drogas toma el paciente. Buscar signos de intoxicación etílica o por sedantes. Los anticonvulsivantes también pueden causar disartria. Una toxicología en sangre y orina resulta de gran utilidad.
2. Investigar signos neurológicos asociados. La presencia de éstos, así como sutiles diferencias en la cualidad de la disartria pueden indicar la afectación de lugares específicos del SNC (p. ej., neurona motora inferior, cerebelo, sistema extrapiramidal y tronco cerebral).
3. Si la disartria no puede ser fácilmente explicada (p. ej., por intoxicación etílica o con sedantes), es necesario realizar un examen neurológico completo.
4. Si no está indicado un tratamiento específico después de la exploración neurológica, hay que derivar al paciente a logopedia.

FARMACOTERAPIA

Carece de tratamiento farmacológico específico.

Referencias cruzadas:

Intoxicación alcohólica, intoxicación y abstinencia por barbitúricos, sedantes, hipnóticos o ansiolíticos, confusión, delirium, demencia, intoxicación.

57 / Discinesia (movimientos anormales)

Discinesia es cualquier alteración del movimiento.

CARACTERÍSTICAS CLÍNICAS Y DIAGNÓSTICO

En psiquiatría, las discinesias más comúnmente vistas son los trastornos del movimiento, crónicos y agudos, causados por los neurolépticos (p. ej., la distonía aguda y la discinesia tardía). Los pacientes en tratamiento de mantenimiento con antipsicóticos pueden presentar discinesia por retirada si la dosis del fármaco se reduce. La L-Dopa y los estimulantes aumentan la actividad de la dopamina e inducen discinesias. La 1-metil-4-fenil-1,2,3,6-tetrahidropiridina (MPTP), un opiáceo sintético, puede destruir las neuronas de la sustancia negra y producir una enfermedad de Parkinson. Por lo general, las discinesias están ausentes durante el sueño.

Una gran variedad de enfermedades neurológicas se presentan con movimientos anormales. Los que tienen una base genética son: Corea de Hungtington, enfermedad de Wilson, síndrome de Gilles de la Tourette, síndrome de Lesch-Nyan y temblor esencial; otros trastornos son: enfermedad de Parkinson, distonía musculorum deformans y muchos otros síntomas relacionados con lesiones focales (p. ej., enfermedades cerebrovasculares) o difusos (p. ej., anoxia, insuficiencia hepática, hipocalcemia e hipoparatiroidismo) de los ganglios basales. Las enfermedades del colágeno, como el lupus eritematoso sistémico, pueden causar discinesia. En la mujer, pueden aparecer durante el embarazo o como un efecto secundario de los anticonceptivos.

Las discinesias son frecuentes en pacientes que reciben neurolépticos. Las reacciones extrapiramidales agudas –como el parkinsonismo, distonía y acatisia– pueden ser causadas por cualquier antipsicótico, exceptuando quizá la clozapina (Leponex), y se ven con mayor frecuencia con los de alta potencia.

ORIENTACIÓN PSICOTERAPÉUTICA Y PARA LA ENTREVISTA

El estilo de la entrevista depende sobre todo de la agudeza y severidad del síntoma. Un paciente con una distonía aguda debe ser tranquilizado en el sentido de que el problema tiene tratamiento. Las alteraciones menos agudas han de evaluarse cuidadosamente en busca de causas orgánicas.

EVALUACIÓN Y MANEJO

1. Determinar si la medicación neuroléptica es la causa posible de la discinesia. Si el paciente está tomando un antipsicótico, considerar los efectos extrapiramidales secundarios, discinesia por retirada y discinesia tardía. Si el enfermo los tomó en el pasado, pensar en una discinesia tardía. La discinesia puede tener múltiples causas en un paciente.
2. Tomar en consideración otros fármacos –estimulantes, L-Dopa y sus agonistas, y sobre todo anticonceptivos orales–. Pensar también en la exposición a toxinas (p. ej., MPTP y CO) y en los traumatismos craneoencefálicos.
3. Considerar la edad del paciente. En el anciano, buscar enfermedades cerebrovasculares, enfermedad de Parkinson y tumores; en los niños, investigar lesiones obstétricas, kernicterus, corea de Hungtington juvenil, corea de Sydenham (después de fiebre reumática), síndrome de Lesch-Nyhan, síndrome de Gilles de la Tourette, atetosis y mioclonías causadas por panencefalitis esclerosante subaguda.
4. Investigar la presencia de trastornos genéticos en la historia familiar del paciente.
5. Remitir al enfermo para una exploración neurológica.
6. Llevar a cabo un estudio médico completo: análisis sistemático de sangre, pruebas de función tiroidea, VDRL, bioquímica plasmática, VSG, análisis de orina con toxicología, niveles de fármacos en sangre, electroencefalograma (EEG) y una tomografía axial computarizada (TAC) o resonancia nuclear magnética (RNM) craneal. También pueden estar indicadas una punción lumbar y otras pruebas de imagen.

FARMACOTERAPIA

El tratamiento depende del diagnóstico definitivo. Algunas enfermedades responden a manipulaciones farmacológicas de los sistemas dopaminérgicos o colinérgicos. La discinesia tardía requiere una planificación cuidadosa del empleo de cualquier neuroléptico. Aunque produce disconfort al paciente, la discinesia y el parkinsonismo suelen manejarse rápidamente con anticolinérgicos como benzotropina 1-2 mg V.O. o I.M. La acatisia responde peor a estos fármacos, pero las benzodiacepinas y los betabloqueantes pueden ser de utilidad.

Referencias cruzadas:

Acatisia, intoxicación por L-Dopa, distonía aguda, parkinsonismo, discinesia tardía, tic.

58 / Disprosodia (lenguaje monocorde)

La *disprosodia* es la pérdida de la capacidad para variar la entonación del habla para expresar emociones.

CARACTERÍSTICAS CLÍNICAS Y DIAGNÓSTICO

El lenguaje es plano, monótono y sin inflexiones. La disprosodia es una queja casi específica. Aparece en los casos de disfunción cerebral, en particular en el anciano. Recuerda al lenguaje monótono de los deprimidos y de los esquizofrénicos con síntomas negativos.

ORIENTACIÓN PSICOTERAPÉUTICA Y PARA LA ENTREVISTA

No hay que centrarse sólo en la disprosodia. Es necesario determinar la causa subyacente del trastorno a través de una historia psiquiátrica y una exploración psicopatológica. Póngase especial atención en la detección de una demencia con el examen cognoscitivo y las exploraciones médicas.

EVALUACIÓN Y MANEJO

1. Además de la demencia, hay que descartar la depresión y la esquizofrenia. También pueden presentar disprosodia los toxicómanos –sobre todo, los consumidores de sedantes o hipnóticos–. Ciertos pacientes con trastornos de la articulación o del lenguaje pueden presentar una falta de entonación del habla.
2. Tratar la patología de base. La logopedia es útil para los trastornos de la articulación del habla.

FARMACOTERAPIA

La patología psiquiátrica ha de ser tratada con la medicación apropiada (p. ej., neurolépticos para la esquizofrenia), la depresión suele responder a los antidepresivos estándar. Conforme mejora el cuadro psiquiátrico, disminuye la disprosodia.

Referencias cruzadas:

Delirium, demencia, depresión, esquizofrenia, tartamudeo.

59 / Distonía aguda (contracción muscular)

Es la contracción lenta e involuntaria de uno o más grupos musculares. Constituye una queja frecuente en las urgencias psiquiátricas, ya que más de un 10% de los pacientes que toman neurolépticos la experimentan. La distonía causa desagrado. Atemoriza al paciente y es una razón común para el abandono del régimen antipsicótico. Los enfermos que presentaron reacciones alérgicas en el pasado suelen acudir a urgencias por distonía aguda.

Este trastorno, como todo efecto secundario extrapiramidal, es más frecuente con los antipsicóticos de alta potencia, pero puede ser producido por cualquier neuroléptico. La distonía es más frecuente en los varones jóvenes (por debajo de los cuarenta años), si bien los niños y los pacientes con lesiones cerebrales de cualquier edad son asimismo vulnerables. La distonía se presenta, por lo general, al principio del tratamiento (50% de los casos en los primeros dos días) o tras una inyección intramuscular (I.M.). Es un efecto secundario extrapiramidal menos frecuente que el parkinsonismo o la acatisia. Se cree que el mecanismo etiológico está relacionado con la hiperactividad dopaminérgica conforme van descendiendo los niveles cerebrales de antipsicótico.

La distonía se puede prevenir por el uso profiláctico de medicación anticolinérgica, pero este punto resulta controvertido, ya que estos fármacos también tienen efectos secundarios. El tratamiento profiláctico puede estar indicado durante varios días al iniciar la administración de antipsicóticos de alta potencia a pacientes con un riesgo elevado de distonía (p. ej., enfermos con lesiones cerebrales, varones jóvenes y niños).

CARACTERÍSTICAS CLÍNICAS Y PARA EL DIAGNÓSTICO

La distonía puede afectar al cuello (tortícolis), mandíbula (apertura forzada o trismus), lengua (protrusión o retorcimiento) o al cuerpo entero (opistótonos). La distonía de la lengua puede presentarse como disartria (habla confusa). La afectación de los músculos extraoculares puede causar crisis oculogiras en las que los ojos se desvían en sentido laterosuperior (esto puede ocurrir también en el curso del tratamiento). Asimismo, pueden presentarse: blefarospasmo, gesticulación, disfagia y estridor respiratorio. La distonía laríngea entraña riesgo vital. Los movimientos de torsión de los miembros y del tronco pueden constituir una forma de distonía.

Hay que hacer el diagnóstico diferencial con: convulsiones, tetania, tétanos, discinesia tardía, que no presenta contracción muscular espástica, encefalitis, enfermedad metabólica, alteraciones motoras histéricas o psicóticas. Algunos pacientes pueden simular una distonía para obtener antiparkinsonianos que causan euforia.

Otras causas de distonía son: 1) la distonía musculorum deformans (distonía de torsión), un trastorno raro de la infancia caracterizado por posturas extravagantes; 2) distonía focal de un grupo muscular aislado, se presenta por lo general en la vida adulta; 3) tortícolis espástica, por distonía del esternocleidomastoideo; 4) espasmos profesionales que resultan del uso repetido de un grupo muscular determinado (p. ej., el calambre del escribiente).

ORIENTACIÓN PSICOTERAPÉUTICA Y PARA LA ENTREVISTA

La distonía aguda ha de ser tratada de inmediato, ya que resulta atemorizadora y desagradable para el paciente, y tiene un tratamiento eficaz. Informar al enfermo que la contracción muscular es un efecto secundario de los antipsicóticos y que puede aliviarse rápidamente. Una vez que se ha tratado la distonía, hay que discutir la importancia de continuar el tratamiento antipsicótico, diciendo al paciente que con los anticolinérgicos es difícil que el reciente episodio vuelva a repetirse.

EVALUACIÓN Y MANEJO

1. Determinar si la persona está tomando antipsicóticos.
2. Explorar la presencia de espasmos prolongados involuntarios de uno o más grupos musculares.
3. Documentar el tipo de distonía con la mayor precisión posible, ya que la localización del trastorno es idiosincrásica, a menudo, para cada paciente. La información será de utilidad para evaluar quejas similares en el futuro.

FARMACOTERAPIA

Tratar rápidamente la distonía con benzotropina 1-2 mg I.M. o I.V.; con otros anticolinérgicos o con antihistamínicos como la difenhidramina 25-50 mg V.O. Para un efecto más rápido, se utiliza la vía I.M. o I.V. que suele resolver los síntomas en algunos minutos. La dosis puede repetirse a los quince minutos. Sospéchese otro diagnóstico si tres dosis son ineficaces. Para las distonías que no responden a los anticolinérgicos, emplear metilfenidato (Rubifén), benzoato sódico de cafeína, una benzodiacepina o un barbitúrico.

Considerar el empleo profiláctico de anticolinérgicos, como la benzotropina 2-6 mg/día en dosis fraccionadas.

Las distonías laríngeas son urgencias médicas que han de tratarse con benzotropina 2 mg I.V. y repetición de la dosis a los 5-10 minutos si el paciente no responde. Si esto falla, pruébese con loracepán (Orfidal) 1-2 mg I.V. lento. Pocas veces necesita intubación el paciente.

Considerar la disminución de la dosis de neuroléptico o el cambio a un antipsicótico de baja potencia.

Referencias cruzadas:

Acatisia, parkinsonismo, discinesia tardía.

60 / Epilepsia

Se caracteriza por convulsiones recurrentes causadas por una disfunción o enfermedad del sistema nervioso central (SNC). Los síntomas de una crisis convulsiva pueden ir desde los movimientos tónico-clónicos de un ataque de grand mal a manifestaciones sutiles de acinesia, sensaciones y percepciones anormales, conducta perturbada y alteración de la conciencia.

La epilepsia es el trastorno neurológico crónico más común, que afecta al 1% de la población. Son frecuentes los problemas psiquiátricos; entre el 30-50% de los epilépticos tienen un trastorno mental diagnosticable y entre el 7-10% presentan síntomas psicóticos. La epilepsia es de tres a siete veces más frecuente en los psicóticos que en la población general.

Las convulsiones recurrentes suelen ser tratadas por los neurólogos. Los médicos de atención primaria ven a muchos de estos pacientes por múltiples razones: cuando los síntomas de la epilepsia son conductuales, perceptuales o afectivos; por la diferenciación de las convulsiones verdaderas de las pseudoconvulsiones; el tratamiento de la depresión, cambios de personalidad y síntomas psiquiátricos y el manejo de los problemas de conducta posictales e interictales.

CARACTERÍSTICAS CLÍNICAS Y DIAGNÓSTICO

El diagnóstico de la epilepsia es electroencefalográfico (EEG), si bien un resultado normal no excluye el diagnóstico de trastorno comicial.

Crisis generalizadas

En las mismas, los paroxismos en el EEG son bilaterales, simétricos, síncronos y se registran en todas las derivaciones. Las convulsiones generalizadas casi siempre afectan a la conciencia con pérdida de ésta. Los tipos más comunes son: 1) ataques de grand mal o convulsiones tónico-clónicas, que se caracterizan por polipuntas bilaterales y síncronas, y ondas lentas en el EEG; 2) ataques de petit mal, que suelen comenzar entre las edades de 5-10 años; se caracterizan por episodios abruptos, breves (segundos) y frecuentes de pérdida de conciencia (ausencias) que se asocian con automatismos, crisis acinéticas y mioclonías. En el EEG aparece un patrón de punta-onda de tres ciclos por segundo. (El cuadro B.60-1 ofrece una clasificación de las epilepsias).

Cuadro B.60-1. *Clasificación de los tipos de crisis epilépticas*

I. Crisis generalizadas

A. Convulsiones tónico-clónicas (grand mal)
1. Primaria-idiopática o familiar
2. Secundaria a una lesión estructural definida (p. ej., tumor, malformación arteriovenosa, infarto antiguo)
3. Secundaria a infección (p. ej., meningoencefalitis, absceso)
4. Secundaria a intoxicación por drogas (p. ej., cocaína)
5. Secundaria a alteraciones metabólicas (p. ej., hipoglucemia, hiponatremia)
6. Status epiléptico de grand mal

B. Ausencias
1. Ausencias típicas –EEG con un patrón punta-onda de tres ciclos por segundo, afectación de la conciencia solamente
2. Ausencias complejas –con uno o más componentes añadidos de mioclonía, episodios atónicos (drop attacks), automatismos, fenómenos neurovegetativos (p. ej., enuresis) o episodios tónicos

C. Crisis mioclónicas
1. Espasmos infantiles (Síndrome de West; mioclonías en el niño, síndrome de Lennox-Gastaut), EEG con hipsarritmia
2. Crisis mioclónicas generalizadas del adulto (secundarias a anoxia cerebral o familiar)

D. Crisis atónicas –aisladas o como parte de una ausencia

E. Crisis tónicas –raras en adultos

F. Crisis clónicas –raras en adultos

II. Crisis parciales (focales)

A. Crisis parciales simples –sin alteración de la conciencia
1. Motoras: focales, jacksonianas (focales, con marcha), versivas (generalmente contraversivas), posturales, fonatorias (con vocalización o parada del habla)
2. Sensoriales: somatosensoriales, visuales, auditivas, olfatorias, gustatorias, vertiginosas
3. Vegetativas
4. Psíquicas (p. ej., *déjà vu, jamais vu*)

B. Crisis parciales complejas –conciencia afectada; se presentan junto a crisis psicomotoras o del lóbulo temporal
1. Comienzo parcial simple seguido de alteración de conciencia
2. Alteración de la conciencia de inicio, con o sin automatismos

C. Crisis parciales secundariamente generalizadas tónico-clónicas

Cuadro tomado de ME Ross: Seizures. In *Manual of Psychiatric Emergencies*, ed 2, SE Hyman, editor, p 209. Little, Brown, Boston, 1988. Utilizado con permiso.

Crisis parciales (focales)

Es el tipo de crisis que el médico ve con mayor frecuencia en urgencias, y se confunde, a veces, con un trastorno psiquiátrico.

Las crisis parciales presentan descargas en forma de espiga en el EEG y se clasifican según cursen con síntomas simples o complejos. Pueden evolucionar secundariamente hasta crisis generalizadas.

Las parciales simples suelen ser crisis motoras con movimientos clónicos y pérdida del tono muscular en el hemicuerpo contralateral al foco epiléptico. Los síntomas sensoriales –como el dolor abdominal, el dolor localizado en cualquier otro lugar, las descargas vegetativas paroxísticas y las alucinaciones (visuales, auditivas, olfatorias y gustativas)– constituyen otra forma de presentación.

Las crisis parciales complejas (crisis psicomotoras) que se originan en el lóbulo temporal dan lugar a muchos síntomas psiquiátricos. Se llaman complejas porque presentan manifestaciones vegetativas, sensoriales, psiquiátricas y motoras. Las variadas y complejas auras comprenden: síntomas emocionales, como la ansiedad; una sensación de intensas experiencias afectivas; despersonalización; desrealización; "dejà vu"; y alucinaciones visuales, olfatorias, gustatorias y auditivas. Otros síntomas del aura pueden ser sensaciones somáticas, como malestar abdominal y cefálico.

ORIENTACIÓN PSICOTERAPÉUTICA Y PARA LA ENTREVISTA

En líneas generales, si se diagnostica la epilepsia hay que enfocar el problema antes desde el punto de vista orgánico que del psiquiátrico. Esto favorece que se estudien todas las posibles causas orgánicas. Es necesario preguntar a los enfermos por la frecuencia y duración de las crisis, y por los acontecimientos que las acompañan (¿Hay aura? ¿Pérdida de conciencia? ¿Amnesia posictal o fatiga?); por la relación entre crisis y consumo de alcohol o drogas y por los tratamientos seguidos. No deben pasarse por alto los factores psicosociales. Identifíquense las causas orgánicas definitivas al tiempo que se estimulan las estrategias de adaptación del enfermo para compensar cualquier limitación vital. ¿Cómo afectan los síntomas al trabajo del paciente, a su familia y a su funcionamiento sexual y social? ¿Puede conducir? ¿Puede trabajar? ¿Podrían sus cambios de personalidad beneficiarse de una intervención psicoterapéutica? ¿Cuáles eran los rasgos premórbidos del paciente, los que pueden hacer su adaptación fácil o difícil?

EVALUACIÓN Y MANEJO

1. Una evaluación orgánica y neurológica se hace imprescindible.
2. Es necesario investigar las causas de las crisis. Éstas pueden ser: anoxia, traumatismos craneoencefálicos, enfermedades cerebrovasculares, infecciones, hemorragias intracerebrales, abuso de drogas y abstinencia, privación alcohólica, alteraciones electrolíticas, hipoglucemia, hiperglucemia y temblores centrales. Comenzar con una historia clínica detallada y buscar si hay antecedentes de cefaleas, traumatismos craneoencefálicos, convulsiones infantiles o febriles. Solicitar un examen neurológico completo, EEG, TAC, RNM y una batería completa de pruebas de sangre y orina.
3. La epilepsia ha de ser tratada por un neurólogo con anticomiciales.
4. Tanto los psicotropos como la psicoterapia pueden estar indicados.

Depresión

La depresión es frecuente en la epilepsia. Entre estos pacientes, los que tienen crisis parciales complejas poseen la más alta tasa de suicidio. El tratamiento puede incluir: psicoterapia y antidepresivos como los inhibidores selectivos de la recaptación de serotonina, tricíclicos o IMAOs. La terapia electroconvulsiva es otra opción que tiene en sí misma efectos anticomiciales.

Cambios de personalidad

Son bastante frecuentes, su causa es polémica y puede encontrarse en relación con el estrés de vivir con la epilepsia, con los anticomiciales o ser inherente a la enfermedad en sí misma. Los cambios de personalidad se correlacionan mejor con la duración de la epilepsia que con la frecuencia de las crisis.

Psicosis

Las psicosis de tipo esquizofreniforme pueden aparecer en pacientes con una larga historia de epilepsia del lóbulo temporal. Por lo general, la psicosis está precedida por cambios en la personalidad. Las respuestas al tratamiento son impredecibles. Dicho tratamiento consta de antipsicóticos y anticonvulsivantes; no obstante, los neurolépticos de baja potencia deben evitarse, ya que disminuyen el umbral convulsivante.

Afectación cognitiva

No es frecuente, si bien ciertos pacientes muestran un claro y progresivo deterioro cognitivo. Las causas posibles son: los anticomiciales, una lesión en el SNC (a menudo la misma que causa las crisis) y convulsiones repetidas y prolongadas. Valorar la posibilidad de que el paciente pueda ser tratado con dosis bajas de un anticonvulsivante o con otro diferente.

Status epiléptico

En este cuadro, las crisis se suceden sin interrupción; las convulsiones pueden ser mortales. Una epilepsia parcial continua es un tipo raro de crisis sensorial o motora que puede durar días o semanas. Estas alteraciones se consideran urgencias neurológicas.

Pseudoconvulsiones

La identificación de pseudoconvulsiones es una razón frecuente de consulta psiquiátrica. Algunos casos resultan obvios; para los difíciles, pueden ser útiles las distinciones que resume el cuadro B.60-2.

Violencia

Rara vez ocurre durante una crisis, pero puede constituir un problema en algunos pacientes en forma de fenómeno interictal o posictal, sobre todo en las epilepsias temporales. La carbamacepina (Tegretol), otros anticomiciales, los neurolépticos y los betabloqueantes pueden ser de utilidad.

FARMACOTERAPIA

En general, empléese un sólo anticonvulsivante y auméntese la dosis hasta que sea eficaz o no se tolere. El cuadro B.60-3 cita los fármacos de elección para va-

Cuadro B.60-2. *Características clínicas diferenciales entre convulsiones y pseudoconvulsiones**

Sínto	*Convulsión orgánica*	*Pseudoconvulsión*
Aura	Estereotipada	Rara
Tiempo de presentación	Por la noche	Sólo al despertar
Incontinencia	Frecuente	Rara
Cianosis	Frecuente	Rara
Confusión posictal	Sí	No
Movimientos	Tónico-clónicos	No estereotipados y asíncronos
Automutilaciones	Frecuente	Raro
EEG	Puede ser anormal	Normal
Se modifica con sugestión	No	Sí
Ganancia secundaria	No	Sí

* Algunos pacientes con convulsiones orgánicas pueden tener además pseudoconvulsiones.

rios tipos de crisis. Debiera evitarse la polifarmacia a causa de las interacciones medicamentosas y los efectos secundarios.

Referencias cruzadas:

Convulsiones alcohólicas, despersonalización, depresión desrealización, fuga psicógena, trastorno por ansiedad (panic disorder), epilepsia del lóbulo temporal, violencia.

Cuadro B.60-3. *Fármacos de elección para los distintos tipos de crisis epilépticas*

Crisis generalizadas tónico-clónicas (grand mal)
- Fenobarbital
- Fenitoína (Epanutín)
- Carbamacepina (Tegretol)

Ausencias
- Etosuximida (Zarontín)
- Ácido Valproico (Depakine)
- Trimetadiona

Crisis parciales simples (focales)
- Fenobarbital
- Fenitoína (Epanutín)

Crisis parciales complejas
- Fenitoína (Epanutín)
- Carbamacepina (Tegretol)

Crisis mioclónicas, atónicas, acinéticas y ausencias atípicas
- Clonacepán (Rivotril)
- Diacepán (Valium)

Espasmos infantiles
- Hormona adrenocorticotropa
- Corticosteroides

Status espiléptico
- Diacepán (Valium)
- Fenobarbital
- Amobarbital
- Fenitoína (Epanutín)
- Paraldehído
- Agente anestésico

61 / Fuga psicógena

Es un período disociativo prolongado durante el cual realiza el paciente actividades complejas. Como viajes inesperados y la asunción de una nueva identidad. El episodio suele durar de unas horas a unos días, pero ocasionalmente puede persistir durante años. La nueva identidad es aparentemente normal y no hay signos de trastorno mental. Durante el episodio, el paciente guarda amnesia de la identidad previa; tras la recuperación no se recuerda el episodio. Por lo general, el paciente se recupera completamente y las recurrencias son frecuentes.

CARACTERÍSTICAS CLÍNICAS Y DIAGNÓSTICO

En la mayoría de los casos, la identidad nueva es incompleta y las actividades ejecutadas durante el episodio están parcialmente dirigidas hacia un fin. El enfermo puede evitar las interacciones sociales complejas en el trance. Sólo en muy pocos casos, se produce la aparición de una nueva personalidad completa. Esta personalidad suele ser más amigable que la original.

Las fugas psicógenas ocurren tras un estrés severo (como una catástrofe natural), en tiempo de guerra o después de un fracaso personal significativo. El alcohol puede precipitar una fuga psicógena. Los pacientes con trastornos afectivos y ciertas personalidades (límite, histriónica y esquizoide) son proclives a presentar una fuga psicógena.

ORIENTACIÓN PSICOTERAPÉUTICA Y PARA LA ENTREVISTA

En general, el paciente recibe atención clínica o bien cuando ha acabado el episodio, del que se guarda amnesia, o bien cuando alguien que conocía previamente al enfermo le trae a urgencias. En ambas condiciones la persona se muestra perpleja y aturdida por la situación y precisa información y tranquilización.

En la evaluación inicial, el objetivo es colocar al paciente en un plan organizado de tratamiento. Las metas son: explorar los conflictos que condujeron al episodio, eliminar todas las barreras amnésicas que persistan y prevenir recurrencias.

EVALUACIÓN Y MANEJO

1. El diagnóstico diferencial incluye: intoxicación, epilepsia del lóbulo temporal, amnesia psicógena, trastorno de la personalidad múltiple, trastorno facticio y simulación. Tanto la toxicología analítica de orina como un EEG sirven de

ayuda en la evaluación de una posible intoxicación o epilepsia del lóbulo temporal. La amnesia psicógena casi nunca supone la realización de viajes o la asunción de una nueva identidad. En las personalidades múltiples, la antigua identidad (conocida también como "el anfitrión") y la nueva fluctúan. Los simuladores suelen evitar las preguntas detalladas así como someterse a las pruebas de laboratorio, y son, con frecuencia, difíciles de identificar. Por lo general, no hay que asumir que el paciente es un simulador, a no ser que haya una fuerte evidencia que lo demuestre.

2. Identificar los conflictos que conducen a la disociación. Pueden ayudar a reducir las barreras amnésicas, la relajación, la hipnosis y la entrevista facilitada por hipnóticos, generalmente, diacepán o amobarbital intravenosos (cuadro B.61-1).
3. Evaluar la extensión de la pérdida de memoria. El objetivo más importante es romper las barreras amnésicas y restaurar los sucesos olvidados. La persistencia de la amnesia puede constituir el núcleo para posibles recurrencias futuras. Explorar la existencia de ideas de suicidio; algunos pacientes presentan una fuga psicógena cuando tienen ideas autolíticas, y vuelven a tenerlas de nuevo cuando remite la fuga.

Cuadro B.61-1. *Empleo de Amobarbital durante la entrevista al paciente*

1. Colocar al paciente en posición reclinada
2. Explicarle que la medicación le hará sentirse relajado y con ganas de hablar
3. Tomar una vía I.V. en el antebrazo o en la mano
4. Comenzar inyectando una solución al 5% de amobarbital –500 mg disueltos en 10 ml de agua estéril– a un ritmo no más rápido de 1 ml/minuto (50 mg/minuto) para prevenir el sueño o la súbita depresión respiratoria
5. Entrevista
   a. Con un paciente que habla, comenzar con tópicos neutrales y aproximarse gradualmente a las áreas del trauma, culpa y posible represión
   b. Con un paciente mutista, proseguir con la sugestión de que pronto sentirá deseos de hablar. Puede ser útil empezar con hechos conocidos de la vida del paciente
6. Continuar con la infusión hasta que el enfermo presente un nistagmus rápido lateral sostenido o somnolencia. Una ligera disartria es frecuente; el umbral de sedación se suele alcanzar con una dosis entre 150 mg (3 ml) y 350 mg (7 ml) pero puede ser tan pequeña como 75 mg (1,5 ml) en el anciano o en los enfermos orgánicos. El mejor efecto de la prueba se obtiene en este punto
7. Para mantener el nivel de narcosis, continuar la infusión al ritmo de 0,5-1 ml cada 5 minutos
8. Realizar la entrevista como se hace con cualquier otra entrevista psiquiátrica, pero con varias precauciones
   a. Aproximarse al material traumático de forma gradual y luego volver sobre él una y otra vez para recoger detalles olvidados, en especial sentimientos así como las reacciones actuales del paciente hacia ellos
   b. En el enfermo mutista o verbalmente inhibido, no concentrarse en los aspectos traumáticos (como una rabia asesina hacia alguien) para prevenir la aparición de pánico tras la entrevista
9. Finalizar la entrevista cuando se ha develado el suficiente material (alrededor de 30 minutos para un mutista) o cuando se han alcanzado los objetivos terapéuticos (a veces una hora o más). El paciente debe permanecer acostado 15 minutos más hasta que pueda caminar con ayuda

Cuadro tomado de WR Dubin, KJ Weiss: *Handbook of Psychiatric Emergencies*, p.100 Springhouse, Penn, 1991. Adaptada de JC Perry, DL Jacobs: Overview: Clinical applications of the Amytal interview in psychiatric emergency settings. Am J Psychiatry 139: 552, 1982. Utilizado con permiso.

4. Enviar al enfermo a psicoterapia para explorar y resolver los conflictos que condujeron a la disociación.

FARMACOTERAPIA

No suele ser necesaria la farmacoterapia; sin embargo, la ansiedad severa puede tratarse con benzodiacepinas.

Referencias cruzadas:

Amnesia, episodios de amnesia por intoxicación, trastorno límite de la personalidad, epilepsia, intoxicación, simulación, epilepsia del lóbulo temporal.

62 / Grandiosidad

Es un sentimiento exagerado de la importancia, poder, conocimiento o identidad personales. El grado de grandiosidad va desde una moderada exageración a un delirio de grandeza. El contenido de dicho delirio puede ser que el paciente ha realizado algún descubrimiento importante o posee algún talento no reconocido o inmensas riquezas. A veces las megalomanías son religiosas e incluyen creencias de que el paciente mantiene una relación especial con Dios o tienen una importante misión religiosa (p. ej., convertir a los pacientes psiquiátricos).

CARACTERÍSTICAS CLÍNICAS Y DIAGNÓSTICO

Una grandiosidad persistente es un signo de una alteración de la personalidad. Los delirios indican la presencia de una psicosis: manía, esquizofrenia o psicosis orgánica (p. ej., intoxicación con cocaína, anfetaminas o alucinógenos). Los objetivos principales en la evaluación de la grandiosidad son determinar la severidad, la duración y la causa.

ORIENTACIÓN PSICOTERAPÉUTICA Y PARA LA ENTREVISTA

Estos pacientes colaboran fácilmente en la entrevista si se accede a hablar sobre el contenido de sus creencias; no obstante, algunos maníacos pueden mostrarse irritables y poco colaboradores. No hay que desafiar las creencias del paciente, incluso si son parcialmente falsas. Pero tampoco hay que estar de acuerdo en que son verdad. Si el paciente pregunta directamente: ¿No cree usted que puedo volar?, la mejor respuesta es decir que uno no lo sabe, pero que comprende que el paciente así lo cree y que dicha creencia será investigada más adelante.

Durante la entrevista, determínese la severidad y duración de las ideas de grandiosidad. ¿Se muestra megalomaníaco el enfermo en otras áreas? Explorar si hay síntomas paranoides. Algunos de estos síntomas tienen un núcleo de grandiosidad; esto es, las personas paranoides creen ser lo bastante importantes como para que los demás vayan en su contra. Valórese el grado de afectación causado por las ideas megalomaníacas.

EVALUACIÓN Y MANEJO

1. Determinar si el paciente es un psicótico y el grado de afectación del juicio. Los enfermos delirantes pueden ser peligrosos a causa de una alteración del mismo. ¿Planea actuar el paciente según sus creencias grandiosas? ¿Se ha peleado con la gente que critica sus convicciones? ¿Tiene planes homicidas? ¿Atraviesa por el riesgo de dañarse a sí mismo a causa de la naturaleza de sus delirios?
2. Descartar causas orgánicas, en especial si se trata de un psicótico o si los síntomas son nuevos en un paciente sin antecedentes personales. Son imprescindibles una historia clínica, una toxicología en orina y realizar una lista completa de las medicaciones que toma. Determinar los fármacos (p. ej., los esteroides, los antidepresivos tricíclicos, los inhibidores de la monoaminooxidasa [IMAOs], la L-Dopa y la fenilefrina) que pueden causar ideas de grandeza. También deben tenerse en cuenta los trastornos endocrinos y metabólicos. ¿Son normales las constantes vitales?
3. Hágase un diagnóstico definitivo. Centrarse en la severidad, duración y síntomas asociados. Los pacientes que de una forma crónica se muestran moderadamente megalomaníacos pueden satisfacer los criterios diagnósticos de trastorno narcisista, límite, histérico o paranoide de la personalidad. Determinar si hay otros patrones maladaptados de conducta. Los pacientes que poseen un sistema delirante persistente y bien circunscripto, que además no están ni deprimidos ni maníacos, y que no presentan alucinaciones prominentes o delirios bizarros, pueden ser diagnosticados de trastorno delirante de tipo megalomaníaco.
4. La decisión final depende del diagnóstico, de la severidad del cuadro y de las posibilidades terapéuticas. Si la grandiosidad no es psicótica, remitir al paciente para un tratamiento ambulatorio. Si existe la posibilidad de un trastorno orgánico, puede ser necesaria la hospitalización para realizar un examen completo. Si se trata de un psicótico, hay que valorar la probabilidad de que el paciente siga un tratamiento ambulatorio y reciba una asistencia adecuada. Determínese si los familiares pueden supervisar al paciente y procurar que realice el tratamiento.

FARMACOTERAPIA

Depende del diagnóstico definitivo. La agitación requiere tranquilización con una benzodiacepina [p. ej., oxacepán (Adumbrán) 10-30 mg orales, estazolam

0,5-1 mg V.O., loracepán (Orfidal) 1-2 mg V.O. o I.M.] o un antipsicótico [p. ej., trifluoperacina (Eskazine), tiotixeno, flufenacina o haloperidol (Haloperidol), todos ellos administrados en dosis entre 2-5 mg V.O. o I.M.], si el paciente sufre una psicosis. La farmacoterapia de los trastornos de personalidad se centra en síntomas específicos. Los trastornos delirantes se tratan por lo general con antipsicóticos, si bien su eficacia resulta cuestionable. La manía y la esquizofrenia requieren un plan terapéutico psicofarmacológico.

Referencias cruzadas:

Agitación, abstinencia alcohólica, intoxicación y abstinencia por anfetaminas y sustancias simpaticomiméticas, ansiedad, intoxicación y abstinencia por barbitúricos, sedantes, hipnóticos o ansiolíticos, trastorno límite de la personalidad, trastorno delirante, manía, paranoia.

63 / Duelo

El *duelo* es el sentimiento característico que surge por la muerte de un ser querido. *Aflicción* es el estado de haber sido privado de un ser querido por la muerte e implica un estado de tristeza que en cierto modo alivia el duelo.

CARACTERÍSTICAS CLÍNICAS Y DIAGNÓSTICO

El duelo se observa con mayor frecuencia en las consultas que en las urgencias y puede estar presente en los pacientes, o en sus familiares o amigos. Por lo general, el duelo es un proceso normal y transitorio que puede manejarse con medidas de apoyo y sentido común. El curso del mismo depende de la preparación de la persona para la pérdida, de lo inesperado de la misma y de su significación para el paciente.

El clínico ha de buscar signos de complicaciones, como depresión mayor, psicosis, agitación, ideas de suicidio, abuso de alcohol y drogas. Las alucinaciones visuales o los sueños que sugieren señas al paciente para que se reúna con el difunto son particularmente ominosos.

Aunque los síntomas del duelo y la depresión se solapan, se considera que los primeros son adecuados a las circunstancias. Los deprimidos tienen síntomas inapropiados, como un empeoramiento funcional prolongado, preocupaciones mórbidas con sentimientos de indignidad y retardo psicomotor (cuadro B.63-1).

Aunque el duelo se suele describir tras la muerte de un ser querido, otras pérdidas importantes –divorcio, la muerte de un animal de compañía, la pérdida de un trabajo o de una parte del cuerpo así como del status social– pueden precipitarlo también. La presentación clínica del duelo varía según la cultura. El clínico ha de determinar lo que es apropiado a la cultura del enfermo, en cada caso.

Cuadro B.63-1. *Duelo versus depresión*

Duelo	*Depresión*
Identificación normal con el fallecido. Pequeña ambivalencia hacia el fallecido	Hiperidentificación anormal con el fallecido. Gran ambivalencia e ira inconsciente hacia el fallecido
Llanto, pérdida de peso, disminución de la libido, retraimiento, insomnio, irritabilidad, disminución de la atención-concentración	Similar al duelo
Raro que haya ideas de suicidio	Ideas de suicidio con frecuencia
Los autorreproches se refieren a la forma en como se trató al difunto	Autorreproches globales
No hay sentimientos globales de indignidad	La persona cree que es mala o indigna
Suscita empatía y simpatía	Suele despertar sentimientos de fastidio o irritación
Con el tiempo, los síntomas desaparecen, pasajero; suele resolverse a los 6 meses	Los síntomas no mejoran y pueden empeorar; pueden permanecer años después
Vulnerable a enfermedad física	Vulnerable a enfermedad física
Responde a la tranquilización y los contactos sociales	No responde a la tranquilización, rechaza los contactos sociales
No le ayudan los antidepresivos	Sí le ayudan los antidepresivos

Los síntomas del duelo normal son: ánimo triste, insomnio, ansiedad, anorexia, pérdida de interés, sentimientos de culpa por lo que se podría haber hecho para prevenir la pérdida (culpa del superviviente), sueños con el difunto, disminución de la atención concentración, centrarse en los objetos o actividades que recuerdan al difunto (objetos de ligazón), sensaciones de que el fallecido está aún presente (fenómenos de identificación) tales como oír la voz del difunto, disnea, dificultad para hablar y otros síntomas somáticos. Los estados psicológicos encontrados en personas en duelo son: shock, negación, anhelo y búsqueda del fallecido, depresión y reorganización. Los síntomas activos suelen durar de tres a seis meses, seguidos de varios meses en los que se restaura la conducta y el funcionamiento normales.

Los estados del duelo se recogen en el cuadro B.63-2.

ORIENTACIÓN PSICOTERAPÉUTICA Y PARA LA ENTREVISTA

Aunque es una reacción normal, no debería escatimarse esfuerzo en ayudar a los pacientes en duelo. Los clínicos pueden asistir a las personas durante el doloroso proceso. El tratamiento de una reacción de duelo puede evitar su desarrollo hacia una depresión mayor.

Hay que estimular a los pacientes para que expresen sus sentimientos sobre el fallecido y revisen su relación con él, describiendo sus aspectos positivos y negativos. Muchos pacientes están furiosos con el desaparecido por morir, y han de ser estimulados para que expresen su ira, aunque se sientan culpables por ello.

Asegurar a las personas que los síntomas son normales y pasajeros, y que no están enfermos psiquiátricamente hablando. Pero es necesario evitar las explicaciones simplistas que supriman las capacidades del paciente para expresar sus

Cuadro B.63-2. *Estadios de duelo*

Estadio	*Jonh Bowlby*	*Estadio*	*CM Parkes*
1	**Aturdimiento o protesta.** Caracterizado por: sufrimiento, miedo e ira. El shock puede durar momentos, días, semanas o meses	1	**Alarma.** Un estado de estrés caracterizado por cambios fisiológicos, ej: aumento de la tensión arterial y pulso; similar al primer estadio de Bowlby
2	**Anhelo y búsqueda de la figura perdida.** El mundo parece vacío y sin sentido pero la autoestima permanece intacta. Caracterizado por la preocupación por la persona perdida, inquietud física, llanto e ira. Puede durar meses o incluso años	2	**Aturdimiento.** La persona aparece afectada superficialmente por la pérdida, pero se está protegiendo a sí misma de un sufrimiento agudo
3	**Desorganización y desesperación.** Inquietud y carencia de objetivos. Aumento de la preocupación somática, retraimiento, introversión e irritabilidad. Reviviscencia del pasado	3	**Languidez (búsqueda).** La persona busca o recuerda al fallecido. Similar al segundo estadio de Bowlby
		4	**Depresión.** La persona se siente desesperanzada ante el futuro, no puede seguir viviendo y se refugia en la familia y los amigos
4	**Reorganización.** Con establecimiento de nuevos patrones, objetivos y metas, el duelo retrocede y es reemplazado por recuerdos placenteros. Sucede una saludable identificación con el difunto	5	**Recuperación y reorganización.** La persona se da cuenta de que su vida proseguirá con nuevas y diferentes metas

sentimientos, como: "Es el destino." Algunas personas con un duelo no resuelto presentan quejas somáticas repetidas y han de ser animados a que hablen de sus pérdidas. Proporcionar un lugar silencioso a los que pasan por este trance puede ayudarles a expresarse con libertad.

EVALUACIÓN Y MANEJO

1. Los objetivos del tratamiento son facilitar un proceso de duelo normal, así como identificar y tratar los síntomas patológicos.
2. Determinar los detalles de la pérdida. ¿Cómo era la importancia de la relación? ¿Cuán repentina o imprevista fue la pérdida? ¿Cuál es la significación de la pérdida para el paciente? ¿Se siente el paciente responsable de haber causado la muerte?
3. ¿Tiene el enfermo antecedentes personales de depresión mayor? Si es así, el riesgo de depresión como complicación del duelo es elevado. ¿Cómo se adaptó el paciente a sus pérdidas en el pasado?

4. Valorar: síntomas psicóticos, agitación, aumento de la actividad, abuso de alcohol y drogas e ideas autolíticas. Investigar: depresión severa, insomnio, alteraciones del apetito y síntomas somáticos. ¿Ha realizado el paciente algún acto destructivo o ha mostrado perturbaciones del juicio? ¿Presenta los mismos síntomas que el fallecido? La presencia de tales síntomas indica un duelo complicado o no resuelto que requiere intervención apropiada.
5. No descuidar a los pacientes que no expresan una pena significativa en el contexto de una pérdida mayor. Esos enfermos pueden tener un gran riesgo de complicaciones o de duelo no resuelto. Los pacientes pueden estar en shock o reunir características personales o culturales que limiten la expresión emocional. Estimular y explorar por qué les resulta difícil hacerlo. Pueden ocurrir, de una forma característica, reacciones diferidas de duelo en el aniversario de la muerte.
6. Aconsejar a los enfermos que pasen el tiempo con sus familiares y amigos; eso les ayudará a llenar el hueco dejado vacante por el desaparecido. Volver al trabajo o al colegio también puede ser útil para la autoestima del paciente. La terapia de grupo y las asociaciones de autoayuda son asimismo beneficiosas en el proceso del duelo. Proporciónese a los pacientes tareas estructuradas y sencillas, tales como indicarles que se levanten antes del mediodía, que escriban los sentimientos cada día durante un período de tiempo dado y organicen las obligaciones cotidianas y el tiempo libre.
7. Las reacciones de duelo complicadas requieren intervenciones específicas. Los pacientes gravemente deprimidos o con ideas de suicidio pueden necesitar hospitalización. Los que presentan un duelo no resuelto pueden remitirse para un tratamiento ambulatorio psicoterapéutico. Estos pacientes pueden acudir a urgencias o a la consulta con quejas depresivas o somáticas mientras niegan la importancia de las pérdidas. Un duelo no resuelto suele ser el resultado de conflictos familiares, sentimientos ambivalentes hacia el difunto o pérdidas traumáticas. La presencia de psicosis, agitación grave o abuso de alcohol y drogas requiere una intervención apropiada. Permítase a los pacientes ver al muerto para despedirse de él.

FARMACOTERAPIA

La mayoría de las personas en duelo no deberían ser medicadas, ya que pueden sentir que los fármacos interfieren en el propio proceso del duelo. La ansiedad y el insomnio pueden tratarse con benzodiacepinas; por ejemplo, estazolam o loracepán (Orfidal), ambos dados en dosis de 0,5-1 mg V.O. cada cuatro horas si es necesario, o fluracepán (Dormodor) o temacepán (Dasuén), ambos administrados en dosis de 15-30 mg V.O. al irse a la cama. Los deprimidos mayores pueden necesitar antidepresivos. No se requieren antipsicóticos a no ser que el paciente sufra un trastorno psicótico subyacente o que la reacción de duelo se complique con una depresión psicótica.

Referencias cruzadas:

Ira, reacción de aniversario, depresión, supervivientes de catástrofes, suicidio.

64 / Histeria de grupo

Se observa en un grupo de personas que han experimentado un estrés significativo, como una tragedia personal o colectiva y que presentan todas ellas varios síntomas psiquiátricos de naturaleza similar.

CARACTERÍSTICAS CLÍNICAS Y DIAGNÓSTICO

Las características compartidas por el grupo sugieren que sus miembros han experimentado un estrés también compartido. Dicho grupo puede ser una familia, los vecinos de un edificio, compañeros de trabajo o las víctimas de una catástrofe. Por lo general, el bagaje cultural de la colectividad es uniforme.

Unos pocos miembros manifiestan los síntomas y el resto del grupo los sigue; según progresan los síntomas de los líderes, así lo hacen los del resto. Tales síntomas son: pánico, desmayos, agitación, gritos y otras manifestaciones histéricas.

ORIENTACIÓN PSICOTERAPÉUTICA Y PARA LA ENTREVISTA

El grupo ha de ser dispersado antes de comenzar la intervención. Empezar con las personas que lideran la manifestación de los síntomas. Proporcionar un ambiente tranquilizador que transmita la sensación de que la situación está bajo control. Dar a a cada paciente la oportunidad de ventilar sus sentimientos. Recabar todos los recursos potenciales de apoyo, tales como las familias o los sistemas sociales.

EVALUACIÓN Y MANEJO

1. Hasta donde sea posible, separar a los miembros del grupo cuyos síntomas inducen a los demás miembros; estimular a los familiares menos emocionables y al personal para que calmen a los otros componentes.
2. Tener en cuenta la cultura del grupo. En ciertas culturas se estimulan las reacciones emocionales (p. ej., en Hispanoamérica) y se desaconsejan en otras (p. ej., entre los asiáticos). Elaborar un plan culturalmente apropiado.
3. Recabar la ayuda de las personas más importantes en una cultura determinada (p. ej., sacerdotes, líderes de asociaciones vecinales), ya que están más preparadas para disipar la crisis de una manera adecuada.
4. Tranquilizar a los pacientes proporcionándoles un ambiente que les muestre que la situación se encuentra bajo control con la presencia de suficientes miembros del personal, una atención rápida y una circulación innecesaria mínima en el área de urgencias.

5. Dar a cada paciente la oportunidad de discutir la experiencia estresante, de ventilar y describir el proceso emocional que dio lugar a los síntomas.
6. Animar a los pacientes para que permanezcan con los familiares que no estén afectados por la histeria. También pueden utilizarse a los amigos íntimos y a los recursos sociales. Evitar inmediatamente el reagrupamiento del grupo, ya que ello conduce a una recurrencia de la histeria colectiva.

FARMACOTERAPIA

Tratar la agitación severa o la ansiedad con benzodiacepinas de acción corta; por ejemplo, alprazolam (Trankimazín) 0,5-1 mg, loracepán (Orfidal) 1-2 mg u oxacepán (Adumbrán) 10-30 mg, todas ellas administradas por boca cada cuatro horas según se precise.

Referencias cruzadas:

Depresión, supervivientes de catástrofes, duelo, trastorno por ansiedad (panic disorder).

65 / Alucinaciones

Son percepciones sensoriales falsas que ocurren en ausencia de cualquier estímulo externo. Se distinguen de las distorsiones e ilusiones en que éstas son percepciones erróneas de estímulos reales. El paciente percibe la alucinación como real, al menos temporalmente.

CARACTERÍSTICAS CLÍNICAS Y DIAGNÓSTICO

Las alucinaciones están relacionadas con modalidades sensoriales específicas (p. ej., auditivas, visuales, táctiles, olfatorias y gustatorias) que deberían ser claramente identificadas. La duración, las circunstancias y la interpretación del significado de la alucinación son muy importantes. Es necesario identificar las experiencias alucinatorias pasadas y las interpretaciones delirantes (creencias falsas y fijas) de las alucinaciones. Éstas suceden, a menudo, en múltiples modalidades sensoriales y suelen asociarse con delirios, esto es, creencias o juicios falsos.

Las alucinaciones son síntomas psicóticos; su presencia requiere un diagnóstico antes de iniciar el tratamiento. Las visuales, olfatorias y gustativas son las más frecuentes en los trastornos orgánicos (p. ej., en la epilepsia temporal). Las alucinaciones táctiles de parásitos, arrastrándose sobre o bajo la piel (formicaciones), son comunes en la intoxicación con cocaína y en la abstinencia de alcohol y sedantes. Las alucinaciones que se presentan sólo cuando la persona se está durmiendo (hipnagógicas), o al despertar (hipnopómpicas), no se consideran patológicas.

La intoxicación con alucinógenos, cocaína, anfetaminas u otros simpaticomiméticos puede producir alucinaciones, así como la abstinencia de alcohol y sedantes. Muchas medicaciones causan alucinaciones como efecto secundario. Los trastornos orgánicos como la epilepsia se asocian también con alucinaciones. Asimismo, suelen presentarse en el delirium. Los fármacos que se emplean para tratar la enfermedad de Parkinson [p. ej., la L-Dopa (Madopar, Sinemet)] pueden originar alucinaciones.

Las mismas son también síntomas de muchos trastornos psiquiátricos, como esquizofrenia, trastorno esquizofreniforme, trastorno esquizoafectivo, manía, depresión con síntomas psicóticos, personalidad límite, psicosis reactiva breve y psicosis inducida. En circunstancias excepcionales y en algunas culturas, ciertas alucinaciones son normales, por ejemplo, oír la voz o ver la imagen de un ser querido fallecido durante el duelo. De forma característica, el paciente reconoce que esas alucinaciones no son reales. Hay pacientes que fingen tener alucinaciones en determinadas situaciones (p. ej., para escapar de la justicia).

ORIENTACIÓN PSICOTERAPÉUTICA Y PARA LA ENTREVISTA

Como en el caso de los psicóticos, no hay que criticar directamente el síntoma, incluso si el paciente parece dudar de su realidad. No decir, por ejemplo: "Usted sabe que esas veces no son reales ¿verdad?". Observar si el paciente sufre a causa de la alucinación. ¿Se trata de una experiencia absolutamente extraña para él, o está familiarizado con la misma? Si el paciente parece responder a estímulos internos durante la entrevista, preguntarle qué está viendo u oyendo. ¿Es congruente el contenido de la alucinación con el estado de ánimo? Centrarse en la obtención de una historia que proporcione la máxima información para realizar el diagnóstico. Preguntar sobre la presencia de voces imperativas; si las alucinaciones vienen de dentro o de fuera de la cabeza del paciente ya que las alucinaciones auditivas verdaderas suelen percibirse como procedentes del exterior de la cabeza. Preguntar al paciente cómo se adapta a las alucinaciones.

EVALUACIÓN Y MANEJO

1. Obtener las constantes vitales del paciente y una toxicología en orina, lo que puede sugerir una posible causa orgánica.
2. Revisar todas las medicaciones que esté tomando; incluidas las prescriptas, las fórmulas magistrales y las sustancias de abuso, y considerar si la intoxicación, o la abstinencia, es la causa o si la alucinación es un efecto secundario de la droga.
3. Valorar la existencia de patología médica o neurológica ¿Se trata de un delirium? ¿Es el paciente hipertiroideo o hipotiroideo? ¿Tiene epilepsia o una infección del SNC?
4. ¿Tiene antecedentes personales de trastornos psiquiátricos que cursen con alucinaciones? Si es así, ¿cuál ha sido el curso del trastorno? ¿Ha tenido episo-

dios previos caracterizados por alucinaciones similares? ¿Pide el enfermo asistencia porque las alucinaciones han aumentado en intensidad o en frecuencia?
5. ¿Está pensando en realizar un acto peligroso en respuesta a las alucinaciones (p. ej., cometer suicidio obedeciendo a las voces)?
6. El tratamiento depende del diagnóstico. Los trastornos orgánicos identificados deben ser tratados convenientemente. Para los problemas psiquiátricos, las dos cuestiones clínicas de importancia son la hospitalización y la medicación.
7. Los pacientes peligrosos requieren ingreso involuntario si es preciso. Los psicóticos graves y los que son incapaces de cuidar de sí mismos pueden necesitar hospitalización. Considérese, cuando el paciente sigue un tratamiento ambulatorio, si cuenta con apoyo familiar y de sus amigos, y con un lugar para vivir, y si hay otros aspectos del caso (p. ej., abstinencia de alcohol o drogas, complicaciones médicas y condiciones neurológicas) que justifiquen el ingreso hospitalario.
8. Los pacientes que no sean peligrosos ni estén gravemente afectados pueden realizar un tratamiento ambulatorio.

FARMACOTERAPIA

Las alucinaciones que suelen resolverse con rapidez (p. ej., la alucinosis por alucinógenos, las de duelo) pueden tratarse con benzodiacepinas. Con ellas se puede controlar una agitación, así como con antipsicóticos.

Los antidepresivos, el litio (Plenur) y los anticomiciales no se suelen instaurar en urgencias. Por el contrario, han de prescribirse cuando el paciente está ya en tratamiento con ellos, ya que el uso eficaz de esos fármacos requiere tiempo y adherencia al plan terapéutico.

Referencias cruzadas:

Agitación, abstinencia de alcohol, intoxicación y abstinencia por anfetaminas y sustancias simpaticomiméticas, trastorno límite de la personalidad, intoxicación y abstinencia por cocaína, delirium, depresión, epilepsia, alucinosis por alucinógenos, intoxicación, simulación, manía, abstinencia de psicotropos, esquizofrenia, suicidio, síndrome por sedación excesiva del anciano (sundowner syndrome).

66 / Alucinosis por alucinógenos

Este cuadro se caracteriza por una alteración de la percepción y una conducta desadaptada en un paciente en estado vigil, que además presenta síntomas físicos relacionados con la toma de un alucinógeno.

CARACTERÍSTICAS CLÍNICAS Y DIAGNÓSTICO

Suele haber una historia de consumo de alucinógenos, y el paciente asocia los síntomas a dicho consumo (cuadro B.66-1). Los alucinógenos más comunes son: la dietilamida del ácido lisérgico (LSD), la dimetoximetilanfetamina (DOM, STP), un homólogo bromurado (4-bromo) de la anterior (DOB), la dimetiltriptamina (DMT), la trimetoxianfetamina (TMA), la psilocibina, la mescalina (peyote, cactus), la metilenedioxianfetamina (MDA), la metilenedioximetanfetamina (MDMA, éxtasis) y la fenciclidina (PCP) (cuadro B.66-2). Con frecuencia, estos alucinógenos están contaminados por: anticolinérgicos, cocaína y otros estimulantes, y estricnina.

Los síntomas suelen comenzar una hora después de la ingestión y duran de ocho a doce horas. La presentación clínica típica es la reacción de pánico ("mal viaje"). Tras la toma de un alucinógeno, los pacientes se encuentran angustiados tratando de distinguir los síntomas inducidos por la droga, de la realidad, y creen que se han vuelto locos. Otro miedo es el de haber resultado con un daño permanente en el cerebro o en los cromosomas. Los "malos viajes" suelen ocurrir en consumidores novatos y en los que están ansiosos o aislados.

La mayoría de los alucinógenos tienen efectos estimulantes y producen un incremento de la actividad, insomnio y una elevación de las constantes vitales. Otros síntomas son: suspicacia, sinestesias (la estimulación en un campo sensorial es percibida en otro campo sensorial), ansiedad intensa, alucinaciones visuales, miedo a perder el control y depresión. Se han atribuido hepatotoxicidad y muerte al MDMA.

Los pacientes se recuperan al cabo de uno o dos días. La agitación severa, la peligrosidad o los síntomas psicóticos persistentes pueden justificar la hospitalización.

Cuadro B.66-1. *Criterios para el diagnóstico de la alucinación por alucinógenos*

A. Consumo reciente de un alucinógeno
B. Cambios conductuales maladaptados (por ejemplo, notable ansiedad o depresión, ideas de referencia, miedo a perder la cordura, ideación paranoide, afectación del juicio, empeoramiento del funcionamiento social u ocupacional)
C. Cambios perceptuales que se presentan en un estado de completa vigilia (por ejemplo, intensificacion subjetiva de las percepciones, despersonalización, desrealizacion, ilusiones, alucinaciones, sinestesias)
D. Al menos dos de los siguientes signos:
   1) Midriasis
   2) Taquicardia
   3) Sudoración
   4) Palpitaciones
   5) Visión borrosa
   6) Temblores
   7) Incoordinación
E. No debido a caulquier otro trastorno físico o mental

Reproducido con permiso. DSM-III-R: *Manual diagnóstico y estadístico de los trastornos mentales.* © Masson S.A., Barcelona, 1988.

Cuadro B.66-2. *Alucinógenos de consumo abusivo más frecuente*

Droga	*Fuente*	*Dosis psicodélica*	*Máxima acción*	*Duracción de la acción*	*Efectos somáticos principales*	*Efectos psicológicos principales*
Dietilamida del ácido d-Lisérgico (LSD)	Sintética (origen fúngico)	50 mg	2-3 h	8-12 h actividad fluctuante según pasa el efecto	Actividad simpática incrementada: midriasis, TA aumentada –pulso, reflejos tendinosos profundos, temperatura, glucemia, temblor	Hipervigilancia, ilusiones, labilidad emocional, pérdida de los límites somáticos, enlentecimiento del tiempo, aumento de la intensidad de las sensaciones
Psilocibina	Hongos	10 mg	90 m	4-6 h	Como el LSD pero menos intensos	Como el LSD pero menos intensos, más efectos visuales y euforia; paranoia
Dimetiltriptamina (DMT)	Sintética	50 mg	5-20 m	30-60 m	Como el LSD pero más intenso	Como el LSD pero más intensos, en parte debido al comienzo brusco; debe ser fumada o inyectada; no puede ser ingerida
Mescalina	Cactus peyote	200 mg	2-3 h	8-12 h	Náusea, vómitos; el resto como el LSD, con efectos quizá más intensos	Como el LSD, quizá con mayores alteraciones senso-perceptuales; gran euforia
Dimetoximetil-anfetamina (DOM, STP)	Sintética	5 mg	3-5 h	6-8 h a dosis menores de 5 mg; 16-24 h. a dosis grandes (10-30 mg)	Pocos efectos a dosis bajas; a dosis mayores de 5 mg, marcados efectos vegetativos	Se parecen a los de la anfetamina combinados con los del LSD pero de mayor duración; gran incidencia de flashbacks, psicosis; la clorpromacina puede agravar el cuadro

Cuadro tomado de SM Mirin, RD Weiss: Drug use and abuse. In *Emergency Psychiatry*. EL Bassuk, AW Birk, editores p 162. Plenum, New York, 1984. Utilizado con permiso.

ORIENTACIÓN PSICOTERAPÉUTICA Y PARA LA ENTREVISTA

Tranquilizar al paciente en el sentido de que los síntomas están inducidos por la droga y se resolverán en poco tiempo. Apoyar al enfermo con una tranquilización constante y orientándole (p. ej., "Estás bien; todo va saliendo bien; es lunes por la tarde").

EVALUACIÓN Y MANEJO

1. Colocar al paciente en un ambiente tranquilo.
2. Hacer que un familiar o un amigo permanezcan con él constantemente, a menos que se ponga violento.
3. Monitorizar sus constantes vitales, que pueden estar elevadas.
4. Pedir una toxicología en sangre y orina.
5. Considerar la posibilidad de una intoxicación por múltiples drogas, en especial cuando persisten los síntomas. Los alucinógenos suelen estar contaminados con otras drogas, como anfetaminas y PCP.
6. Si el paciente está muy agitado y es potencialmente peligroso, puede necesitar sujeción mecánica. Evitarla, si es posible, en la intoxicación por PCP.
7. Los delirios orgánicos y los trastornos del humor duraderos pueden aparecer en algunos pacientes.
8. Valorar si los síntomas psicóticos preceden al uso del alucinógeno o si hay que considerar otros diagnósticos (p. ej., trastorno esquizofreniforme y trastorno afectivo con síntomas psicóticos).

FARMACOTERAPIA

Si se necesita la sedación, las benzodiacepinas son los fármacos de elección, ya que los antipsicóticos (en especial los de baja potencia) pueden producir efectos anticolinérgicos, que exacerban los signos de la intoxicación alucinógena. Comenzar con oxacepán (Adumbrán) 10-30 mg V.O. o loracepán (Orfidal) 1-2 mg V.O. o I.V. administrados ambos cada cuatro horas según sea necesario. Si no hay resultado después de varias dosis o, si se presenta toxicidad por las benzodiacepinas (ataxia, disartria), puede añadirse un antipsicótico de alta potencia –por ejemplo, flufenacina, tiotixeno o haloperidol (Haloperidol), todos ellos administrados a dosis de 2-5 mg V.O. o I.M. cada cuatro horas si es necesario.

Referencias cruzadas:

Intoxicación y abstinencia por anfetaminas y sustancias simpaticomiméticas, intoxicación anticolinérgica, intoxicación y abstinencia por cocaína, trastorno delirante, alucinaciones recurrentes por drogas (flashbacks), alucinaciones, intoxicación por fenciclidina o derivados de la arilciclohexilamina.

67 / Cefalea

Se trata de una queja clínica que refiere más del 75% de la población cada año. Las cefaleas tienen muchas causas, desde un estrés moderado a una enfermedad intracraneal potencialmente letal. La tarea más importante en la evaluación de las cefaleas es la identificación de aquellas pocas que son producidas por una enfermedad orgánica seria.

CARACTERÍSTICAS CLÍNICAS Y DIAGNÓSTICO

El diagnóstico diferencial de las cefaleas comprende síndromes crónicos como la migraña, la cefalea tensional, la cefalea "en racimo" y la posconmocional (cuadro B.67-1.). La neuralgia del trigémino (tic doloroso), otras neuralgias y el síndrome de la articulación temporomandibular son otras causas de dolor en la cabeza. Las cefaleas, agudas y crónicas pueden anunciar una patología intracraneal seria como: hemorragias subaracnoideas y subdurales, tumores, pseudotumor cerebri, meningitis, arteritis de la temporal e hipertensión incontrolada.

Toda cefalea requiere ser estudiada, a menos que sea leve, transitoria y reactiva a un estrés identificado. La descripción de la cefalea por parte del paciente no suele llevar al diagnóstico definitivo. Las pruebas de laboratorio y de imagen forman parte del protocolo de estudio de la cefalea, como la tomografía axial computadorizada (TAC) o la resonancia nuclear magnética (RNM) del cráneo.

Migraña

La migraña suele estar precedida (aunque no siempre) por un aura: anormalidades visuales (escotomas, "moscas volantes", visión tubular) y disfunción neurovegetativa.

Se describe a la migraña como unilateral, a menudo periorbital y con un dolor que late. Se precipita por: una luz brillante, alcohol, ciertos alimentos (p. ej., chocolate), cambios en los hábitos alimentarios y del sueño y por medicaciones (p. ej., anticonceptivos orales), y puede asociarse con hipersensibilidad al ruido o la luz. La cefalea puede ocurrir igualmente cuando la persona duerme o está despierta. Se cree que la migraña está relacionada con la vasoconstricción cerebral.

Cefalea de tensión

Esta cefalea está producida por la contracción de los músculos de la cabeza y del cuello. Suele comenzar al atardecer. Se exacerba con la fatiga, el estrés (lo mismo que la migraña) y los factores emocionales. La combinación de cefaleas tensionales con migrañas es bastante frecuente. En tales casos, el foco de atención preferente ha de ser el tratamiento de la migraña.

Cuadro B.67-1. *Diferencias clínicas entre las cefaleas*

	Cefalea de tensión (contracción muscular)	*Cefaleas vasculares*	
		Migraña	*Cefalea "en racimo"*
Sexo	Hombre = mujer	Mujer > hombre	Hombre > mujer
Edad de comienzo	Inespecífica	De la pubertad a la menopausia	20-50 años
Antecedentes familiares	Inespecífica	A menudo familiar	No familiar
Cualidad del dolor	Presión, tirantez, "como una banda" o sin especificidad	Sensación de latidos	Agudismo, penetrante, quemante, fastidioso
Localización del dolor	Bilateral, occipital > frontal	Unilateral, a menudo temporal	Orbital unilateral o en la hemicara ipsilateral
Tiempo de comienzo	Por la tarde o la noche más que por la mañana	Por la mañana temprano, a menudo en los fines de semana	Al iniciar el sueño y durante el día
Modo de comienzo	Gradual	Abrupto o gradual, a menudo con pródromos	Abrupto
Duración	Horas, días o semanas; a menudo continuo	Horas, 1-2 días	20 m-2 h
Frecuencia	No específica; cefalea crónica diaria	Inespecífico	En racimo. Una o más crisis diarias durante 2-10 semanas
Factores precipitantes o agravantes	Estrés emocional o sin causa conocida	Estrés emocional, menstruación, vasodilatadores; alcohol, ciertos alimentos	Alcohol, la posición de acostado, fase REM
Factores aliviadores	Inespecíficos: relajación, alcohol; analgésicos tricíclicos	Descanso, compresión de las arterias de la calota; embarazo; ergotamina, propranolol	Actividad; Rx: oxígeno, ergotamina, metisérgida, litio, esteroides
Síntomas y signos asociados	Ninguno o inespecíficos, hipersensibilidad del cuero cabelludo o de los músculos cervicales	Pródromos: escotomas centelleantes, hemianopsia, otros signos cerebrales Durante el ataque, náuseas, vómitos, fotofobia, irritabilidad; dolor a la presión en el cuero cabelludo	Enrojecimiento ipsilateral y lagrimeo, ptosis y miosis, sensación de obstrucción nasal con secreción serosa por la narina del mismo lado
Rasgos de personalidad	Competitivo, sensitivo, concienzudo > perfeccionista	Perfeccionista, pulcro, eficiente, constreñido, ambicioso > compulsivo	Inespecífico > perfeccionista

Cuadro tomado de S. Solomon, JC Masdeu: Neuropsychiatry and behavioral neurology. In *Comprehensive Textbook of Psychiatry*, ed 5, HI Kaplan, BJ Sadock, editors, p. 217. Williams & Wilkins, Baltimore, 1989. Utilizado con permiso.

Cefaleas "en racimo"

Son cefaleas que se presentan en forma de varias crisis diarias durante algunos días o semanas. El dolor es típicamente periorbital, abrupto y agudo, y sin latidos. Puede asociarse con síntomas locales, como un síndrome de Horner, lagrimeo y congestión nasal. Es desencadenada por el alcohol y puede ocurrir durante el sueño.

ORIENTACIÓN PSICOTERAPÉUTICA Y PARA LA ENTREVISTA

Aunque las cefaleas son influidas por factores psicológicos, deben ser entendidas como un problema orgánico a no ser que se demuestre lo contrario. Sin embargo, en la mayoría de ellas no se encuentra una causa física identificable. Las cefaleas suelen responder a la medicación y a las intervenciones psicoterapéuticas.

EVALUACIÓN Y MANEJO

1. La historia clínica ha de recoger la localización de la cefalea, la duración, la cualidad (aguda, pulsátil, tensa), el ritmo, tasa de comienzo, frecuencia y factores precipitantes y mejoradores. Determínese si la cefalea se presenta durante el sueño y si se asocia a otros síntomas y signos, como alucinaciones y trastornos gastrointestinales. Se suelen encontrar antecedentes familiares de migraña en los pacientes migrañosos.
2. Regístrese el patrón de presentación de todos los episodios de cefaleas, sus circunstancias, sus posibles precipitantes y lo que produjo la mejoría.
3. Investigar qué medicaciones han aliviado el cuadro y cuáles pueden estar produciendo efectos secundarios. Ellos pueden ser: acetaminofen, aspirina, antiinflamatorios no esteroideos, cafeína y fenacetina. También barbitúricos, opiáceos, benzodiacepinas, anticolinérgicos, antidepresivos tricíclicos, betabloqueantes, ergotamínicos, litio (Plenur) y esteroides.
4. Resulta obligado un examen físico y neurológico. Las meninges pueden estar siendo dilatadas o irritadas por alguna masa intracraneal. La rigidez de nuca es un signo de irritación meníngea y puede ser una consecuencia de una hemorragia o una infección. Las cefaleas debidas a un tumor cerebral progresan en intensidad y duración conforme crece la masa, pero su localización suele ser constante. Tales cefaleas empeoran con la tos y con el cambio de postura.
5. El biofeedback resulta útil en las cefaleas de tensión y la inhalación de oxígeno en las cefaleas "en racimo".
6. Aunque la psicoterapia no es un tratamiento definitivo de la cefalea, los factores estresantes exacerban los síntomas a menudo, y el alivio del estrés los mejora. Los síndromes cefaleicos crónicos llevan a la discapacidad y la depresión, las cuales se combaten con un modelo rehabilitador que estimule al enfermo hacia el normal funcionamiento.

FARMACOTERAPIA

Las medicaciones se administran para detener las crisis (una vez que la cefalea ha comenzado) o de forma profiláctica.

Empiécese con analgésicos comunes, como la aspirina, el acetaminofen y los antiinflamatorios no esteroideos.

Si estos fármacos resultan ineficaces, hay que tratar las migrañas con ergotamínicos, las cefaleas tensionales con benzodiacepinas y las cefaleas "en racimo" con esteroides y litio. El sumatriptán (Imigrán) se usa también en el tratamiento de las migrañas.

Los β-bloqueantes y la metisergida (Deseril) se utilizan en la prevención de las mismas. Los antidepresivos tricíclicos; por ejemplo, dosis bajas de amitriptilina (Tryptisol) son eficaces en la profilaxis de las cefaleas tensionales y de la migraña.

La neuralgia del trigémino se trata con carbamacepina (Tegretol) y la arteritis de la temporal con esteroides.

Referencias cruzadas:

Crisis hipertensivas, hipocondría, dolor.

68 / Traumatismo craneoencefálico

Las causas más frecuentes de un *traumatismo craneoencefálico* son los accidentes de tráfico. Este traumatismo puede generar una gran variedad de síndromes clínicos: depresión, manía, psicosis, síndrome orgánico de la personalidad y (más raramente) demencia.

CARACTERÍSTICAS CLÍNICAS Y DIAGNÓSTICO

Los pacientes con un síndrome posconmocional pueden experimentar vértigos episódicos, ansiedad, labilidad emocional, cefaleas y cambios en la personalidad. Dichos síntomas se exacerban con el alcohol, el ejercicio y la exposición al calor o a la luz del sol. Estos factores ayudan a distinguir el síndrome de las respuestas emocionales al traumatismo. La duración de la desorientación es una guía aproximada del pronóstico. El síndrome agudo es: amnesia, que puede remitir bruscamente. La tomografía axial computadorizada (TAC) o la resonancia nuclear magnética (RNM) muestra una lesión por contragolpe con atrofia en los polos frontal y occipital, y un edema generalizado.

Cuadro B.68-1. *Criterios para el diagnóstico del Síndrome Orgánico de la Personalidad*

A. Una alteración persistente de la personalidad, bién de forma global o como cambio o acentuación de alguna característica previa, incluido al menos uno de los siguientes síntomas:
   1) inestabilidad afectiva: por ejemplo, cambios bruscos de un estado de ánimo normal, en el sentido de la depresión, la irritabilidad o la ansiedad
   2) explosiones agresivas o de mal genio que superan cualquier tipo de reacción provocada por estrés psicosocial
   3) notable deterioro de la capacidad de juicio social; por ejemplo, indiscreciones sexuales
   4) notable apatía e indiferencia
   5) suspicacia o ideación paranoide
B. Demostración, a través de la historia del examen físico y de las pruebas de laboratorio de una causa (o factor) orgánica específica que se estima etiológicamente relacionada con la alteración
C. Este diagnóstico no se hará en un niño o adolescente si el cuadro clínico está limitado a los síntomas que caracterizan el trastorno por déficit de atención con hiperactividad
D. No aparece exclusivamente en el curso de un delirium y no cumple los criterios para una demencia

Especificar de "tipo explosivo", si predominan las explosiones agresivas o de mal genio

Reproducido con permiso. DSM-III-R: *Manual diagnóstico y estadístico de los trastornos mentales.* © Masson S.A., Barcelona, 1988.

ORIENTACIÓN PSICOTERAPÉUTICA Y PARA LA ENTREVISTA

Es necesario obtener la mayor información posible de cualquiera que haya presenciado el suceso. El paciente puede estar en condiciones de proporcionar alguna información, pero suele resultar poco fiable.

EVALUACIÓN Y MANEJO

1. En la exploración psicopatológica hay que centrarse en la valoración del estado cognitivo. En el examen físico y neurológico, compruébese si hay signos de hemorragia intracraneal (p. ej., signos focales neurológicos, rigidez de nuca, cefalea, cambios repentinos del estado mental, delirium) que justifiquen una TAC o RNM craneales inmediatas.
2. Los factores que afectan al pronóstico son: presencia de epilepsia, litigios, la personalidad premórbida y los mecanismos adaptativos del paciente, las repercusiones emocionales de la lesión, y la severidad y localización del daño cerebral.
3. Con el tiempo, puede desarrollarse un síndrome orgánico de la personalidad (cuadro B.68-1).

FARMACOTERAPIA

La farmacoterapia depende de la especificidad de los síndromes presentes. Los traumatizados craneales pueden ser vulnerables a los efectos de los psicotropos, como la amnesia por benzodiacepinas y los cuadros extrapiramidales (discinesia tardía) por antipsicóticos. La medicación puede enmascarar asimismo una patología más grave como un hematoma subdural; por tanto, se utiliza en contadas ocasiones.

Referencias cruzadas:

Confusión, demencia, depresión, manía.

69 / Hemodiálisis

La *hemodiálisis* es un tratamiento complejo que puede dar lugar a muchas conductas maladaptadas para las que se necesita una consulta psiquiátrica. La mayoría de los hemodializados están luchando contra una enfermedad crónica y debilitante; su tratamiento requiere una relación tediosa con la máquina de alrededor de seis horas, tres o más veces a la semana. Los hemodializados gastan una gran parte de sus vidas luchando con las consecuencias de la insuficiencia renal, y el proceso de diálisis en sí mismo perturba gravemente sus vidas diarias, privándolos de su autonomía. Aunque los psiquiatras son consultados con frecuencia en situaciones agudas, han de evaluar también al paciente en función de sus síntomas crónicos y sus planes a largo plazo.

CARACTERÍSTICAS CLÍNICAS Y DIAGNÓSTICO

La depresión es común entre los hemodializados, y el suicidio es tres veces más frecuente en estos pacientes que en los controles normales. Los problemas de conducta que pueden surgir incluyen: "acting out", falta de seguimiento de la dieta prescripta, no presentarse a las sesiones de diálisis, ira hacia los miembros del personal, regresión, infantilización, regateo y súplicas. Las personalidades premórbidas de los pacientes son unos importantes determinantes de cómo manejarán el proceso de hemodiálisis.

ORIENTACIÓN PSICOTERAPÉUTICA Y PARA LA ENTREVISTA

Proporciónese apoyo y orientación a todos los hemodializados como parte de la rutina terapéutica. Los pacientes han de enfrentarse a alteraciones de la imagen corporal, a la depresión y al miedo a la muerte. El apoyo ha de empezar antes del comienzo de la diálisis y debe dirigirse hacia los aspectos de la negación de la enfermedad y de las expectativas irreales. Hay que discutir los beneficios de alternativas como la diálisis a domicilio y el trasplante renal. Evaluar a la familia y cómo modifica la hemodiálisis los roles dentro de ella. ¿Cómo afecta la diálisis a la situación financiera del paciente y a su capacidad para trabajar? Durante la diálisis, háganse evaluaciones periódicas de la adaptación del paciente al proceso.

EVALUACIÓN Y MANEJO

1. Los hemodializados están sujetos a frecuentes y rápidos cambios en los fluidos, electrólitos y nutrientes. Esos cambios pueden causar deficiencias vitamínicas, desequilibrios electrolíticos y osmóticos en el cerebro.
2. Algunos pacientes se quejan de cefalea durante la diálisis, probablemente a causa de que los cambios rápidos en la osmolaridad producen edema cerebral. En los casos graves, pueden presentarse: náusea, calambres musculares, alteraciones en el estado mental, delirium y convulsiones.
3. La hemodiálisis a largo plazo (varios años) puede llevar a la demencia, caracterizada por síntomas asociados de dispraxia, mioclonía, asterixis, muecas y convulsiones. Los síndromes mentales orgánicos pueden ser el resultado de: hipercalcemia, anemia, retención de nitrógeno e infartos cerebrales.
4. Los anticoagulantes que se emplean para mantener abierto el shunt arteriovenoso pueden producir hematomas subdurales.
5. Los pacientes deben esforzarse en lograr una adaptación a su situación. El hemodializado novato puede comenzar el tratamiento con un sentimiento de euforia, que suele dar lugar a un estadio depresivo antes de obtenerse la aceptación completa de la situación. Un apoyo estable por parte de la familia y del equipo terapéutico facilitan el proceso. También resulta útil la terapia de grupo con otros hemodializados.

FARMACOTERAPIA

Hay que ajustar la dosis de cualquier medicación que se utilice a la función renal del paciente, y debe consultarse a un nefrólogo antes de su administración. Los antidepresivos suelen estar indicados. Los niveles plasmáticos de fármacos han de controlarse después de cada sesión de diálisis.

Referencia cruzada:

Depresión.

70 / Conducta homicida y agresiva

Las amenazas de homicidios o de agresión son frecuentes en el ámbito psiquiátrico. Habida cuenta de que una amenaza de violencia predice el paso a la acción, es necesario determinar qué pacientes amenazadores son realmente peligrosos.

CARACTERÍSTICAS CLÍNICAS Y DIAGNÓSTICO

Los factores que aumentan la probabilidad de un asalto son: agitación, psicosis (en especial, delirios paranoides y voces imperativas), violencia previa, estresores recientes, intoxicación con alcohol o drogas, abstinencia de alcohol o sedantes y enfermedades orgánicas.

Algunas amenazas (emitidas por pacientes límite, antisociales, histéricos) son manipuladoras y sin verdadera intención. La evaluación en esos casos puede resultar difícil pero hay que adoptar siempre una actitud prudente. Hay que aceptar, al menos inicialmente, que todas las amenazas son potencialmente ciertas. Si los pacientes manipuladores perciben que no son tomados en serio pueden cometer actos violentos con el único fin de probar que el clínico debería haberles creído.

ORIENTACIÓN PSICOTERAPÉUTICA Y PARA LA ENTREVISTA

La interacción con el enfermo ha de ser firme y los límites estar claros. La persona tiene que comprobar que cualquier amenaza de homicidio o asalto será tomada en serio y se responderá conforme a la ley. Ha de efectuarse una cuidadosa búsqueda de armas. En la evaluación psiquiátrica hay que poner especial énfasis en determinar los antecedentes personales de violencia.

EVALUACIÓN Y MANEJO

1. ¿Es responsable una enfermedad psiquiátrica de la conducta amenazadora del paciente? ¿Hasta qué punto son específicos los planes violentos de la persona? ¿Hay una víctima pensada ya? ¿Tiene medios el paciente (p. ej., un arma)? ¿Tiene el enfermo una razón concreta para cometer un acto violento (p. ej., una pelea doméstica, venganza contra un narcotraficante rival, o respuesta a unas alucinaciones imperativas)?
2. ¿Ha cometido actos violentos el paciente con anterioridad?
3. ¿Ha utilizado el paciente drogas o alcohol? ¿Cuándo fue la última vez que consumió drogas o alcohol?
4. ¿Tiene antecedentes penales? Si es así, determinar cuáles (p. ej., detenciones, condenas, la naturaleza de los delitos).
5. ¿Fue maltratado el paciente de niño? ¿Presentó durante la infancia problemas de conducta o la tríada sintomatológica: enuresis-piromanía-crueldad con los animales?
6. El clínico tiene el deber de avisar y proteger a la víctima designada. Si es probable que ésta sea atacada, el médico lo debe notificar a esa persona, a la policía, o a la familia o amigos, a quien esté en mejor disposición de intervenir. La obligación de avisar y proteger es prioritaria sobre la de confidencialidad. Las amenazas contra el presidente de los EE.UU. han de comunicarse al Servicio Secreto.
7. Tanto la hospitalización, como la medicación y la sujeción pueden resultar necesarios.

FARMACOTERAPIA

Los pacientes agitados que ya se encuentran en tratamiento con antipsicóticos o benzodiacepinas, deben recibir una dosis extra de su medicación. Los pacientes violentos, psicóticos, han de tratarse con haloperidol (Haloperidol) 2-5 mg V.O. o I.M., tiotixeno 2-5 mg V.O. o I.M., flufenacina 2-5 mg V.O. o I.M., perfenacina (Decentán) 8 mg V.O. o 5 mg I.M. Los intoxicados o en abstinencia de alcohol o drogas pueden recibir loracepán (Orfidal) 1-2 mg V.O. o I.M., estazolam 0,5-1 mg V.O.; oxacepán (Adumbrán) 10-30 mg V.O. Si el enfermo padece delirium o demencia, administrar haloperidol 1-5 mg V.O. o I.M.

Referencias cruzadas:

Agitación, trastorno límite de la personalidad, hospitalización, trastorno explosivo intermitente, intoxicación, sujeción, suicidio, violencia.

71 / Pánico homosexual

No se presenta en aquellos que se sienten a gusto con los aspectos relativos a la homosexualidad. Antes bien, sucede en personas con unas fuertes tendencias homosexuales latentes, que niegan su homosexualidad, pero que han tenido experiencias recientes que sugieren que alguien de su mismo sexo está eróticamente interesado en ellas. Tal experiencia desencadena sentimientos homosexuales no reconocidos que llevan al paciente hacia una actitud defensiva masiva que produce un estado de pánico caracterizado por: ansiedad, miedo, agitación y posible violencia con ideas delirantes.

CARACTERÍSTICAS CLÍNICAS Y DIAGNÓSTICO

El pánico homosexual no se describe específicamente en la tercera edición revisada del *Manual Estadístico y Diagnóstico de los Trastornos Mentales* (DSM-III-R) sino que es considerado como un trastorno adaptativo o de ansiedad sin especificar en otro apartado clasificatorio. La población que presenta la tasa más alta de pánico homosexual la constituyen los muchachos adolescentes.

El precipitante de este pánico puede ser una conversación sexual con un amigo o, con mayor frecuencia, un contacto físico, como bañarse juntos, acariciarse, dormir juntos o luchar entre sí. En esas situaciones pueden surgir fantasías homoeróticas inaceptables para el paciente y ser proyectadas sobre la otra persona, generando una fuerte reacción en el enfermo. El pánico homosexual puede hacer su aparición cuando el paciente es impotente en una relación heterosexual. Con menos frecuencia, un acto sexual que lleva al orgasmo, como una masturbación mutua o un coito anal, desencadena el pánico. A veces, el suceso precipitante ocurrió mientras el enfermo estaba intoxicado con alcohol o alguna otra droga. Los ambientes más comunes son los campamentos militares y los dormitorios escolares.

El pánico homosexual no es normal y puede estar relacionado con una condición psiquiátrica grave, como la esquizofrenia. En los casos severos, el paciente puede mostrarse violento. Los enfermos pueden tener ideas de referencia o delirios en los que creen que otros les acusan de homosexualidad.

ORIENTACIÓN PSICOTERAPÉUTICA Y PARA LA ENTREVISTA

Brindar apoyo y tranquilidad. Dar al paciente una oportunidad para ventilar emocionalmente lo ocurrido. Si el clínico es del mismo sexo que el enfermo, no debe mostrarse demasiado amistoso para evitar cualquier posibilidad de malinterpretación por parte del paciente.

EVALUACIÓN Y MANEJO

1. Procúrese que la evaluación sea hecha por un médico del sexo opuesto al del paciente.
2. Investigar si hay ideas delirantes. El pánico homosexual puede estar presente al comienzo del trastorno delirante o de la esquizofrenia.
3. Averiguar si hay consumo de drogas. ¿Podría haber exacerbado el pánico homosexual por el consumo de alcohol o sedantes o la abstinencia de los mismos, o el uso de cocaína o de otros estimulantes?
4. Minimizar el examen físico a menos que sea clínicamente necesario. El paciente puede interpretarlo equivocadamente como un asalto sexual. Aplazar las exploraciones rectales, pélvicas y genitales cuanto sea posible. La hospitalización suele estar indicada para los enfermos violentos o psicóticos.
5. Remitir al paciente para psicoterapia.

FARMACOTERAPIA

Para la ansiedad grave, puede ser necesaria una benzodiacepina; por ejemplo, alprazolam (Trankimazín) 0,5-1 mg V.O. o loracepán (Orfidal) 1-2 mg V.O. En caso de psicosis, están indicados los neurolépticos; por ejemplo, tiotixeno, trifluoperazina (Eskazine), flufenacina o haloperidol (Haloperidol), todos ellos dados en dosis de 2-5 mg V.O. durante tiempo limitado. Si es posible, evítese la administración de fármacos por vía parenteral (I.M.), ya que puede ser percibido como un asalto sexual.

Referencias cruzadas:

Ansiedad, trastorno delirante, hospitalización, ideas de referencia, impotencia, trastorno por ansiedad (panic disorder), violación y abuso sexual.

72 / Hospitalización

La decisión de si un paciente requiere hospitalización psiquiátrica es una de las más importantes a tomar por parte de los médicos. En razón de su trabajo, los psiquiatras de guardia están familiarizados con las indicaciones para la hospitalización en la comunidad donde trabajan. Además, estos psiquiatras han de ser conocedores de las alternativas disponibles para el ingreso, tales como centros de salud mental, programas de día, de intervención en crisis, modificaciones psicosociales del ambiente del enfermo y prisión.

Los pacientes pueden ser ingresados durante varios días. Habida cuenta de que las leyes varían en cada Estado, los psiquiatras han de estar al tanto de las regulaciones locales. En líneas generales, debería hospitalizarse a los enfermos siguiendo el estatuto de la mínima restricción (esto es, la hospitalización voluntaria, si es posible). No obstante, esto a veces representa un problema de manejo; los pacientes peligrosos ingresados voluntariamente, que poco después piden el alta, precisan la conversión de su ingreso en involuntario, lo que supone un proceso dificultoso.

En los adolescentes, la hospitalización suele indicarse en las psicosis de primer brote y en los casos en que los síntomas psiquiátricos perturban seriamente el funcionamiento de los pacientes en el colegio y en el hogar, y alteran tanto a los propios pacientes como a sus familias.

Hospitalización informal

Tanto la admisión como el alta se demandan oralmente, y el enfermo puede dejar el centro en cualquier momento, en contra del consejo médico. La mayoría de los pacientes no psiquiátricos son ingresados según esta modalidad.

Hospitalización voluntaria

Este tipo de ingreso requiere una formalización escrita para la admisión y para el alta. Una vez que el paciente ha pedido esta última, el médico puede convertir la hospitalización en involuntaria.

Hospitalización involuntaria

Esta modalidad limita seriamente la autonomía y los derechos del paciente. No requiere el consentimiento del enfermo y se utiliza en los casos que encierran peligro para él o para otros. La hospitalización involuntaria precisa de la certificación de dos médicos; el certificado tiene una vigencia de sesenta días y puede ser renovado. Puede ser también ordenada por un tribunal a petición del hospital o de la familia del paciente.

Hospitalización de urgencia

Esta forma de ingreso (temporal) es una conveniente modalidad de hospitalización involuntaria que requiere la certificación de un solo médico; dicho certificado es válido para quince días. El paciente ha de ser examinado por un segundo médico en las cuarenta y ocho horas siguientes para confirmar la necesidad del ingreso. Al cabo de quince días, el enfermo debe ser o bien dado de alta, o bien ser hospitalizado de modo voluntario o involuntario.

Orden de hospitalización protectora involuntaria a corto plazo

Los pacientes con enfermedades médicas, que entrañan riesgo vital, que rechazan el tratamiento a causa de un trastorno mental que les impide tomar decisiones competentes sobre su asistencia médica, pueden ser ingresados involuntariamente para realizar dicho tratamiento por orden judicial. Los enfermos que resultan peligroso para sí mismos o para otros deben ser siempre hospitalizados o neutralizados de alguna otra manera para impedir que tengan lugar actos violentos. Otras indicaciones de ingreso son: la presencia de una enfermedad mental, la necesidad de un tratamiento que no es posible en otros ámbitos y la falta de capacidad para valerse por sí mismo.

ORIENTACIÓN PSICOTERAPÉUTICA Y PARA LA ENTREVISTA

Si se espera que los pacientes no colaboren en la hospitalización, hay que reunir al personal suficiente para que esté presente mientras se les informa de ello. Explíquense a los enfermos claramente cuáles son sus derechos y cuáles los procedimientos para recibir el alta. Los pacientes voluntarios y los padres que piden el ingreso voluntario de un menor pueden creer incorrectamente que serán dados de alta con prontitud con sólo solicitarlo. Es necesario explicarles que deben pedir el alta por escrito y que el médico tiene la opción de convertir el ingreso en involuntario.

EVALUACIÓN Y MANEJO

1. ¿Es peligroso el paciente (p. ej., con ideas de suicidio u homicidio)? En el primer caso deben ser ingresados para prevenir un intento autolítico si el tratamiento ambulatorio no es factible. Algunos de estos pacientes siguen presentando un gran riesgo en el hospital y pueden precisar de una observación constante por una sola persona dedicada a ellos. También los enfermos homicidas pueden ingresarse, pero debería haber una indicación para tratamiento. Algunos de ellos pueden ser remitidos a la policía si no se les detecta una enfermedad mental tratable. Si un paciente de esta clase no es ingresado ni neutralizado de alguna otra manera, el clínico tiene el deber de avisar y proteger a la víctima designada.

2. ¿Tiene el paciente una enfermedad mental? Hágase un diagnóstico antes de tomar una decisión final. ¿Justifica el ingreso esa enfermedad? ¿Podría disminuir la necesidad de la hospitalización cualquiera de estas medidas: manipulación ambiental, remisión a tratamiento ambulatorio, medicación, intervención en crisis o terapia de familia?
3. ¿Presenta el paciente un primer brote psicótico? Éstos suelen precisar de una evaluación y tratamiento en régimen ambulatorio.
4. ¿Es la hospitalización el tratamiento adecuado? Algunos pacientes, como las personalidades límite, pueden hacerse dependientes del hospital y regresar para ser admitidos a cada dificultad que les surja. Durante las crisis puede ser necesario el ingreso, pero éste debería evitarse en lo posible y trazarse un plan a largo plazo con la colaboración del terapeuta que se encarga del caso ambulatoriamente.
5. ¿Cuenta el paciente con los apoyos suficientes si no se le ingresa? Dichos apoyos son: familia, amigos, la comunidad, la parroquia y los recursos de salud mental.
6. ¿Cómo percibirá el paciente el hecho de no ser hospitalizado? ¿Si él ha pedido el ingreso, le causará la no admisión el sentimiento de ser rechazado o abandonado? ¿Progresará un gesto suicida hacia un intento peligroso?
7. ¿Cómo afectará la hospitalización al trabajo o a la escolarización del paciente? La ausencia obligada por el ingreso de estas actividades puede dar lugar a muchos problemas.
8. ¿Están la familia, los amigos y los archivos del hospital disponibles como fuentes de información para elaborar una historia clínica? Los médicos se ven enfrentados a veces con la difícil decisión de hospitalizar a alguien disponiendo sólo de una información limitada. Las fuentes colaterales pueden proporcionar una información inicial para tomar la decisión más adecuada.
9. ¿Está el paciente médicamente enfermo? Los psiquiatras de guardia deben ser cuidadosos para no ingresar a tales pacientes en una unidad psiquiátrica. En ciertos casos el problema médico o quirúrgico es el responsable de los síntomas mentales. Para algunos enfermos, lo indicado es el internamiento en un servicio médico o quirúrgico con seguimiento por parte del equipo de interconsulta psiquiátrica.

FARMACOTERAPIA

Si el paciente es violento, puede utilizarse en la sala de urgencias un antipsicótico o un ansiolítico. En la mayoría de las situaciones puede demorarse la medicación hasta que el paciente ingrese y haya sido estudiado más profundamente.

Referencias cruzadas:

Agitación, ansiedad, conducta homicida y agresiva, suicidio, violencia.

73 / Hipersexualidad

La evaluación social de lo que se considera una conducta sexual apropiada depende en una buena parte de la cultura. Aunque el síntoma de hipersexualidad no ha sido muy estudiado, la gran mayoría de estos pacientes sufren de alteraciones psicológicas más que orgánicas. La hipersexualidad debe definirse en el contexto social; no se basa estrictamente en la cantidad de actividad sexual. Una gran parte de esta actividad puede considerarse normal.

El término *hipersexualidad* suele utilizarse para designar a los intercambios sexuales mantenidos con diversas parejas en ausencia de una relación estable. En los homosexuales, resulta más difícil determinar si alguien es hipersexual, ya que el rango de conducta sexual socialmente aceptable es mayor en la comunidad gay que entre los heterosexuales.

CARACTERÍSTICAS CLÍNICAS Y DIAGNÓSTICO

La patología mental que puede presentarse con hipersexualidad comprende: los trastornos de personalidad (como el límite y el histriónico), la manía, la intoxicación con estimulantes como anfetaminas y cocaína y, con menor frecuencia, la esquizofrenia.

Los términos "ninfomanía", para las mujeres, y "sátiro" y "don Juan", para los hombres, son utilizados con frecuencia para aludir a los heterosexuales que realizan el amor con múltiples parejas, a menudo de forma compulsiva. Las teorías acerca del donjuanismo incluyen: deseos homosexuales inconscientes contra los que el paciente se defiende a través de contactos heterosexuales repetidos. Las ninfómanas suelen ser muy dependientes y pueden tener anorgasmia. Se involucran repetidamente en actividades sexuales sin que las mueva a ello el miedo a perder el amor de su compañero.

Rara vez es la hipersexualidad síntoma de un trastorno orgánico, como la epilepsia temporal. Las enfermedades del lóbulo frontal pueden presentar hipersexualidad como una forma de conducta desinhibida.

ORIENTACIÓN PSICOTERAPÉUTICA Y PARA LA ENTREVISTA

No adoptar actitudes juzgadoras en la entrevista. Además de la historia sexual, la evaluación ha de incluir una historia psiquiátrica y una exploración psicopatológica.

EVALUACIÓN Y MANEJO

1. Realizar una evaluación psiquiátrica completa y hacer un diagnóstico.

2. Completar la historia sexual con detalles acerca de la presencia de posibles trastornos sexuales.
3. Valorar la posible exposición del paciente al VIH o a otras enfermedades venéreas. Remitir al enfermo a un servicio médico si es necesario.
4. Realizar pruebas de embarazo en las mujeres.
5. ¿Está siendo la conducta hipersexual potencialmente peligrosa para el paciente, en especial si éste es un psicótico? Considerar la hospitalización en tales casos.
6. En caso de hospitalización, considerar la conveniencia de una observación individualizada en orden a prevenir interacciones sexuales destructivas con otros pacientes.

FARMACOTERAPIA

No se emplea medicación para este trastorno en la sala de urgencias. Si la conducta es secundaria a una patología mental subyacente, puede tomarse en consideración la farmacoterapia.

Referencias cruzadas:

Incesto, manía, obsesiones y convulsiones, embarazo, violación y abuso sexual, epilepsia del lóbulo temporal.

74 / Crisis hipertensivas

Se trata de una urgencia con riesgo vital que se presenta en pacientes que, tomando inhibidores de la monoaminooxidasa (IMAOs), comen alimentos que contienen tiramina o ingieren fármacos contraindicados, como los agentes simpaticomiméticos.

CARACTERÍSTICAS CLÍNICAS Y PARA LA ENTREVISTA

Los síntomas de una crisis hipertensiva grave son: cefalea occipital, cuello rígido, sudoración, náusea y vómitos.

Las interacciones de los IMAOs con los simpaticomiméticos y otros fármacos específicos son potencialmente fatales (cuadro B.74-1). Los IMAOs combinados con meperidina o dextrometorfano y muchas preparaciones para la tos pueden producir inquietud, vértigos, temblor, sudoración, contracciones musculares, convulsiones e hiperpirexia grave; en algunos casos, con evolución hacia el shock y la muerte. El uso concomitante de inhibidores específicos de la recaptación de se-

Cuadro B.74-1. *Fármacos contraindicados durante el tratamiento con un IMAO*

No utilizar en ningún caso:

Anestésicos –bajo ningún concepto se puede emplear un anestésico espinal o local que contenga adrenalina (la lidocaína y la procaína son seguros)
Antiasmáticos
Antihipertensivos (α-metildopa, guanetidina, reserpina, pargilina)
L-Dopa, L-Triptófano
Narcóticos (en especial meperidina; la morfina y la codeína pueden resultar menos peligrosas)
Anticatarrales, preparados para la fiebre del heno y para la sinusitis,de venta libre, en especial los que llevan dextrometorfano (la aspirina, el acetaminofeno y las pastillas de mentol son seguros)
Simpaticomiméticos (anfetamina, cocaína, metilfenidato, dopamina, metaraminol, adrenalina, noradrenalina, isoproterenol)

Utilizar con vigilancia:

Antihistamínicos
Hidralacina
Propanolol
Hidrato de terpina con codeína

rotonina (ISRS) [p. ej., fluoxetina (Prozac), paroxetina (Seroxat, Frosinor) y sertralina (Besitrán, Aremis) y de IMAOs puede causar: rigidez, fiebre, confusión y muerte. No se pueden utilizar los IMAOs hasta que los ISRs hayan sido retirados durante cinco semanas (cuadro B.74-2].

Los efectos secundarios más comunes de los IMAOs no están relacionados con la dieta ni con las interacciones medicamentosas; estos efectos son: hipotensión ortostática, aumento de peso, edema, insomnio y disfunción sexual. Tanto la hipotensión ortostática como las crisis hipertensivas pueden presentarse en forma de desmayo.

ORIENTACIÓN PSICOTERAPÉUTICA Y PARA LA ENTREVISTA

Realizar una entrevista breve centrada en la identificación del tipo y la cantidad del alimento con tiramina que se ha consumido o de las medicaciones contraindicadas que se han tomado. El paciente puede necesitar un ingreso en una UVI. El riesgo es mucho mayor cuando los fármacos contraindicados se han tomado a dosis altas en un intento de suicidio.

EVALUACIÓN Y MANEJO

1. Tomar las constantes vitales del enfermo. Descartar la hipotensión ortostática causada por el IMAO en sí mismo. La hipotensión puede estar relacionada con un aumento de la dosificación del IMAO. Las cefaleas pueden tener distintas causas; por tanto, no hay que suponer que se deben a una crisis hipertensiva hasta que se compruebe la tensión arterial del paciente, aunque el dolor sea importante.

Cuadro B.74-2. *Alimentos ricos en tiramina que deben evitarse en los tratamientos con un IMAO*

Gran contenido en tiramina:

Alcohol (en particular cerveza y vinos, sobre todo Chianti; una pequeña cantidad de whisky escocés, ginebra, vodka o jerez, resulta permisible)
Habas
Queso curado (p. ej., Camembert, LiederKranz, Edam; la crema de queso y los quesos frescos están permitidos)
Hígado de pollo o de ternera
Naranja
Pescado ahumado o en salmuera, aves de corral o carnes
Sopas (en sobre)
Suplementos vitamínicos efervescentes
Extractos de carne (p. ej., Marmite, Bovril)
Salchichas

Contenido moderado en tiramina (no más de una o dos tomas diarias):

Salsa de soja
Crema agria
Bananas
Aguacates
Berenjenas
Ciruelas
Pasas
Espinacas
Tomates
Yogur

2. Identificar qué cantidad de alimento con tiramina o de fármaco contraindicado es la que se ha tomado.
3. Solicitar una consulta a medicina interna.
4. Procurar una monitorización de las constantes vitales y un tratamiento de soporte en una UCI.
5. Evaluar si hay ideas de suicidio en el paciente.

FARMACOTERAPIA

Administrar fentolamina (Regitina) 5 mg I.V. repetidos según sea necesario o fenoxibenzamina 100 mg I.V. en goteo durante una hora (ambos son bloqueantes α-adrenérgicos). Otra alternativa es el diazóxido (Hyperstat) 300 mg I.V., que relaja la musculatura lisa de las arteriolas. El nifedipino (Adalat) puede utilizarse de la siguiente forma: el paciente muerde una cápsula de 10 mg y traga a continuación su contenido con agua. La clorpromacina (Largactil) 50-100 mg V.O. posee un notable efecto hipotensor y puede emplearse para bajar la tensión arterial. Algunos psiquiatras la prescriben a sus pacientes en tratamiento con IMAOs, aconsejándoles que lleven la medicación y la empleen en caso de presentarse una crisis hipertensiva.

Referencias cruzadas:

Cefalea, síndrome neuroléptico maligno, síndrome serotoninérgico.

75 / Hipertermia

La *hipertermia* es una enfermedad por calor que se asocia a una elevada temperatura corporal. Las categorías generales de este tipo de trastorno son: los calambres por calor, el agotamiento por calor y el golpe de calor. Los niños, los ancianos y los enfermos son los más susceptibles a padecerlo.

CARACTERÍSTICAS CLÍNICAS Y DIAGNÓSTICO

Todos los antipsicóticos pueden producir hipertermia, sobre todo los de baja potencia que tienen unos efectos anticolinérgicos importantes. De forma típica, el paciente ha estado expuesto al calor o ha realizado una actividad física. Tanto las mujeres como los hombres son igualmente susceptibles.

Los síntomas comienzan con: diaforesis, sed, fatiga, vértigo, ataxia e histeria. Conforme progresa el cuadro, se va elevando la temperatura corporal hasta causar un delirium. El paciente puede estar hipoactivo o hiperactivo. Si se deshidrata, puede desaparecer el sudor y desarrollar síntomas de afectación profunda del SNC como: inquietud, rigidez, convulsiones, coma y muerte.

Los antipsicóticos pueden disminuir la termorregulación central del organismo. Además la alteración de la sudoración reduce todavía más la capacidad del paciente para disipar el calor. La hipertermia suele presentarse poco después de que el enfermo inicie el tratamiento con neurolépticos o tras un cambio de dosis.

También puede asociarse a un cuadro de abstinencia (p. ej., de alcohol o de opiáceos).

ORIENTACIÓN PSICOTERAPÉUTICA Y PARA LA ENTREVISTA

Tranquilizar al paciente en el sentido de que el cuadro tiene tratamiento. Explicarle que se trata de una reacción a los fármacos. Investigar si ha realizado ejercicio recientemente o ha estado expuesto al calor. Indagar si hay signos de infección que puedan producir fiebre. ¿Está tomando el enfermo cualquier otro medicamento que pueda producir fiebre farmacógena, como los antibióticos?

EVALUACIÓN Y MANEJO

1. Recabar información sobre la exposición del paciente al calor, a los neurolépticos y sobre si ha realizado ejercicio. ¿Está tomando anticolinérgicos o antipsicóticos con un importante efecto anticolinérgico?
2. Tomar la temperatura del paciente y valorar si está rígido. ¿Tiene el pulso acelerado? ¿Está hipotenso? La rigidez sugiere un síndrome neuroléptico maligno. La anhidrosis, la taquicardia y la hipotensión son signos de deshidratación.
3. Pedir analítica sanguínea con nitrógeno ureico (BUN), creatinina, electrólitos y un sistemático de sangre. Si el enfermo está deshidratado, hidratarlo por vía intravenosa y corregir las alteraciones electrolíticas.
4. ¿Hay fiebre farmacógena? ¿Presenta el paciente una erupción cutánea? La fiebre farmacógena, rara con los neurolépticos, es frecuentemente causada por: antibióticos, antihistamínicos, barbitúricos y otros anticonvulsivantes, y los antiarrítmicos. Es necesario retirar cualquier fármaco que pudiera producir fiebre.
5. ¿Tiene la fiebre una causa médica? Realícese un estudio médico al respecto, con pruebas completas de laboratorio: creatinfosfocinasa (CPK), VSG, sistemático de sangre, creatinina, enzimas hepáticas, hemocultivos y urocultivos.
6. Colocar al enfermo en una habitación con aire acondicionado. En los casos graves, considerar cualquiera de estos procedimientos: baños helados, enfriamiento por evaporación, rociando al paciente con agua tibia y enviándole aire con un ventilador. El segundo de los citados es el más eficaz, ya que genera menos vasoconstricción periférica que las bolsas de hielo o los baños helados.
7. Si la fiebre es moderada, monitorizar la temperatura, considerar el cese de los neurolépticos y estimular al paciente para que beba grandes cantidades de líquidos.

FARMACOTERAPIA

Si se diagnostica un síndrome neuroléptico maligno, hay que tratarlo de inmediato. Son necesarias medidas de soporte como: enfriamiento, monitorización en una UVI y el mantenimiento de las constantes vitales. Los antipiréticos (p. ej., el acetaminofén y la aspirina) pueden ser útiles, pero tienen un papel escaso en el tratamiento del agotamiento por calor y del golpe de calor. Por otra parte, esos fármacos no reducen la temperatura elevada del paciente cuando la hipertermia se debe a los antipsicóticos.

Referencia cruzada:

Síndrome neuroléptico maligno.

76 / Hiperventilación

Tiene lugar cuando una persona respira rápida y profundamente durante varios minutos produciendo hipocapnia y alcalosis respiratoria. Al cesar la hiperventilación voluntaria, la hipocapnia reduce la normal tendencia a respirar, lo que origina hipoxia.

CARACTERÍSTICAS CLÍNICAS Y DIAGNÓSTICO

Los síntomas de la hiperventilación son: vértigo, aturdimiento, desmayos, parestesias y espasmo carpopedal. El diagnóstico diferencial comprende: histeria, hipoglucemia, síncopes vasovagales, isquemia miocárdica, asma, porfiria, feocromocitoma y enfermedad de Ménière. Los trastornos psiquiátricos asociados con la hiperventilación son: ansiedad, fobia, trastorno obsesivo-compulsivo, personalidades límite e histriónica, esquizofrenia y otros síndromes en los que sobresale la ansiedad.

ORIENTACIÓN PSICOTERAPÉUTICA Y PARA LA ENTREVISTA

Ayudar al paciente a relajarse. Informarle que los síntomas se deben a la hiperventilación y que desaparecerán. Mostrarles que pueden detener su respiración durante el ataque, a pesar de sus quejas de sofocación.

EVALUACIÓN Y MANEJO

1. Si todavía está hiperventilando la persona en cuestión, hacerla soplar en una bolsa de papel y que respire el aire de la bolsa. Esto contrarresta la hipocapnia.
2. Descartar otras posibles causas médicas.
3. Efectuar una evaluación psiquiátrica completa. Si el problema es crónico, valorar si hay trastornos de la personalidad o de ansiedad. Remitir al paciente a un tratamiento ambulatorio.

FARMACOTERAPIA

No suele ser necesario el empleo de fármacos, pero si el enfermo está muy ansioso, una dosis única de una benzodiacepina puede bastar; por ejemplo, loracepán (Orfidal) 1 mg V.O. o I.M. o alprazolam (Trankimazín) 0,5-1 mg V.O.

Referencias cruzadas:

Abstinencia de alcohol, ansiedad, trastorno límite de la personalidad, intoxicación y abstinencia por cocaína, trastorno por ansiedad (panic disorder).

77 / Hipocondría

Se caracteriza por una preocupación irracional acerca de la propia salud y por la convicción poco realista de que los signos y síntomas físicos son indicativos de una enfermedad médica seria, a pesar de la razonable seguridad de que dicha enfermedad no está presente.

CARACTERÍSTICAS CLÍNICAS Y DIAGNÓSTICO

El miedo a la enfermedad es persistente y lleva por sí mismo a un empeoramiento del funcionamiento social y ocupacional. Un sistema orgánico (o varios) puede ser el centro de la preocupación (cuadro B.77-1).

Alrededor del 10-15% de los pacientes vistos en atención primaria son hipocondríacos. La incidencia mayor se da en la cuarta y quinta década. La hipocondría puede ser más frecuente en los familiares de los hipocondríacos que en la población general.

La hipocondría es común en culturas que estimulan la somatización como una expresión del sufrimiento psíquico. Psicodinámicamente, este trastorno ofrece al paciente un camino para adoptar el papel de enfermo y evitar así problemas insuperables o algún estrés desbordante. Los posibles orígenes comprenden: 1) agresión hacia los demás que está reprimida y desplazada hacia los síntomas físicos y 2) defensa contra la culpa en la que los síntomas corporales representan un mere-

Cuadro B.77-1. *Criterios para el diagnóstico de la hipocondría*

A. Preocupación, miedo o creencia de tener una enfermedad grave, a partir de la interpretación personal de signos o sensaciones físicas que se consideran pruebas de la enfermedad somática
B. La evaluación física apropiada no apoya el diagnóstico de ningún trastorno somático que pueda explicar los síntomas o sensaciones físicas o las interpretaciones injustificadas del individuo y, además, los síntomas de A no son síntomas propios de la crisis de angustia
C. El miedo de tener o la creencia de que ya se tiene una enfermedad persiste a pesar de las explicaciones médicas
D. La duración del trastorno es por lo menos de seis meses
E. La creencia de A no es de naturaleza delirante como el trastorno delirante de tipo somático (es decir, la persona puede reconocer la posibilidad de que su miedo o su creencia de tener una enfermedad grave sean infundados)

cido castigo por algún pecado. Psicosocialmente, el comienzo de los síntomas suele estar precedido por un estresor importante.

Las características clínicas que indican un pronóstico favorable comprenden la presencia de depresión o ansiedad, el comienzo súbito, la edad temprana, la situación socioeconómica elevada, la ausencia de enfermedades orgánicas y de algún trastorno de la personalidad. A menudo los pacientes hipocondríacos se resisten al tratamiento psiquiátrico; si se les propone un tratamiento en un ambiente médico que haga hincapié en el manejo de las enfermedades clínicas crónicas, se podrá mejorar su cooperación. El resultado es malo en un 25% de los pacientes, y otras dos terceras partes de ellos siguen un curso fluctuante en el largo plazo.

ORIENTACIÓN PSICOTERAPÉUTICA Y PARA LA ENTREVISTA

Los hipocondríacos pueden tener también enfermedades orgánicas. Es útil adoptar al comienzo la actitud de que todas las quejas somáticas se deben a un trastorno físico y realizar una evaluación médica adecuada con inclusión de interconsultas a otros especialistas. Las enfermedades multisistémicas –como el SIDA, lupus eritematoso sistémico, endocrinopatías, esclerosis múltiple, miastenia gravis, enfermedades del SNC, cáncer y sífilis– pueden ser pasadas por alto en el hipocondríaco. Los exámenes físicos periódicos y otras pruebas no invasivas ayudan a tranquilizar a estos pacientes en el sentido de que sus quejas no están siendo ignoradas por el doctor. Mantener una actitud comprensiva sin reforzar la conducta del enfermo.

Identificar los trastornos psiquiátricos mayores, como ansiedad y depresión, ya que la presencia de los mismos sugiere tratamientos definitivos que pueden mejorar el pronóstico.

EVALUACIÓN Y MANEJO

1. Descartar enfermedades físicas genuinas; incluso un hipocondríaco conocido puede caer enfermo. Sin embargo, evítese la repetición innecesaria de pruebas.
2. Investigar si hay trastornos depresivos o por ansiedad, en especial ataques de pánico. Asimismo, averiguar si hay delirios somáticos, obsesiones y compulsiones.
3. La terapia de grupo puede ser el tratamiento de elección, en especial en los ámbitos médicos, ya que mejora las capacidades adaptativas. Los grupos proporcionan además contactos sociales y apoyo. La psicoterapia introspectiva individual también puede resultar eficaz.

FARMACOTERAPIA

No hay un tratamiento farmacológico específico indicado en la hipocondría. En los estados de ansiedad puede ser beneficioso un ansiolítico; por ejemplo, alprazolam (Trankimazín) 0,5-1 mg V.O., oxacepán 10-30 mg V.O. o loracepán (Orfidal) 1 mg V.O. o I.M. Si el curso es episódico como un trastorno depresivo, hay que hacer el diagnóstico de depresión. La aparición de hipocondría por vez primera en un anciano también es sugerente de depresión. El tratamiento con un antidepresivo puede aliviar la depresión subyacente y la hipocondría a la vez. En el trastorno por ansiedad, los síntomas hipocondríacos pueden responder a las benzodiacepinas o a los antidepresivos. Si los síntomas psicóticos sugieren un trastorno delirante, pensar en los neurolépticos.

Referencias cruzadas:

Ansiedad, trastorno límite de la personalidad, depresión, cefalea, simulación, trastorno por ansiedad (panic disorder).

78 / Hipotermia

Se trata de una urgencia médica que suele producirse por una exposición prolongada a las bajas temperaturas.

CARACTERÍSTICAS CLÍNICAS Y DIAGNÓSTICO

Los síntomas conductuales son: confusión, letargia, beligerancia, temperatura corporal baja y temblores y una paradójica sensación de calor. El paciente hipotérmico típico ha sufrido una exposición prolongada al frío después de una importante ingesta etílica u otros depresores del SNC. Los pacientes con una patología física pueden sufrir hipotermia incluso sin una exposición prolongada al frío.

El hipotiroidismo y la hipoglucemia predisponen a la hipotermia. Los antipsicóticos pueden disminuir la termorregulación central, favoreciendo el desarrollo de hipotermia cuando el paciente resulta expuesto a las bajas temperaturas. Otros trastornos médicos que aumentan la susceptibilidad a padecer hipotermia son: insuficiencia hipofisaria, enfermedad de Addison, enfermedad cerebrovascular, encefalopatía de Wernicke, infarto de miocardio, cirrosis y pancreatitis. La característica clínica más frecuente es la intoxicación etílica.

ORIENTACIÓN PSICOTERAPÉUTICA Y PARA LA ENTREVISTA

Hay que centrarse en la urgencia médica y sus potenciales secuelas. Investigar sobre la duración de la exposición al frío, las medicaciones tomadas (en especial, los antipsicóticos) y el consumo de alcohol y sustancias de abuso. Si el paciente está confuso o con delirium hay que centrarse en su seguridad vital, en el control ambiental y en la iniciación de un tratamiento médico de urgencia.

EVALUACIÓN Y MANEJO

1. Solicitar inmediatamente una interconsulta a Medicina Interna.
2. Monitorizar la temperatura del paciente, así como su estado cardíaco. Pedir analítica sanguínea completa, pruebas de función tiroidea, nitrógeno ureico (BUN) y creatinina sérica, electrólitos, test de función hepática, amilasa, alcoholemia y otras pruebas de despistaje de problemas médicos.
3. Aumentar la temperatura del enfermo. La hipotermia leve puede tratarse arropando al paciente con mantas en una habitación cálida, la hipotermia moderada requiere ser tratada con baños calientes. En los casos graves, el calentamiento externo puede originar vasodilatación que hace afluir la sangre desde las vísceras hacia la piel y producir un shock por recalentamiento. La hipotermia severa precisa de un aumento interno de la temperatura con hemodiálisis o diálisis peritoneal con sangre caliente.
4. No administrar alcohol al paciente, ya que produce vasodilatación y aumenta la pérdida de calor a pesar de causar una sensación subjetiva de calidez.
5. Si hay congelación, calentar el área afectada gradualmente (comenzando con agua caliente a 10°C) después de aumentar la temperatura general del organismo.

FARMACOTERAPIA

Proporcionar fluidos I.V. y monitorizar el pH y el potasio. Tratar la acidosis con bicarbonato I.V. y no descuidar la hipocaliemia para reducir el riesgo de arritmias cardíacas. No existe un tratamiento farmacológico específico para este trastorno.

Referencias cruzadas:

Intoxicación alcohólica, delirium.

79 / Ideas de referencia

Las *ideas de referencia* son interpretaciones erróneas de los acontecimientos externos, de los que se piensa que están directamente relacionados con uno mismo.

CARACTERÍSTICAS CLÍNICAS Y DIAGNÓSTICO

Aunque las ideas de referencia pueden presentarse ocasionalmente en cualquier persona, son frecuentes en los pacientes paranoides y pueden constituir el inicio de un sistema delirante. Si las ideas de referencia son severas o persistentes o están organizadas en un sistema bien trabado, constituyen un delirio de referencia. Son típicas las siguientes ideas: "la gente habla de mí" y "las noticias de la televisión se refieren a mí".

Estas ideas suelen presentarse en la esquizofrenia, el trastorno delirante y el trastorno paranoide de la personalidad. También pueden encontrarse en otros trastornos, como la manía, la depresión psicótica y las psicosis inducidas por sustancias.

ORIENTACIÓN PSICOTERAPÉUTICA Y PARA LA ENTREVISTA

No criticar directamente las ideas de referencia. Explorar el grado de convicción de las mismas. Valorar la existencia de delirios, en especial de inserción, control y adivinación del pensamiento, así como pensamiento sonoro. ¿Cómo reaccionan los que viven con el paciente ante sus ideas de referencia? ¿Evita el enfermo hablar de esas ideas con los demás? ¿Cree el paciente firmemente en algo que no es posible? ¿Tiene un plan para actuar contra los objetos del pensamiento referencial?

Asegurar al paciente que sus ideas pueden ser discutidas con total confidencialidad. No hacer nada que pueda aumentar la suspicacia del enfermo, ya que esto introducirá al médico dentro del sistema delirante.

EVALUACIÓN Y MANEJO

1. Hacer un diagnóstico definitivo. Realizar el diagnostico diferencial entre: esquizofrenia, trastorno delirante y trastorno paranoide de la personalidad. Descartar psicosis afectivas.
2. Ciertos fármacos, como los alucinógenos (LSD), la fenciclina (PCP) y los psicoestimulantes (cocaína y anfetaminas) pueden causar síntomas psicóticos, como ideas de referencia. Los signos vitales del paciente y los resultados de la toxicología en orina pueden aclarar el diagnóstico.
3. Valorar el grado de afectación del pensamiento del paciente. Hospitalizar a los enfermos peligrosos.

FARMACOTERAPIA

Depende del diagnóstico y la severidad del trastorno. La depresión, la esquizofrenia, y la manía requieren todos ellos diferentes enfoques farmacoterápicos; por tanto, es importante hacer el diagnóstico preciso.

Si existe ya un delirio bien estructurado, los antipsicóticos pueden ser escasamente eficaces. Estos pacientes suelen rechazar el tratamiento y sus síntomas son, con frecuencia, refractarios a los neurolépticos.

Referencias cruzadas:

Agitación, ansiedad, esquizofrenia crónica con exarcerbación aguda, trastorno delirante, depresión, alucinaciones, manía, paranoia, trastornos esquizoafectivos.

80 / Ilusiones

Las *ilusiones* son interpretaciones erróneas de la percepción de estímulos reales externos. Por contraste, las alucinaciones no están relacionadas con ninguno de dichos estímulos.

CARACTERÍSTICAS CLÍNICAS Y DIAGNÓSTICO

Las ilusiones son síntomas menos significativos que las alucinaciones. Suelen presentarse en personas normales, en especial, cuando caen en el sueño, están cansadas o sobreestimuladas. La tarea clínica principal es determinar cuándo las ilusiones son síntomas psicóticos, como en el caso de la esquizofrenia. En los psicóticos, puede resultar difícil distinguir las ilusiones de las alucinaciones. El clínico ha de determinar si las ilusiones son secundarias a un delirium, intoxicación o abstinencia.

En la población normal la privación sensorial puede originar ilusiones, en particular en el anciano que tiene un descenso de la agudeza sensorial. El estrés físico y psicológico puede precipitar las ilusiones.

ORIENTACIÓN PSICOTERAPÉUTICA Y PARA LA ENTREVISTA

Si también hay alucinaciones, la entrevista debe consistir en una valoración completa de los trastornos psicóticos. Si las ilusiones son leves, informar al paciente que las mismas son normales, con frecuencia, y no indican necesariamente que se trate de un problema psiquiátrico mayor, en especial cuando las ilusiones aparecen sólo tras la privación sensorial o cuando el paciente está estresado.

EVALUACIÓN Y MANEJO

1. Averiguar si hay además síntomas psicóticos inequívocos como las alucinaciones o los delirios.

2. Efectuar una exploración psicopatológica completa y recoger la historia del paciente. El examen cognitivo debe explorar si hay: esquizofrenia, depresión, manía, trastornos por ansiedad, abuso de sustancias psicoactivas y trastornos mentales orgánicos. Valorar al paciente desde el punto de vista médico, ya que las ilusiones pueden tener relación con enfermedades médicas subyacentes.
3. Identificar el curso de las ilusiones y qué problemas causan; la presencia de ilusiones persistentes y de cualquier alteración causada por las ilusiones sugiere la existencia de una psicopatología seria.
4. En el anciano que experimenta ilusiones tras la privación sensorial, la restauración de un ambiente con estímulos adecuados suele resolver los síntomas.

FARMACOTERAPIA

No hay un tratamiento medicamentoso específico. Si el paciente está extremadamente preocupado por su síntoma, pueden ser útiles las benzodiacepinas durante un tiempo limitado: diacepán (Valium) 5-10 mg V.O., una o dos veces al día, clonacepán (Rivotril) 0,25-0,50 mg V.O. una o dos veces al día, o loracepán (Orfidal) 1-2 mg V.O. una o dos veces al día. Si la ilusión es un síntoma psicótico, están indicados los neurolépticos.

Referencias cruzadas:

Ansiedad, confusión, alucinaciones, intoxicación, esquizofrenia.

81 / Muerte súbita asociada con antipsicóticos

La introducción de los neurolépticos no ha aumentado la tasa de muertes súbitas en los pacientes psiquiátricos. Los que padecen psicosis agudas pueden morir como resultado del estrés relacionado con la psicosis antes que como consecuencia del tratamiento. Sin embargo, los antipsicóticos poseen efectos secundarios potencialmente peligrosos, en especial en los enfermos físicos. Las complicaciones que entrañan riesgo vital no son más frecuentes en los de alta que en los de baja potencia.

CARACTERÍSTICAS CLÍNICAS Y DIAGNÓSTICO

Los efectos secundarios de los antipsicóticos que pueden contribuir a la muerte súbita son: 1) fibrilación ventricular (los neurolépticos no son arritmógenos); 2) inhibición del reflejo nauseoso, lo que lleva a la asfixia por aspiración de alimentos regurgitados; 3) disminución del umbral convulsivante, lo que causa crisis comiciales; 4) distonía de la laringe y faringe, con resultado de asfixia; 5) hipotensión ortostática, lo que origina un accidente cerebrovascular o infarto de miocardio; 6) síndrome neuroléptico maligno; 7) efectos anticolinérgicos con reducción de la motilidad gastrointestinal y el riesgo de shock en pacientes con megacolon adquirido; 8) tapones mucosos endobronquiales en asmáticos; 9) agranulocitosis inducida por clozapina (Leponex) con la posibilidad de infecciones oportunistas.

ORIENTACIÓN PSICOTERAPÉUTICA Y PARA LA ENTREVISTA

No hay evidencias de que el uso de los antipsicóticos incremente la posibilidad de sufrir una muerte súbita. Describir cuidadosamente los potenciales efectos secundarios tanto a los pacientes como a sus familiares. Instruirles para que busquen una ayuda médica inmediata si dichos efectos aparecen, en especial la distonía, la rigidez severa, las convulsiones y la hipotensión. Informar a los pacientes que los neurolépticos en algunos casos producen agranulocitosis; por tanto, hay que estar pendiente del menor signo de infección como la fiebre.

EVALUACIÓN Y MANEJO

Proporcionar una asistencia médica adecuada.

FARMACOTERAPIA

Retirar el antipsicótico o disminuir su dosificación si es necesario eliminar efectos secundarios severos. Muchos de ellos pueden reducirse cambiando a otro neuroléptico. Los efectos extrapiramidales se tratan fácilmente con anticolinérgicos. Los efectos adversos como: anticolinergia, hipotensión y disminución del umbral convulsivante se tratan cambiando a un antipsicótico de alta potencia.

Referencias cruzadas:

Agitación, acatisia, acinesia, ansiedad, arritmia cardíaca, distonía aguda, síndrome neuroléptico maligno.

82 / Muerte súbita de origen psicógeno

Las personas médicamente sanas pueden morir como resultado de un estrés psíquico desbordante. Un mecanismo propuesto para explicar este hecho es que la ansiedad severa lleva a descargas neurovegetativas masivas en el SNC, lo que produce fibrilación ventricular. Otro mecanismo propuesto es que el estrés severo causa un derrumbe del eje hipotálamo-hipofisario-adrenal con el resultado de shock y alteraciones del sistema inmunitario. Un paciente que ha sufrido una pérdida importante puede encontrarse tan desesperado que pierda el deseo de vivir.

CARACTERÍSTICAS CLÍNICAS Y DIAGNÓSTICO

En el vudú la eficacia de la maldición depende de si la víctima designada cree en el poder de dicha maldición. La creencia de que uno morirá a causa de esa maldición puede ser suficiente para producir la muerte. Los pacientes pueden estar deshidratados o en estado de inanición. Pueden presentarse asimismo arritmias.

ORIENTACIÓN PSICOTERAPÉUTICA Y PARA LA ENTREVISTA

Se precisa una intervención rápida con un acercamiento cognitivo. Hay que contar con la familia del paciente o utilizar otras intervenciones culturalmente apropiadas. Es preciso tratar de aliviar o eliminar el agente estresante. Las personas con arritmias cardíacas deben ser asesoradas para prepararse ante las situaciones estresantes y para anticipar los acontecimientos generadores de ansiedad.

EVALUACIÓN Y MANEJO

En las situaciones de vudú, hay que llamar a otra persona a la que se crea poseedora de poderes para contrarrestar la maldición. Los pacientes con arritmias deben ser atendidos por un cardiólogo en la sala de urgencias. Si la muerte súbita no está relacionada con el vudú, identifíquense otros factores estresantes.

FARMACOTERAPIA

No es necesario un tratamiento específico; sin embargo la ansiedad severa puede aliviarse con benzodiacepinas. Los pacientes con una enfermedad cardíaca conocida pueden beneficiarse de agentes que eleven el umbral eléctrico cardíaco o prevengan una rápida elevación de los latidos. Es precisa la consulta con un cardiólogo.

Referencias cruzadas:

Agitación, ansiedad, trastorno por ansiedad (panic disorder).

83 / Impotencia (trastorno de la erección masculina)

La *impotencia* es la incapacidad de alcanzar la erección peniana. Aunque no constituye una urgencia psiquiátrica, se trata de una queja común en los varones examinados por los médicos, y puede generar una considerable ansiedad y sufrimiento al paciente.

CARACTERÍSTICAS CLÍNICAS Y DIAGNÓSTICO

El objetivo inmediato en la evaluación de la queja de impotencia es realizar un diagnóstico específico determinado por: 1) el paciente es verdaderamente impotente (incapaz de alcanzar una erección funcional en ninguna circunstancia); 2) la impotencia es secundaria a un trastorno médico o al consumo de alcohol o drogas (cuadros B.83-1 y B.83-2); 3) la impotencia es primaria (el paciente nunca ha obtenido una erección suficiente como para realizar el coito) o secundaria (hubo erecciones suficientes para el coito en el pasado); 4) factores que han contribuido a la impotencia secundaria, y 5) condiciones que hacen selectiva la impotencia (p. ej., sólo con la esposa pero no con la amante). Tras unos cuantos episodios de impotencia, la ansiedad anticipatoria contribuye a aumentarla. Los criterios para diagnosticar la impotencia se recogen en el cuadro B.83-3.

La impotencia primaria es infrecuente (1% de los varones menores de treinta y cinco años); la secundaria se presenta entre el 10-20% de todos los hombres. La prevalencia aumenta con la edad, pero en el anciano la disponibilidad de una compañera sexual está más relacionada con la impotencia que con la edad propiamente dicha.

ORIENTACIÓN PSICOTERAPÉUTICA Y PARA LA ENTREVISTA

La impotencia es un tópico delicado para la mayoría de los hombres. Hay que entrevistar al paciente solo; después a su pareja. Preguntar al enfermo por el consumo de drogas, fármacos y alcohol. ¿Tiene erecciones al despertar, en la masturbación o con otras parejas? La mayoría (50-80%) de las impotencias no tienen una causa orgánica. Se benefician de un abordaje psicoterapéutico, individual o de pareja y de terapia sexual.

EVALUACIÓN Y MANEJO

1. Descartar el consumo de drogas y alcohol.

Cuadro B.83-1. *Enfermedades relacionadas con la disfunción eréctil*

Infecciosas y parasitarias
- Elefantiasis
- Fiebre urliana

Cardiovasculares
- Enfermedad aterosclerótica
- Aneurisma aórtico
- Síndrome de Leriche
- Insuficiencia cardíaca

Nefropatías y uropatías
- Enfermedad de Peyronie
- Insuficiencia renal crónica
- Hidrocele o varicocele

Hepatopatías
- Cirrosis (habitualmente asociada con alcoholismo)

Trastornos pulmonares
- Insuficiencia respiratoria

Genéticas
- Síndrome de Klinefelter
- Anormalidades vasculares o estructurales penianas congénitas

Trastornos nutricionales
- Desnutrición
- Deficiencias vitamínicas

Trastornos endocrinos
- Diabetes mellitus
- Disfunción del eje hipofisario-suprarrenal-testicular
- Acromegalia
- Enfermedad de Addison
- Adenoma cromófobo
- Neoplasias suprarrenales
- Mixedema
- Hipertiroidismo

Trastornos neurológicos
- Esclerosis múltiple
- Mielitis transversa
- Enfermedad de Parkinson
- Epilepsia del lóbulo temporal
- Enfermedad traumática o neoplasia de la médula espinal
- Tumores del SNC
- Esclerosis lateral amiotrófica
- Neuropatías periféricas
- Paresia general
- Tabes dorsal

Fármacos y otras sustancias contribuyentes
- Alcohol y otras sustancias adictivas (heroína, metadona, morfina, cocaína, anfetaminas y barbitúricos)
- Fármacos prescriptos (psicotrópicos, antidepresivos, estrógenos y antiandrógenos)

Intoxicaciones
- Plomo (saturnismo)
- Herbicidas

Procedimientos quirúrgicos
- Prostatectomía perineal
- Resección colónica abdominoperineal
- Simpatectomía (frecuentemente impide la eyaculación)
- Cirugía aortoilíaca
- Cistectomía radical
- Linfadenectomía retroperitoneal

Varios
- Radioterapia
- Fractura pélvica
- Cualquier enfermedad sistémica o estado debilitante severos

Cuadro tomado de VA Sadock: Normal human sexuality and sexual dysfunctions. In *Comprehensive Textbook of Psychiatry* ed 5, HI Kaplan, BJ Sadock, editores, p 1045. Williams & Wilkins, Baltimore, 1989. Utilizado con permiso

2. Recoger la historia completa del paciente ¿Podría haber causas médicas (p. ej., diabetes mellitus)?
3. Determinar las circunstancias de la impotencia cuándo, dónde, con quién, con cuánta frecuencia, con cuánto esfuerzo. ¿Hasta qué punto estaba ansioso el paciente o la pareja?
4. Si hay erecciones en otras ocasiones (p. ej., al despertar, en la masturbación o con otra pareja), es improbable que haya una causa orgánica.
5. Si se han descartado las drogas, el alcohol y la patología médica, hay que realizar una exploración en el laboratorio del sueño. Las erecciones espontáneas ocurren durante el período REM y su tumescencia puede medirse entonces.

Cuadro B.83-2. *Agentes farmacológicos relacionados con disfunciones sexuales masculinas**

Fármaco	*Trastorno de la erección*	*Trastorno de la eyaculación*
Psicofármacos		
Antidepresivos tricíclicos≈		
Imipramina (Tofranil)	+	+
Protriptilina	+	+
Desipramina	+	+
Clomipramina (Anafranil)	+	+
Amitriptilina (Tryptizol)	+	+
Nortriptilina (Martimil)	+	+
Inhibidores de la monoaminooxidasa		
Tranilcipromina (Parnate)	+	
Mebanazina	+	+
Fenelzina (Nardelzine)	+	+
Pargilina	–	+
Isocarboxazida (Marplan)	–	+
Otros fármacos que afectan el estado de ánimo		
Litio (Plenur)	+	
Anfetaminas	+	+
Tranquilizantes mayores§ (antipsicóticos)		
Flufenacina	+	
Tioridazina (Meleril)	+	+
Clorprotixeno	–	+
Mesoridazina	–	+
Perfenazina (Decentán)	–	+
Trifluoperazina (Eskacine)	–	+
Butaperazina	–	+
Reserpina	+	+
Haloperidol (Haloperidol)	–	+
Tranquilizantes menores** (ansiolíticos)		
Clordiazepóxido (Huberplex)	–	+
Antihipertensivos		
Clonidina (Catapresán)	+	
Metildopa (Aldomet)	+	+
Espironolactona (Aldactone)	+	–
Hidroclorotiazida (Apresoline)	+	–
Guanetidina (Ismelín)	+	+
Sustancias adictivas comunes		
Alcohol	+	+
Barbitúricos	+	+
Cannabis	+	–
Cocaína	+	+
Heroína	+	+
Metadona	+	–
Morfina	+	+

Continúa

Cuadro B.83-2. *Agentes farmacológicos relacionados con disfunciones sexuales masculinas** (Continuación)

Fármaco	*Trastorno de la erección*	*Trastorno de la eyaculación*
Varios		
Antiparkinsonianos	+	+
Clofibrate (Atromid-S)	+	−
Digoxina (Lanoxin)	+	−
Glutetimida	+	+
Indometacina (Inacid)	+	−
Fentolamina (Regitina)	−	+
Propanolol (Sumial)	+	−

* Se ha comunicado que los agentes psicoactivos pueden causar tanto aumento como disminución de la libido. Es difícil discriminar entre los efectos atribuibles a la enfermedad de base y los resultantes de la mejoría de ésta. La disfunción sexual asociada con el consumo de una medicación o una droga desaparece cuando ésta se suspende.

= Los trastornos de la erección atribuibles al tratamiento con antidepresivos tricíclicos son poco frecuentes.

§ Los tranquilizantes mayores rara vez causan disfunciones sexuales. Se han comunicado casos ocasionales de priapismo asociado con tioridazina y trazodona.

** Se ha comunicado que las benzodiazepinas disminuyen la libido, pero sus efectos ansiolíticos potencian el funcionamiento sexual de algunos individuos.

Cuadro tomado de VA Sadock: Normal Human sexuality and sexual dysfunctions. In *Comprehensive Textbook of Psychiatry*, ed 5, HI Kaplan, BJ Sadock, editores, p 1045. Williams & Wilkins, Baltimore, 1989. Utilizado con permiso.

Algunos pacientes con alteraciones orgánicas leves que causan impotencia tienen erecciones durante el sueño REM.

6. Si no hay erecciones durante varias noches comprobando con un EEG del sueño, está indicada la derivación al urólogo. Las siguientes exploraciones arrojan datos de interés diagnóstico: una exploración endocrina, medidas del flujo sanguíneo del pene con Doppler y estudios de conducción nerviosa.
7. La colocación quirúrgica de una prótesis es un procedimiento drástico. Estas prótesis son semirrígidas o inflables. Los posibles problemas son: infección, perforación, dolor y retención urinaria. Con frecuencia, las prótesis no son sexualmente satisfactorias para el paciente.
8. La revascularización del pene es un tratamiento experimental adicional para la impotencia causada por una enfermedad vascular. Otro tratamiento propuesto es la estimulación eléctrica del pene.

Cuadro B.83-3. *Criterios para el diagnóstico de la impotencia*

A. Uno u otro:
   1) Fracaso parcial o completo, persistente o recurrente, en un varón para alcanzar o mantener la erección hasta completar el acto sexual
   2) Falta persistente o recurrente de un sentido subjetivo de excitación y placer sexual en un varón durante el coito

B. Presentación no exclusiva de otro trastorno del Eje I (distinto de una disfunción sexual), tal como la depresión mayor

Reproducido con permiso. DSM-III-R: *Manual diagnóstico y estadístico de los trastornos mentales.* © Masson S.A., Barcelona, 1988.

FARMACOTERAPIA

Para la impotencia de causa orgánica pueden considerarse tratamientos invasivos, como la inyección de sustancias vasoactivas en el cuerpo cavernoso del pene. Los fármacos más utilizados son una combinación de papaverina y fentolamina (Regitina). Las posibles complicaciones son el priapismo y la esclerosis venosa. Otros fármacos que han sido considerados son: el polipéptido intestinal vasoactivo, la fenoxibenzamina y la hormona liberadora de gonadotropina (administrada por inhalación). La yohimbina puede ser útil, a veces, en el tratamiento de la impotencia inducida por psicotropos.

Referencias cruzadas:

Intoxicación alcohólica, ira, ansiedad, depresión, pánico homosexual, crisis de pareja.

84 / Incesto

El *incesto* es la actividad sexual (p. ej., caricias y coito) entre parientes consanguíneos o familiares (padre-hija, madre-hijo, hermanos, padrastros e hijastros).

CARACTERÍSTICAS CLÍNICAS Y DIAGNÓSTICO

Las víctimas del incesto suelen ser las mujeres. El tipo más frecuente es: padre-hija (75% de los casos). El incesto entre hermanos se comunica menos comúnmente pero puede ser tan frecuente como el anterior. El tipo madre-hijo es el más raro. La prevalencia verdadera del incesto resulta desconocida por su naturaleza oculta, pero más de un 10% de las mujeres han sido víctimas de abuso sexual o incesto. Las familias de un status socioeconómico bajo pueden ser menos capaces de ocultarlo que las de status superior. El coito tiene lugar en cerca de la mitad de los casos. El incesto homosexual (padre-hijo y madre-hija) es sumamente raro; en esos casos, el padre puede que no tenga comportamientos homosexuales fuera del hogar, y puede mantener relaciones incestuosas tanto con una hija como con un hijo.

En casi todas las sociedades el incesto padres-hijos es un tabú e indica una ruptura de la norma social y moral. Los tabúes socializados contra el incesto protegen contra la expresión biológica de genes patológicos recesivos. Sin embargo, en ciertas sociedades los matrimonios entre hermanos están admitidos.

Las características clínicas asociadas con el incesto son: abuso de alcohol, sociopatía, violencia, exceso de población, proximidad física aumentada, aislamiento rural que evita los contactos extrafamiliares, las segundas nupcias, las deficiencias intelectuales y los trastornos mentales mayores. En general, el padre incestuoso es dominante, potencialmente violento y temido, y la madre es pasiva, discriminada e incapaz de interferir. La relación entre los padres suele estar marcada por una disputa sexual preexistente.

En el caso típico de incesto (padre-hija), la hija mayor ha estado muy apegada al padre, quien comienza a acercarse sexualmente a ella hacia los diez años. Se suele identificar el incesto cuando la niña tiene entre nueve-trece años y después que la relación sexual lleva ya de dos a cuatro años en actividad. El padre se comporta alternativa e impredeciblemente como padre o como amante con la hija, creando una confusión de los roles familiares. La madre puede ser, a veces, competitiva y rechaza creer las afirmaciones de la hija sobre las aproximaciones sexuales del padre. La madre puede estar, de alguna forma ausente, de la vida familiar, generalmente a causa de una enfermedad. Los hermanos perciben el papel especial que la víctima tiene con el padre y la tratan como a una extraña. El padre, temeroso de que el incesto sea revelado, interfiere en el desarrollo de las relaciones sociales normales de la hija. Las chicas que han sufrido incesto presentan una tasa mayor de la usual en cuanto a embarazos adolescentes, suicidios y fugas de casa. Si la víctima se escapa del hogar, el padre puede comenzar una relación sexual con la siguiente hija de la familia.

ORIENTACIÓN PSICOTERAPÉUTICA Y PARA LA ENTREVISTA

Si se sospecha el incesto, hay que realizar entrevistas individuales a cada miembro de la familia y sobre todo de la niña que es víctima. Tranquilizar a la misma en el sentido de que será protegida y de que se encuentra segura. La niña debe saber que puede hablar del incesto con seguridad con los médicos en un ambiente sin riesgos. Hay que comenzar la entrevista tocando temas indirectos. Preguntar después por conductas específicas, intentando documentar con precisión lo que pasó. Generalmente, el paciente lo niega completamente. Es necesario determinar los datos importantes, sobre todo el nivel de privacidad en el hogar, la naturaleza de las relaciones entre los padres, si hay una historia de abuso infantil en el padre y la vergüenza acerca del grado de contacto físico entre los miembros de la familia.

Pueden estar relacionadas con experiencias incestuosas: la violencia, la depresión, la suicidabilidad, las quejas somáticas, el abuso de sustancias, los trastornos de la alimentación, el embarazo, la hipersexualidad, los trastornos de personalidad y los trastornos disociativos. La conducta autodestructiva en un niño puede ser el resultado de un incesto.

EVALUACIÓN Y MANEJO

1. El objetivo primario en los casos de incesto es revelar lo que está ocurriendo. Una vez que se ha roto la complicidad, la negación y el miedo de los otros miembros de la familia, el temor a las consecuencias suele evitar que el incesto se repita. Prestar atención al riesgo de suicidio en todos los participantes en el incesto, en especial en el momento de descubrirse.

2. Examinar al paciente en busca de contusiones y traumatismos, y comprobar si existen enfermedades venéreas. Utilizar protocolos como los que se emplean en los casos de violación.
3. Ponerse en contacto con los organismos protectores de la infancia para contrarrestar la considerable presión que se ejercerá sobre la víctima para que se retracte de la historia.
4. Evaluar a los miembros de la familia en busca de trastornos psiquiátricos primarios que precisen tratamiento. Valorar a los hermanos para determinar una posible victimización.
5. La psicoterapia individual es el tratamiento de elección para las víctimas; puede ser un camino para la ventilación de la ira.
6. La terapia familiar puede ayudar a reconstruir una familia destruida.
7. La terapia de grupo resulta, a veces, útil para los supervivientes del incesto que están capacitados para discutir el tema abiertamente en grupo. Algunos grupos, para específicamente, mujeres ayudan a reducir la vergüenza y el estigma. Otros grupos lo son para las madres de las víctimas; con frecuencia, el incesto conduce al divorcio y las madres albergan sentimientos de rabia y culpa.
8. Hay que enseñar claramente y de forma sencilla a los niños que sus genitales son sus partes privadas y no deben ser tocadas por los demás, incluyendo a los miembros de la familia.

FARMACOTERAPIA

No está indicado ningún tratamiento farmacológico específico, si bien algunos trastornos psiquiátricos subyacentes pueden requerir dicho tratamiento más adelante.

Referencias cruzadas:

Maltrato: niño, anciano, esposa, ira, pánico homosexual, hipersexualidad, crisis de pareja, violación y abuso sexual.

85 / Insomnio

Es la dificultad para conciliar el sueño o para mantenerlo, o bien la insuficiencia de sueño.

CARACTERÍSTICAS CLÍNICAS Y DIAGNÓSTICO

El insomnio es un síntoma inespecífico. Aunque es la queja más frecuente que escucha cualquier médico, no suele estudiarse adecuadamente. Por lo general, se trata rápidamente con un hipnótico antes de realizar una evaluación suficiente. Puede ser un síntoma de muchos trastornos psiquiátricos distintos, como depresión, manía, ansiedad, psicosis, abuso de sustancias y también aparecer en los trastornos primarios del sueño. En el anciano, las quejas de insomnio pueden ser secundarias a los cambios normales de la edad en la arquitectura del sueño. La aproximación inicial debe ser describir el curso y la severidad del insomnio y su relación con factores asociados.

Una queja de insomnio no tiene importancia clínica a no ser que implique una alteración del funcionamiento diurno (somnolencia diurna). Las personas presentan diferencias individuales en la cantidad de sueño que necesitan y algunas de ellas son poco dormilonas. Por tanto, una queja de que se duerme pocas horas necesita ser contrastada con el funcionamiento diurno. Por otro lado, muchos pacientes que se dicen insomnes, se duermen con normalidad, cuando se les estudia en el laboratorio del sueño.

ORIENTACIÓN PSICOTERAPÉUTICA Y PARA LA ENTREVISTA

Diagnosticar un trastorno de la iniciación y mantenimiento del sueño (TIMS) (cuadro B.85-1). Recoger la historia del consumo de sustancias del paciente, incluyendo alcohol, cafeína y otros estimulantes, sedantes e hipnóticos, y drogas de abuso; todas ellas pueden producir insomnio. Otras medicaciones, como los broncodilatadores, pueden causar insomnio también.

¿Cuánto tiempo lleva el síntoma presente y qué alteraciones ha producido? ¿Se presenta sólo en casa o sólo durante la semana laboral?

Pregúntese a la pareja sobre la calidad del sueño del paciente, así como por síntomas asociados: ronquidos, reflujo gastroesofágico, sacudidas mioclónicas y piernas inquietas. ¿Presenta el paciente nicturia como consecuencia de una ingesta excesiva de líquidos o de patología urinaria?

Investigar sobre la higiene del sueño. ¿Es confortable y silenciosa la habitación? ¿Está limpia la cama? ¿Realiza actividades el paciente en la cama que le distraen, como ver la televisión, comer o leer? Antes de irse a dormir han de evitarse las comidas copiosas, el ejercicio intenso y la toma de alcohol ¿Duerme el paciente hasta bien entrada la mañana durante los fines de semana, hasta el punto de no poder conciliar el sueño la noche del domingo? Si es así, esto sugiere la existencia de un ciclo sueño-vigilia retrasado.

EVALUACIÓN Y MANEJO

1. Realizar una evaluación psiquiátrica completa para diagnosticar: depresión, manía, ansiedad, psicosis, si hay alguno de ellos presente. Un diagnóstico preciso requiere un tratamiento específico; el insomnio relacionado con una exacerbación aguda en una esquizofrenia suele responder a los antipsicóticos y la manía mejora con litio (Plenur) o antipsicóticos.
2. ¿Podrían estar contribuyendo ciertos trastornos médicos al insomnio?

Cuadro B.85-1. *TIMS: Trastornos del inicio y mantenimiento del sueño (insomnio)*

Diagnóstico	*Signos y síntomas*	*Comentarios*	*Tratamiento*
Insomnio psicofisiológico persistente	TIMS persistente sin el uso de drogas o psicopatología. Despertares repetidos, sueños angustiosos, actividad muscular aumentada, pulso rápido. El paciente puede dormir bien en vacaciones o en un ambiente distinto del habitual	Puede ser el resultado de una tensión crónica, ansiedad, condicionamiento negativo a la habitación donde duerme o una combinación de todo lo anterior. Suele diagnosticarse tras eliminar todas las otras posibilidades	Relajación, modificación de conducta, higiene del sueño adecuada (horario del sueño regular), no tomar estimulantes al ir a dormir, ambiente propicio al sueño
Insomnio relacionado con ansiedad o trastorno de la personalidad	TIMS persistente con un diagóstico de neurosis o trastorno de la personalidad. El EEG puede revelar fragmentación del sueño, con sueño profundo disminuido (ondas lentas) y un período REM pequeño	Similar al anterior, excepto que los síntomas psiquiátricos destacan más. El insomnio guarda paralelismo con la severidad de los síntomas psiquiátricos	La arquitectura del sueño mejora con el tratamiento de la patología psiquiátrica subyacente. Los tratamientos arriba referidos pueden ser eficaces
Insomnio relacionado con depresión	Con diagnóstico de depresión. Inquietud, sueño insatisfactorio, despertares múltiples, latencia REM acortada. Despertar precoz en la madrugada (insomnio terminal). Algunos depresivos, en especial los del tipo bipolar o los atípicos, tienen hipersomnio. Las depresiones reactivas suelen tener insomnio sin acortamiento de la latencia del REM	El insomnio es común entre los depresivos, en especial los ancianos, que apenas tienen sueño profundo	Los tratamientos antidepresivos tienden a corregir la arquitectura del sueño
Insomnio relacionado con manía	Escaso sueño (2-4 horas), con o sin siestas diurnas. Puede no haber sueño hasta que el paciente esté agotado	La familia se suele quejar del reducido sueño del paciente	El tratamiento de la manía tiende a corregir la arquitectura del sueño
Insomnio relacionado con la exacerbación de una esquizofrenia o psicosis funcional	Latencia del comienzo del sueño (SOL) severamente aumentada con escasa continuidad del sueño. El paciente puede no dormir hasta que caiga agotado	El sueño puede estar fuera de fase con respecto al ritmo circadiano normal (inversión del ciclo sueño-vigilia)	El tratamiento de la psicosis con antipsicóticos tiende a corregir la arquitectura del sueño

Insomnio relacionado con depresores del sistema nervioso central	Bajo los efectos del depresor –3/4 disminuidos, REM, 1/2 aumentados. Los límites de los estadios del sueño están difuminados tras varias semanas de uso, incremento de SOL, más despertares.	Es consecuencia de la tolerancia o de la abstinencia del fármaco. Más frecuente en ancianos o adolescentes. La abstinencia se acompaña de inquietud, tensión muscular, náusea	La retirada del fármaco debe hacerse con control médico. En la abstinencia brusca, es probable la total alteración del sueño. La alteración puede persistir mucho tiempo. El rebote REM es frecuente durante la abstinencia
	En abstinencia –alteración casi completa del sueño. Rebote REM (pesadillas con frecuencia)		
Insomnio relacionado con estimulantes	SOL aumentada 3/4 disminuidos, REM disminuido. Puede haber trastornos por excesiva somnolencia (TOES). El Crash ocasional es un síntoma clásico	La ingestión de cafeína en las últimas horas del día es la causa más común. Hay que descartar antes otras patologías del sueño	La retirada del fármaco debe hacerse bajo control médico. Es probable la hipersomnia (crashing) en la abstinencia brusca
Insomnio relacionado con apnea o hipoventilación alveolar	10 segundos de cesación de la respiración. Los despertares subsiguientes producen insomnio	Se asocian con frecuencia con los TOES Tres tipos: Apnea central –cesación del esfuerzo respiratorio Bloqueo superior del flujo aéreo –ronquidos, pacientes obesos Mixto –central en el primer estadio seguido de un esfuerzo respiratorio renovado contra un bloqueo temporal	Los casos mixto y de bloqueo superior pueden tratarse con la pérdida de peso o la traqueotomía. Se ha probado una gran variedad de fármacos con escasos resultados en la apnea central Los hipnóticos pueden agravar la apnea del sueño suprimiendo la respiración
Insomnio relacionado con mioclonías nocturnas	Contracciones periódicas en la cadera, piernas, tobillos y pies seguidos de un despertar parcial o completo. Episodios de 10 segundos de duración. El EEG no muestra actividad comicial	Debe diferenciarse de las convulsiones y sacudidas del sueño –sacudidas motoras groseras en el proceso de dormir que no son patológicas. Pueden acompañarse de un síndrome de piernas inquietas que se caracteriza por una sensación de reptación profunda en las piernas y en los pies	No tiene un tratamiento enteramente satisfactorio Las benzodiacepinas tomadas al acostarse pueden aliviar los síntomas La carbamacepina se usa en el síndrome de las piernas inquietas, pero puede deprimir la médula ósea La oxicodona al acostarse, pero es adictiva

Continúa

Cuadro B.85-1. *TIMS: Trastornos del inicio y mantenimiento del sueño (insomnio)* (Cont.)

Diagnóstico	*Signos y síntomas*	*Comentarios*	*Tratamiento*
Insomnio relacionado con el alcohol	Sueño no reparador, insatisfactorio. Estadios 3 y 4 ausentes completamente en el alcoholismo crónico. REM alterado y corto. La supresión del REM es la característica principal. Puede haber hipersomnia o insomnio terminal con despertares frecuentes al final de la noche	El alcohol se toma frecuentemente para inducir el sueño, pero altera profundamente el período REM, el sueño profundo y la arquitectura del sueño	Retirar el alcohol bajo control médico
Insomnio relacionado con la abstinencia alcohólica	Aumento dramático de la SOL, 3/4 disminuidos, rebote REM, despertares frecuentes, inquietud	Delirium y alucinaciones característicos de la abstinencia alcohólica	El patrón del sueño se normaliza a los 10-14 días. No obstante, el sueño puede estar alterado (despertares frecuentes, 3/4 disminuidos) durante meses o años en los alcohólicos sobrios
Insomnio relacionado con condiciones médicas, neurológicas, tóxicas o ambientales	Varía en cuanto al tipo y severidad. En general SOL aumentada, despertares frecuentes, inquietud y 3/4 disminuidos	Los trastornos asociados con el insomnio son: dolor, prurito, fiebre, disnea y los que condicionan una postura forzada para dormir (p. ej., problemas ortopédicos	Tratar la patología de base. Los hipnóticos pueden ser útiles en enfermedades agudas en las que la supresión respiratoria no está contraindicada. El uso crónico de los hipnóticos conduce a la habituación y tolerancia, y eventualmente puede agravar el insomnio

Cuadro adaptado de I Karacan, RL Williams, CA Moore: Sleep disorders. In *Comprehensive Texbook of Psychiatry*, ed 5, HI Kaplan, BJ Sadock, editores, p 1105. Williams & Wilkins, Baltimore 1989. Utilizado con permiso.

3. Informar a los pacientes que deben levantarse a la misma hora cada día, al margen de la hora a que se fueran a dormir la noche anterior. Aunque se encuentren somnolientos durante el día, dormirán mejor la noche siguiente. Ésta es la mejor forma de prevenir un ciclo sueño-vigilia retrasado (caracterizado por dormir hasta tarde en los fines de semana).
4. Si no hay un diagnóstico definitivo, explorar al paciente en el laboratorio del sueño y pedirle que redacte un diario de un sueño durante algunas semanas: hora de acostarse, tiempo de sueño, hora de despertar, siestas, actividad y acontecimientos importantes.

FARMACOTERAPIA

Por lo general, si el insomnio es de poca duración (menos de tres semanas), es apropiada una prueba con un hipnótico. Si es crónico, evítense los hipnóticos y hágase un diagnóstico definitivo. Son también contraindicaciones para los hipnóticos: los ronquidos, la apnea del sueño y la posible dependencia y tolerancia de los mismos. Si hay una psicosis, utilizar antipsicóticos. Por otro lado, las benzodiacepinas suelen ser los hipnóticos de elección, ya que poseen un amplio índice terapéutico, menor inducción enzimática y un potencial más bajo de dependencia que los barbitúricos.

La elección de las benzodiacepinas depende de la vía metabólica y de su vida media de eliminación. Tratar el insomnio inicial sin ansiedad diurna con benzodiacepinas de acción corta –por ejemplo, triazolam (Halción) 0,125 mg, temacepán (Dasuen) 15 mg y estalozam 1 mg–. El insomnio de mitad de la noche o el despertar precoz pueden requerir benzodiacepinas de acción prolongada, como las utilizadas para tratar el insomnio con ansiedad diurna prominentemente; por ejemplo, diacepán (Valium) 5 mg, fluracepán (Dormodor) 15 mg y quazepam (Quiedorm) 7,5 mg.

Comenzar con la dosis más baja e ir incrementándola hasta que produzca efecto. La mayoría de los pacientes responden a cualquier benzodiacepina si se alcanza una dosis suficiente. Cuando se obtiene la dosis eficaz, no aumentarla más. La pérdida de eficacia indica tolerancia y requiere un lavado del fármaco. Informar a los pacientes que, tras retirar el hipnótico, tendrán un insomnio de rebote durante una o dos semanas, lo que no es una indicación para continuar el tratamiento.

La frecuencia del uso del hipnótico no debería ser mayor de tres de cada cuatro noches, y la duración no tendría que exceder de varios meses.

Referencias cruzadas:

Abstinencia de alcohol, ansiedad, intoxicación y abstinencia por cocaína, trastorno delirante, depresión, manía, intoxicación y abstinencia de opiáceos.

86 / Trastorno explosivo intermitente

Llamado también *síndrome del descontrol episódico*, se encuentra en personas que presentan episodios repetidos de pérdida del control de los impulsos agresivos con el resultado de asaltos o destrucción de la propiedad.

CARACTERÍSTICAS CLÍNICAS Y DIAGNÓSTICO

En ocasiones, se utiliza el término "personalidad epileptoide" para designar la cualidad de los episodios agresivos, que no son característicos de la conducta habitual del paciente. Los síntomas y signos pueden ser: asma, alteraciones sensoriales, aumento de la tensión antes del acto violento, hipersensibilidad al ruido o a la luz, amnesia y anomalías inespecíficas en el EEG.

El trastorno explosivo de la personalidad es más frecuente en hombres que en mujeres y suele comenzar antes de los treinta años. Se acostumbra a describir a estos pacientes como físicamente grandes pero psicológicamente dependientes, con su masculinidad amenazada. A menudo han sido testigos de violencia entre sus padres, en la infancia. Los antecedentes familiares suelen ser: etilismo, promiscuidad, desempleo, maltrato infantil y de la esposa. Los antecedentes personales incluyen: intoxicación etílica patológica o desinhibición tras la toma de otros depresores del SNC.

Los criterios diagnósticos para el trastorno explosivo intermitente se recogen en el cuadro B.86-1.

ORIENTACIÓN PSICOTERAPÉUTICA Y PARA LA ENTREVISTA

El paciente suele arrepentirse tras el episodio y debería, por tanto, recibir un trato de apoyo y comprensión. Hay que centrarse en los episodios explosivos como objetivos específicos del tratamiento.

Cuadro B.86-1. *Criterios para el diagnóstico del trastorno explosivo intermitente*

A. Varios episodios limitados de pérdida de control de los impulsos agresivos con el resultado de serios actos violentos o destrucción de la propiedad
B. El grado de agresividad expresado en los episodios es notablemente desproporcionado a los factores estresantes psicosociales que lo precipitaron
C. No hay signos de impulsividad o agresividad generalizada entre episodios
D. Los episodios de pérdida de control no se presentan en el curso de un trastorno psicótico, ni síndrome orgánico de la personalidad, un trastorno límite o antisocial de la personalidad, un trastorno de conducta o una intoxicación con una sustancia psicoactiva

Reproducido con permiso. DSM-III-R: *Manual diagnóstico y estadístico de los trastornos mentales.* © Masson S.A., Barcelona, 1988.

La psicoterapia con esos pacientes resulta difícil, peligrosa y poco gratificante, ya que el terapeuta puede tener dificultades con la contratransferencia y la puesta de límites. La terapia de grupo puede ser de alguna ayuda, como la terapia de familia, en especial cuando el paciente explosivo es un adolescente o un joven.

EVALUACIÓN Y MANEJO

Descartar los trastornos límite y antisocial de la personalidad, el síndrome orgánico de la personalidad y otras alteraciones orgánico-cerebrales, las psicosis, los trastornos de conducta, el retardo mental y la intoxicación. En los trastornos de personalidad, las conductas desadaptadas están presentes entre los episodios. Los trastornos psicóticos se diferencian fácilmente del trastorno explosivo intermitente con síntomas psicóticos y otras anormalidades del estatus mental. El trastorno de conducta muestra un patrón repetido y no episodios críticos. Las alteraciones orgánico-cerebrales –como las neoplasias del SNC, la epilepsia y los problemas metabólicos– deben descartarse de inicio. La intoxicación con alcohol o sedantes puede acarrear desinhibición y violencia episódica. También hay que tener en cuenta la intoxicación con alucinógenos, cocaína y otros estimulantes.

FARMACOTERAPIA

En pleno episodio agresivo ha de sujetarse físicamente al paciente. Administrar un antipsicótico; por ejemplo flufenacina, trifluoperacina (Eskazine), tiotixeno o haloperidol (Haloperidol), todos ellos dados a dosis de 5 mg V.O. o I.M., repetidos cada treinta minutos si es preciso.

No hay un consenso general en cuanto al tratamiento farmacológico. Se han utilizado anticonvulsivantes, antipsicóticos, antidepresivos y litio (Plenur). Las benzodiacepinas también han sido empleadas, pero pueden causar una reacción paradójica. El propanolol (Sumial) es otra opción a considerar.

Referencias cruzadas:

Maltrato: niño, anciano y esposa, trastorno límite de la personalidad, epilepsia, hospitalización, intoxicación, violencia.

87 / Intoxicación

Se define como una conducta desadaptada –como beligerancia, juicio alterado o afectación del funcionamiento social u ocupacional– asociada con la ingesta reciente de sustancias.

Cuadro B.87-1. *Criterios para el diagnóstico de intoxicación*

A. Desarrollo de un síndrome específico para cada sustancia psicoactiva debido a su reciente ingestión. (**Nota:** Sustancias diversas pueden producir síndromes idénticos o similares.)
B. Conducta desadaptada durante la vigilia debido al efecto de la sustancia sobre el sistema nervioso cental; por ejemplo, agresividad, deterioro de la capacidad de juicio, deterioro en la actividad laboral o social
C. El cuadro clínico no corresponde a ningún síndrome mental orgánico específico, como delirium, síndrome delirante orgánico, alucinosis orgánica, síndrome orgánico del estado de ánimo o síndrome de ansiedad orgánico

Reproducido con permiso. DSM-III-R: *Manual diagnóstico y estadístico de los trastornos mentales.* © Masson S.A., Barcelona, 1988.

CARACTERÍSTICAS CLÍNICAS Y DIAGNÓSTICO

En algunos pacientes puede observarse un síndrome específico de una sustancia, lo que ayudará a realizar el diagnóstico. Los criterios para éste se encuentran en el cuadro B.87-1.

ORIENTACIÓN PSICOTERAPÉUTICA Y PARA LA ENTREVISTA

El estado mental de los intoxicados varía a medida que se va eliminando la sustancia. Los pacientes potencialmente peligrosos requieren una evaluación inmediata, aunque puedan estar completamente diferentes unas horas más tarde. Hay que tener siempre en cuenta la posibilidad de que se hayan tomado múltiples sustancias. El paciente suele minimizar la cantidad de droga tomada, así como la frecuencia y duración del consumo.

Es preciso dar al enfermo la sensación de que todo está controlado y de qué límites se han establecido, al menos temporalmente, sobre el consumo de alcohol y drogas por parte del paciente.

Tener en cuenta las posibles complicaciones médicas de la intoxicación aguda o crónica (p. ej., la depresión respiratoria o del SNC tras el uso de opiáceos o de sedantes, hipnóticos o barbitúricos, o también las arritmias después de la utilización de cocaína).

EVALUACIÓN Y MANEJO

1. Obtener las constantes vitales del paciente.
2. Buscar otros signos de intoxicación: ataxia, disartria, nistagmus, cambios pupilares, depresión del SNC y agitación.
3. Considerar la posibilidad de una sobredosis. Partir de la idea de que la cantidad de sustancia tomada ha sido minimizada. Considerar asimismo la posibilidad de una poli-intoxicación o sobredosis de varios agentes.
4. Explorar si hay síntomas de abstinencia. Los intoxicados con alcohol o sedantes pueden tener también síntomas de abstinencia si la cantidad ingerida es menor de lo habitual.

5. Evaluar la peligrosidad del paciente y prevenir posibles daños. A veces resulta necesaria la sujeción y la hospitalización involuntaria. La sujeción ha de hacerse con prudencia, en particular, en la intoxicación con fenciclidina (PCP), ya que estos pacientes tienen riesgo de rabdomiólisis.
6. Evaluar y tratar los problemas médicos del intoxicado.
7. Proporcionar un ambiente adecuado a la sustancia ingerida; por ejemplo, minimizar los estímulos tras el consumo de PCP; sin embargo, hay que proveer un apoyo interactivo después de la toma de LSD.
8. Esperar la eliminación de la sustancia y reevaluar al paciente cuando ya no esté intoxicado. Si el cuadro se debe a una poli-intoxicación con agentes de diferentes acciones farmacocinéticas, puede suceder que una sustancia se haya eliminado (como el alcohol), mientras que los niveles plasmáticos de otra (como un barbitúrico) se estén elevando.

FARMACOTERAPIA

El tratamiento depende de la naturaleza de las sustancias ingeridas y de las necesidades clínicas del paciente. Si es necesaria la tranquilización, son preferibles las benzodiacepinas a los antipsicóticos, ya que aquéllas elevan el umbral convulsivante mientras que éstos lo disminuyen. En general, evítese cualquier tipo de medicaciones si es posible.

Referencias cruzadas:

Intoxicación alcohólica, intoxicación y abstinencia por barbitúricos, sedantes, hipnóticos o ansiolíticos, episodios de amnesia por intoxicación (blackouts), intoxicación por cannabis, intoxicación y abstinencia por cocaína, alucinosis por alucinógenos, intoxicación y abstinencia por opiáceos, intoxicación por fenciclidina o derivados de la arilciclohexilamina, abstinencia de psicotropos.

88 / Ictericia

Es la pigmentación amarilla de la piel causada por depósitos de bilirrubina.

CARACTERÍSTICAS CLÍNICAS Y DIAGNÓSTICO

La ictericia puede detectarse por el color amarillo de la esclera o por el oscurecimiento de la orina. Puede presentarse ictericia obstructiva como una reacción alérgica en los pacientes con tratamiento con clorpromacina (Largactil), otras fenotiazinas o antidepresivos tricíclicos.

Algunas de las fenotiazinas de las que se ha comunicado la producción de ictericia son: clorpromacina (Largactil), tioridacina (Meleril), proclorperacina y flufenacina. Los antipsicóticos nofenotiacínicos, como el haloperidol (Haloperidol), no han sido asociados con la ictericia.

Ésta aparece durante el primer mes de tratamiento y suele estar precedida por un síndrome gripal. No hay inflamación del hígado, y las pruebas de función hepática indican una ictericia de tipo colestático (aumento de la razón bilirrubina directa-indirecta, incremento de la fosfatasa alcalina y ausencia de una elevación prominente de la GOT y la GPT séricas). El síndrome suele remitir al cabo de unas semanas, pero en ciertos casos puede evolucionar crónicamente.

ORIENTACIÓN PSICOTERAPÉUTICA Y PARA LA ENTREVISTA

Informar al paciente que el síntoma se debe, con toda probabilidad, al fármaco, y que remitirá en pocas semanas con una recuperación total.

EVALUACIÓN Y MANEJO

1. Considerar otras causas de ictericia como una hepatitis. Realizar un examen físico con inclusión del hígado. Efectuar analítica completa de sangre con pruebas de función hepática. El hemograma suele mostrar eosinofilia en la ictericia inducida por clorpromacina.
2. Comprobar los resultados de la analítica actual con las anteriores si están disponibles.
3. Solicitar una interconsulta a medicina interna para descartar otras posibles causas de ictericia.
4. Retirar la medicación. Aconsejar la abstinencia de alcohol.

FARMACOTERAPIA

Si el paciente precisa medicación por su trastorno psiquiátrico, cambiar a un fármaco distinto. Los neurolépticos no-fenotiacínicos pueden ser reemplazados por fenotiazinas. La ictericia no requiere un tratamiento medicamentoso específico.

Referencias cruzadas:

Intoxicación alcohólica, esquizofrenia, nitratos volátiles, encefalopatía de Wernicke.

89 / Síndrome de Korsakoff

También llamado trastorno amnésico alcohólico, es un síndrome amnésico causado por la deficiencia de tiamina (vitamina B_1) asociada a una dependencia etílica prolongada y severa, y a la deficiencia nutricional general que acompaña a ésta. Suele aparecer tras un episodio agudo de encefalopatía de Wernicke (confusión, ataxia, nistagmus, oftalmoplejía), que también es debida al déficit de tiamina. Esta encefalopatía (el estado agudo del síndrome) acostumbra a tener un comienzo abrupto; el síndrome de Korsakoff, por el contrario, tiene un comienzo lento y un curso crónicos. Una vez que el síndrome de Korsakoff ha hecho ya su aparición, el pronóstico es pobre; sólo el 20% de los pacientes consiguen una recuperación sustancial. Por tanto, cualquier manifestación de la encefalopatía de Wernicke ha de ser tratada de inmediato.

CARACTERÍSTICAS CLÍNICAS Y DIAGNÓSTICO

En este cuadro el paciente sufre una afectación irreversible de la memoria a corto plazo en presencia de un sensorio claro. A esto se asocia la fabulación (los déficit de memoria se rellenan con información falsa). Habida cuenta de que el trastorno suele presentarse en los grandes bebedores crónicos, raramente se observa antes de los treinta y cinco años de edad. Los estudios cerebrales posmortem –o en biopsias– revelan lesiones estructurales bilaterales en los cuerpos mamilares.

ORIENTACIÓN PSICOTERAPÉUTICA Y PARA LA ENTREVISTA

Los pacientes están, por lo general, alerta y colaboradores, pero totalmente desorientados, desconociendo, el lugar, el momento y, en algunos casos, hasta sus propias identidades. Actúese de forma tranquilizadora, empática y sirviendo de apoyo, ya que los pacientes pueden estar gravemente desorientados y vulnerables.

EVALUACIÓN Y MANEJO

1. El diagnóstico y tratamiento precoces son cruciales.
2. La tiamina mejora los síntomas oculares, la ataxia y los síntomas confusionales al cabo de varios días.
3. La administración de carbohidratos (incluida la dextrosa IV) antes del tratamiento con tiamina empeora los síntomas del paciente. Por tanto, proporciónese tiamina, antes de nada, a todos los alcohólicos nutricionalmente deficientes.
4. Instaurar una dieta adecuada.

FARMACOTERAPIA

El tratamiento comprende el inmediato aporte de tiamina –50 mg I.V. y 50 mg I.M., seguidos de 50-100 I.M. o V.O. al día hasta que el paciente coma regularmente.

No está indicado ningún otro tratamiento medicamentoso. Si se presenta agitación o confusión, utilizar una benzodiacepina de acción corta –por ejemplo, loracepán (Orfidal) 0,5-1 mg V.O. o I.M.– o un antipsicótico de alta potencia –por ejemplo, haloperidol (Haloperidol) o flufenacina, dados ambos a dosis entre 1-2 mg V.O. o I.M.

Referencias cruzadas:

Demencia alcohólica, amnesia, confusión, encefalopatía de Wernicke.

90 / Leucopenia y agranulocitosis

Tanto la leucopenia como la agranulocitosis se caracterizan por el descenso de los leucocitos en la sangre periférica. La *leucopenia* se define por una cifra menor de 3.500 leucocitos/mm^3, con menos de 1.500 granulocitos/mm^3 (granulocitopenia). La *agranulocitosis* se define por una cifra inferior a 500 granulocitos/mm^3.

CARACTERÍSTICAS CLÍNICAS Y DIAGNÓSTICO

La leucopenia es un efecto secundario relativamente común y benigno de ciertos fármacos, pero la agranulocitosis es potencialmente fatal, ya que el enfermo es vulnerable a las infecciones bacterianas. Los pacientes en tratamiento con antipsicóticos que desarrollan leucopenia han de ser monitorizados para vigilar descensos continuados de la cifra de leucocitos, lo que puede dar lugar a una agranulocitosis.

Los fármacos que pueden causar leucopenia y agranulocitosis son: antipsicóticos, antidepresivos tricíclicos y carbamacepina (Tegretol). Muchos de los pacientes en tratamiento con ellos tienen recuentos de leucocitos entre 3.500-5.000 con fluctuaciones. Esta circunstancia suele ser clínicamente benigna.

Las dos alteraciones hemáticas acostumbran a desaparecer al retirar la medicación. La clave está en identificar pronto el problema, antes de que el paciente se infecte. Con frecuencia, los enfermos con agranulocitos presentan fiebre alta, faringitis y ulceraciones orales o perianales. En esas personas ha de retirarse el fármaco que estén tomando y ha de solicitarse una interconsulta médica de inmediato.

Fenotiacinas

Entre el 5-15% de los pacientes tratados con fenotiacinas experimentan leucopenia que, aunque suele ser benigna, requiere monitorización. Alrededor de 1 de cada 1.000 personas que toman fenotiacinas tienen agranulocitosis. El riesgo es mayor para los ancianos y las mujeres. El cuadro se suele presentar en las tres o cinco primeras semanas de tratamiento, y el 90% de los casos ocurre en las ocho primeras semanas.

Clozapina

La agranulocitosis que induce la clozapina no está relacionada con la dosificación o la edad del paciente. Es rara en las cuatro primeras semanas de tratamiento y suele presentarse entre la quinta y la vigesimoquinta semanas. Este hecho sugiere que los pacientes pueden recibir clozapina durante cuatro semanas con un mínimo riesgo de padecer agranulocitosis. Sólo los que hayan mejorado de su psicosis deberían continuar en el período de mayor peligro. Los enfermos que toman clozapina han de realizarse análisis de sangre semanalmente, aunque no tengan leucopenia.

ORIENTACIÓN PSICOTERAPÉUTICA Y PARA LA ENTREVISTA

Los pacientes con posible leucopenia o agranulocitosis deben entender que esas condiciones son efectos secundarios potencialmente peligrosos. Informarles que busquen ayuda médica si se presentan y que se realicen un análisis sistemático de sangre ante mínimas infecciones, como un resfriado. No ha de permitirse a los pacientes que minimicen la significación del problema. Comprométase a los familiares del enfermo, si es preciso, para asegurar la colaboración con el seguimiento médico.

EVALUACIÓN Y MANEJO

1. Si la cifra de leucocitos es menor de 3.500 l/mm^3, hágase un seguimiento con fórmula y recuento tres veces por semana.
2. Monitorizar al paciente en busca de signos de infección. Comprobar analítica sanguínea en todos los enfermos tratados con antipsicóticos, que tienen fiebre o molestias de garganta durante las ocho primeras semanas de tratamiento (el período en el que suele presentarse este efecto secundario con las fenotiacinas).
3. En los casos de leucopenia, retirar la clozapina de inmediato, así como otros fármacos. Por lo general la leucopenia no evoluciona hacia agranulocitosis.
4. Consultar con un hematólogo. La biopsia de médula puede ser de utilidad si la causa de la agranulocitosis no está clara o si continúa después de que la medicación haya sido retirada.

5. Si la cifra de leucocitos cae por debajo de 1.000 o si los granulocitos lo hacen por debajo de 500, hay que aislar al paciente; esto es, protegerle de la infección.

FARMACOTERAPIA

Hay que utilizar antibióticos para tratar las infecciones según el resultado de los cultivos y de la sensibilidad. Instaurar otro tratamiento de soporte según sea preciso. Si la medicación psiquiátrica es absolutamente necesaria para el control de la conducta, utilizar una benzodiacepina de acción corta; por ejemplo, loracepán (Orfidal) 1-2 mg V.O. o I.M., oxacepán (Adumbrán) 10-30 mg V.O. o alprazolam (Trankimazín)0,5-1 mg V.O., todos ellos dados cada cuatro horas según sea necesario.

Referencias cruzadas:

Esquizofrenia.

91 / Toxicidad por litio

Se produce por un exceso de litio (Plenur). El estado tóxico afecta a: sistema nervioso central (SNC), tiroides, riñones, aparato digestivo y sistema metabólico.

CARACTERÍSTICAS CLÍNICAS Y DIAGNÓSTICO

Los niveles máximos séricos de litio se alcanzan alrededor de las dos horas después de la ingestión (unas cuatro horas en el caso de preparaciones de liberación controlada); por consiguiente, los niveles suelen estar altos cuando el paciente acude en busca de atención médica. La vida media de eliminación del litio es de unas veintidós horas y su excreción se realiza casi exclusivamente por el riñón.

Los niveles de litio se incrementan con la deshidratación, las dietas pobres en sal, la disminución en la ingesta de líquidos, los diuréticos tiazídicos y muchos antiinflamatorios no esteroideos. Los efectos secundarios moderados del litio son frecuentes, pero no constituyen urgencias. Dichos efectos son: temblor leve, hipotiroidismo, poliuria, polidipsia, náusea, vómitos, diarrea, aumento de peso, leucocitosis, acné, psoriasis, hipercalcemia, elevación del magnesio sérico e hiperparatiroidismo. La administración crónica de litio puede causar afectación de la capacidad renal para concentrar la orina, diabetes insípida y, posiblemente, insuficiencia renal.

ORIENTACIÓN PSICOTERAPÉUTICA Y PARA LA ENTREVISTA

Informar al paciente que la toxicidad leve por litio suele ser benigna. Las preguntas sobre la ingesta de líquidos y de sal pueden aclarar la causa de la toxicidad. No obstante, una sobredosis de litio con fines suicidas constituye una emergencia toxicológica que requiere diálisis. Estímese inmediatamente la dosis de litio ingerida. Cuando dicha dosis excede considerablemente la tomada diariamente por el paciente, hacer una litemia sin demora y pedir una interconsulta médica si el paciente muestra signos de deterioro en la función mental.

EVALUACIÓN Y MANEJO

1. Obtener: una litemia, electrólitos, nitrógeno ureico (BUN), creatinina, análisis sistemático de sangre y pruebas de función tiroidea con inclusión de hormona estimulante del tiroides (TSH). Obtener dos litemias en el plazo de varias horas para valorar si los niveles están subiendo o bajando.
2. Realizar un examen neurológico. Los efectos tóxicos agudos del litio afectan primariamente al cerebro. Los signos precoces son: disartria, ataxia, temblor fino leve e irritabilidad neuromuscular. Una intoxicación severa puede producir: temblor grave, delirium, alteración de la conciencia, convulsiones, coma y muerte.
3. En los casos leves, disminuir la dosis de litio o cambiar la pauta de administración.
4. Comprobar los resultados de las pruebas de función tiroidea (TSH incluida) y explorar la posible existencia de bocio. Son frecuentes las pequeñas anomalías en la función tiroidea sin hipotiroidismo clínico. Si estas anomalías deben ser tratadas o no es objeto de controversia. El hipotiroidismo clínico puede tratarse con suplementos de hormona tiroidea.
5. Si hay poliuria (diuresis mayor de tres litros al día), determinar si hay una diabetes insípida inducida por litio. Mantener una ingesta líquida adecuada, disminuir las dosis de litio, cambiar la pauta a una sola toma al acostarse y considerar un tratamiento con una tiazida o un diurético ahorrador de potasio (para tratar la diabetes insípida).
6. La hidratación (con suero salino normal IV) y la diuresis con diuréticos osmóticos o de asa (p. ej., furosemida o ácido etacrínico) pueden ser eficaces en las intoxicaciones leves.
7. La hemodiálisis es rápidamente eficaz para reducir la litemia, pero puede ser necesario repetirla, ya que el almacenamiento tisular del litio puede producir una elevación de rebote en los niveles plasmáticos. La mejoría clínica puede retrasarse varios días tras la hemodiálisis.
8. La monitorización electrocardiográfica está indicada en los casos graves. El litio sólo suele causar anomalías leves y reversibles en el ECG (p. ej., ondas T isoeléctricas o invertidas); sin embargo, se han comunicado retrasos en la conducción y arritmias.
9. Evaluar si ha habido sobredosis de litio por un intento suicida.

FARMACOTERAPIA

Disminuir la dosis o retirar el litio si los efectos secundarios constituyen un problema clínico. Por lo general, hay que alcanzar el menor nivel de litio que sea eficaz para el tratamiento. Cambiar la pauta a una sola toma al irse a la cama puede contribuir a que los mayores niveles se obtengan durante el sueño, lo que hace que los efectos secundarios sean menos molestos.

Si se necesita utilizar diuréticos tiazídicos, emplear dosis bajas de litio y monitorizar éste y los electrólitos. El temblor puede tratarse con β-bloqueantes [p. ej., propanolol (Sumial)].

Referencias cruzadas:

Manía, temblor.

92 / Simulación

Es la producción voluntaria de síntomas falsos o groseramente exagerados para alcanzar un objetivo claramente identificable.

CARACTERÍSTICAS CLÍNICAS Y DIAGNÓSTICO

Las motivaciones externas para la simulación pueden ordenarse en tres categorías: 1) evitar responsabilidad, peligro o castigo; 2) recibir compensación, albergue y alimentos o drogas, y 3) vengarse tras una pérdida. La simulación se puede diferenciar de los trastornos facticios por la presencia en la primera de un objetivo claramente identificable para los síntomas. En los segundos, los síntomas se producen intencionalmente para asumir el papel de enfermo en ausencia de otros objetivos. En los trastornos somatoformes y conversivo, los síntomas no están producidos voluntariamente.

La simulación es frecuente, en especial en ciertos ámbitos como las prisiones, el ejército o la industria. Puede ser más común en hombres que en mujeres; sobre todo en las personalidades antisociales, y en los niños y adolescentes con problemas de conducta.

La primera meta es reconocer la simulación para evitar tratamientos innecesarios. Debe sospecharse en cualquier paciente que presenta una notable discrepancia entre sus quejas subjetivas y los hallazgos objetivos, que no colabora con los procedimientos diagnósticos o el tratamiento, o que tiene un trastorno antisocial de la personalidad.

Los síntomas suelen ser vagos, subjetivos, pobremente localizados e imposibles de medir objetivamente. Son típicos: las cefaleas, el dolor de cuello, de pe-

Cuadro B.92-1. *Características propias de la simulación que no suelen encontrarse en una enfermedad genuina*

Los síntomas son vagos, dramatizados y no congruentes con cuadros clínicos conocidos
El paciente busca drogas, beneficios económicos, evitación de responsabilidades (p. ej., cárcel) u otras ventajas
La historia clínica, la exploración y la evaluación de los datos no aclaran las quejas del paciente
El paciente no colabora y rechaza las buenas noticias con respecto al diagnóstico y pronóstico
Los hallazgos son compatibles con lesiones autoinflingidas
La historia clínica revela múltiples antecedentes de lesiones o enfermedades sin diagnosticar
Las historias o los resultados de las pruebas parecen estar manipuladas (p. ej., raspaduras, sustancias no prescritas en orina)

Cuadro tomado de Arthur T. Meyerson, M.D.

cho o de espalda; los vértigos, la amnesia, la pérdida de la visión o de otro sentido; los desmayos, las convulsiones, las alucinaciones y otros síntomas psicóticos. El paciente se vuelve colérico, a menudo, si el médico cuestiona el síntoma. Los simuladores pueden autoinfligirse heridas, pueden fingir una lesión o un accidente para obtener una compensación económica, así como procurar alterar datos o informes clínicos para apoyar una falsa queja. Los simuladores pueden presentar *Vorbeireden* o pararrespuestas para fingir enfermedades psiquiátricas (p. ej., 2 + 2 = 5, o decir que una silla azul es roja).

A veces, pacientes que tienen una enfermedad verdadera fingen síntomas más severos que los que tienen actualmente, lo que hace difícil el diagnóstico exacto (cuadro B.92-1).

ORIENTACIÓN PSICOTERAPÉUTICA Y PARA LA ENTREVISTA

Cuando se sospecha simulación, manténgase una actitud neutral y evítese la confrontación. Dar a los pacientes al menos la misma atención y respeto que a cualquier otro paciente. De hecho, cuando hay sospechas de simulación, la respuesta inicial debería ser hacer una evaluación clínica cuidadosa para verificar la sospecha y para descartar cualquier enfermedad genuina. La observación casual de los pacientes puede revelar conductas inconsistentes con sus quejas (p. ej., pueden girar fácilmente la cintura, a pesar de sus quejas de insoportable dolor de espalda, o pueden reír con un chiste con otros pacientes, a pesar de sus sombrías quejas de depresión en la entrevista).

EVALUACIÓN Y MANEJO

1. Comenzar admitiendo que las quejas son auténticas y descartar enfermedades médicas y psiquiátricas.
2. Hay que sospechar de pacientes que son atendidos en situaciones médicas legales y de los que no colaboran con el tratamiento.
3. Pedir pruebas de laboratorio y otras pruebas apropiadas para investigar las quejas.

4. Si se sospecha simulación, asegurarse de que una enfermedad verdadera no ha sido pasada por alto, antes de la confrontación con el paciente.
5. Intentar hacer un diagnóstico psiquiátrico definitivo. A menudo, los simuladores cumplen los criterios de los trastornos antisocial o límite de la personalidad, o de las toxicomanías. Deben ser diferenciados de los pacientes somatoformes y de los que presentan trastornos facticios.
6. Cuando haya datos suficientes, decir al enfermo que no está indicada una intervención médica. Muchos pacientes abandonan en este punto. Sugerir que los síntomas son una forma de enfrentarse con algún otro problema de su vida y ofrecer ayuda para el mismo.
7. No tratar una enfermedad que no existe o dar a las demandas del simulador la verificación de un diagnóstico deseado. No ofrecer ningún tipo de tratamiento placebo (p. ej., vitaminas), ya que eso sólo conduce a más complicaciones. Evítese el ingreso de simuladores, ya que la hospitalización solamente refuerza la conducta. No obstante, si hay riesgo de suicidio, debe considerarse el ingreso.

FARMACOTERAPIA

No tiene tratamiento farmacológico.

Referencias cruzadas:

Ceguera, trastorno límite de la personalidad, histeria de grupo.

93 / Manía

La *manía* es un episodio que consiste en un estado de ánimo persistentemente elevado, expansivo o irritable. Este estado ha conducido a una afectación del juicio y ha producido una alteración notable en el funcionamiento habitual del paciente.

La tarea principal en el tratamiento de un episodio maníaco es diagnosticarlo.

CARACTERÍSTICAS CLÍNICAS Y DIAGNÓSTICO

Puede haber síntomas psicóticos. Si están presentes, los delirios del paciente suelen ser megalomaníacos, pero, en ocasiones, son incongruentes con el estado de ánimo. Los criterios para el diagnóstico de manía se recogen en el cuadro B.93-1.

La manía suele presentarse en el contexto de un trastorno bipolar, esquizoafectivo o afectivo orgánico. La manía unipolar es menos frecuente que el trastorno bipolar. Un cuadro maníaco puede ser desencadenado por: terapia electroconvul-

Cuadro B.93-1. *Criterios para el diagnóstico de episodio maníaco*

Nota: Un "síndrome maníaco" se establece cuando cumple los criterios A, B y C. Un "síndrome hipomaníaco" se establece cuando cumple los criterios A y B pero no el C (por ejemplo, la ausencia de deteríoro apreciable).

A. Un período delimitado y persistente en el que hay un estado de ánimo anormalmente elevado, expansivo o irritable
B. Durante el período de alteración del estado de ánimo, como mínimo se han mantenido presentes de forma significativa 3 de los síntomas siguientes (4, si el estado de ánimo sólo es irritable)
   1) autoestima excesiva o grandiosidad
   2) disminución de la necesidad de dormir; por ejemplo, el sujeto se siente descansado después de dormir sólo 3 horas
   3) el paciente está más hablador de lo habitual o necesita hablar continuamente
   4) fuga de ideas o experiencia subjetiva de que los pensamientos se suceden con velocidad
   5) distraibilidad, por ejemplo, la atención se dirige con facilidad hacia estímulos externos irrelevantes o poco importantes
   6) incremento de la actividad dirigida hacia un objetivo (tanto social, como laboral o escolar, o sexual) o agitación psicomotora
   7) implicación excesiva en actividades con una alta posibilidad de consecuencias negativas, sin que ello sea reconocido por el sujeto; por ejemplo, gastar dinero en juergas, indiscreciones sexuales, invertir en negocios absurdos
C. La alteración del estado de ánimo es suficientemente grave como para provocar un notable deterioro en la vida laboral o en las actividades sociales habituales o en las relaciones con los demás, o como para requerir hospitalización en prevención de posibles perjuicios para el paciente o para los demás
D. Fuera del contexto de la alteración anímica (antes de la aparición de los síntomas y después de que hayan remitido) no ha habido en ningún momento ideas delirantes ni alucinaciones que hayan durado más de dos semanas
E. El trastorno no está superpuesto a una esquizofrenia, ni a un trastorno esquizofreniforme, ni a un trastorno delirante o psicótico no especificado
F. No puede establecerse que un factor orgánico inició y mantuvo la alteración. **Nota:** El tratamiento somático antidepresivo (p. ej., fármacos, TEC) que aparentemente desencadena una alteración del estado de ánimo, no debe ser considerado como un factor etiológico de naturaleza orgánica

sivante, antidepresivos y otras medicaciones. En una evaluación única de un psicótico, la manía puede ser indistinguible de una esquizofrenia, por tanto el diagnóstico ha de basarse en la historia del paciente.

La prevalencia del trastorno bipolar es del 1%, y aparece igualmente en hombres que en mujeres. Sin tratamiento, un episodio maníaco suele durar de tres a seis meses.

ORIENTACIÓN PSICOTERAPÉUTICA Y PARA LA ENTREVISTA

Inicialmente, los maníacos pueden resultar divertidos y encantadores, pero suelen convertirse en molestos e irritantes con gran facilidad. Su conducta puede ser impredecible y presentar episodios de violencia. Es necesario establecer pronto los límites con estos pacientes y no permitirles ventajas o actitudes explotadoras del personal. Los maníacos se distraen fácilmente, por tanto, la entrevista debe llevarse a cabo en un ambiente tranquilo.

EVALUACIÓN Y MANEJO

1. Mantener el control de la situación, lo que evitará incidentes, y contar con los miembros del personal necesarios por sí es necesaria la sujeción mecánica.
2. Tomar las constantes vitales del paciente. La agitación proveniente de otras causas (como un trastorno orgánico cerebral) puede ser confundida con una manía. Estos pacientes pueden tener además patología médica como resultado de su alteración del juicio. Pueden coexistir intoxicaciones o cuadros de abstinencia por alcohol y drogas.
3. Investigar si existen signos de trastornos orgánicos, intoxicación por fármacos o efectos secundarios. La acatisia inducida por neurolépticos puede causar agitación e inquietud.
4. Pedir pruebas de laboratorio: análisis sistemático de sangre, test de función tiroidea, toxicología en orina, bioquímica de rutina y pruebas de función hepática y renal [nitrógeno ureico (BUN) y creatinina]. Solicitar también un electrocardiograma (ECG).
5. Realizar una exploración psicopatológica y recoger una historia psiquiátrica. Centrarse en la identificación de episodios previos de manía y depresión para determinar la presencia de un trastorno bipolar. Si durante dos o más semanas hay síntomas psicóticos sin alteración del humor, considérese el diagnóstico de trastorno esquizoafectivo.
6. Corregir los problemas tiroideos, así como otra patología médica que se encuentre. Debe realizarse un completo y detallado examen físico tan pronto como el paciente pueda colaborar al respecto.

FARMACOTERAPIA

El litio (Plenur) es el tratamiento de elección para la manía aguda. No obstante, este fármaco, requiere siete-diez días para ser eficaz. También resultan útiles la carbamacepina (Tegretol) y el ácido valproico (Depakine). Los antipsicóticos actúan rápidamente y se emplean con frecuencia, pero su utilización puede desaconsejarse, en ciertos casos, a causa de sus efectos secundarios, como la discinesia tardía. La carbamacepina tiene un comienzo de acción comparable al de los neurolépticos. Las benzodiacepinas –por ejemplo, el loracepán (Orfidal) y el clonacepán (Rivotril)– son también eficaces y se utilizan en la agitación aguda o para aumentar la acción de los antipsicóticos.

La farmacoterapia de la manía proporcionará un control de la conducta. El litio, la carbamacepina y el ácido valproico son eficaces como tratamiento de mantenimiento, pero no se suelen prescribir en urgencias por su latencia en el comienzo de acción, por la necesidad de una analítica previa a la instauración de estos fármacos y porque es imprescindible que el paciente colabore con el tratamiento.

Si es necesaria la tranquilización por agitación o hiperactividad, evitar los antipsicóticos. Comiéncese con una benzodiacepina; por ejemplo, loracepán 1-2 mg

V.O. o I.M. según sea preciso o clonacepán 1-2 mg V.O. según se necesite. Repetir la administración de la medicación hasta que se controle la agitación o aparezcan signos de intoxicación benzodiacepínica (ataxia, disartria, nistagmus). La desinhibición paradójica causada por las benzodiacepinas es indistinguible de un empeoramiento de la manía. En caso de que la agitación aumente, es necesario retirar las benzodiacepinas inmediatamente. Los maníacos que además son toxicómanos pueden ser particularmente resistentes a las benzodiacepinas o necesitar dosis muy altas.

Si el paciente está intoxicado o permanece todavía agitado, es aconsejable cambiar el tratamiento a un régimen antipsicótico. Todos los neurolépticos son iguales en cuanto a eficacia antimaníaca se refiere. Muchos psiquiatras prefieren los de alta potencia –por ejemplo, la flufenacina o el haloperidol (Haloperidol), ambos dados a 5 mg V.O. tres veces al día o 5 mg I.M. cada cuatro horas si es preciso–, ya que éstos producen pocos efectos anticolinérgicos e hipotensores. Ajústese la dosis a la respuesta del paciente. La combinación de antipsicóticos –excepto clozapina (Leponex)– con benzodiacepinas puede lograr el control de la agitación sin alcanzar altas dosis de neurolépticos. Si el paciente está ya tomando litio en un régimen ambulatorio, hay que comprobarlo con su médico responsable. Si las litemias recientes son bajas, remitir al paciente a un tratamiento ambulatorio tras elevar la dosis de litio y añadir una medicación complementaria; por ejemplo, loracepán 1-2 mg V.O. cada cuatro-seis horas. Utilícese esta estrategia sólo en aquellos enfermos que sigan un buen control ambulatorio y que cuenten con un sistema de apoyo adecuado.

Referencias cruzadas:

Agitación, ansiedad, esquizofrenia crónica con exacerbación aguda, intoxicación y abstinencia por cocaína, depresión, hospitalización, intoxicación, toxicidad por litio, sujeción.

94 / Crisis de pareja

Una *crisis de pareja* es un conflicto serio en el que uno o los dos miembros del matrimonio demandan ayuda.

CARACTERÍSTICAS CLÍNICAS Y DIAGNÓSTICO

Los precipitantes comunes de una crisis matrimonial son: el descubrimiento de una infidelidad, problemas económicos, problemas laborales, etilismo y toxicomanías, depresión u otras enfermedades mentales y físicas. Los precipitantes pueden afectar o bien al otro miembro de la pareja o a uno de los hijos.

Las metas son una evaluación cuidadosa de los esposos y la derivación a un tratamiento apropiado.

ORIENTACIÓN PSICOTERAPÉUTICA Y PARA LA ENTREVISTA

Entrevistar a los miembros de la pareja conjuntamente y por separado. Otros miembros de la familia pueden proporcionar información complementaria. Además de explorar el problema marital, averiguar si los esposos padecen algún trastorno psiquiátrico individualmente, lo que puede condicionar el problema.

EVALUACIÓN Y MANEJO

1. Entrevistar a cada esposo por separado.
2. Realizar una exploración psicopatológica completa. Recoger una historia psiquiátrica de cada miembro de la pareja e identificar si hay patología mental. La depresión, la demencia, las psicosis o las enfermedades médicas en uno de ellos pueden actuar como precipitantes de una crisis marital.
3. Recoger una detallada historia matrimonial, sexual y económica. Investigar infidelidades homosexuales y heterosexuales. Indagar si hay problemas sexuales en el matrimonio, conflictos financieros y discrepancias sobre la educación de los niños y otras tareas que requieran tomas de decisiones. Explorar si hay una historia personal o familiar de divorcios. Registrar datos como: edades y situaciones de los hijos (¿está a punto de irse de casa alguno de ellos?), y cualquier problema médico agudo o crónico que hayan desestabilizado la relación marital. Las quejas de impotencia o anorgasmia suelen sugerir problemas más profundos ¿Cómo se resolvieron anteriormente los conflictos entre los esposos? ¿Hasta qué punto se comunican entre sí los esposos?
4. Explorar si hay violencia doméstica y riesgo de suicidio.
5. Remitir a uno o a los dos miembros para un tratamiento individual apropiado de sus problemas personales.
6. Determinar si el conflicto marital está relacionado con una situación o problema específico (p. ej., la educación de los hijos) o se trata de un problema de comunicación crónico. Los conflictos bien delimitados en un matrimonio, que es básicamente feliz, son susceptibles de un tratamiento a través de un consejero matrimonial; las alteraciones importantes requieren una terapia de pareja. Esta última se centra en la reestructuración de la relación entre los esposos, mejorando la comunicación y explorando los aspectos psicodinámicos de cada miembro. Los tipos de terapia de pareja son muy variados: individualizada, conjunta (con ambos componentes presentes), "four-way" (los esposos y dos terapeutas), de grupo (con varias parejas) y combinaciones de todos estos tipos.

FARMACOTERAPIA

No existe un tratamiento farmacológico específico. Los pacientes con ansiedad, depresión, psicosis o toxicomanías pueden precisar una farmacoterapia adecuada.

Referencias cruzadas:

Maltrato: niño, anciano y esposa; agitación, ansiedad, depresión, duelo, impotencia, incesto, trastorno explosivo intermitente, violación y abuso sexual.

95 / Envenenamiento por mercurio

Es un trastorno orgánico-cerebral producido por la exposición prolongada, o la ingestión de una gran cantidad de mercurio. Esta exposición puede conducir a cambios de personalidad, como: irritabilidad, irascibilidad, impaciencia, depresión y fatiga crónica.

CARACTERÍSTICAS CLÍNICAS Y DIAGNÓSTICO

El envenenamiento por mercurio produce una encefalopatía con predilección por el cerebelo. Los síntomas (ataxia, temblor y movimientos involuntarios) pueden ser llamativos y permanentes. También puede aparecer neuritis periférica. Cuando se ingiere, el mercurio resulta muy corrosivo y produce una inflamación severa de la boca, la faringe, calambres abdominales, náuseas y vómitos con una enteritis grave con diarrea sanguinolenta. Las lesiones hepáticas son un efecto a largo plazo. El envenenamiento puede ocurrir también por inhalación de vapores de mercurio. Esta sustancia es concentrada por los riñones y causa insuficiencia renal. La ingestión de 0,1 g de mercurio puede producir síntomas tóxicos y la de 0,5 g suele ser fatal.

ORIENTACIÓN PSICOTERAPÉUTICA Y PARA LA ENTREVISTA

Los grupos de alto riesgo son: fabricantes de termómetros, fotograbadores, mineros, técnicos de laboratorio, impresores, trabajadores químicos, reparadores de contadores eléctricos y fabricantes de sombreros. El empleo crónico de duchas vaginales con sustancias que contienen mercurio es otra fuente de exposición. Explicar al paciente que las medidas terapéuticas apropiadas suelen ser eficaces.

EVALUACIÓN Y MANEJO

1. Tras la ingestión, realizar un lavado gástrico.
2. Los niveles plasmáticos de más de 0,03 µg/ml o urinarios mayores de 25 µg/l son anormales y sugieren que ha habido una exposición al mercurio. Unas cifras séricas superiores a 1 µg/ml causan síntomas de envenenamiento agudo en la mayoría de los pacientes.

FARMACOTERAPIA

Los agentes quelantes neutralizan al mercurio, forman moléculas estables y no tóxicas, y se excretan sin problemas a través del riñón. El envenenamiento agudo por mercurio debe ser tratado rápidamente con BAL (British anti-Lewisite). El crónico, con N-acetil-penicilamina, que se une selectivamente con el mercurio sin depletar el cobre. Es el fármaco de elección y puede administrarse oralmente.

Referencias cruzadas:

Intoxicación por bromuro, confusión, delirium, delirios.

96 / Prolapso de la válvula mitral

Es el abultamiento de la válvula mitral en la aurícula izquierda durante la contracción sistólica.

CARACTERÍSTICAS CLÍNICAS Y DIAGNÓSTICO

El prolapso de la válvula mitral produce un "click" mesosistólico acompañado de un murmullo igualmente sistólico (síndrome del click-murmullo sistólico). El cuadro clínico se asocia con el trastorno por ansiedad (panic disorder). Es más frecuente en mujeres que en hombres, en especial entre las edades de catorce-treinta años; los pacientes suelen ser altos y delgados. Un prolapso de la válvula mitral asintomático puede presentarse como mucho en el 10% de las mujeres en esa edad. Se encuentra, con frecuencia, en pacientes con enfermedades del tejido conectivo, como el síndrome de Marfan. Suele comenzar como un hallazgo benigno, pero puede asociarse a regurgitación mitral e hipertrofia ventricular.

Los síntomas del prolapso valvular son similares a los de las crisis de angustia: dolor precordial, palpitaciones, taquicardia, disnea, extrasístoles, debilidad, fatiga, vértigos, síncope y ansiedad. Posiblemente alrededor de la mitad de los pacientes con crisis de angustia (panic attacks) tengan también un prolapso de la válvula mitral. El tratamiento consta de β-bloqueantes y antiarrítmicos si éstos son necesarios.

El diagnóstico ha de hacerse por ecocardiografía. El ECG muestra unas ondas T bifásicas o invertidas en las derivaciones II, III y VF. Se considera que el prolapso de la válvula mitral es un hallazgo asociado a las crisis de angustia, si bien algunos cardiólogos piensan que ésta es la causa del trastorno por ansiedad (panic disorder). Sin embargo, en ciertos pacientes el prolapso valvular está producido por factores hemodinámicos asociados a las crisis de angustia. En esos pacientes el prolapso se resuelve cuando dichas crisis responden al tratamiento.

ORIENTACIÓN PSICOTERAPÉUTICA Y PARA LA ENTREVISTA

El prolapso de la válvula mitral y el trastorno por ansiedad son indistinguibles con la sola información de la historia clínica. De hecho, muchos pacientes presentan ambos trastornos. Hay que hacer, por tanto, el diagnóstico diferencial a través de un cuidadoso estudio médico, aunque el paciente sea joven y de aspecto saludable. La ansiedad suele ser invasiva. Por ello, es preciso mostrarse tranquilo y tranquilizador con el paciente. Es necesario que el trastorno no interfiera en las actividades diarias del enfermo. La ansiedad añadida al problema cardíaco puede aumentar la posibilidad de arritmias y angor pectoris.

EVALUACIÓN Y MANEJO

1. Solicitar una interconsulta al cardiólogo. Un ECG y un ecocardiograma constituyen partes no invasivas del estudio médico.
2. Pedir pruebas de función tiroidea: triyodotironina (T_3), tiroxina (T_4), T_3RU y TSH. La tirotoxicosis puede producir síntomas idénticos a los del prolapso de la válvula mitral.
3. Tomar las constantes vitales y solicitar pruebas de despistaje –análisis sistemático de sangre, un perfil bioquímico y pruebas de función renal y hepática– antes de iniciar cualquier tratamiento farmacológico.
4. La terapia de conducta, como la exposición in vivo, resulta eficaz en la crisis de angustia.

FARMACOTERAPIA

Los β-bloqueantes –por ejemplo, el propanolol (Sumial)– son útiles en el prolapso de la válvula mitral pero no suelen ser eficaces en el trastorno por angustia. Muchos pacientes con prolapso cumplen también los criterios diagnósticos del trastorno por angustia (panic disorder). Este último puede tratarse con benzodiacepinas [p. ej., alprazolam (Trankimazín) y clonacepán (Rivotril)], con antidepresivos tricíclicos [p. ej., imipramina (Tofranil)], inhibidores de la monoaminooxidasa (IMAOs) [p. ej., fenelcina (Nardelzine)] y agentes serotoninérgicos).

Referencias cruzadas:

Ansiedad, arritmia cardíaca, crisis de angustia (panic disorder), síncope.

97 / Mutismo

El *mutismo* es la ausencia de lenguaje verbal en una persona capaz de hablar. El mutismo selectivo es un trastorno infrecuente de la infancia, en el que el niño rechaza hablar en ciertos ámbitos. No obstante, la presentación urgente más común sucede en adultos, en los que puede ser sintomático de una gran variedad de trastornos y también de simulación.

CARACTERÍSTICAS CLÍNICAS Y DIAGNÓSTICO

El diagnóstico del mutismo electivo en los niños resulta fácil de hacer, ya que los padres refieren que habla normalmente en casa. El niño puede seguir instrucciones o dar alguna prueba de comprensión en el ámbito clínico aunque permanezca mudo con el examinador.

El trastorno en el niño suele presentarse a los cinco-seis años. Afecta más a las niñas que a los varones. Es característico que los niños hablen con la familia nuclear en casa.

En los adultos, el mutismo puede ser un síntoma de un retardo motor severo en una depresión. Los mutistas luchan, con frecuencia, visiblemente para responder; entonces parecen cansarse y abandonan el esfuerzo. Cuando el intento de entrevista se da por finalizado, pueden acercarse de forma implorante al examinador e intentarlo de nuevo. Esto puede deberse a una falta de energía para expresar los pensamientos o a lentitud de pensamiento.

La esquizofrenia puede presentar también mutismo. Como en el caso de la depresión, los pacientes muestran pobreza de pensamiento o falta de energía o motivación. Los esquizofrénicos pueden estar demasiado asustados para hablar, o completamente preocupados por estímulos internos, o tener creencias extravagantes sobre sí mismos que implican silencios, o pueden estar paralizados por la ambivalencia.

Otras causas involuntarias comprenden ciertas drogas: feniclidina (PCP) y alucinógenos. El mutismo puede asimismo ser un síntoma conversivo.

También puede ser producido voluntariamente para ingresar en un hospital o retrasar el alta. De una forma especial, en los pacientes de otras culturas la combinación de las barreras lingüísticas, el distinto comportamiento en público, la desconfianza, el deseo de evitar la asistencia psiquiátrica y quizá factores de personalidad pueden dar como resultado un mutismo sin otro trastorno mental.

ORIENTACIÓN PSICOTERAPÉUTICA Y PARA LA ENTREVISTA

El paciente mutista resulta frustrante. Tiempo y paciencia son las claves para obtener datos de un mutista. Puede llevar horas o días identificar a un paciente, entrar en contacto con las fuentes colaterales de información, o cualquier otra manera de obtener la historia clínica. Hay que probar toda una serie de acercamientos para hallar algo sobre lo que el paciente sea capaz de hablar o quiera conversar. Los contactos breves, frecuentes, pueden ser más útiles que entrevistas largas y frustrantes. Por lo general, las preguntas sencillas y concretas producen más información que las cuestiones complejas y abiertas. El proporcionar alimentos o bebidas da la oportunidad para establecer un contacto social, una demostración de preocupación y la oportunidad de observar al paciente. El personal de enfermería y de asistencia social puede resultar menos amenazador y más eficaz que los médicos. La observación subrepticia es muy importante, ya que los pacientes se socializan, a menudo, con sus compañeros, pareciendo normales hasta que aparece el examinador.

EVALUACIÓN Y MANEJO

1. El manejo del mutismo depende de la causa. Los depresivos requieren alimentación e hidratación. Los esquizofrénicos necesitan apoyo para valerse por sí mismos. Los catatónicos precisan de una observación continua, ya que pueden presentar períodos de excitación. La sujeción puede ser necesaria en tales casos.
2. Si los mutistas necesitan ser ingresados, suele ser precisa la admisión involuntaria, ya que no es posible establecer la competencia del enfermo. Para los pacientes voluntariamente mutistas, el cuadro deja de ser un problema en el momento de plantearse el ingreso involuntario a causa de la dificultad de permanecer mudos en tales circunstancias.

FARMACOTERAPIA

Los depresivos mutistas pueden corresponder a depresiones psicóticas. Éstas suelen requerir tanto antipsicóticos como antidepresivos. Los neurolépticos –como la flufenacina, la trifluoperacina (Eskazine) o el haloperidol (Haloperidol), todos ellos administrados a dosis de 2-5 mg/día– pueden resultar eficaces. Explicarle el tratamiento prescripto, aunque el paciente no responda. Si lo acepta de forma pasiva, ello resulta apropiado. Si lo rechaza activamente, puede ser necesario un tratamiento involuntario.

Las psicosis por drogas pueden ser manejadas con benzodiacepinas; por ejemplo, loracepán (Orfidal) 1-2 mg V.O. o I.M. u oxacepán (Adumbrán) 10-30 mg V.O. cada hora hasta controlar el cuadro.

Si no hay mejoría con otras técnicas y ha transcurrido el suficiente tiempo como para disminuir la probabilidad dc una simulación, una entrevista con amobarbital puede ofrecer resultados.

Referencias cruzadas:

Afasia, psicosis reactiva breve, catatonía, esquizofrenia catatónica, confusión, depresión, simulación, sujeción, esquizofrenia.

98 / Narcolepsia

Se caracteriza por la tétrada sintomatológica: 1) somnolencia diurna, 2) cataplejía, 3) parálisis del sueño y 4) alucinaciones hipnagógicas.

CARACTERÍSTICAS CLÍNICAS Y DIAGNÓSTICO

La somnolencia diurna es el síntoma primario de la narcolepsia. Se diferencia de la fatiga en que aquí se presentan ataques irresistibles de sueño de corta duración –esto es, menos de quince minutos.

La cataplejía consta de breves (de segundos a minutos) episodios de debilidad muscular o de parálisis sin pérdida de conciencia. Se desencadena, a menudo por la risa o la ira.

La parálisis del sueño es una parálisis temporal parcial o completa que ocurre frecuentemente al despertar. El paciente es consciente pero incapaz de moverse. Generalmente dura menos de un minuto.

Las alucinaciones hipnagógicas son experiencias oníricas que se presentan en la transición de la vigilia al sueño.

ORIENTACIÓN PSICOTERAPÉUTICA Y PARA LA ENTREVISTA

Explicar el trastorno al paciente, en especial la relación entre los ataques de sueño y las emociones fuertes. Pueden presentarse problemas de memoria y el paciente necesita la información de que el trastorno tiene tratamiento.

EVALUACIÓN Y MANEJO

1. Muchas personas tienen somnolencia a causa de que no duermen lo suficiente durante la noche.
2. El test de latencias múltiples es el indicado para hacer el diagnóstico.
3. Diferenciar la narcolepsia de 1) la apnea del sueño, 2) trastornos del movimiento nocturno (mioclonías y el síndrome de las piernas inquietas), 3) efectos de las drogas y el alcohol y 4) depresiones atípicas.
4. Aconsejar al paciente para que regule su horario de sueño nocturno y sus siestas.
5. Considerar la evitación de los riesgos, como conducir prudentemente y evitar los bordes cortantes de los muebles.

FARMACOTERAPIA

Los tricíclicos y los IMOs se utilizan para tratar los síntomas relacionados con el período REM, en especial la cataplejía.

Los estimulantes se usan para la somnolencia diurna, como la dextroanfetamina 10-40 mg V.O. o metilfenidato (Rubifén) 10-40 mg/día por boca.

Referencias cruzadas:

Cataplejía, catatonía, alucinaciones, síncope, epilepsia del lóbulo temporal.

99 / Neologismos

Un *neologismo* es una palabra creada "ex novo" por el paciente. A menudo son condensaciones de dos o más palabras.

CARACTERÍSTICAS CLÍNICAS Y DIAGNÓSTICO

Los neologismos se presentan en pacientes con afasia o con esquizofrenia.

Son simplemente un síntoma que ha de colocarse en el contexto de una exploración psicopatológica completa. Los esquizofrénicos tienen neologismos fijos y consistentes. El error en el lenguaje puede reflejar un sistema delirante estructurado, y, por tanto, permanecer invariable en el tiempo sin estar asociado a otras anomalías del lenguaje. Por el contrario, un paciente con una afasia de Wernicke desarrolla frecuentemente nuevos neologismos y tiene otros trastornos en la comprensión del lenguaje.

ORIENTACIÓN PSICOTERAPÉUTICA Y PARA LA ENTREVISTA

Evaluar completamente el funcionamiento general del lenguaje. Realizar una exploración psicopatológica y valorar si hay síntomas psicóticos, como alucinaciones y delirios, que ayuden a confirmar el diagnóstico de psicosis.

EVALUACIÓN Y MANEJO

1. Determinar si los síntomas son nuevos o antiguos.
2. Si son nuevos, ¿hay un estresor identificable o precipitante?
3. ¿Hay alguna razón para sospechar una causa orgánica (p. ej., intoxicaciones, traumatismos craneoencefálicos, lesiones del SNC o epilepsia?

4. ¿Sugieren otros signos un trastorno psiquiátrico funcional?
5. Por lo general, los neologismos no son una queja específica del paciente, sino que es notada por otros. El tratamiento definitivo se basa en el diagnóstico.

FARMACOTERAPIA

La farmacoterapia depende del diagnóstico definitivo.

Referencias cruzadas:

Afasia, esquizofrenia crónica con exacerbación aguda, trastorno delirante, alucinaciones, ilusiones.

100 / Síndrome neuroléptico maligno

Se trata de un síndrome tóxico infrecuente pero peligroso que se asocia al tratamiento antipsicótico. Sus síntomas son: rigidez muscular, distonía, acinesia, mutismo, embotamiento y agitación.

CARACTERÍSTICAS CLÍNICAS Y DIAGNÓSTICO

El síndrome neuroléptico maligno se caracteriza por fiebre (más de 39ºC), rigidez muscular "en tubo de plomo", inestabilidad autonómica (taquicardia, tensión arterial lábil, diaforesis) y afectación de la conciencia. La rigidez severa puede llevar a la rabdomiólisis y subsiguiente mioglobinuria con fallo renal. Otras complicaciones son: trombosis venosa, embolismo pulmonar, shock y muerte. La mortalidad puede ser tan alta como el 20%.

Suele presentarse en los primeros días de instaurar un antipsicótico o de elevar la dosis. La mayoría de los casos se presentan en los diez primeros días del tratamiento. Suele observarse en pacientes que toman dosis altas (o dosis de instauración rápida y elevada) de neurolépticos de alta potencia. Otros factores de riesgo son: deshidratación, edad joven (veinte-cuarenta años), varón, malnutrición y el empleo de sujeción mecánica. El síndrome completo se desarrolla a las cuarenta y ocho horas del comienzo. Se estima su incidencia en un rango 1-10 casos de cada 10.000 tratamientos con antipsicóticos. El trastorno también puede presentarse cuando se han retirado los agonistas dopaminérgicos en un paciente; por ejemplo, carbidopa (Sinemet), levodopa (Madopar, Sinemet), amantadina (Amantadin) y bromocriptina (Parlodel). El tratamiento concomitante con litio y neurolépticos se ha asociado a varios casos de síndrome neuroléptico maligno.

ORIENTACIÓN PSICOTERAPÉUTICA Y PARA LA ENTREVISTA

El cuadro supone una urgencia médica que puede precisar la admisión en una UCI. La conciencia del enfermo suele estar muy afectada. Infórmese a la familia y a los amigos de la marcha evolutiva del paciente.

EVALUACIÓN Y MANEJO

1. Considerar este cuadro como una posibilidad diagnóstica en cualquier paciente que esté tomando antipsicóticos y que presente fiebre y rigidez.
2. Si la rigidez moderada del enfermo no cede con los anticolinérgicos convencionales –por ejemplo, benzotropina 2 mg V.O. o I.M.– y si no se detecta un origen obvio para la fiebre, está justificado un diagnóstico provisional de síndrome neuroléptico maligno.
3. Retirar el antipsicótico inmediatamente.
4. Monitorizar los signos vitales.
5. Pedir las pruebas de laboratorio necesarias. La creatinfosfocinasa (CPK) suele estar muy elevada y se relaciona directamente con la gravedad del cuadro. La leucocitosis es asimismo común. Solicitar también pruebas de rutina: análisis sistemático de sangre, con fórmula, recuento y velocidad de sedimentación, perfil bioquímico, nitrógeno ureico (BUN), creatinina y pruebas de función hepática.
6. Los baños con hielo ayudan a bajar la fiebre. Los antipiréticos no suelen ser útiles.
7. Una hidratación vigorosa puede prevenir el shock y disminuir la probabilidad de un fallo renal.
8. El síndrome dura unos quince días. Tras la recuperación, se presenta la difícil decisión de reinstaurar o no un agente antipsicótico. El enfoque tradicional sugiere cambiar a un neuroléptico de diferente clase y potencia, pero los beneficios deben ser ponderados con el riesgo de no utilizar el antipsicótico original, que ha probado ser eficaz.

FARMACOTERAPIA

Los anticolinérgicos y las benzodiacepinas suelen ser ineficaces en el síndrome neuroléptico maligno. El dantrolene 1 mg/kg cuatro veces al día o 1-5 mg por kg I.V. previene la contracción de los músculos esqueléticos, la rigidez y la mioglobinuria. La bromocriptina –2,5-5 mg V.O. tres veces al día por sonda nasogástrica y repetición de la dosis si no hay respuesta hasta 60 mg/día– es un agonista dopaminérgico que ayuda a reducir la severidad del síndrome. También están indicados otros tratamientos de soporte, así como la monitorización de las constantes vitales. A menudo, el tratamiento ha de hacerse en una UCI.

Referencias cruzadas:

Catatonía, esquizofrenia catatónica, coma, hipertermia, síndrome serotoninérgico.

101 / Intoxicación por óxido nitroso

La inhalación de óxido nitroso produce euforia. El óxido nitroso (gas de la risa) es usado por anestesistas, enfermeras de anestesia y dentistas como anestésico. También se usa para dar presión a la nata batida, por lo que se puede inhalar de los botes de nata batida, y se puede conseguir en las tiendas suministradoras de hotelería en pequeños botes de nata a presión. El óxido nitroso no es una droga controlada.

CARACTERÍSTICAS CLÍNICAS Y DIAGNÓSTICO

El consumidor típico de óxido nitroso suele caer en una de las siguientes dos categorías: 1) un anestesista, un dentista, una enfermera de anestesia, o un paraprofesional que tiene acceso a los tanques de óxido nitroso usado para anestesia; y 2) un adolescente que inhala óxido nitroso de los botes de nata batida. Los consumidores pueden usar el óxido nitroso ocasionalmente, con un deterioro del rendimiento mínimo o ausente.

El consumidor exhala tanto aire como puede, inhala tanto óxido nitroso como le sea posible y lo retiene tanto tiempo como puede. Se utilizan mascarillas para respirar el óxido nitroso de los tanques; los botes de nata batida se mantienen verticales sin agitarlos para que pueda liberarse el gas, y los pequeños botes a presión se abren en un aparato especial que libera el gas a una botella desde la que es inhalado.

La aparición de la euforia es rápida y se asocia con un estremecimiento o comezón en todo el cuerpo y, finalmente, con un entumecimiento. Los efectos generalmente desaparecen en unos minutos. Frecuentemente se abusa de óxido nitroso junto con cannabis o alcohol. La inhalación rápida de forma repetida puede llevar a la pérdida de conciencia, pero ese efecto normalmente requiere el suministro continuo desde un tanque, una mascarilla o a alguien que sujete una mascarilla mientras el consumidor inhala.

ORIENTACIÓN PSICOTERAPÉUTICA Y PARA LA ENTREVISTA

Los pacientes raramente están intoxicados en el momento que reciben atención clínica. Hay que hacer una evaluación cuidadosa del uso de otras drogas y alcohol. Evalúe posibles trastornos de personalidad u otros trastornos psiquiátricos.

EVALUACIÓN Y MANEJO

1. Obtenga del paciente la historia de frecuencia y cantidad de consumo de óxido nitroso y del uso de otras drogas de abuso, como el alcohol, cannabis, cocaína, y drogas intravenosas. Se debe preguntar a los médicos y enfermeras

por el uso de drogas médicas (p. ej., opioides, estimulantes, barbitúricos y benzodiacepinas), que puedan haber cogido de la farmacia del hospital.
2. Evalúe otros posibles trastornos psiquiátricos.
3. La intoxicación por óxido nitroso se resuelve rápidamente, y no es necesario habitualmente tratamiento para ésta.
4. No suele ser necesario un proceso de desintoxicación y rehabilitación si no hay consumo de otras drogas.

FARMACOTERAPIA

No hay tratamiento específico.

Referencias cruzadas:

Intoxicación, intoxicación y abstinencia de tolueno y otros inhalantes, nitratos volátiles.

102 / Nicturia

La nicturia es la excesiva orinación durante la noche.

CARACTERÍSTICAS CLÍNICAS Y DIAGNÓSTICO

Despertarse ocasionalmente para orinar puede ser normal, pero la nicturia puede ser ocasionada por cualquier patología médica en la producción de orina que exceda la capacidad de la vejiga y por algunos trastornos psiquiátricos y neurológicos. Cualquier patología que pueda producir poliuria puede producir nicturia, incluida la diabetes mellitus, diabetes insípida (con inlusión de diabetes insípida nefrogénica inducida por litio), polidipsia primaria (ingesta excesiva de agua), drogas (p. ej., diuréticos), y muchos tipos de patología renal. La poliuria que no está producida por un exceso en la ingesta de agua implica una capacidad de concentración renal dañada. Los trastornos epilépticos pueden producir incontinencia nocturna.

ORIENTACIÓN PSICOTERAPÉUTICA Y PARA LA ENTREVISTA

Los dos objetivos clínicos más importantes son identificar una posible patología renal y determinar si una polidipsia primaria es la causa de la poliuria. Los pacientes que beben voluntariamente una cantidad diaria excesiva de agua pueden ser difíciles de diferenciar de los que padecen diabetes insípida. Explique al paciente que este trastorno tiene tratamiento.

EVALUACIÓN Y MANEJO

1. Pida pruebas de laboratorio que incluyan un análisis de orina rutinario, osmolaridad de orina, bioquímica de sangre, hemograma completo, osmolaridad sérica, pruebas de función tiroidea, electrocardiograma y electroencefalograma.
2. Identifique las drogas que toma el paciente. El litio (Plenur), fenitoína (Epilantín) y propoxifeno pueden causar diabetes insípida nefrogénica.
3. Pida una interconsulta médica.
4. Lleve a cabo una exhaustiva evaluación psiquiátrica en aquellos pacientes en los que no se demuestre causa médica. La polidipsia primaria puede ser un signo de un trastorno psicótico (p. ej., ciertos pacientes con esquizofrenia padecen intoxicaciones hídricas), un trastorno obsesivo compulsivo o un trastorno orgánico.
5. Aconseje al paciente que deje de beber horas antes de acostarse si la nicturia se debe a la ingesta excesiva de líquidos.

FARMACOTERAPIA

No existe un tratamiento farmacológico específico. Algunos pacientes se benefician de la toma de 50 a 100 mg de imipramina (Tofranil) por la noche debido a sus efectos secundarios anticolinérgicos.

Referencias cruzadas:

Enuresis, exacerbación aguda de esquizofrenia crónica, obsesiones y compulsiones.

103 / Intoxicación por nuez moscada

La nuez moscada contiene miristicina, un alucinógeno. Puede ser consumida por adolescentes que busquen intoxicarse. Ocasionalmente, la intoxicación por nuez moscada ocurre accidentalmente cuando se usa excesiva cantidad de esta en la preparación de pasteles.

CARACTERÍSTICAS CLÍNICAS Y DIAGNÓSTICO

La intoxicación por nuez moscada se caracteriza por agitación, cefalea intensa, alucinaciones, enrojecimiento, palpitaciones y entumecimiento en las extremidades, que ocurren tras la ingesta de gran cantidad de nuez moscada.

ORIENTACIÓN PSICOTERAPÉUTICA Y PARA LA ENTREVISTA

Asegure al paciente que los síntomas de la intoxicación se resolverán en varias horas.

EVALUACIÓN Y MANEJO

1. Tome los signos vitales del paciente. Si los resultados están elevados siga al paciente hasta su normalización.
2. Evalúe exhaustivamente al paciente en busca de signos de abuso de otras drogas, aunque estos signos son raros en caso de sobredosis accidental.
3. Normalmente los síntomas se resuelven en varias horas sin tratamiento, pero es necesario permanecer en observación hasta que los signos vitales tengan valores normales.

FARMACOTERAPIA

No existe tratamiento farmacológico específico. La ansiedad grave o agitación se puede tratar con una benzodiazepina, por ejemplo alprazolam (Trankimazín) 0,5 a 1 mg V.O., loracepán (Orfidal, Idalprem) 1 o 2 mg V.O., oxacepán 10 a 30 mg V.O., o estazolam 0,5 a 1 mg V.O.

Referencias cruzadas:

Agitación, ansiedad, alucinaciones, intoxicación.

104 / Obsesiones y compulsiones

Una *obsesión* es una idea, pensamiento o impulso patológico, persistente, recurrente, e irresistible, que no puede ser eliminado de la conciencia por la lógica y el razonamiento. Una *compulsión* es la necesidad patológica, repetitiva e indeseada de realizar un acto, a menudo en respuesta a una obsesión. El fallo en la realización de un acto compulsivo provoca ansiedad.

CARACTERÍSTICAS CLÍNICAS Y DIAGNÓSTICO

Las obsesiones más comunes incluyen el disgusto con las excreciones y secreciones corporales, la suciedad, los gérmenes, la contaminación, o las toxinas; el miedo a que algo terrible vaya a pasar; la necesidad de simetría, orden o exacti-

Cuadro B.104-1. *Criterios diagnósticos del trastorno obsesivo-compulsivo*

A. Presencia de obsesiones o compulsiones:

Obsesiones: 1), 2), 3) y 4)

1) ideas, pensamientos, imágenes e impulsos persistentes que se experimentan por lo menos inicialmente como invasores y sin sentido. Por ejemplo, el padre que siente impulsos repetidos de matar a su hijo, o la persona religiosa que tiene continuos pensamientos blasfemos;
2) el individuo intenta ignorar o suprimir estos pensamientos o impulsos, o bien neutralizarlos con algún otro tipo de idea o de acción;
3) el individuo reconoce que las obsesiones son el producto de su propia mente y que no vienen impuestos desde el exterior (tal como ocurre en la inserción del pensamiento);
4) cuando se presenta algún otro trastorno del eje I, el contenido de las obsesiones es independiente de este trastorno. Por ejemplo, las ideas, pensamientos, impulsos e imágenes no tienen nada que ver con la comida, si coexiste un trastorno de la conducta alimentaria, con los fármacos, si coexiste un trastorno por uso de sustancias psicoactivas, o con sentimientos de culpa, si coexiste una depresión mayor.

Compulsiones: 1), 2) y 3):

1) conductas repetitivas finalistas e intencionales, que se efectúan como respuesta a una obsesión de manera estereotipada y de acuerdo con determinada regla;
2) la conducta está diseñada para neutralizar o impedir el malestar o algún acontecimiento o situación temida; sin embargo, o bien la actividad no es realista o es claramente excesiva;
3) el individuo reconoce que su conducta es excesiva o irrazonable (quizás esto no sea así en el caso de los niños pequeños y tampoco en aquellas personas cuyas obsesiones han dado lugar a ideas sobrevaloradas).

B. Las obsesiones o compulsiones producen marcado malestar, pérdida de tiempo (en general el individuo emplea más de una hora diaria en ellas) o interfieren considerablemente en la rutina habitual del individuo, con su actividad profesional, con sus actividades sociales habituales o en sus relaciones con los demás.

Reproducido con permiso. DSM-III-R: *Manual diagnóstico y estadístico de los trastornos mentales.* © Masson S.A., Barcelona, 1988.

tud; el orar de forma excesiva o los pensamientos religiosos; la creencia en números de la mala y la buena suerte, y pensamientos sexuales prohibidos. Compulsiones comunes incluyen el lavado excesivo de manos, ducharse, bañarse, lavarse los dientes, y asearse en general; rituales repetidos; comprobación de puertas, cerraduras, manecillas del gas, y frenos del coche; limpieza para quitar contaminantes; tocamientos; ordenaciones y ajustes; recuentos; acaparamiento y coleccionismo, y las medidas para prevenir el daño a otros y a uno mismo.

Los criterios diagnósticos del trastorno obsesivo compulsivo se dan en el cuadro B.104-1.

ORIENTACIÓN PSICOTERAPÉUTICA Y PARA LA ENTREVISTA

Enfóquela sobre los pensamientos obsesivos y las conductas compulsivas del paciente. Pregunte sobre la frecuencia de las conductas compulsivas, el tiempo que le ocupan las obsesiones y los consiguientes perjuicios. Investigue obsesiones y compulsiones diferentes a la identificada inicialmente; muchos pacientes sufren múltiples obsesiones y compulsiones relacionadas. Los pacientes reconocen la irracionalidad de sus obsesiones y compulsiones, y las ven como una fuente de ansiedad, por lo que se puede inquirir al paciente directa y abiertamente. Asegure al paciente que no se va a volver loco y que existe tratamiento.

EVALUACIÓN Y MANEJO

1. Cuantifique las obsesiones y compulsiones en términos de tipo, número y frecuencia; el tiempo que le ocupan las obsesiones o compulsiones, y el deterioro en el funcionamiento.
2. Complete una exploración psicopatológica para descartar otros trastornos, incluida depresión (presente en el 50% de los pacientes con trastorno obsesivo compulsivo), esquizofrenia y fobias. El diagnóstico diferencial entre el trastorno obsesivo compulsivo y las fobias es a veces difícil, pero los pacientes fóbicos suelen tener mucho más éxito evitando el estímulo que los pacientes obsesivo-compulsivos.
3. La terapia de conducta se considera el tratamiento de elección, con exposición in vivo (inundación), desensibilización, parada del pensamiento, terapia de implosión, condicionamiento aversivo como posibles alternativas. La terapia de conducta requiere mucho compromiso por parte del paciente. A menudo, previene por la fuerza la realización del acto compulsivo y aprende que la ansiedad o pánico que le sigue disminuye finalmente.
4. Algunos clínicos utilizan la psicoterapia de insight pero habitualmente en combinación con medicación.
5. La terapia de familia ayuda a la familia del paciente a tolerar el funcionamiento deficitario del paciente y puede disminuir el estrés conyugal.
6. Para los pacientes que no responden a ningún otro tratamiento, la psicocirugía (leucotomía bilateral que produce lesiones en las conexiones talamofrontales) puede ser efectiva.

FARMACOTERAPIA

La clomipramina (Anaframil), un antidepresivo tricíclico, es un inhibidor potente de la recaptación de serotonina y es una droga de primera elección. La fuoxetina (Prozac), paroxetina, y sertralina son efectivas también. La medicación debe ser prescripta en conexión con el tratamiento que se lleve a cabo y es raro que deban iniciarse en urgencias. Si el paciente llega a la urgencia o consulta en estado de ansiedad agudo, una benzodiacepina puede ayudar a reducir la ansiedad; por ejemplo, alprazolam (Trankimazín) 0,25 a 1 mg orales, clonazepán (Rivotril) 0,5 a 1 mg orales, o lorazepán (Orfidal) 1 o 2 mg orales, cualquiera de ellos dado cada cuatro horas según se requiera.

Referencias cruzadas:

Ansiedad, depresión, trastorno de pánico, paranoia, fobia.

105 / Intoxicación y abstinencia por opiáceos

I. INTOXICACIÓN POR OPIÁCEOS

La *intoxicación por opiáceos* aparece tras la ingesta, la inhalación o la inyección reciente de un opioide. Se caracteriza por la presencia de obnubilación, euforia, analgesia, habla farfullante, disprosexia, anorexia, disminución del deseo sexual e hipoactividad.

CARACTERÍSTICAS CLÍNICAS Y DIAGNÓSTICO

La intoxicación por opiáceos puede llevar a la sobredosis, que es una urgencia potencialmente letal.

El riesgo-vida de sobredosis letal es de aproximadamente un 0,7% en los Estados Unidos. Dentro de la categoría de opioides se incluye a los derivados del opio y a drogas sintéticas: opio, morfina, diacetilmorfina (heroína, caballo), metadona, codeína, oxicodeína (Percodeína), hidromorfina, levorfanol, pentazocina (Sosegon), meperidina (Dolantina) o propoxifeno (la mayoría de los antitusígenos del mercado). El cuadro B.105-1 muestra la duración de la acción de algunos de estos opiáceos.

La vía de administración depende de la droga. El opio se fuma. La heroína, tradicionalmente, se inyecta (intravenosa o subcutánea) o se inhala; puede combinarse con estimulantes (cocaína o anfetamina) en inyección intravenosa (speedball) para reducir el efecto sedativo y potenciar la euforia.

Una vez inyectados, los opiáceos comienzan a actuar a los cinco minutos aproximadamente, y los efectos se notan durante unos treinta minutos. Los opiáceos de origen farmacéutico se ingieren, por lo general, por vía oral. A pesar de que es posible conseguir formas inyectables, se trata de una forma mucho más rara de abuso que las drogas accesibles en el mercado ilegal dado que se ejerce un control muy estricto sobre las ventas de opiáceos inyectables.

La dosis de heroína (y de otros opiáceos de venta ilegal) es difícil de estimar de manera precisa dado que la pureza de la droga que se ha adquirido es imprevisible. Más aún, la experiencia subjetiva de euforia está influenciada por muchos más factores que la simple inyección del producto. De hecho, el paciente puede exagerar las dosis que toma para intentar conseguir del médico mayores dosis de metadona.

El típico paciente que abusa de los opiáceos acostumbra a ajustarse en alguna de las siguientes categorías: el adicto a heroína suele ser una persona desnutrida y mal vestida, antisocial, dependiente, con frecuencia, de la cocaína, además de la heroína; el adicto a opio llevará, probablemente varios años fumándolo; el paciente profesional será el que ha ido a numerosos médicos donde habrá conse-

Cuadro B.105-1. *Duración de la acción de los opiáceos*

Fármaco	*Duración de la acción*
Heroína	3-4 horas
Meperidina	2-4 horas
Morfina, hidromorfina	4-5 horas
Metadona	12-24 horas
Propoxifeno	12 horas
Pentazocina	2-3 horas

guido algunas recetas de opiáceos y, por fin, el drogodependiente con una profesión vinculada a la sanidad, por regla general usará opiáceos de venta usual en farmacias.

ORIENTACIÓN PSICOTERAPÉUTICA Y PARA LA ENTREVISTA

Al evaluar a un paciente con una posible sobredosis, debe priorizarse el tratamiento médico inmediato. Cuando, ya más tarde, se entrevista al paciente o a la familia y amigos, hay que recordar que es poco confiable la dosis comunicada. Con mucha frecuencia una sobredosis ocurre cuando el paciente consigue en el mercado droga de una pureza muy superior a la que normalmente adquiere. Hay que tener siempre en cuenta la posibilidad de que se trate de una sobredosis de múltiples drogas.

EVALUACIÓN Y MANEJO

1. Tomar las constantes vitales.
2. Obtener una historia completa del uso de drogas, que incluye el uso de alcohol, drogas por prescripción facultativa, abuso de fármacos y drogas ilegales.
3. Explorar la existencia de complicaciones médicas presentes o pasadas asociadas al consumo de opiáceos: en el caso del uso parenteral, considerar la posibilidad del Síndrome de Inmunodeficiencia Adquirida (SIDA), hepatitis, sepsis, celulitis, osteomielitis, escaras por las inyecciones subcutáneas o intravenosas, endocarditis, edema pulmonar o tromboflebitis; observar la existencia de marcas nuevas y/o antiguas a lo largo del cuerpo, en especial en todas y cada una de las extremidades. En el caso de la inhalación, explorar la existencia de desviación o perforación del tabique nasal, sangrados o rinitis.
4. Obtener un screening toxicológico para descartar una poliintoxicación.
5. Evitar dar ningún tipo de opiáceos en la urgencia o en la consulta más allá de lo que sea estrictamente necesario para tratar una abstinencia, y sólo si es imprescindible. Distribuir opioides en la sala de urgencias o en el consultorio, rápidamente lleva a una larga fila de pacientes simuladores que se presentan con idénticos síntomas.
6. Explorar la existencia de signos objetivos de intoxicación por opiáceos: depresión del Sistema Nervioso Central (SNC), disminución de la motilidad gastrointestinal, depresión respiratoria, analgesia, náuseas y vómitos, habla

farfullante, hipotensión, bradicardia, miosis y convulsiones (en las sobredosis). Aunque los pacientes tengan tolerancia a los opiáceos, no desaparece la miosis ni el estreñimiento.

7. Considerar siempre la intoxicación polifarmacológica y la sobredosis, particularmente el uso concomitante de alcohol, barbitúricos o benzodiacepinas. En una sobredosis por varias drogas, el efecto de los opiáceos puede revertirse con antagonistas opiáceos [p. ej., naloxona (Celupan)], dejando pendiente de tratamiento exclusivamente el efecto del alcohol o lo sedantes. La intoxicación por cocaína puede complicar el cuadro, pero la intoxicación por la cocaína es, en general, de duración breve (algunas horas).
8. Evaluar el potencial suicida del paciente y la posibilidad de una sobredosis intencional.
9. Monitorizar al paciente con sobredosis en el contexto de una Unidad de Cuidados Intensivos (UCI). Administrar tratamientos de soporte (p. ej., dar fluidos IV, manteniendo las constantes vitales del paciente). En caso de existir potencial suicida, deberá tenerse bajo control para evitar un nuevo intento.

FARMACOTERAPIA

Si existe depresión del SNC, depresión respiratoria u otros signos de intoxicación moderada, pensar siempre en la posibilidad de sobredosis. Dar naloxona 0,8 mg I.V. (0,01 mg/kg en neonatos) y esperar quince minutos. Si no se observa ningún tipo de respuesta, administre 1,6 mg y espere otros quince minutos. Si no se observa respuesta en el paciente, administrar 3,2 mg I.V. y empezar a pensar en otro diagnóstico. Si se consigue revertir la sobredosis de opioides, mantener la naloxona en dosis de 0,4 mg I.V./hora. Si el paciente es adicto a opiáceos, y una vez que haya recuperado el nivel adecuado de conciencia, mantener la dosis de naloxona en el mínimo posible a fin de evitar que caiga en un síndrome de abstinencia (que reaparece en cuanto se deja de suministrar la naloxona). Una sobredosis de heroína de tipo intencional en el contexto de una tentativa de suicidio puede ser potencialmente fatal, pero esto es raro. Lo más probable es que se trate de una sobredosis accidental producida porque el paciente recibió un papelillo con una pureza del 15% en lugar de la usual del 5% que ha venido adquiriendo durante los últimos meses. También puede suceder una sobredosis accidental en usuarios incautos o en usuarios que han estado abstinentes durante un cierto tiempo y han perdido la tolerancia que antaño tuvieron.

II. ABSTINENCIA DE OPIÁCEOS

La *abstinencia de opiáceos* aparece en el usuario regular tras el cese o la disminución de las dosis que toma. La abstinencia se caracteriza por la existencia de la urgencia al consumo (craving), midriasis, piloerección, sudoración, fiebre, hipertensión, insomnio, bostezos y un síndrome seudogripal con náuseas, vómitos, dolores musculares, malestar general, lagrimeo, rinorrea y diarrea. La presencia de abstinencia de opiáceos implica siempre la existencia de dependencia a opiáceos.

Cuadro B.105-2. *Diagnóstico y tratamiento de la abstinencia a opiodes*

Signos objetivos de abstinencia de opiáceos
Pulso de 10 latidos/minuto por encima de la basal* o >90 en ausencia de historia previa de taquicardia si no se ha podido determinar la línea base
Presión sistólica >10 mm Hg por ecima de la basal o >160/95 en ausencia de historia previa de hipertensión
Midriasis
Sudoración, piel de gallina, rinorrea o lagrimeo

Tratamiento
Administrar metadona 10 mg por vía oral cada cuatro horas cuando se cumplen dos de los cuatro criterios anteriores. Disminuir aproximadamente 5 mg/día hasta llegar a cero

* La basal son los signos vitales una hora antes de recibir 10 mg de metadona. Debe determinarse para cada paciente que aún no ha recibido metadona, teniendo en cuenta los valores esperables para la edad del paciente, el sexo y el nivel general de salud.
Cuadro de RD Weiss, SM Mirin. "Síndromes de abstinencia e Intoxicación". En SM Hyman, editor, p. 234. *Manual of Psychiatric Emergencies*, 2ª ed. Little Brown, Boston, 1988. Reproducido con autorización.

CARACTERÍSTICAS CLÍNICAS Y DIAGNÓSTICO

La abstinencia a opiáceos, aunque muy molesta, no es peligrosa para los pacientes que, por lo demás, tengan un buen estado general, por más que los pacientes con abstinencia puedan pedir que se les administren opiáceos de manera vehemente y dramática.

Entre los signos objetivos de abstinencia a opiáceos: piloerección, midriasis, temblor y aumento de los signos vitales (cuadro B.105-2). Los síntomas seudogripales –mialgias, altralgias, rinorrea, lagrimeo, debilidad, náuseas y vómitos– son fáciles de simular y muy difíciles de evaluar de manera objetiva. Los síntomas de abstinencia son más severos en los opiáceos de vida media corta (p. ej., heroína y meperidina) que en los de vida larga (p. ej., metadona). El inicio de la abstinencia se relaciona de manera directa con la duración de la acción de la droga. Por ejemplo, la abstinencia de metadona empieza de uno a tres días después de la última dosis y dura de diez a catorce días; la abstinencia de heroína empieza de seis a ocho horas, tiene el pico a los dos-tres días y dura de 7 a 10 días (cuadro B.105-3).

Cuadro B.105-3. *Abstinencia de opiáceos en cada una de las presentaciones*

	Morfina o Heroína	*Meperidina*	*Metadona*
Inicio de síntomas (ansiedad, búsqueda de droga)	6-8 horas	2-4 horas	1-3 días
Pico máximo de los síntomas	2º-3er día	8-12 horas	Gradual
Duración de la abstinencia	7-10 días	4-5 días	10-14 días

Cuadro de P. Gillig. Drug Abuse. In *Manual of Clinical Emergency Psychiatry*, J R Hillard, editor, p. 221. American Psychiatric Press, Washington, 1990. Reproducido con autorización.

ORIENTACIÓN PSICOTERAPÉUTICA Y PARA LA ENTREVISTA

Los pacientes con abstinencia de opiáceos están agitados y pueden estar en un estado confusional y demandantes. Conviene tranquilizar a los pacientes con respecto al hecho de que sus síntomas pueden controlarse fácilmente con tratamiento médico y que no se les va a dejar con dolores o sufrimiento. La mayoría de los pacientes responden de manera muy positiva a esa tranquilización. Evitar el reprender o acusar a los adictos por causar los síntomas con su adicción.

EVALUACIÓN Y MANEJO

1. Confiar en los síntomas objetivos (p. ej., piloerección, cambios en el tamaño pupilar e hipertensión) a la hora de determinar la presencia o no de abstinencia.
2. Los objetivos principales a la hora de tratar la abstinencia de opiáceos son la prevención de las complicaciones médicas (p. ej., en pacientes previamente enfermos) y la reducción de los síntomas de abstinencia para evitar empujar a la persona a continuar con el consumo de opiáceos.
3. El principal objetivo a largo término a plantear para la persona con dependencia de opiáceos es la inclusión en alguno de los programas de mantenimiento con metadona. La mayoría de los pacientes pueden estar sin síntomas con dosis de 60 mg/día o menos. Los niveles sanguíneos de metadona son sumamente útiles para determinar la dosis ideal de metadona. Los pacientes que están en tratamiento con metadona suelen presentar síntomas de depresión y pueden requerir un tratamiento coadyuvante con amitriptilina que, cuando se ingiere juntamente con metadona, puede producir euforia.
4. La naltrexona, un antagonista opioide de vida media larga, puede tomarse generalmente durante varios meses para ayudar a mantener la abstinencia.
5. Las comunidades terapéuticas (tipo Proyecto Hombre), los programas de rehabilitación y las terapias de grupo son sumamente útiles para la rehabilitación de los pacientes dependientes de opiáceos.

FARMACOTERAPIA

Determinar que los signos de abstinencia estén presentes y que los beneficios derivados de reducir estos signos sean superiores a los riesgos que conlleva dispensar más opioides. En caso de que sea así, dar 10 mg de metadona por vía oral y repetir la administración cada cuatro a seis horas si los síntomas de abstinencia se mantienen presentes. La dosis total en veinticuatro horas debe ser equivalente a la dosis de droga que hubiera tomado en las veinticuatro horas siguientes (difícilmente más de 40 mg de metadona). Disminuir la dosis unos 5 mg/día en el caso de la abstinencia a heroína. En la desintoxicación de metadona la retirada debe ser mucho más gradual.

Los pacientes dependientes de pentazocina deben ser desintoxicados con pentazocina dado que se trata de una droga con efectos mixtos agonista-antagonista sobre varios receptores opiáceos.

La clonidina (Catapresán®) es un α_2-agonista de acción central, que se usa en general para el tratamiento de la hipertensión, y que puede aliviar en estos pacientes las náuseas, vómitos y diarrea. Administrar de 0,1 a 0,2 mg cada tres horas según se necesite, pero sin exceder los 0,8 mg/día. Valorar en función de los síntomas del paciente; y mantener durante unas dos semanas. No dar clonidina si la presión es inferior a 90/60, dado que la clonidina puede provocar hipotensión. Su acción es breve y no existe tolerancia.

Referencias cruzadas:

Ansiedad, depresión, intoxicación, simulación, abstinencia de drogas psicotropas, suicidio.

106 / Dolor

El *dolor* es un síntoma complejo que consiste en una sensación displacentera, manifestación de una potencial enfermedad física, y el estado emocional asociado a ella. El *dolor crónico* es aquel que persiste durante más de 6 meses.

CARACTERÍSTICAS CLÍNICAS Y DIAGNÓSTICO

El dolor es una experiencia subjetiva que no puede ser medida objetivamente y que está influenciada en gran medida por factores ajenos a la gravedad de la dolencia o la lesión físicas. Entre estos factores están los recursos psicológicos del paciente, la presencia concomitante de depresión, ansiedad o trastornos psicóticos; el tipo de reacciones que aparecen en la familia, el personal sanitario, los responsables en el trabajo y el resto del entorno que rodea al paciente, agentes estresantes, y el nivel de distracción por otros estímulos relevantes. El dolor puede servir simultáneamente como un síntoma de estrés y como una defensa contra el estrés.

En el cuadro B.106-1 hay una clasificación fisiológica del dolor.

En ocasiones es complicado distinguir el dolor somático del psicógeno (cuadro B.106-2). El dolor somático varía con el tiempo, el estrés situacional, el estado emocional del paciente y el uso de analgésicos. Un dolor constante al que nada afecta es, probablemente, un dolor psicógeno. La presentación brusca y repentina con características dramáticas sugiere la presencia de una personalidad histriónica o límite. Si el curso del dolor es paralelo al de síntomas depresivos, ansiosos o psicóticos, el diagnóstico psiquiátrico deberá ser el de este último trastorno, y tratarse en consecuencia. En aquellos casos en que haya reclamacio-

Cuadro B.106-1. *Clasificación fisiológica del dolor*

Tipo	*Subtipos*	*Ejemplos*	*Comentarios*
Nociceptivo	Somático Visceral	Metástasis ósea Obstrucción intestinal	Provocado por la activación de fibras sensibles al dolor
Por desaferentación	Periférico Central Somático Visceral Simpático-dependiente No simpático-dependiente	Causalgia Dolor talámico Causalgia Dolor visceral en parapléjicos Dolor post-herpético Miembro fantasma	Provocado por la interrupción de vías aferentes Escaso conocimiento de la fisiopatología. Probablemente en la mayoría de casos se producen cambios tanto a nivel central como periférico. Usualmente se trata de un dolor disestésico, lancerante o con sensación de escozor
Psicógeno	Trastorno de somatización Dolor psicógeno Hipocondriasis Diagnósticos de dolor específicos con contribución orgánica	Dolor lumbar crónico Dolor facial atípico Cefalea crónica	No incluye a los trastornos facticios (p. ej., simulación o síndrome de Münchhausen)

Cuadro de R. Berkow (ed). Manual Merck. 15 ed. Merck Sharp & Dohme Research Laboratories, Rahway. NJ, 1987. Reproducido con autorización.

nes judiciales de por medio es muy probable que sea imposible separar de manera fiable qué parte del dolor es de origen físico y qué parte, psicógeno. Deben descartarse siempre la simulación, los trastornos facticios o las conductas de búsqueda de drogas en dependientes.

Cuadro B.106-2. *Características del dolor somático y psicógeno*

Dolor somático
- El estímulo nociceptivo es, por lo general, evidente
- Suele estar bien localizado: el dolor visceral puede ser referido
- La persona lo reconoce como similar a otros dolores que ha experimentado con anterioridad
- Mejora con el uso de antiinflamatorios o analgesia narcótica

Dolor neuropático
- No existe un estímulo nociceptivo obvio
- Suele estar localizado de manera pobre o difusa
- De características atípicas, distinto al dolor somático usual
- La mejoría con analgésicos es sólo parcial

Cuadro de E Braunwald, K Isselbacher, RG Petersdorf, JD Wilson, JB Martin, AS Fauci: *Harrison's Principles of Internal Medicine II, Companion Handbook.* ;cGraw-Hill. New York, 1988. Reproducido con autorización. Modificado por R Maciewicz, JB Martin.

ORIENTACIÓN PSICOTERAPÉUTICA Y PARA LA ENTREVISTA

Examinar el efecto que el dolor ha provocado en el entorno del paciente. ¿La respuesta de la familia ha sido la de aumentar sus cuidados y su atención? ¿El médico de atención primaria ha respondido con renovados esfuerzos para lograr identificar un trastorno que hasta ahora ha escapado al diagnóstico? ¿Está el paciente pendiente de juicio? ¿Necesita el paciente tener dolor para poder recibir atención sanitaria? ¿La administración de analgésicos depende de que el paciente tenga dolor en ese mismo momento, provocando una pequeña batalla entre la persona y el personal de enfermería?

Independientemente del tipo de quejas, la posición de partida debe ser siempre la de que existe algún tipo de causa somática y debe realizarse una exploración médica.

Si el dolor parece ser psicógeno, ayudar al paciente a retroceder en el tiempo buscando cuál puede ser el origen del dolor. Ayudar a que el paciente asuma al menos en parte, la responsabilidad de enfrentarse al dolor a través de una rehabilitación. Los pacientes con dolor psicógeno son especialmente sensibles ante cualquier sugerencia de que el dolor está en su cabeza; por tanto, el enfoque de la entrevista debe ser como si se asumiera que el dolor efectivamente está ahí y trabajar conjuntamente estrategias para afrontar la ansiedad y el estrés que el dolor genera.

EVALUACIÓN Y MANEJO

1. Realizar un examen físico completo.
2. Obtener una historia detallada del dolor, que incluya la frecuencia y la duración de los episodios anteriores y los factores que exacerbaban o aliviaban el dolor.
3. Realizar una exploración completa de funciones superiores y obtener una historia psiquiátrica. Evaluar la presencia de depresión, ansiedad, trastornos psicóticos, trastornos de personalidad, simulación o conductas de búsqueda de droga. Evaluar el potencial suicida, dado que el dolor crónico aumenta el riesgo de suicidio.
4. Una vez que se han descartado las causas médicas y psiquiátricas, derivar al paciente hacia un programa de rehabilitación. Empezar discutiendo cuáles son las bases neurofisiológicas del dolor y trabajar para intentar explicar cómo estos factores pueden causar estrés, influenciar la conducta y llevar a alteraciones en el funcionamiento social.
5. Los programas de dolor crónico suelen ser adecuados para tratar este tipo de patología; proporcionan atención médica y psiquiátrica, terapia individual y de grupo y programas de rehabilitación. La derivación hacia los programas de dolor crónico disminuye la frustración del médico y reduce los problemas de relación con el paciente.
6. La terapia cognitiva es, con frecuencia, muy útil. La sabiduría popular suele decir que "cuanto más piensas en el dolor, más te duele". El enfoque cognitivo ahonda en esta idea. Pueden usarse, con este fin, las técnicas de relaja-

ción, de creación de imágenes visuales positivas y otras técnicas que sirvan para distraer al paciente del dolor.

7. La psicoterapia individual choca con muchos obstáculos, pero en ocasiones puede ser útil. Una psicoterapia de apoyo a corto plazo y dirigida al problema debería centrarse en fortalecer los recursos de que dispone la persona, evitando las situaciones de conflicto o ansiógenas.
8. La terapia de familia suele ser también útil. La familia tiene casi siempre un papel importante a la hora de determinar la conducta del paciente. La terapia de familia debería centrarse en cambiar el tipo de respuestas de tal modo que se refuercen las conductas positivas y se ignoren las negativas.
9. La terapia de grupo es útil porque deriva hacia el paciente la responsabilidad en el manejo del dolor. Se debe evitar crear situaciones en las que los miembros del grupo compitan a ver quién tiene mayor dolor o está más enfermo, o en que se puedan aprender nuevas conductas de enfermo.
10. Usar la terapia física según se precise.
11. Utilizar la estimulación sensorial a través de masajes, acupuntura y estimulación nerviosa transcutánea.
12. Utilizar técnicas de relajación o biofeedback.
13. El bloqueado neural permite diferenciar el dolor de origen central del periférico. En estos casos puede estar indicado la ablación química o quirúrgica.
14. La neurocirugía es el último recurso, pero puede ser útil en algunos pacientes, aunque es probable que la mejoría observada sea en realidad debida a una mejoría en síntomas depresivos subyacentes o cambios en la personalidad.

FARMACOTERAPIA

El tratamiento farmacológico debe basarse en un diagnóstico lo más preciso posible. Prescribir alguno de los agentes detallados en el cuadro B.106-3, pero enmarcado en un plan de tratamiento integral. Precisamente por ello, la medicación analgésica no debe prescribirse en la urgencia o en la consulta. Antes de empezar ningún tratamiento farmacológico, debe decidirse si realmente es necesario. Hay que evitar las situaciones ambivalentes para evitar situaciones de infradosificación o de negociación por parte del paciente.

En aquellos casos en que el dolor sea de tipo paroxístico como en una neuralgia del trigémino, intentar el uso de antiepilépticos como la carbamacepina (Tegretol) y, en caso de ser efectivo, debe mantenerse en las dosis adecuadas.

Los antidepresivos tricíclicos suelen ser útiles en el dolor crónico, independientemente de si se usan para mitigar síntomas depresivos o de insomnio. Las dosis requeridas son inferiores a las típicas para la depresión, por ejemplo, imipramina (Tofranil) o amitriptilina (Tryptizol) en monodosis de 25 a 100 mg al acostarse.

Los analgésicos no narcóticos, como la aspirina, y los antiinflamatorios no esteroideos –como el ibuprofeno– son también útiles y deben darse de manera continuada para permitir niveles estables en sangre.

Los opiáceos son analgésicos muy efectivos pero producen dependencia y tolerancia muy rápidamente y, en consecuencia, deben prescribirse por períodos

Cuadro B.106-3. *Drogas útiles en el tratamiento del dolor*

Analgésicos no narcóticos. Dosis equivalentes e intervalos

Nombre genérico	Dosis (mg)	Intervalo
Aspirina	750-1250	Cada tres horas
Fenacetina	750-1000	Cada tres horas
Acetaminofeno	600-800	Cada tres horas
Fenilbutazona	200-400	Cada cuatro horas
Indometacina	50-75	Cada cuatro horas
Ibuprofeno	200-400	Cada cuatro horas
Naproxeno	250-500	Cada cuatro horas

Analgésicos narcóticos comparados con 10 mg de sulfato de morfina (SM)

Nombre genérico	Dosis I.M. (mg)	Dosis oral	Diferencias con el SM
Oximorfina	1	6	Ninguna
Hidromorfina	1,5	7,5	Acción más corta
Levorfanol	2	4	Buena potencia oral-I.M.
Heroína	4		Acción más corta
Metadona	10	20	Buena potencia oral-I.M.
Morfina	10	60	
Oxicodeína	15	30	Acción más corta
Meperidina	75	300	Ninguna
Pentazocina	60	180	Agonista-antagonista
Codeína	130	200	Más tóxica

Antiepilépticos

Nombre genérico	Dosis oral (mg)	Intervalo
Fenitoína	100	Cada seis-ocho horas
Carbamacepina	200	Cada seis horas
Clonacepán	1	Cada seis horas

Antidepresivos

Nombre genérico	Dosis oral (mg)	Rango (mg/día)
Doxepina	200	75-400
Amitriptilina	150	75-300
Imipramina	200	75-400
Nortriptilina	100	40-150
Desimipramina	150	75-300
Amoxapina	200	75-300
Trazodona	150	50-600

Cuadro de R Maciewicz, JB Martin; Pain: Pathophysiology and management. In E Braunwald, K Isselbacher, RG Petersdorf, JD Wilson, JB Martin, AS Fauci: *Harrison's Principles of Internal Medicine II.* McGraw-Hill, New York, 1988. Reproducido con autorización.

muy cortos de tiempo. De todas maneras, si la decisión que se ha tomado es la de usar opiáceos, debe prescribirse una dosis suficiente como para que provoque analgesia. Algunos pacientes con dolor crónico se convierten en adictos y requieren después un programa de desintoxicación gradual.

No administrar placebos sin el consentimiento del paciente. A pesar de que se han escrito respuestas positivas al placebo, no deben dejarse de lado tratamientos potencialmente más efectivos porque el engaño que pueda sentir el paciente va a socavar toda la confianza terapéutica que pueda tener en el médico.

Referencias cruzadas:

Agitación, ansiedad, depresión, cefalea, hipocondriasis, simulación, intoxicación y abstinencia de opiáceos.

107 / Crisis de angustia

El *trastorno de pánico* o crisis de angustia se define por la presencia de episodios intensos, de aparición espontánea de ansiedad, de una duración aproximada de treinta minutos. Por regla general aparecen dos veces a la semana.

CARACTERÍSTICAS CLÍNICAS Y DIAGNÓSTICO

Los síntomas típicos en una crisis de angustia son las palpitaciones, sudoración, temblor, vértigo, disnea, miedo a la muerte inminente o a volverse loco o miedo a perder el control (cuadro B.107-1). La prevalencia del trastorno de pánico se sitúa entre el 1.5 y el 2% de la población general, siendo más frecuente en mujeres que en hombres. El inicio se produce, típicamente, al inicio de la edad adulta.

Suele asociarse a agorafobia, es decir, miedo a aquellas situaciones en que es, hipotéticamente, imposible escapar de donde se esté en caso de sufrir una crisis, y suele aparecer después de varias situaciones en que éstas se produjeron en contextos embarazosos o limitantes.

Existe una asociación entre la presencia de crisis de angustia y de prolapso de la válvula mitral, con solapamiento de algunos de los síntomas. En la exploración física, el prolapso se detecta por un click mesodiastólico y un murmullo. Existe prolapso de la mitral en más del 50% de pacientes con crisis de angustia.

El trastorno por pánico puede ser extraordinariamente incapacitante. Puede llevar a agorafobias tan severas como para que el paciente no salga de casa. Los repetidos intentos infructuosos para buscar tratamiento pueden llevar a una depresión y a sentimientos de desesperanza y pueden llevar a los pacientes con trastorno de pánico a un mayor riesgo suicida.

Las crisis de angustia deben detectarse cuanto antes cuando aparece el paciente con síntomas físicos sugerentes. El paciente típico ha acudido en numerosas ocasiones a la urgencia del hospital o al consultorio del médico con quejas físicas (p. ej., dolor torácico o desmayos) y en cada ocasión las exploraciones han sido

Cuadro B.107-1. *Criterios diagnósticos del trastorno por angustia (panic disorder)*

A. En algún momento durante la alteración se han presentado una o más crisis de angustia (períodos concretos de miedo o molestias intensas) que han sido 1) inesperados, es decir, que no se han presentado inmediatamente antes o durante la exposición a una situación que casi siempre causa ansiedad, y 2) no han sido desencadenados por situaciones en las cuales el individuo ha sido el foco de la atención de los demás.
B. Al menos cuatro crisis tal como se definen en el criterio A durante un período de cuatro semanas, o bien una o más crisis seguidas de miedo persistente o presentar otro ataque por lo menos durante un mes.
C. Al menos cuatro de los síntomas siguientes durante alguna de las crisis:
   1) falta de aliento (disnea) o sensaciones de ahogo
   2) mareo, sensación de inestabilidad, sensación de pérdida de conciencia
   3) palpitaciones o ritmo cardíaco acelerado (taquicardia)
   4) temblor o sacudidas
   5) sudoración
   6) sofocación
   7) náuseas o molestias abdominales
   8) despersonalización o desrealización
   9) adormecimiento o sensaciones de cosquilleo en diversas partes del cuerpo (parestesias)
   10) escalofríos
   11) dolor o molestias precordiales
   12) miedo a morir
   13) miedo a volverse loco o a perder el control

   Nota: Las crisis que incluyen cuatro o más síntomas se denominan crisis de angustia; aquellas que tengan menos de cuatro síntomas son crisis de síntomas limitados (véase agorafobia sin historia de trastorno por angustia).
D. En alguna de estas crisis, al menos menos cuatro de los síntomas C han aparecido rápidamente y han aumentado en intensidad durante los diez minutos siguientes al comienzo del primer síntoma.
E. No es posible establecer la presencia de algún factor orgánico que haya iniciado o mantenido la alteración; por ejemplo, intoxicación por anfetamina o cafeína, o hipertiroidismo.

Nota: El prolapso de la válvula mitral puede ser un trastorno asociado pero en ningún caso excluye el diagnóstico de trastorno por angustia.

Reproducido con permiso. DSM-III-R: *Manual diagnóstico y estadístico de los trastornos mentales.* © Masson S.A., Barcelona, 1988.

negativas y no ha recibido ningún diagnóstico definitivo ni ningún tratamiento específico.

Se cree que las crisis de angustia tienen un origen biológico relacionado con descargas noradrenérgicas excesivas del locus ceruleus. Pueden provocarse por infusión de lactato, inhalación de dióxido de carbono (CO_2), yohimbina o por otras maniobras fisiológicas. Las crisis de angustia tienen un componente genético y los familiares en primer grado de las personas con crisis de angustia tienen un riesgo diez veces superior de padecerlas que el resto de la población general.

Las primeras crisis de pánico suelen ser espontáneas y no están relacionadas con ningún agente estresor identificable, a pesar de que suele existir un aumento del estrés en los meses previos. La crisis de angustia suele empezar con un inicio brusco de síntomas físicos, que lleva in crescendo a un miedo que desborda a la persona, con la subsecuente conducta de evitación y búsqueda de ayuda. Todo el ataque suele durar alrededor de treinta minutos.

Después de múltiples ataques el paciente aprende a anticiparlos y a evitar las situaciones que lo precipitan (agorafobia). La evitación puede llegar a ser paralizante, dado que muchas de las situaciones evitadas son necesarias para el normal funcionamiento social y laboral. Los pacientes con crisis de angustia pueden sufrir la tríada crisis de angustia, ansiedad anticipatoria (es decir, preocupación por la posible aparición de una nueva crisis) y evitación agorafóbica. Como consecuencia de ello, permanecen ansiosos la mayor parte del tiempo.

ORIENTACIÓN PSICOTERAPÉUTICA Y PARA LA ENTREVISTA

Conviene tranquilizar al paciente explicándole que existen un diagnóstico y un tratamiento específicos para lo que le ocurre. Los pacientes están con frecuencia cansados y desmoralizados por los intentos infructuosos de encontrar ayuda. Por ello es bueno informarles de que la ayuda va a llegar y que su trastorno no es imaginario. Enfatice la necesidad de seguir la medicación de una manera rigurosa y la utilidad de otros tratamientos de tipo conductual u otros. Animar al paciente a limitar o intentar suprimir sus conductas de evitación, que pueden entrar rápidamente en escalada, llevándole a una progresiva disforia.

EVALUACIÓN Y MANEJO

1. Descartar todas las posibles causas físicas de los síntomas de pánico (cuadro B.107-2). Realizar un examen físico detallado, electrocardiograma (ECG), bioquímica general que incluye determinación de electrólitos, calcio y magnesio; pruebas de función tiroidea, screening toxicológico urinario; hemograma

Cuadro B.107-2. *Causas orgánicas de los síntomas de pánico o de ansiedad según el DSM-III-R*

Hipertiroidismo o hipotiroidismo
Feocromocitoma
Crisis hipoglucémica
Hipercortisolismo
Intoxicación por cafeína, cocaína o anfetamina
Abstinencia de sedantes-hipnóticos
Convulsiones de origen diencefálico
Embolia pulmonar
Enfermedad pulmonar obstructiva crónica
Intolerancia a la aspirina
Colagenosis
Brucelosis
Déficit de vitamina B_{12}
Esclerosis múltiple
Intoxicación por metales pesados

Cuadro de JR Hillard: Anxiety disorders. In *Manual of Clinical Emergency Psychiatry*, JR Hillard, editor, p. 241. American Psychiatric Press. Washington, 1990. Utilizado con autorización.

y pruebas de función renal y hepática. Un ecocardiograma permitirá el diagnóstico de un prolapso de la mitral. Pedir otras pruebas si están indicadas.
2. Obtener una historia detallada de todas las drogas y fármacos que toma el paciente, en especial cafeína, alcohol, hipnóticos-sedantes, nicotina y broncodilatadores. Las drogas que son estimulantes del SNC pueden precipitar la aparición de crisis de angustia, así como la retirada de drogas depresoras del SNC. Muchos pacientes con crisis de angustia tienden a automedicarse con alcohol o sedantes-hipnóticos.
3. Realizar una evaluación psiquiátrica completa. Examinar al paciente cuidadosamente buscando síntomas de depresión o de otros trastornos de ansiedad (p. ej., fobias, ansiedad generalizada, trastorno obsesivo-compulsivo y trastorno por estrés postraumático).
4. Referir al paciente para el adecuado tratamiento. En caso de confirmarse el diagnóstico de crisis de angustia, remitirlo a un psiquiatra con experiencia en el tratamiento de trastornos de ansiedad. Hay un amplio rango de enfoques terapéuticos posibles.
5. La terapia de conducta suele ser un tratamiento efectivo de las crisis de angustia, pero puede no ser el tratamiento de elección para algunos pacientes dado el alto nivel de implicación personal que requiere y los altos niveles de ansiedad que se producen durante el tratamiento. Éste se realiza programando exposiciones sucesivas a las situaciones que provocan las crisis de pánico (exposición in vivo) y ayudando al paciente a que se mantenga el suficiente lapso de tiempo en la situación como para aprender que las crisis de angustia son autolimitadas. El paciente aprende estrategias para afrontar otras situaciones similares. Las técnicas de relajación pueden ser también útiles.
6. Las terapias de tipo introspectivo, la terapia de grupo y las de familia pueden ser también útiles.

FARMACOTERAPIA

Las benzodiacepinas como el alprazolam (Trankimazín®), el clonacepán (Rivotril®) o el loracepán (Orfidal) detienen las crisis de angustia de una manera eficaz. Empiece con una dosis baja (p. ej., de 0,25 a 0,5 mg de alprazolam, o de 1 a 2 mg de loracepam, por vía oral cada cuatro horas) y aumente progresivamente la dosis hasta comprobar que el fármaco es claramente efectivo.

Es importante mostrar al paciente cuanto antes que el tratamiento es útil. Muchos pacientes prefieren llevar siempre consigo una tableta de la benzodiacepina prescripta y encuentran un gran alivio simplemente en el hecho de saber que está en su bolsillo, aunque nunca lleguen a usarla.

El rango terapéutico puede llegar a ser bastante superior al prescripto para otros trastornos (p. ej., hasta de 4 a 6 mg de alprazolam/día). Los antidepresivos tricíclicos –por ejemplo, la imipramina (Tofranil) son también efectivos, como lo son los inhibidores de la monoaminooxidasa (IMAOS) –por ejemplo la fenelzina (Nardelzine), o los agentes serotoninérgicos. Este tipo de medicaciones suelen prescribirse en el contexto de un programa ambulatorio y no en la urgencia. La buspirona (Buspar) no tiene ninguna utilidad en las crisis de angustia.

Referencias cruzadas:

Agitación, abstinencia alcohólica, ansiedad, intoxicación y abstinencia de barbitúricos y otras drogas similares con acción sedante, hipnótica o ansiolítica, depresión, hiperventilación, intoxicación, prolapso de la válvula mitral, obsesiones y compulsiones, dolor, suicidio.

108 / Paranoia

El término *paranoia* tiene un carácter general y se utiliza para describir cierto tipo de pensamientos y conductas que van desde la normal suspicacia hasta el delirio sistematizado de tipo persecutorio.

CARACTERÍSTICAS CLÍNICAS Y DIAGNÓSTICO

La paranoia es un síntoma inespecífico que puede aparecer en trastornos de personalidad, trastornos delirantes u otros trastornos de tipo psicótico (p. ej., en la esquizofrenia, la manía o la depresión psicótica), así como en estados psicóticos agudos (p. ej., las psicosis orgánicas o la psicosis reactiva breve). Los pacientes paranoides son potencialmente peligrosos, dado que pueden actuar de manera violenta contra alguien a quien perciben como una amenaza.

Debe determinarse el curso de la ideación paranoide además de su severidad. Los trastornos paranoides de la personalidad y los trastornos delirantes de tipo persecutorio tienen, típicamente, una ideación paranoide que ha sido relativamente constante durante largos períodos de tiempo. Estos dos diagnósticos pueden diferenciarse por la ausencia de delirio en el trastorno paranoide de la personalidad y por los contenidos delirantes prominentes que constituyen el hecho más notable del trastorno delirante. La paranoia en el contexto de la depresión o la manía aparece sólo durante las fases agudas de exacerbación. En la esquizofrenia la presencia de otros síntomas, como por ejemplo las alucinaciones o los trastornos formales del pensamiento, ayudan al diagnóstico.

El objetivo, al tratar un paciente paranoide, es evaluar el potencial de peligrosidad inmediata del paciente, hacer un diagnóstico psiquiátrico definitivo e iniciar un tratamiento adecuado basado en ese diagnóstico.

ORIENTACIÓN PSICOTERAPÉUTICA Y PARA LA ENTREVISTA

No intentar corregir las creencias erróneas del paciente por muy ilógicas que éstas parezcan. Cuando se pone a prueba la convicción delirante conviene ser prudente y evitar que el paciente se sienta extraño y ajeno. Probar preguntando: ¿qué es lo que dicen los demás cuando usted les comenta que hay un complot en contra suya?, y ¿y qué les responde usted cuando le dicen eso? Es probable que los pacientes paranoides se hayan enfrentado ya a la incredulidad o la sorpresa de los demás, por eso esta manera de interrogar es vivida como mucho menos amenazante que el cuestionamiento directo de sus creencias.

El paciente puede estar paranoide respecto del médico. Conviene no entrevistarle en una situación que sea potencialmente peligrosa, como por ejemplo estar solos en una habitación con la puerta cerrada. Se debe estar seguro de que hay ayuda disponible de manera rápida si el paciente se pusiera violento. se debe mantener una actitud formal, ya que el paciente puede vivir un exceso de familiaridad con sospecha.

EVALUACIÓN Y MANEJO

1. Tomar las constantes vitales. Pueden dar la clave respecto de una hipotética base orgánica.
2. Las pruebas de laboratorio deberían incluir un hemograma, bioquímica que incluya electrólitos, función hepática y renal y determinaciones de calcio y magnesio, screening toxicológico urinario, pruebas de función tiroidea y niveles sanguíneos de cualquier droga que se consuma.
3. Evaluación psiquiátrica completa para perfilar el diagnóstico. Si se sospecha una causa orgánica subyacente habrá que recurrir a pruebas neuropsicológicas, electroencefalograma (EEG), scanner o resonancia magnética nuclear.
4. Deberá recurrirse siempre a la hospitalización, aunque sea de carácter involuntario en todos aquellos casos en que exista un potencial peligro. Interrogar detalladamente al paciente respecto a hipotéticos planes homicidas o suicidas. Preguntar directamente qué es lo que el paciente haría a todos aquellos que percibe que están contra él. Preguntar respecto a episodios anteriores de violencia, incluidas tentativas suicidas.

FARMACOTERAPIA

En la urgencia deberá tratarse la ansiedad o la agitación de los pacientes paranoides de acuerdo a su diagnóstico. Si el paciente ya está tomando medicación antipsicótica, darle otra dosis del mismo fármaco. En general, puede usarse el haloperidol (Haloperidol), el tiotixeno (Navane), la flufenazina (Modecate) o la trifluoroperacina (Escazine), todos ellos a dosis entre 2 y 5 mg por boca o intramuscular. Los síntomas paranoides en el contexto de una intoxicación o una abstinencia de drogas pueden manejarse con loracepán (Orfidal) 1-2 mg vía oral. Los pacientes paranoides muy ansiosos pueden recibir la misma medicación. La paranoia con agitación causada por delirium o demencia deberá manejarse con haloperidol, de 1 a 5 mg por vía oral o I.M.

Referencias cruzadas:

Agitación, ansiedad, exacerbación aguda de esquizofrenia crónica, trastorno delirante, pánico homosexual, hospitalización, ideas de referencia, manía, crisis matrimonial, trastorno esquizoafectivo, violencia.

109 / Parkinsonismo

El *parkinsonismo* es un síndrome extrapiramidal caracterizado por bradiquinesia, temblor y facies inexpresiva.

CARACTERÍSTICAS CLÍNICAS Y DIAGNÓSTICO

El parkinsonismo se caracteriza también por la presencia de una rigidez cérea, afecto aplanado, psialorrea y movimientos en rueda dentada. El temblor es más prominente en reposo, afectando con frecuencia a la manos, dándoles el típico aspecto de contar monedas. El parkinsonismo puede deberse a la presencia de una enfermedad de Parkinson (de origen idiopático), como efecto secundario de las medicaciones antipsicóticas (sobre todo como consecuencia de antipsicóticos potentes), tras un traumatismo craneoencefálico, por exposición a toxinas como el N-metil-4-fenil-1,2,3,6 tetrahidropiridina (MTPT, un opiáceo ilegal) o secundario a otros trastornos neurológicos.

La enfermedad de Parkinson aparece en ancianos. Los síntomas secundarios a neurolépticos (en los que el temblor suele ser bilateral) suele empezar poco después de empezar a tomar o de aumentar la medicación. El parkinsonismo inducido por MTPT se asocia con una historia de abuso I.V. de esta droga, y en el parkinsonismo postraumático existirá este antecedente de manera repetida (p. ej., en un boxeador).

Se cree que el mecanismo primario por el que se produce la enfermedad de Parkinson es una disminución de la actividad dopaminérgica en las vías nigroestriadas. En el resto de etiologías del parkinsonismo, el origen estaría en una pérdida de neuronas dopaminérgicas. En el caso del inducido por neurolépticos, la causa es el bloqueo por parte de la medicación de los receptores dopaminérgicos. El tratamiento, en todos los casos, se basará en el aumento de la estimulación de los receptores dopaminérgicos o en disminuir la estimulación de receptores colinérgicos. La actividad dopaminérgica y la colinérgica se encuentran en equilibrio; disminuir la actividad colinérgica es un modo de aumentar la actividad dopaminérgica.

ORIENTACIÓN PSICOTERAPÉUTICA Y PARA LA ENTREVISTA

El grado de distrés del paciente varía en función de la etiología de sus síntomas. El inducido por neurolépticos puede aparecer asociado a distonía aguda, que es una experiencia muy desagradable para el paciente. Conviene tranquilizar al paciente explicándole que lo que le ocurre tiene una fácil solución. Los pacientes con enfermedad de Parkinson tienen, con mucha frecuencia, una depresión asociada y pueden tener síntomas de demencia.

EVALUACIÓN Y MANEJO

1. Realizar un diagnóstico definitivo que perfile la causa del parkinsonismo. Explore la rigidez cérea, la rueda dentada, la disminución del arco de movimiento de las extremidades, la inestabilidad, etc.
2. A menos que el parkinsonismo sea provocado por neurolépticos de manera muy obvia, realizar un examen neurológico, buscando signos de focalidad neurológica. Si el paciente consume neurolépticos, explore la posibilidad de distonía y de síndrome neuroléptico maligno, especialmente si la rigidez es muy severa.
3. Realizar una exploración psiquiátrica completa y una historia clínica que explore la presencia de depresión, demencia o psicosis.
4. Evaluar el régimen actual de antipsicóticos que está recibiendo y considerar: a) si la dosis es suficiente, b) si la duración del tratamiento es suficiente, c) si el paciente ha respondido, d) si es procedente realizar algún cambio en la prescripción o en las dosis, y e) si está indicado administrar agonistas dopaminérgicos y antagonistas colinérgicos.
5. Para el parkinsonismo inducido por neurolépticos, considerar en primer lugar la posibilidad de disminuir la dosis del antipsicótico, de cambiar a otro de menor potencia y finalmente la de añadir un anticolinérgico.
6. En algunos pacientes se ha ensayado con éxito el tratamiento quirúrgico con implantación cerebral de tejido procedente de la médula adrenal.

FARMACOTERAPIA

El parkinsonismo inducido por neurolépticos es un efecto secundario frecuente de los antipsicóticos de alta potencia; por ejemplo, haloperidol (Haloperidol®) o flufenazina (Modecate®). La reducción de la dosis disminuirá el riesgo de parkinsonismo, pero el paciente requiere una intervención inmediata que le alivie los síntomas, lo que se conseguirá con un anticolinérgico como la benzotropina (1-2 mg V.O. dos veces al día) (cuadro B.109-1). Las mismas dosis pueden emplearse por vía I.M. o I.V.

Deben evaluarse los síntomas clave del trastorno psicótico para poder decidir si es posible reducir la medicación. Si el neuroléptico prescripto de alta potencia es poco efectivo o si los efectos secundarios son de tal magnitud como para aconsejar la interrupción, convendrá cambiar a un neuroléptico de baja potencia como la clorpromacina (Largactil®) o la tioridazina (Meleril®). Estos fármacos no van a provocar efectos extrapiramidales y tienen un efecto anticolinérgico intenso. La amantidina (Amantidine) en dosis de 100 a 300 mg/día aumenta la actividad dopaminérgica y puede ser útil en ocasiones, aunque presenta como inconveniente que en ocasiones puede precipitar la aparición síntomas psicóticos. Puede ser una buena alternativa para gente mayor o para pacientes especialmente sensibles a la toxicidad de los anticolinérgicos. Otra alternativa es el uso de clozapina (Leponex), que no provoca efectos secundarios extrapiramidales.

Cuadro B.109-1. *Agentes antiparkinsonianos*

Nombre genérico	*Nombre comercial*	*Tipo de fármaco*	*Rango de dosis usual (mg/dia)*	*Inyectable*
Amantidina	Amantidine	Agonista dopaminérgico	100-300	No
Benzotropina	Akineton	Anticolinérgico y antihistamínico	1-6	Sí
Biperideno		Anticolinérgico y antihistamínico	2-6	Sí
Difenhidramina	Benadryl	Anticolinérgico y antihistamínico	25-100	Sí
Etopropazina		Anticolinérgico y antihistamínico	50	No
Orfenadrina	Disipal	Antihistamínico	300	No
Prociclidina	Kemadrine	Anticolinérgico	6-20	No
Trihexifenidilo	Artane	Anticolinérgico	5-15	No

Cuadro de SC Schoonover, AJ Gelenberg: Emergency presentations related to psychiatric medication. In *Emergency Psychiatry*, EL Bassuk, AW Birk, editores, p. 187. Plenum, New York, 1984. Utilizado con autorización.

La enfermedad de Parkinson se suele tratar con L-dopa, sola o combinada con carbidopa (Sinemet). El primero es un precursor dopaminérgico y el segundo un inhibidor de la dopa decarboxilasa que aumenta aun más los niveles de dopamina cerebral. También pueden usarse la amantidina y el deprenylo (un inhibidor selectivo de la monoaminooxidasa tipo B que cataboliza de manera selectiva la dopamina).

Referencias cruzadas:

Acinesia, catatonía, demencia, intoxicación por L-dopa, distonía aguda, traumatismo craneoencefálico, síndrome neuroléptico maligno, temblor orofacial (síndrome del conejo), temblor.

110 / Temblor orofacial (síndrome del conejo)

Se trata de un temblor focal que se asocia con frecuencia a muecas de la cara que dan, en conjunto, un aspecto de conejo a la persona, de ahí el nombre en inglés (Rabbit syndrome). Está provocado por el tratamiento prolongado con antipsicóticos.

CARACTERÍSTICAS CLÍNICAS Y DIAGNÓSTICO

El temblor perioral se diferencia del resto de efectos secundarios extrapiramidales porque suele ocurrir después de períodos muy prolongados de tratamiento, a pesar de que se le considera una variedad de parkinsonismo. Puede diagnosticarse erróneamente como un síntoma negativo de esquizofrenia (afecto aplanado).

EVALUACIÓN Y MANEJO

Debe explorarse la probable existencia de otros síntomas inducidos por antipsicóticos, como la presencia de discinesia tardía. Si el paciente no está tomando neurolépticos, debe considerarse la posibilidad de otro diagnóstico y consultar con un neurólogo.

ORIENTACIÓN PSICOTERAPÉUTICA Y PARA LA ENTREVISTA

Centrarse en obtener la historia de los síntomas, especialmente en lo que se refiere a su origen y a su relación con el consumo de neurolépticos. Tranquilizar al paciente explicándole el origen de los síntomas y la posibilidad de que mejoren.

FARMACOTERAPIA

El tratamiento es el mismo que para otros parkinsonismos inducidos y se realizará con anticolinérgicos –por ejemplo, benzotropina 1-2 mg V.O., dos veces/día–, disminuyendo la dosis del antipsicótico o cambiando a otro de menor potencia como la tioridazina (Meleril®).

Referencias cruzadas:

Acinesia, distonía aguda, síndrome neuroléptico maligno, parkinsonismo, discinesia tardía, temblor.

111 / Intoxicación por fenciclidina o por arilciclohexilaminas de acción similar

La *intoxicación por fenciclidina* consiste en una constelación de signos, síntomas y conductas disruptivas tras el uso de PCP.

CARACTERÍSTICAS CLÍNICAS Y DIAGNÓSTICO

El PCP es un agente alucinógeno que pertenece a la familia de las arilciclohexilaminas, que anteriormente se conocían como anestésicos disociativos. Además de producir delirio y alucinaciones, la PCP produce belicosidad, agitación, agresividad, impulsividad con conductas impredictivas, nistagmus (horizontal o vertical), hipertensión, taquicardia, atontamiento, disminución de la respuesta al dolor, ataxia, disartria, rigidez muscular, hiperacusia, ecolalia, efectos anticolinérgicos y, en grandes dosis, hipertermia, convulsiones, movimientos extrapiramidales, mioglobinuria, fallo renal, delirium y muerte. El grado de intoxicación es dosis-dependiente.

La PCP suele provocar ideación de tipo paranoide y violencia impredecible que suele llevar a estos pacientes a abusar de la atención médica. Los estados psicóticos inducidos por la PCP pueden durar mucho tiempo en personas vulnerables. Puede aparecer un estado delirante una semana después del consumo abusivo. El paciente suele presentar amnesia del episodio aguda y seguir un episodio de depresión. La psicosis puede ser persistente. Se ha descrito la existencia de tolerancia y de un síndrome de abstinencia caracterizado por letargia, búsqueda de la droga y depresión. El delirium puede aparecer hasta una semana después de interrumpir el consumo, probablemente porque la PCP se libera a partir del tejido graso donde se acumuló.

La PCP se usa como un anestésico en veterinaria y produce también anestesia en humanos, lo que hace que los pacientes intoxicados por PCP puedan fácilmente provocarse daño a sí mismos o a los que les rodean, porque el paciente no siente dolor. El abuso es frecuente, dado que es una droga que se sintetiza fácilmente en laboratorios ilegales.

La PCP puede administrarse por vía oral, nasal o endovenosa, a pesar de que lo más usual suele ser fumarla mezclada con tabaco o cannabis. Algunas personas pueden consumir PCP de manera involuntaria al beber ponche que la contenga en alguna fiesta, o al fumar un porro en el que, sin saberlo, se ha puesto PCP. En la calle la PCP se la conoce como "píldora de la paz", "polvo de ángel", "cristal", "paz", "tabaco de paz", "superhierba" o "supertabaco". Es imposible determinar de manera fiable la dosis de PCP que puede haberse consumido, puesto que en un cigarrillo puede haber de 1 a 250 mg. En ocasiones la PCP se vende como si se tratara de LSD, mescalina o cannabis.

Los síntomas de intoxicación empiezan cinco minutos después de fumarla o de inyectarla y una hora después de la ingesta oral. La intoxicación suele durar de tres a seis horas, a pesar de que la plena recuperación puede requerir de uno a dos días. La PCP puede detectarse en la orina del paciente durante una semana después del uso.

ORIENTACIÓN PSICOTERAPÉUTICA Y PARA LA ENTREVISTA

No intentar calmar al paciente razonando o tranquilizándole, puesto que está fuera de razón. Conviene reducir la estimulación ambiental al mínimo. Hay que dar tratamiento psiquiátrico y médico para prevenir las posibles complicaciones fisiológicas o conductuales.

EVALUACIÓN Y MANEJO

1. Tomar las constantes vitales.

2. Evaluar la posibilidad de consumo de PCP con los datos clínicos que puedan conseguirse.
3. Determinar si el paciente parece estar psicótico, agitado o fuera de contacto con el medio.
4. Realizar un examen físico y una evaluación médica orientada sobre todo a las complicaciones: hipertensión, convulsiones, vómito.
5. Aislar al paciente en un área oscura y tranquila, y solo si es posible. Limitar el número de personal sanitario presente en la habitación a menos que se trate de un paciente peligroso que pudiera requerir de una intervención de contención física. No hay que sobreestimular al paciente.
6. Evitar si es posible los métodos de contención, dado que muchos pacientes pueden autolesionarse o lesionar a los que les rodean en el proceso de sujetarles o intentando luchar contra las sujeciones. Los pacientes intoxicados por PCP pueden llegar a romperse alguna extremidad intentando liberarse. Hay también un elevado riesgo de rabdomiólisis.
7. Si la PCP se tomó por vía oral poco antes, está indicado un lavado de estómago cuando hay la posibilidad de obtener la cooperación de la persona, aunque siempre debe tenerse presente el riesgo de vómito y aspiración.
8. Puede ser necesaria la hospitalización como consecuencia de las secuelas médicas, conductuales o psicológicas de la intoxicación por PCP.

FARMACOTERAPIA

Acidificar la orina para aumentar la excreción renal de PCP con megadosis (1-2 g) de ácido ascórbico (vitamina C) o zumo de arándanos. De todos modos, dado que la PCP se acumula en los tejidos grasos (incluido el cerebro), donde ya se ha depositado para cuando el paciente llega a la urgencia, aumentar el aclaramiento (clearance) renal no va a provocar una mejoría clínica importante; de todos modos, se trata de una práctica clínica habitual máxime cuando es inocua.

Las benzodiacepinas –por ejemplo loracepán (Orfidal) 1-2 mg I.M., diacepán (Valium®) 5-10 mg V.O. o I.M., oxacepán (10-30 mg) vía oral– son los fármacos de elección en los cuadros de agitación, dado que disminuyen el umbral convulsivante y no tienen efectos anticolinérgicos. Puede ser necesario repetir la dosis a menos que empiecen a observarse signos de intoxicación benzodiacepínica (p. ej., empeoramiento de la disartria o ataxia).

Los antipsicóticos son otra posibilidad, especialmente después que se hayan administrado varias dosis de benzodiacepinas sin conseguir un efecto apreciable. Los antipsicóticos de alta potencia –por ejemplo la flufenacina, el tiotixeno o el haloperidol administrados en dosis de 2 a 5 mg I.M.– son preferibles porque tienen menos efectos anticolinérgicos que los de baja potencia. Dado que la PCP por sí misma tiene efectos anticolinérgicos y puede provocar convulsiones, deben evitarse los antipsicóticos de baja potencia.

Una combinación de una benzodiacepina y un neuroléptico de alta potencia (p. ej., loracepán 2 mg + haloperidol 5 mg) puede ser una buena opción. Algunos clínicos creen que esta combinación es más efectiva que el uso por separado de cualquiera de ellos.

Referencias cruzadas:

Agitación, intoxicación por anfetaminas o drogas simpaticomiméticas de acción similar, ansiedad, intoxicación y abstinencia de cocaína, trastorno delirante, alucinaciones, hospitalización, intoxicación, automutilación, violencia.

112 / Toxicidad por fenilpropanolamina (pastillas adelgazantes)

Un excesivo uso de la fenilpropanolamina puede provocar la aparición de agitación, paranoia, psicosis, ansiedad, cefalea, atontamiento, insomnio, intranquilidad, taquicardia e hipertensión.

CARACTERÍSTICAS CLÍNICAS Y DIAGNÓSTICO

La fenilpropanolamina puede encontrase en algunos tratamientos de resfriados y en agentes supresores del apetito. Su uso más frecuente es el de descongestionante. Se trata de una amina simpaticomimética con propiedades similares a las de la efedrina. Las dosis moderadas no suelen provocar signos de intoxicación.

ORIENTACIÓN PSICOTERAPÉUTICA Y PARA LA ENTREVISTA

Tranquilizar al paciente con respecto al origen de sus síntomas y al hecho de que éstos desaparecerán a medida que disminuya el efecto del producto –en general en cuatro a seis horas–. Conviene educar al paciente acerca de la importancia de evitar dosis excesivas. Los pacientes que toman la fenilpropanolamina como supresor del apetito deben ser evaluados para descartar que padezcan un trastorno alimentario.

EVALUACIÓN Y MANEJO

1. Discontinuar la medicación que contenga fenilpropanolamina.
2. Evaluar la posible existencia de interacciones con inhibidores de la monoaminooxidasa (IMAO), anticolinérgicos o cafeína.

FARMACOTERAPIA

Cuando aparezca inquietud, ansiedad o insomnio, pueden utilizarse benzodiacepina, por ejemplo loracepán (Orfidal) 0,5-1 mg vía oral, diacepán (Valium) 5-10 mg V.O., oxacepán (Sobile), 10 a 30 mg V.O., clordiacepóxido (Librium®)

0-25 mg V.O. o alprazolam (Trankimazín®) 0,5-1 mg V.O., repetidos cada tres o cuatro horas hasta la desaparición de los síntomas.

Referencias cruzadas:

Agitación, anorexia nerviosa, ansiedad, bulimia nerviosa.

113 / Fobia

Una *fobia* es un miedo irracional a un objeto específico, una actividad o una situación que lleva a realizar conductas de evitación. La imposibilidad de evitar el estímulo provoca una ansiedad severa. El paciente se da cuenta de que su miedo es exagerado, pero, pese a ello, la experiencia es emocionalmente muy intensa.

CARACTERÍSTICAS CLÍNICAS Y DIAGNÓSTICO

El paciente experimenta una ansiedad muy severa o pánico relacionado con algún objeto específico, una actividad o una situación. Hay algunos tipos específicos de fobias como la fobia social –en la que el paciente teme sentirse en ridículo en situaciones como hablar o actuar ante gente, comer solo en un restaurante u orinar en un mingitorio público–, o la agorafobia –en la que el paciente está atemorizado de estar en lugares públicos si es difícil o embarazoso escapar de la situación en caso de que aparezca algún síntoma embarazoso o incapacitante–. En la fobia social el miedo se centra en el ridículo y la humillación; en la agorafobia, en la imposibilidad para escapar.

Las fobias simples son miedos poco realistas a un estímulo específico, como por ejemplo arañas, serpientes, animales, altura, tormentas, enfermedades, heridas, estar solo, la muerte o la contaminación.

Los síntomas fóbicos pueden ser secundarios a una intoxicación con psicoestimulantes o alucinógenos y, raramente, como consecuencia de un trastorno orgánico como, por ejemplo, un pequeño tumor cerebral o una enfermedad cerebrovascular. Estas causas suelen poder identificarse con un examen detenido y algunas pruebas de laboratorio.

En los pacientes hay una frecuencia elevada de dependencia del alcohol, utilizando éste como automedicación frente a la ansiedad. La abstinencia subsecuente empeorará los síntomas de ansiedad.

Los pacientes esquizofrénicos pueden tener miedos delirantes acerca de algún estímulo específico, pero no se dan cuenta de que su miedo es poco realista y tendrán, además, otros signos de psicosis.

Los trastornos fóbicos pueden ser difíciles de diferenciar de los trastornos obsesivo-compulsivos, en los que una idea obsesiva lleva a una conducta de tipo compulsivo, cuyo fin es aliviar la ansiedad.

La ansiedad severa que aparece en los pacientes con fobias puede producir tanto síntomas fisiológicos como psicológicos. Entre las manifestaciones de ansiedad están: intranquilidad, diarrea, palpitaciones, sudoración, temblor, síncope, taquicardia y síntomas urinarios.

Algunos pacientes muestran conductas de tipo contrafóbico, en las que el estímulo contrafóbico es buscado y encontrado de manera repetida e intencional, en un intento de superar el miedo. En este sentido podría hallarse la práctica de deportes de riesgo, como la escalada o el ala delta.

ORIENTACIÓN PSICOTERAPÉUTICA Y PARA LA ENTREVISTA

Dado que el paciente se da cuenta de que el miedo es irracional, conviene afrontar directamente el tema del miedo. Preguntar acerca de la severidad de las conductas de evitación y el modo en que éstas interfieren en la vida cotidiana de la persona. Preguntar por otros síntomas de ansiedad –crisis de angustia, síntomas de estrés postraumático (p. ej., flashbacks o reacciones de alarma), obsesiones, u otras fobias asociadas–, así como depresión, psicosis o abuso de sustancias. El paciente puede sentirse en una situación embarazosa, o creer que se comporta de una manera absurda o que va a volverse loco. Sus miedos deben tomarse seriamente. Conviene tranquilizar, explicando que los síntomas tienen tratamiento.

EVALUACIÓN Y MANEJO

1. Tomar las constantes vitales.
2. Pedir un screening toxicológico urinario, un examen físico detallado, pruebas de función tiroidea y otras pruebas generales rutinarias de laboratorio.
3. Obtener una historia detallada del estímulo fóbico específico, la duración y la severidad con que interfiere en la vida cotidiana y la presencia de otras fobias asociadas. Obtener una historia de cualquier cambio ambiental que pudiera haberle hecho muy difícil sus conductas de evitación.
4. Completar una evaluación psiquiátrica para identificar la presencia de otros trastornos de ansiedad (p. ej., trastorno obsesivo-compulsivo, crisis de angustia, ansiedad generalizada), depresión, trastorno psicótico y uso de drogas o alcohol.
5. El tratamiento primario es la terapia de conducta (p. ej., una desensibilización sistemática o inundación en imaginación o in vivo), pero estas terapias requieren un esfuerzo considerable y una alta implicación terapéutica por parte del paciente. El paciente debe buscar de manera repetida el estímulo fóbico sin tener la posibilidad de evitarlo y aprender a afrontar la ansiedad subsecuente. El tratamiento empieza con una desensibilización progresiva a estímulos cada vez más ansiógenos. Por ejemplo, para pacientes con una fobia a los ascensores, se empezará por imaginar que se está en el ascensor para, lentamente, imaginar de manera repetida que el ascensor va cada vez más y más alto. La imaginación se sustituirá entonces por la situación real, yendo en el ascensor progresivamente a pisos más y más altos.

6. Referir al paciente a psicoterapia de apoyo y a terapia de familia para ayudarle tanto a él como a su familia a afrontar los inconvenientes de las conductas de evitación.
7. Referir al paciente a terapia de grupo, especialmente si los miembros del grupo comparten algún tipo de fobia y pueden ayudarse mutuamente –por ejemplo, fobia a los aviones.
8. Recomendar la hipnosis como un coadyuvante de la psicoterapia.

FARMACOTERAPIA

Son útiles las benzodiacepinas, los antidepresivos tricíclicos y los inhibidores de la monoaminooxidasa (IMAOs), aunque la mayoría de los estudios publicados se refieren a la fobia social. El paciente puede tomar también β-bloqueantes –por ejemplo propanolol (Sumial)– antes de afrontar el estímulo fóbico; los β-bloqueantes son útiles en la fobia social (p. ej., en el miedo escénico). Los pacientes fóbicos extremadamente ansiosos pueden beneficiarse de bajas dosis de loracepán (Orfidal), 1-2 mg V.O., 3 veces al día, oxacepán (Sobile) 10 a 30 mg por día V.O., o clonacepán (Rivotril) 0,5-1 mg V.O. por la mañana y la noche –que puede tomarse hasta la primera cita ambulatoria.

En los pacientes en que la fobia interfiera con una intervención médica puede ser útil la premedicación con 1-2 mg de loracepán V.O., I.M. o I.V. o de 5-10 mg de diacepán V.O., I.M. o I.V. –por ejemplo, en un paciente con claustrofobia que debe realizarse una RMN o en un paciente con fobia a las agujas al tomar una vía periférica.

Referencias cruzadas:

Agitación, agorafobia, ansiedad, exacerbación aguda de esquizofrenia crónica, trastorno delirante, depresión, obsesiones y compulsiones, crisis de angustia, paranoia, fobia escolar, rechazo escolar.

114 / Fotosensibilidad

La *fotosensibilidad* se caracteriza por la aparición fácil y en ocasiones, severa de quemaduras solares, como efecto secundario de la ingesta de medicación neuroléptica, en general fenotiazinas. Está descrito sobre todo en asociación con los neurolépticos de baja potencia, aunque también puede aparecer en los de alta potencia.

CARACTERÍSTICAS CLÍNICAS Y DIAGNÓSTICO

La aparición de quemaduras solares graves en un paciente que toma fenotiazinas se caracteriza por lesiones de tipo maculopapular, urticariales, edematosas y petequiales de aparición tras una breve exposición (en ocasiones, apenas unos minutos) al sol directo. La fotosensibilidad está provocada por la radiación ultravioleta (ondas de 290 a 400 nm). Para que aparezca debe existir en la piel una concentración suficiente de neuroléptico y radiación ultravioleta con una cierta longitud específica. El término médico adecuado es "fotosensibilidad cutánea", que se subdivide a su vez en reacciones fototóxicas y reacciones fotoalérgicas. La fotosensibilidad inducida por fenotiazinas es de tipo fototóxico y puede ocurrir apenas unos minutos tras la exposición, sin requerir una exposición previa de sensibilización, como sucede en las reacciones fotoalérgicas.

En los pacientes que toman fenotiazinas pueden aparecer también manchas de tono gris azulado en las zonas expuestas al sol. La hiperpigmentación de la piel puede asociarse a cambios oculares, descritos como la aparición de depósitos granulados de color marrón en la parte anterior y posterior de la córnea, que no provocan ningún tipo de interferencia en la visión. Estos cambios corneales suelen encontrase en los pacientes que han tomado altas dosis de clorpromacina (Largactil) durante muchos años. Este tipo de cambios no tienen nada que ver con la retinitis pigmentaria que puede aparecer por la ingesta de altas de dosis de tioridazina (Meleril) y que sí pueden llevar a la ceguera. Deben evitarse siempre dosis de tioridazina superiores a 800 mg/día.

ORIENTACIÓN PSICOTERAPÉUTICA Y PARA LA ENTREVISTA

Educar al paciente explicándole el origen de sus síntomas.

EVALUACIÓN Y MANEJO

1. Considerar otras posibles causas de eritema (p. ej., una dermatitis de contacto).
2. Minimizar la exposición al sol del paciente.
3. Tratar la quemadura.
4. Consultar a un dermatólogo si es preciso.
5. Considerar el cambio a un antipsicótico no fenotiacínico.

FARMACOTERAPIA

Usar gafas de sol como protección. El tratamiento de la dermatitis local, los analgésicos sistémicos y los fármacos antiinflamatorios pueden aliviar en gran medida los síntomas. De todos modos, la reacción de fotosensibilidad no está mediada por prostaglandinas, por lo que los inhibidores de las prostaglandinas –por ejemplo la indometacina– no serán útiles como tratamiento del eritema.

Referencias cruzadas:

Dermatitis autoprovocada; retinopatía pigmentaria.

115 / Retinopatía pigmentaria

La *retinopatía pigmentaria* se caracteriza por la aparición de infiltraciones en la retina. Es similar a la retinosis pigmentaria y puede aparecer por el uso prolongado de tioridacina (Meleril) a dosis de 1.600 mg o más.

CARACTERÍSTICAS CLÍNICAS Y DIAGNÓSTICO

En aquellos pacientes que han estado tomando tioridacina durante un largo tiempo, un examen oftalmológico va a mostrar la pigmentación retiniana y el deterioro en la visión.

La tioridacina puede conjugarse con la melanina de la capa pigmentaria de la retina provocando disminución de la agudeza visual e incluso ceguera. La interrupción del tratamiento no revierte el proceso. Los pacientes que han estado tomando dosis superiores a 800 mg de tioridacina deberían ser evaluados por un oftalmólogo, especialmente si tienen la menor queja respecto a problemas de visión.

ORIENTACIÓN PSICOTERAPÉUTICA Y PARA LA ENTREVISTA

Lo prioritario es educar al paciente. Hay que hacerle consciente de que existe esa posibilidad y que se trata de un efecto dosis-dependiente. Muchos pacientes con este problema pueden sufrir trastornos psicóticos crónicos –por ejemplo esquizofrenia o trastorno esquizoafectivo– o problemas crónicos de conducta –por ejemplo agitación asociada con demencia de tipo Alzheimer u otros trastornos orgánicos.

Se deben enfatizar los beneficios clínicos de la tioridacina, discutiendo otras posibles medicaciones alternativas. Informar al paciente que toda las medicaciones antipsicóticas tienen efectos secundarios además de los efectos clínicos terapéuticos.

EVALUACIÓN Y MANEJO

1. Solicitar una consulta oftalmológica.
2. Puede detectarse una retinopatía incipiente usando pequeños objetos de colores que permitan poner a prueba el campo central de visión del paciente.

FARMACOTERAPIA

Interrumpir la tioridazina o disminuir la dosis. Si los antipsicóticos son aún necesarios, considerar el cambio a otro tipo de antipsicótico. En general la tioridacina no debe usarse nunca en dosis superiores a los 800 mg/día.

Referencias cruzadas:

Fotosensibilidad.

116 / Psicosis puerperal o posparto

La *psicosis puerperal o posparto* es un episodio psicótico agudo que aparece en una mujer poco después de haber dado a luz.

CARACTERÍSTICAS CLÍNICAS Y DIAGNÓSTICO

Las psicosis posparto pueden aparecer en cualquier momento a lo largo del primer año tras el parto. Lo más frecuente es que aparezcan durante la primera semana. La mayoría de las pacientes no tienen ningún tipo de antecedente psiquiátricos. La incidencia es, de todos modos, algo mayor en las pacientes con historia familiar de trastorno bipolar, o con antecedentes personales o familiares de trastornos posparto previos (psicóticos o depresivos). Aparecen en el 0,1-0,2% de partos y es mucho menos frecuente que la depresión posparto.

Lo más frecuente es que aparezcan síntomas de tipo maníaco, aunque no es rara la depresión con síntomas psicóticos. Por lo común se presenta agitación, intranquilidad, elación, humor lábil, insomnio, llamadas y gritos, confusión y, raramente, un síndrome psicótico pleno con síntomas delirantes e hipertímicos. En los casos no tratados puede aparecer hasta un 10% de suicidios o infanticidios. Aparecen con frecuencia fobias de impulsión centradas en el impulso a dañar o matar al bebé.

ORIENTACIÓN PSICOTERAPÉUTICA Y PARA LA ENTREVISTA

Las pacientes con psicosis posparto son potencialmente peligrosas, por lo que se debe estar precavido para evitar su huida o violencia repentina. Con frecuencia se da el alta de la sección de obstetricia a los pocos días del parto, y el cuadro psicótico aparece cuando la paciente está en su domicilio. Hay que estar atentos a esta eventualidad para conseguir obtener una buena historia de la familia que convive con ella.

Si estuviera indicada la hospitalización, tranquilizar a la paciente y a su familia en el sentido de que la recuperación suele ser breve. Implicar a la familia en la evaluación y el tratamiento, explorando los efectos que tiene el episodio, especialmente en el marido, otros hijos y abuelos.

EVALUACIÓN Y MANEJO

1. Considerar el riesgo potencial de infanticidio o suicidio y estar preparados para hospitalizar a la paciente. Realizar una evaluación médica completa, descartando etiología orgánica.
2. Es importante aconsejar a la paciente que siga un control psiquiátrico ambulatorio observando la posible aparición más adelante de síntomas maníacos, depresivos o de otro tipo.
3. La terapia familiar puede ayudar a explorar y a procesar los efectos que el episodio haya podido tener en la familia y puede ayudar a ésta a afrontar posibles episodios subsecuentes. Puede ser necesario requerir a la familia que asuma el cuidado del bebé.
4. Puede ser necesario el uso de antipsicóticos. Si éstos no son efectivos, la terapia electroconvulsiva (TEC) es un tratamiento alternativo que puede administrarse solo o combinado con neurolépticos.

FARMACOTERAPIA

La paciente precisará una administración breve de neurolépticos, del tipo del haloperidol o la flufenazina, ambos en dosis de 2 a 5 mg V.O. tres veces al día. En caso de agitación administrar de 2 a 5 mg I.M. de algún antipsicótico de alta potencia. Debe prohibirse la lactancia materna durante el período en que se estén tomando neurolépticos. Dada la alta incidencia de psicosis posparto en mujeres con trastornos bipolares, deberá considerarse, para embarazos futuros, el realizar profilaxis con litio en el último trimestre de embarazo o durante las últimas semanas previas al parto. Deberán usarse antidepresivos cuando exista riesgo suicida.

Referencias cruzadas:

Confusión, delirium, delirio, grandiosidad, alucinaciones, conductas homicidas o agresivas, hospitalización, manía, obsesiones y compulsiones, suicidio.

117 / Trastorno por estrés postraumático

El *trastorno por estrés postraumático* es un síndrome caracterizado por la presencia de ansiedad, inestabilidad autonómica, embotamiento emocional y reexperimentación de la experiencia traumática tras un acontecimiento físico o emocional que va más allá del marco habitual de las experiencias humanas y que sería marcadamente angustiante para casi todo el mundo.

CARACTERÍSTICAS CLÍNICAS Y DIAGNÓSTICO

El cuadro B.117-1 recoge los criterios diagnósticos del trastorno por estrés postraumático.

La prevalencia se sitúa alrededor del 0,5% en hombres y el 1,2% en mujeres. El agente estresor más frecuentes en hombres son las experiencias militares de combate, y en mujeres, las agresiones y la violación. A pesar de que se trata de un trastorno que afecta a todos los grupos de edad, la mayoría de los pacientes son adultos jóvenes, dado que ésa es la edad en la que hay una mayor exposición a este tipo de situaciones.

El trastorno puede desarrollarse en cualquier momento tras el acontecimiento; la forma de inicio tardío puede aparecer hasta treinta años después del hecho traumático. Una minoría de pacientes va más allá y desarrolla formas crónica de trastorno por estrés postraumático. El pronóstico es, en general, bueno cuando los síntomas aparecen al poco tiempo del hecho; la duración es breve; existe un adecuado funcionamiento premórbido; soporte social, y el paciente no sufre de ningún otro tipo de problema psiquiátrico.

Los síntomas pueden aparecer en el rango que va de episodios aparentemente banales, como pequeños accidentes de tráfico en que nadie resultó herido, a situaciones extremas de violación, amenaza vital, fuego u otros desastres.

La aparición del trastorno depende, en consecuencia, tanto de la severidad del agente estresor como de la vulnerabilidad de la persona. Los niños y los ancianos son más vulnerables que los adultos. Los niños probablemente porque aún no han desarrollado estrategias de afrontamiento ante situaciones de gran estrés; los ancianos pueden ser rígidos en sus mecanismos de afrontamiento y ser incapaces de adaptarse a una situación repentina e imprevista.

Existe un amplio rango de hechos que pueden aparecer asociados: abuso o dependencia de alcohol o drogas, sentimientos de culpabilidad prominentes, insomnio, depresión, ilusiones o alucinaciones, disociación, crisis de angustia, agresividad, escaso control de impulsos, violencia o problemas de memoria o concentración.

ORIENTACIÓN PSICOTERAPÉUTICA Y PARA LA ENTREVISTA

El clínico no suele realizar este diagnóstico si no lo busca de manera específica. Los pacientes pueden llegar a la consulta presentando un problema de consumo de alcohol o drogas, depresión, ansiedad generalizada, crisis de angustia o un cuadro disociativo. Conviene centrarse en reducir el nivel de negación del hecho estresor que el paciente pudiera estar realizando (en caso de que esto sea así) y revisar y procesar los sentimientos que tenga reexperimentando el hecho. Dialogar sobre los sentimientos de culpabilidad y de responsabilidad que pudieran tenerse con respecto al trauma.

Algunos pacientes son expertos en trastorno por estrés postraumático. Los síntomas no pueden ser medidos de manera objetiva; en consecuencia, es difícil saber cuándo se está ante un simulador que intenta conseguir una prescripción o el ingreso en un hospital. De todos modos, el estar alerta ante la presencia de algún

Cuadro B.117-1. *Criterios diagnósticos del trastorno por estrés postraumático*

A. El individuo ha vivido un acontecimiento que se encuentra fuera del marco habitual de las experiencias humanas y que sería marcadamente angustiante para casi todo el mundo; por ejemplo, amenaza grave para la propia vida o integridad física, amenaza de daño para los hijos, el cónyuge u otros parientes cercanos y amigos, destrucción súbita del hogar o de la comunidad, visión de cómo una persona se lesiona gravemente o muere como resultado de un accidente o de violencia física.
B. El acontecimiento traumático se reexperimenta persistentemente por lo menos en una de las tres formas siguientes:
   1) recuerdos desagradables, recurrentes e invasores, del acontecimiento (en los niños pequeños, juegos repetitivos en los que se expresan temas o aspectos del traumatismo);
   2) sueños desagradables y recurrentes sobre el acontecimiento;
   3) conductas y sentimientos súbitos que aparecen como si el agente traumático operara de nuevo (en estos fenómenos se incluyen la sensación de revivir la experiencia, ilusiones, alucinaciones y episodios disociativos [flashback], incluso cuando ocurren al despertar, o como consecuencia de alguna intoxicación por drogas);
   4) malestar psicológico intenso al exponerse a acontecimientos que simbolizan o recuerdan algún aspecto del acontecimiento traumático, como puede ser incluso su aniversario.
C. Evitación persistente de los estímulos asociados con el trauma o falta de capacidad general de respuesta (no existentes antes del trauma), puestas de manifiesto por lo menos por tres de los siguientes fenómenos:
   1) esfuerzos para evitar los pensamientos o las sensaciones asociadas con el trauma;
   2) esfuerzos para evitar las actividades o las situaciones que provocan el recuerdo del trauma;
   3) incapacidad para recordar alguno de los aspectos importantes del trauma (amnesia psicógena);
   4) disminución marcada del interés en las actividades significativas (en los niños pequeños, por ejemplo, pérdida de las habilidades de desarrollo recientemente adquiridas, como aseo o lenguaje); sensación de distanciamiento o de extrañamiento con respecto a los demás;
   5) sentimiento de desapego o desconocimiento de los demás
   6) afecto restringido; por ejemplo, incapacidad de experiencias amorosas;
   7) sensación de acortamiento del futuro (por ejemplo, no se espera realizar una carrera, casarse, tener niños o una larga vida).
D. Síntomas persistentes de aumento de la activación (arousal) (no existentes antes del trauma), puestos de manifiesto por lo menos por dos de los siguientes fenómenos:
   1) dificultad para conciliar o mantener el sueño;
   2) irritabilidad o explosiones de ira;
   3) dificultad para la concentración;
   4) hipervigilancia;
   5) respuesta de alarma exagerada;
   6) reactividad fisiológica frente a la exposición a aquellos acontecimientos que simbolizan o recuerdan algún aspecto del acontecimiento traumático, por ejemplo, una mujer que ha sido violada en una ascensor, se pone a sudar cuando entra en alguno.
E. La duración del trastorno (síntomas en B, C y D) ha sido por lo menos de un mes.

Especificar comienzo demorado si el inicio de los síntomas tuvo lugar al menos seis meses después del traumatismo.

Reproducido con permiso. DSM-III-R: *Manual diagnóstico y estadístico de los trastornos mentales.* © Masson S.A., Barcelona, 1988.

posible simulador no debe impedir detectar los auténticos casos, así que, al menos en la evaluación inicial, debe darse por cierto que los síntomas que el paciente refiere están efectivamente presentes.

EVALUACIÓN Y MANEJO

1. Establecer el diagnóstico ciñéndose a los criterios.
2. Evaluar la posibilidad de intoxicación o abstinencia y tratar en consecuencia.
3. Evaluar la posible existencia de traumatismos craneoencefálicos u otros traumas físicos asociados. Es obligatorio un examen físico y neurológico minucioso. Pueden además realizarse otras pruebas, como una tomografía computarizada, una resonancia magnética o un electroencefalograma si se observa cualquier anomalía en la exploración neurológica o si existen antecedentes de síntomas neurológicos.
4. Intentar ganarse la confianza del paciente e invitarle a que hable acerca de su experiencia con todo detalle. Esto es especialmente importante en las víctimas de violación.
5. Implicar a los amigos y la familia del paciente, informarles de la posible presencia del trastorno y animarles a que dan apoyo al paciente.
6. Puede estar también indicada la terapia de grupo con otros pacientes con estrés postraumático.

FARMACOTERAPIA

El tratamiento debe iniciarse únicamente cuando está en el contexto de una relación terapéutica ya establecida, especialmente dado que el abuso de sustancias es muy frecuente en los pacientes con estrés postraumático.

No existe un acuerdo respecto de cuál es el tratamiento farmacológico de elección. Se han utilizado las benzodiacepinas, el litio (Plenur) y los β-bloqueantes –por ejemplo propanolol (Sumial®), clonidina (Catapresán) o carbamacepina (Tegretol®). Se prescriben siempre enmarcados en un tratamiento más amplio, con excepción de las benzodiacepinas –por ejemplo, estazolam 0,5-1 mg V.O., oxacepán (Sobile) 10,30 mg V.O., diacepán (Valium) 5-10 mg V.O., clonacepán (Rivotril) 0.25 a 0,5 mg V.O. o loracepán (Orfidal) 1-2 mg V.O. o I.M. –que pueden emplearse también en la urgencia ante una crisis de agitación o un episodio agudo de ansiedad.

Referencias cruzadas:

Intoxicación por alcohol, abstinencia de alcohol, ansiedad, trastorno límite de personalidad, trastorno delirante, depresión, supervivientes de desastres, alucinaciones, ilusiones, insomnio, intoxicación, simulación, intoxicación y abstinencia de opiáceos, crisis de angustia, abstinencia de psicotropos, violación y abuso sexual, violencia.

118 / Embarazo

El *embarazo* comprende el período que va desde la concepción al parto del bebé.

CARACTERÍSTICAS CLÍNICAS Y DIAGNÓSTICO

El diagnóstico puede realizarse a partir del interrogatorio o del examen físico. En casos tempranos o dudosos, el diagnóstico se confirmará a través de pruebas de embarazo en sangre u orina. El test en sangre –determinación de hormona coriónica gonadotrófica– es más sensible que el urinario, pero también es más caro y necesita de más tiempo para tener el resultado.

Un embarazo es siempre un hecho estresante tanto para la futura madre como para la familia. Hay muchos factores que pueden incrementar el carácter estresante de la situación. Por ejemplo si el embarazo es fruto de incesto o violación, si se trata de un embarazo adolescente; si la familia tiene una situación económica de penuria, si la futura madre tiene problemas de dependencia de alcohol o droga; si el embarazo se produce en el contexto de una conflictiva de pareja o si existen otras condiciones ambientales adversas.

ORIENTACIÓN PSICOTERAPÉUTICA Y PARA LA ENTREVISTA

La reacción de la paciente y su familia ante la noticia del embarazo puede ser muy variable, dependiendo de las circunstancias y de sus recursos psicológicos. Las reacciones están muy influenciadas por factores culturales y deben evaluarse en función de aquello que es esperable para el medio cultural de la persona. Debe determinarse por tanto si la persona y los miembros de su familia consideran que lo que les ocurre es anormal en función de su medio cultural. No deben imponerse los valores y creencias de nuestro propio medio, sino que deben explorarse y entenderse los suyos.

EVALUACIÓN Y MANEJO

1. En el embarazo adolescente el paciente puede desear abortar, mientras que los padres pueden oponerse. En general, deben usarse los enfoques de intervención en crisis para intentar negociar algún tipo de acuerdo entre las partes. Cuando no hay acuerdo posible, la mayoría de los Estados consideran que tiene la prioridad la adolescente, y que es ella la que debe tomar una decisión informada, y no debe permitirse a los padres impedir el aborto.

2. En el embarazo secundario a incesto o violación, el aborto es, con frecuencia, la opción más recomendable. Las víctimas de incesto o violación requieren una evaluación y un tratamiento psiquiátricos específicos.
3. El abuso de alcohol durante el embarazo provoca bajo peso al nacer (aunque este hallazgo suele, en ocasiones, ser difícil de deslindar del efecto del tabaquismo que con frecuencia se asocia) y síndrome alcohólico fetal. Se desconoce cuál es el nivel de consumo de alcohol aceptable durante el embarazo, por lo que es mejor recomendar la abstinencia total.
4. El uso de drogas ilegales durante el embarazo tiene un amplio rango de efectos adversos sobre el feto y el neonato. Pueden aparecer síndromes de abstinencia o dependencia a opiáceos, sedativos-hipnóticos o cocaína. El síndrome de abstinencia durante el embarazo puede provocar un aborto espontáneo. En caso de que se optara por realizar una detoxificación durante el embarazo, el mejor momento es el segundo trimestre de embarazo. La utilización de opiáceos –incluida la metadona– durante el embarazo se ha asociado a problemas posteriores en el desarrollo intelectual del niño. El uso de cocaína puede también provocar un aborto espontáneo al inicio del embarazo y un parto prematuro en los últimos meses.
5. Se habla de un falso embarazo –también llamado pseudociesis o embarazo histérico– cuando existen síntomas físicos de embarazo –distensión abdominal, amenorrea, náusea, aumento del tamaño de los pechos, hiperpigmentación y en ocasiones contracciones pre-parto– sin que exista en realidad embarazo. La paciente está convencida de su preñez. En ocasiones las pruebas diagnósticas negativas son suficientes para convencerla de su error, pero en otras el trastorno va más allá y es necesario un tratamiento específico que, inicialmente deberá ser psicoterápico y dirigido a explorar la necesidad que siente la mujer de estar embarazada.
6. La mayoría de los obstetras permiten las relaciones sexuales plenas a lo largo del embarazo y hasta cuatro o cinco semanas antes del parto.

FARMACOTERAPIA

Debe evitarse cualquier tipo de fármaco a menos que la paciente esté claramente psicótica e inmanejable, conllevando un riesgo para sí misma, para el feto o para los que la rodean. En estos casos es preferible utilizar un antipsicótico de alta potencia –por ejemplo, flufenazina o haloperidol (Haloperidol®) en dosis de 0,2 a 2 mg V.O. o I.M.

En cada caso debe hacerse una cuidadosa evaluación de los riesgos y beneficios que significa para el feto tomar la medicación y para la madre no tomarla. En general, deben evitarse siempre las medicaciones durante el embarazo por su efecto teratogénico o por los hipotéticos efectos tóxicos que pudieran tener sobre el feto al pasar a través de la placenta. Los dos fármacos con mayor potencial teratogénico en la farmacopea psiquiátrica son los anticonvulsivantes y el litio. La administración de litio durante el embarazo lleva a alteraciones cardíacas, como la grave malformación de Ebstein. Existen asociaciones menos evidentes en el caso del resto de los psicofármacos (antidepresivos, antipsicóticos y ansiolíticos), aunque en lo posible siempre deben evitarse.

Referencias cruzadas:

Trastorno delirante, depresión, hipersexualidad, incesto, crisis de pareja, psicosis puerperal o posparto, violación y abuso sexual.

119 / Abstinencia de drogas psicotropas

Los síntomas de *abstinencia de drogas psicotropas* suelen aparecer asociados con la interrupción brusca o una disminución excesivamente rápida en la dosificación de alguna medicación psicotropa que ha sido consumida a lo largo de las últimas semanas.

CARACTERÍSTICAS CLÍNICAS Y DIAGNÓSTICO

Los síntomas más frecuentes son insomnio, ansiedad, agitación, debilidad, escalofríos y dolor. La abstinencia de fármacos capaces de producir tolerancia y dependencia (p. ej., benzodiacepinas u otros hipnóticos-sedantes) puede llegar a producir delirium o convulsiones. La abstinencia de antipsicóticos puede provocar discinesias por abstinencia o puede empeorar una dicinesia tardía preexistente. La abstinencia de antipsicóticos o antidepresivos con efectos anticolinérgicos prominentes (o de fármacos con efecto propiamente anticolinérgico) puede provocar taquicardia sinusal, arritmias ventriculares y rebote colinérgico, con una sintomatología similar a un pico febril.

Cuando se habla de abstinencia de psicotropos no se hace referencia exclusivamente a los síntomas provocados por la abstinencia real como los encontrados con sustancias que causan dependencia farmacológica, sin que el término se use para describir cualquier síndrome que pudiera aparecer en el proceso de disminución o discontinuación del producto.

Puede ser necesario interrumpir el fármaco por causa de los efectos secundarios, de reacciones alérgicas o de otros efectos tóxicos. A pesar de que la mayoría de drogas psicotropas no provocan ni dependencia ni abstinencia, pueden aparecer síntomas de rebote. La mayoría de las drogas psicotropas actúan como depresoras del SNC, por lo que los síntomas más frecuentes que aparecerán en la suspensión de la droga serán la ansiedad y el insomnio.

ORIENTACIÓN PSICOTERAPÉUTICA Y PARA LA ENTREVISTA

Explicar al paciente que los síntomas de abstinencia no significan, en modo alguno, que el paciente necesite de manera absoluta y constante tomar el fármaco, ni tampoco es prueba de que exista un problema de drogodependencia. Informar al paciente que se trata de síntomas autolimitados, que desaparecerán en unos pocos días, y que pueden controlarse a través de una reducción de dosis más lenta.

Cuadro B. 119-1. *Síntomas de abstinencia observados con mayor frecuencia. (Síndrome de abstinencia a benzodiacepinas)*

Ansiedad
Irritabilidad
Insomnio
Fatiga
Cefalea
Dolores musculares
Temblores
Sudoración
Vértigo
Disprosexia

*Náusea, pérdida de apetito
*Depresión
*Despersonalización, desrealización
*Aumento de la percepción sensorial (gusto, olfato, tacto)
*Percepción anómala o sensación de movimiento

Cuadro de PP Roy-Byrne, D Hommer; Benzodiazepine withdrawal: Overview and implications for the treatment of anxiety. Am J Med 84:1041, 1988. Utilizado con permiso.
*Síntomas que con mayor probabilidad representan una auténtica abstinencia y no la exacerbación o la vuelta a los síntomas de ansiedad originales.

EVALUACIÓN Y MANEJO

1. Determinar qué fármacos toma el paciente, tanto los prescriptos como los de abuso.
2. Considerar si el paciente es dependiente desde un punto de vista farmacológico de alcohol, benzodicepinas, barbitúricos o hipnótico-sedantes. La abstinencia de estas drogas es potencialmente peligrosa y requiere una intervención activa. La severidad de la abstinencia de benzodiacepinas está en relación con su farmacocinética (cuadro B.119-1). La dependencia de benzodiacepinas de vida media, de eliminación muy corta, lleva a síntomas de abstinencia más abruptos y severos.
3. Determinar si debe interrumpirse el psicotropo de manera inmediata o si debe iniciarse una reducción progresiva a lo largo de varias semanas. En caso de poder optarse por esta segunda posibilidad, los signos de abstinencia desaparecerán de manera paralela.
4. Si es necesario, tratar los síntomas de abstinencia con otras medicaciones, tal y como se describe más adelante.

FARMACOTERAPIA

La abstinencia de alcohol, benzodiacepinas, barbitúricos u otros hipnóticos-sedantes se trata en general con benzodiacepinas de vida media larga, aunque algunos psiquiatras prefieren desintoxicar al paciente utilizando el mismo fármaco del que éste es dependiente.

Para el tratamiento de la taquicardia sinusal y las arritmias ventriculares secundarias a la interrupción brusca de antidepresivos o antipsicóticos de alta potencia anticolinérgica pueden utilizarse fármacos anticolinérgicos (del tipo de la atropina o de anticolinérgicos orales como la benzotropina en dosis de 1-2 mg V.O. dos veces al día).

Los síntomas de abstinencia que aparecen con la supresión brusca de antipsicóticos o antidepresivos pueden minimizarse con planes de reducción gradual de dosis.

Referencias cruzadas:

Agitación, abstinencia de alcohol, ansiedad, intoxicación y abstinencia de barbitúricos o fármacos con acción ansiolítica, sedativa o hipnótica similar, insomnio, discinesia tardía.

120 / Abuso sexual y violación

La *violación* es la coerción de la víctima a participar contra su voluntad en actos sexuales, en general el coito, a pesar de que la penetración anal o la felación se consideran análogamente actos de violación.

Al igual que otros actos de violencia, la violación es una emergencia psiquiátrica que requiere una adecuada intervención inmediata. Las víctimas de violación pueden sufrir secuelas que persistan a lo largo del resto de su vida. La violación es una experiencia de amenaza a la propia vida en la que la víctima ha sido amenazada casi siempre con algún tipo de daño físico, en general con un arma.

Además de la violación, existen otras formas de abuso sexual, como la manipulación de genitales con objetos, inflingir dolor o forzar la actividad sexual.

CARACTERÍSTICAS CLÍNICAS Y DIAGNÓSTICO

Los clínicos deben estar siempre alertados ante esta posibilidad, dado que el 50% de las violaciones no son denunciadas. Las dudas y la ansiedad de las pacientes al historiar los antecedentes sexuales deberán inducir a la sospecha.

La violación es, ante todo un acto de humillación violenta, por encima de un acto de intimidad sexual, y la interacción básica entre el violador y la víctima es la dc la dominación física y la sumisión. Algunos violadores presenta impotencia durante el acto de la violación; sólo una minoría encuentran placer y excitación en el dolor y el sufrimiento de su víctima.

La inmensa mayoría de los violadores son hombres, y la mayoría de víctimas, mujeres. De todos modos, también existe la violación masculina, especialmente en aquellos ambientes donde se encuentren hombres recluidos –como por ejemplo en cárceles–. Las mujeres con edades entre los dieciséis y los veinticuatro años son las de mayor riesgo, aunque se han descrito violaciones de hasta niñas de 15 meses y ancianas de 82 años. En más de un tercio de los casos el violador conoce a su víctima y en el 7% de casos se trata de un familiar cercano. Una quinta parte de las violaciones son realizadas por más de una persona (violación en grupo).

Con el consentimiento escrito de la paciente, se deben recoger todas las evidencias posibles, como, por ejemplo, restos de pelo o semen que pudieran ser utilizados posteriormente para identificar al agresor. De ser posible deben tomarse fotografías de las evidencias. El historial médico puede ser usado con posterioridad en el juicio; por tanto, conviene documentar lo que se observe de manera meticulosa. No debe escribirse "violación" como diagnóstico, ya que ésta es una calificación legal.

Las reacciones más frecuentes tanto en la violación como en el abuso sexual son sentimientos de vergüenza, humillación, ansiedad, confusión y rabia. Muchas víctimas se preguntan que por qué ellas, y si no son en parte responsables de lo ocurrido o si de alguna manera provocaron al asaltante. En realidad, la víctima contribuye mucho menos a provocar la agresión de lo que puede contribuir a provocar un robo o incluso un homicidio.

ORIENTACIÓN PSICOTERAPÉUTICA Y PARA LA ENTREVISTA

Si es posible, es preferible que sea un terapeuta femenino el que evalúe a la paciente, puesto que la víctima puede encontrar más fácil entenderse con una mujer que con un hombre. La evaluación deberá ser en privado. Cuando no se ha reconocido de manera franca y abierta que se ha producido una violación, conviene ser cauteloso, puesto que muchas víctimas dudan de la procedencia de sacar el tema e intentan evitarlo. Si la paciente parece estar muy ansiosa al preguntarle acerca de sus antecedentes sexuales y evita hablar de ello, no hay que reforzar su actitud y se debe evitar el tema. Aunque reconociendo que la persona ha sufrido un acontecimiento brusco y grave, es legal y terapéuticamente importante recoger una historia lo más detallada y completa posible del ataque.

Las víctimas de abuso sexual y violación se sienten, con frecuencia, confundidas durante el período inmediatamente posterior a la agresión. Conviene tener una actitud tranquilizadora, de apoyo y que no juzgue lo ocurrido. Educar al paciente respecto de la disponibilidad de servicios públicos de ayuda tanto médicos como legales y de la existencia de centros multidisciplinarios dedicados específicamente a estos temas.

EVALUACIÓN Y MANEJO

1. Ofrecer los adecuados servicios médicos, ginecológicos y policiales. Referir al paciente de manera rápida para ser tratada de las lesiones que hubiera podido sufrir durante la agresión. Si existe la posibilidad de embarazo, considerar la posibilidad de dar progesterona o dietiletilbestrol por vía oral durante cinco días para prevenir la implantación del óvulo. Dar tratamiento, que incluya antibióticos, para prevenir posibles enfermedades de transmisión sexual. Plantear en un futuro realizar una prueba del virus de inmunodeficiencia humana (VIH).

2. Ofrecer terapia de intervención en crisis. El objetivo es minimizar las secuelas psíquicas de la agresión. Ofrecer a la víctima psicoterapia de apoyo. Animarla a hablar acerca de la violación y ventilar sus sentimientos en un ambiente en que se sienta segura y con confianza.
3. Animar a la paciente a emprender acciones legales contra el violador. Insistir en que existen redes de apoyo social para víctimas de violación. Evaluar la disponibilidad de apoyo por parte de amigos o familiares.
4. Evaluar la hipotética existencia de estrés postraumático. El trastorno puede no aparecer de modo inmediato, así que conviene explicar esa posibilidad a la paciente. Muchas víctimas de abuso o violación presentan síntomas durante muchos años. Entre los síntomas puede aparecer la reexperimentación del hecho (flashback), preocupación con la experiencia, sentirse sucia o incapaz de estar limpia, miedo a ser seguida por la calle o a andar sola, a volver a pasar por el lugar donde se sufrió la violación (a veces el propio domicilio o una casa del vecindario), pesadillas, insomnio y patrones de alimentación alterados. Pueden aparecer síntomas somáticos como cefaleas, náusea, vómitos o malestar general. Además, la paciente puede desear evitar las relaciones sexuales en el futuro o puede experimentar síntomas de vaginismo.
5. Referir a la paciente a psicoterapia si es necesario. ésta debe centrarse en restablecer el adecuado sentido de control sobre el medio, reduciendo los sentimientos de desesperanza y dependencia, y afrontando y procesando los pensamientos obsesivos que pudieran aparecer acerca del abuso o la violación.
6. Evaluar la presencia de síntomas psiquiátricos (p. ej., esquizofrenia, dependencia de sustancias o trastorno de personalidad) que pudieran causar un juicio alterado y colocar a la paciente en posiciones de riesgo para sufrir abuso o violación. Si existe un trastorno psiquiátrico, referir a la paciente para su adecuado tratamiento.
7. Referir a la paciente a terapia de grupo para víctimas de violación o abuso sexual. Este tipo de grupos resultan de la máxima utilidad.

FARMACOTERAPIA

Por lo general, no suele estar indicado ningún tipo de tratamiento farmacológico. Algunas pacientes pueden experimentar niveles muy elevados de ansiedad después del abuso o la violación. En estas situaciones puede estar indicado prescribir una benzodiacepina durante un corto período de tiempo, como por ejemplo alprazolam (Trankimazín) 0,5-1 mg V.O. tres veces/día, loracepán (Idalprem) 1-2 mg tres veces/día u oxacepán (Sobile) 10-30 mg tres veces/día.

El insomnio puede tratarse con alguna de las medicaciones que se han citado o como temacepán o fluracepán (Dormodor), ambas 15-30 mg V.O. al acostarse.

Referencias cruzadas:

Abuso de la esposa, ancianos o niños, conducta homicida, pánico homosexual, hipersexualidad, incesto, intoxicación, trastorno por estrés postraumático, embarazo, violencia.

121 / Contención

La contención física de un paciente puede ser necesaria para prevenir actos de violencia.

CARACTERÍSTICAS CLÍNICAS Y DIAGNÓSTICO

La violencia inminente requiere una intervención inmediata. Los pacientes que están agitados, que amenazan violentamente o severamente desorganizados con riesgo de agresión a ellos mismos o a los demás, deben ser contenidos físicamente si la contención verbal se muestra insuficiente.

La contención física es una intervención importante, útil y con frecuencia necesaria. A pesar de que la experiencia puede ser humillante, frustrante y dejar al paciente confundido, éste es un efecto temporal, mientras que las consecuencias de la violencia incontrolada pueden ser irreversibles. Muchos pacientes se sienten más controlados cuando tienen una contención física y saben que existen límites impuestos a su conducta.

ORIENTACIÓN PSICOTERAPÉUTICA Y PARA LA ENTREVISTA

Empiece siempre ofreciendo al paciente la oportunidad de detener su conducta ya que, si no, deberá recurrirse a la contención. Hablar con autoridad y de manera directa al paciente. Dejar espacio libre y evitar la sensación de opresión del espacio físico, aunque manteniéndole bajo control visual. Explicar de manera repetida que las conductas agresivas repetidas llevarán inevitablemente a la sujeción. Ofrecer la posibilidad de tomar medicación en lugar de la contención física, aunque sin negociar con el paciente. Limitarse a identificar qué tipo de conductas requieren una sujeción mecánica, y en caso de que persistan, proceder en consecuencia. No dejar que el paciente sienta que existe ningún tipo de duda respecto a cuál es el tipo de intervención necesaria.

EVALUACIÓN Y MANEJO

1. Dejar la contención física a aquellas personas que tienen un entrenamiento especial para hacerlo. Realizar una contención mecánica es probablemente la más peligrosa de las actividades de un profesional de salud mental. Una contención realizada de manera inadecuada puede llevar a agresiones al personal o a lesiones e incluso a la muerte del paciente.
2. Disponer del suficiente número de personal disponible para contener de manera segura al paciente. Si existe la posibilidad de tener que realizar una contención física, debe avisarse con tiempo al personal. Es mejor que haya un exceso de personal esperando a una cierta distancia que tener un número insufi-

Cuadro B.121-1. *Uso de medios de contención*

1. Mínimo de cuatro personas e idealmente cinco. Las sujeciones de cuero son las más seguras
2. Explicar al paciente por qué se le va a sujetar
3. Siempre debe haber alguien del personal sanitario presente y visible, que mantenga el contacto con el paciente y le apoye en una situación en la que se siente indefenso, impotente y habiendo perdido el control
4. El paciente debe sujetarse con las piernas abiertas en X, con un brazo en un lado y el otro por encima de su cabeza
5. Las sujeciones deben estar colocadas de tal modo que permitan colocar una vía si fuera preciso
6. Debe elevarse ligeramente la cabeza del paciente para permitirle conservar el campo visual y disminuir su sensación de vulnerabilidad, y para evitar el riesgo de aspiración
7. Las sujeciones deben revisarse periódicamente para asegurarse de que están bien colocadas y del modo más confortable posible
8. Debe empezarse el tratamiento en cuanto el paciente esté sujeto, utilizando la intervención verbal
9. Aún estando sujetos, la mayoría de pacientes mantienen el tratamiento antipsicótico en forma concentrada
10. Una vez el paciente está tranquilo, deben retirarse las sujeciones progresivamente, una cada cinco minutos hasta que sólo queden dos que se retirarán a la vez. No debe mantenerse al paciente con una sola sujeción
11. Hacer constar de manera detallada en la historia las circunstancias que motivaron la sujeción, el tiempo que duró, la medicación prescrita, la respuesta del paciente a la sujecin etc.

Cuadro de WR Dubin, KJ Weiss: Emergency psychiatry. In *Psychiatry*, vol. 2, R Michaels, JO Cavenar, HKH Brodie, AM Cooper, SB Guze, LL Judd, GL Klerman, AJ Skolnit, editors, p. 9. Lippincott, Philadelphia, 1987. Utilizado con permiso.

ciente si llegara el momento en que hubiera que intervenir. En ocasiones, la simple presencia del personal y la percepción de que la contención mecánica es real puede producir ya un cambio de conducta en el paciente.

3. Ofrecer la sedación farmacológica antes que la sujeción mecánica.
4. A la hora de elegir un método de contención mecánica, usar aquel con el que el personal esté familiarizado. El uso inadecuado de los métodos de contención puede llevar a lesiones. Debe evitarse sujetar sólo una extremidad, porque los tirones pueden provocar una luxación o una ruptura de la misma (cuadro B.121-1).
5. Una vez que el paciente ha sido contenido, repetir la medicación si no la ha tomado. Los pacientes que permanecen agitados a pesar de la contención deben ser medicados hasta que se calmen.
6. Continuar el control de los signos vitales cada media hora en tanto el paciente se halle contenido.
7. Volver a evaluar constantemente la necesidad de contención mediante la apreciación objetiva del comportamiento del paciente con la mayor frecuencia posible, preferentemente cada 15 a 30 minutos.
8. Documentar las razones para efectuar la contención del paciente.

FARMACOTERAPIA

La gran mayoría de pacientes que requieren contención física podrían beneficiarse de alguna medicación que permitiera la contención química. Probablemente es mucho más estresante para el paciente verse sujeto que recibir una inyección. Los tres tipos de fármacos usados con mayor frecuencia son las benzodiacepinas, los antipsicóticos y los barbitúricos. Cualquiera de ellos puede facilitar un rápido control.

La elección entre ellos dependerá de cuál (si es que hay alguno) esté tomando el paciente en ese momento, los efectos indeseables de cada una, problemas médicos concomitantes que pudiera presentar el paciente y que significaran contraindicaciones, y la disponibilidad de preparados en forma intramuscular. La drogodependencia es una contraindicación parcial para el uso de barbitúricos o benzodiacepinas, dado que probablemente se requerirían dosis muy altas para conseguir la sedación y su uso favorece que se continúe abusando de ellas. La presencia de psicosis apoya el uso de antipsicóticos, aunque el efecto buscado sea la sedación y no el control de síntomas psicóticos que precisa de días a semanas de tratamiento.

Muchos pacientes sujetos aceptan tomar alguna medicación en disolución líquida, pero la vía I.M. es de efecto más rápido.

Si el paciente está tomando algún antipsicótico, se le debe administrar una dosis adicional del mismo que ya toma –por ejemplo haloperidol 5 mg I.M. o 10 mg V.O., perfenazina 5 mg I.M. o 8 mg V.O. o clorpromazina 10 a 25 mg I.M. o 100 mg V.O. Si el paciente está tomando algún antipsicótico del que no existe forma inyectable –por ejemplo tioridazina (Meleril), utilizan el que farmacológicamente más se le parezca, por ejemplo, clorpromacina.

Los barbitúricos y benzodiacepinas son alternativas a los antipsicóticos. Dado que la mayoría de ellos tienen potencias similares, la elección viene casi siempre determinada por cuál sea la que se tenga más a mano en forma IM. En este sentido puede usarse lorazepán 1-2 mg I.M. o V.O. o amobarbital (Amital) 250 mg I.M. o V.O. Las benzodiacepinas pueden usarse también en pacientes que toman antipsicóticos como una manera de aumentar momentáneamente la concentración plasmática de éstos sin aumentar la prescripción de antipsicótico.

Referencias cruzadas:

Agitación, conducta violenta y homicida, hospitalización, reclusión.

122 / Trastorno esquizoafectivo

El *trastorno esquizoafectivo* ha sido entendido de distintas maneras: 1) como un tipo bien de esquizofrenia, bien de trastorno afectivo; 2) como una combinación de esquizofrenia y trastorno afectivo, 3) como una entidad distinta de cualquiera de las anteriores; 4) la más probable, como un grupo heterogéneo de trastornos que incluyen las tres posibilidades.

El trastorno esquizofectivo es menos frecuente que la esquizofrenia o los trastornos afectivos. La presentación en la urgencia es un híbrido de ambos. Energía, irritabilidad y carencia de necesidad de dormir del enfermo maníaco, coexistiendo con ideas o conductas bizarras o afecto constreñido o inapropiado.

CARACTERÍSTICAS CLÍNICAS Y DIAGNÓSTICO

Los signos y síntomas clínicos del trastorno esquizoafectivo incluyen todos los síntomas de la esquizofrenia, la manía y la depresión. La esquizofrenia y la manía pueden presentarse a la vez o de manera alternante. El diagnóstico puede ser el adecuado cuando los síntomas psicóticos persisten durante un mínimo de dos semanas en ausencia de síntomas afectivos prominentes, sin que la duración de los mismos alcance el tiempo suficiente como para hablar de esquizofrenia.

El curso es variable y va desde exacerbaciones y remisiones periódicas hasta un curso de continuo y progresivo deterioro. Los pacientes con trastorno esquizoafectivo subtipo bipolar tienen un pronóstico similar al del trastorno bipolar, mientras que los del subtipo depresivo tienen un pronóstico similar al de la esquizofrenia. Independientemente del subtipo, los mismos factores que sugieren un mal pronóstico en la esquizofrenia son aplicables aquí: mal funcionamiento premórbido, inicio insidioso, falta de un factor precipitante, predominancia de síntomas psicóticos, síntomas negativos o deficitarios, inicio en edades tempranas, curso sin períodos de remisión, e historia familiar de esquizofrenia.

ORIENTACIÓN PSICOTERAPÉUTICA Y PARA LA ENTREVISTA

Cuando se entrevista a un paciente son síntomas psicóticos, explorar siempre los síntomas afectivos también, por las implicaciones terapéuticas que esto tiene. La exploración puede ser difícil si el paciente presenta fuga de ideas, distraibilidad, impulsividad o intrusividad. El paciente esquizoafectivo puede presentar más conductas bizarras o paranoicas que las observadas en el trastorno afectivo típico y, en consecuencia, hacer la entrevista mucho más difícil.

La mejor manera de realizar la entrevista es con un tono firme y un estilo insistente. Informar al paciente de manera explícita lo que se espera de él y recordárselo periódicamente.

Reducir la estimulación en la medida de lo posible. Los pacientes maníacos son sociables y pueden responder bien a la estructura que el psiquiatra y el resto del personal le marquen, y desenvolverse en cambio mucho peor en situaciones poco estructuradas.

Los pacientes tendrán una perspectiva poco realista de sus capacidades y proyectos, minimizando las consecuencias de las conductas inadecuadas y exagerando las posibilidades de éxito. La familia del paciente conoce, con toda probabilidad, qué es lo que el paciente tolera, fuera del hospital, y se le debe consultar.

A pesar de que parezcan estar eufóricos, los pacientes esquizoafectivos pueden tener fuertes impulsos suicidas. Las ideas suicidas pueden estar presentes, aunque el ánimo parezca elevado. Más aún, el estado de ánimo del paciente es, con frecuencia, inestable y puede pasar en un breve intervalo de tiempo al polo opuesto, presentándose pensamientos nihilistas e ideación suicida. Si los medios están a su alcance, el riesgo es real, y debe, por tanto, ser evaluado minuciosamemte.

EVALUACIÓN Y MANEJO

1. Una estructuración firme es la clave del tratamiento del paciente esquizoafectivo con síntomas maníacos. Puede ser necesario confinar al paciente en una habitación y reducir las visitas para minimizar la estimulación. Establecer este tipo de limitaciones permitirá posteriormente reforzar las conductas adecuadas eliminándolas progresivamente según sea su comportamiento. En caso de agitación, deberá recurrirse al encierro o a la sujeción mecánica.
2. Monitorizar la ideación suicida a intervalos frecuentes. La intensidad de la supervisión dependerá del cumplimiento que tenga el paciente y de la intensidad de la ideación suicida, en caso de estar presente.
3. Evaluar la presencia de otros problemas médicos concomitantes o de abuso de drogas.

FARMACOTERAPIA

Si el paciente tiene síntomas psicóticos activos, el tratamiento inicial del trastorno esquizoafectivo es similar al de la esquizofrenia. Los antipsicóticos por sí solos pueden ser suficientes para controlar tanto los síntomas psicóticos como los maníacos.

El tratamiento de la psicosis o de la agitación se iniciará con haloperidol (Haloperidol®), flufenazina o tiotixeno (Navane), todos ellos en dosis de 2 a 5 mg V.O. o I.M. Las benzodiacepinas del tipo del loracepán 1-2 mg V.O. o I.M. o clonacepán 0,5-1 mg V.O. pueden ayudar a un primer control rápido de síntomas. Los pacientes esquizoafectivos pueden beneficiarse del tratamiento con carbonato de litio, antiepilépticos o antidepresivos. Su prescripción deberá hacerse, en general, en el marco de un plan de tratamiento ambulatorio o a lo largo del ingreso.

Referencias cruzadas:

Depresión, manía, esquizofrenia.

123 / Esquizofrenia

La *esquizofrenia* es un trastorno psicótico de carácter crónico, recurrente y remitente. El ajuste premórbido, los síntomas y el curso clínico son variables; de hecho, probablemente la esquizofrenia constituye un conjunto heterogéneo de trastornos. A pesar de que la incidencia es de tan sólo 1 por cada 1.000 personas en los Estados Unidos de Norteamérica, la esquizofrenia está sobrerrepresentada en la sala de urgencias por la severidad de los síntomas, la incapacidad de algunos pacientes para cuidarse, la falta de capacidad introspectiva y el deterioro social y desarraigo graduales. Entre las causas más frecuentes por las que acuden a la urgencia están la angustia ante las alucinaciones (que pueden ser de tono elevado y perturbadoras, despectivas o amenazantes), las conductas bizarras, las incoherencia, la agitación o el descuido.

CARACTERÍSTICAS CLÍNICAS Y DIAGNÓSTICO

Ninguno de los síntomas de la esquizofrenia es patognomónico. Lo que la distingue es el curso: persistencia de los síntomas durante al menos seis meses, incapacidad para volver a los niveles de funcionamiento premórbido y vulnerabilidad continua al estrés. El cuadro B.123-1 da la lista de los criterios diagnósticos de la esquizofrenia.

Los pacientes que están en el espectro esquizofrénico se ven empujados a pedir ayuda en alguno de los momentos de su enfermedad por razones diversas. Al comienzo, sobre todo en los casos de inicio agudo, pueden estar asustados por la confusión de su proceso de pensamiento, por la alienación y el carácter extravagante de sus ideas, por las extrañas alteraciones sensoperceptivas y por un torrente de emociones o bien el aplanamiento de las respuestas emocionales. Los pacientes pueden preguntarse, explícitamente, si no se están volviendo locos. Los casos con un inicio gradual e insidioso pueden llegar a la consulta por fracasos en los estudios, aislamiento social o conductas bizarras.

A medida que la enfermedad progresa y que las consecuencias psicosociales se hacen más evidentes, puede aparecer una depresión secundaria e ideas suicidas. Estos pacientes tienen un alto riesgo, no como resultado de la psicosis en sí misma, sino de la desmoralización que ésta conlleva.

La mayoría de pacientes alcanzan cierto estadio de estabilización, saben hasta cierto punto que tienen esta enfermedad y no requieren ser hospitalizados si hay un buen control ambulatorio. Pero una alteración en su red de apoyo, como por ejemplo el cambio de terapeuta o la muerte de uno de los padres, puede provocar una violenta recaída.

Algunos pacientes, aun tratados en las mejores condiciones, tienen un curso de deterioro progresivo y se convierten en inválidos totales y permanentes, requiriendo custodia para los aspectos básicos de nutrición e higiene. Una minoría no tienen capacidad introspectiva y no aceptan la enfermedad o el carácter psicológico de la misma, y pueden vagar de hospital en hospital, buscando tratamiento para sus quejas somáticas. Otra minoría de ellos evita todo contacto humano, sus familias les pierden, pueden rechazar la comida y entrar en un progresivo deterioro físico. Finalmente pueden aparecer en la urgencia llevados por las autoridades por estar durmiendo en la calle en invierno o por una enfermedad física obvia, como una celulitis en las extremidades.

El deterioro de la esquizofrenia se acelera cuando hay un uso concomitante de sustancias de abuso. La dependencia química puede llegar a afectar a la mitad de los pacientes según en qué ambientes vivan, y puede tener perniciosos efectos directos e indirectos.

Cuadro B.123-1. *Criterios diagnósticos de esquizofrenia*

A. Presencia de los síntomas psicóticos característicos en la fase activa: sea 1), o 2) o 3) durante una semana como mínimo (a menos que los síntomas hayan sido tratados satisfactoriamente):
  1) dos de los siguientes:
  a) ideas delirantes
  b) alucinaciones predominantes (a lo largo de todo el día durante varios días o algunas veces a la semana durante varias semanas, no estando limitada cada experiencia alucinatoria a algunos breves momentos)
  c) incoherencia o notable pérdida de la capacidad asociativa
  d) conducta catatónica
  e) afectividad embotada o claramente inapropiada
  2) ideas delirantes extrañas (que incluyen, por ejemplo, fenómenos que serían considerados inverosímiles por cualquier individuo de su medio cultural (p. ej., difusión del pensamiento, estar controlado por una persona muerta)
  3) alucinaciones prominentes [tal como se especifican en 1) b)] de una voz con un contenido que aparentemente no tiene relación con la depresión o la euforia, o de una voz que comenta los pensamientos o la conducta del sujeto, o dos o más voces conversando entre sí

B. Durante el curso de la alteración, la vida laboral, las relaciones sociales y el cuidado personal están notablemente por debajo del nivel previo a la alteración (o, cuando el inicio se presenta en la infancia o en la adolescencia, el sujeto no ha alcanzado el nivel de desarrollo social que cabía esperar)

C. Se ha descartado el trastorno esquizoafectivo y el trastorno del estado de ánimo con síntomas psicóticos, por ejemplo, comprobando si a lo largo de la fase activa de la alteración ha habido un síndrome depresivo mayor o un síndrome maníaco, o si la duración global de todos los episodios del síndrome del estado de ánimo ha sido breve en comparación con la duración total de la fase activa y de la fase residual de la alteración

D. Signos continuos de la alteración durante seis meses como mínimo. El período de seis meses debe incluir una fase activa (de una semana como mínimo, o menos si los síntomas han sido tratados satisfactoriamente) durante la cual se han presentado síntomas psicóticos característicos de la esquizofrenia (síntomas del criterio A), con o sin fase prodrómica o residual, tal como se especifica más adelante

Fase prodrómica: Claro deterioro de la actividad antes de la fase activa, no debido a una alteración del estado de ánimo ni a un trastorno por uso de sustancias psicoactivas y que, como mínimo, comprende dos de los síntomas señalados más abajo.

Fase residual: A continuación de la fase activa persisten, como mínimo, dos de los síntomas señalados más abajo, no debidos a alteración del estado de ánimo o a un trastorno por uso de sustancias psicoactivas.

Síntomas prodrómicos o residuales:
  1) aislamiento o retraimiento social
  2) notable deterioro en actividades de asalariado, estudiante o ama de casa
  3) conducta peculiar llamativa (p. ej., coleccionar basuras, hablar solo en público, o acumular comida)
  4) notable deterioro en el aseo e higiene personal
  5) afectividad embotada o inapropiada
  6) lenguaje disgregado, vago, sobreelaborado, detallado o pobreza del lenguaje, o del contenido del lenguaje
  7) ideación extraña o pensamiento mágico, no consistente con las normas de su medio cultural; por ejemplo, superstición, clarividencia, telepatía, "sexto sentido", otros pueden sentir sus propios sentimientos, ideas sobrevaloradas, autorreferenciales
  8) experiencias perceptivas inhabituales, por ejemplo, ilusiones repetidas, sentir la presencia de una fuerza o persona ausente
  9) notable falta de iniciativa, interés o energía

  Ejemplos: Seis meses con síntomas prodrómicos y una semana con síntomas del criterio A; sin síntomas prodrómicos y seis meses con síntomas del criterio A; sin síntomas prodrómicos y una semana con síntomas del criterio A y seis meses con síntomas residuales.

Cuadro B.123-1. *Criterios diagnósticos de esquizofrenia* (Cont.)

E. No puede demostrarse que una causa orgánica inició y mantuvo la alteración
F. Si hay una historia de trastorno autista, el diagnóstico adicional de esquizofrenia sólo se aplica si hay ideas delirantes o alucinaciones

Clasificación del curso. El curso de la alteración se registra con cinco dígitos:

1-Subcrónico. El tiempo desde el inicio de la alteración es menor de dos años pero ha de ser de seis meses como mínimo. Durante este tiempo, el sujeto empieza a mostrar más o menos continuamente signos de la alteración (comprendiendo las fases prodrómica, activa y residual).

2-Crónico. Lo mismo que el anterior, pero con una duración de más de dos años.

3-Subcrónico con exacerbación aguda. Reaparición de los síntomas psicóticos predominantes en un sujeto con un curso subcrónico que se encuentra en la fase residual de la alteración.

4-Crónico con exacerbación aguda. Reaparición de los síntomas psicóticos predominantes en un sujeto con un curso crónico que se encuentra en la fase residual de la alteración.

5-En remisión. Deberá aplicarse en el caso de sujetos con historia de esquizofrenia y que en la actualidad no presentan signos de la alteración (tanto si están bajo tratamiento farmacológico como si no). La diferencia entre la esquizofrenia en remisión y la ausencia de trastorno mental requiere la consideración de todos los niveles de actividad, el período de tiempo transcurrido desde el último episodio de la alteración, la duración total de ésta y si se está haciendo o no un tratamiento profiláctico.

0-No especificado.

Cuando el curso es señalado como "en remisión", el tipo fenomenológico describirá el último episodio de esquizofrenia; por ejemplo, "295.25 esquizofrenia, tipo catatónico, en remisión". Cuando la fenomenología del último episodio es desconocida, deberá anotarse como "indiferenciada".
Especificar inicio tardío, si la alteración (incluyendo la fase prodrómica) se desarrolla después de los cuarenta y cinco años de edad.

Reproducido con permiso. DSM-III-R: *Manual diagnóstico y estadístico de los trastornos mentales.* © Masson S.A., Barcelona, 1988.

ORIENTACIÓN PSICOTERAPÉUTICA Y PARA LA ENTREVISTA

Empiece hablando al paciente de sus condiciones premórbidas, más que de los síntomas floridos, a fin de establecer una línea base desde la cual evaluar el funcionamiento actual.

El paso siguiente es historiar cronológicamente al paciente, estableciendo aquellos síntomas que pudieran considerarse pródromos, seguidos de los síntomas típicos en las fases de actividad. Realizar la historia puede ser una tarea difícil si existen trastornos del pensamiento, falta de motivación, pensamiento paranoide y falta de capacidad introspectiva. Los contactos colaterales pueden suministrar más información que el propio paciente.

Pregunte de manera detallada acerca de experiencias atípicas o poco usuales que pudiera haber tenido. Si el paciente no es capaz de describir ninguna, pregunte acerca de situaciones concretas, empezando por las experiencias pre-psicóticas como el dejà vu, embotamiento afectivo, desrealización, despersonalización; temas que no son identificados como necesariamente psicóticos. El siguiente paso lógico será preguntar por alucinaciones. Si el paciente protesta por este tipo de preguntas, obvie el tema explicando que se trata de preguntas médicas de rutina. Si fuera necesario, abandone la historia de los síntomas psicóticos y pase a cuestiones referentes al ánimo o a las cogniciones, que pueden vivirse como menos amenazantes.

Pregunte acerca de ideación suicida; el 10% de los pacientes esquizofrénicos mueren por suicidio, en general en las primeras fases de la enfermedad.

Es importante también realizar un examen cognitivo, dado que muchas enfermedades se presentan con síntomas pseudo-esquizofréncios, al menos al inicio, pero no suele haber deterioro de funciones cognitivas.

EVALUACIÓN Y MANEJO

1. Dado que es necesario realizar un examen médico en profundidad, y ante la eficacia demostrada de los enfoques psicoeducacionales de la hospitalización, todos los pacientes esquizofrénicos deberían ser ingresados, si fuera posible, cuando presentan síntomas por primera vez. El hospital da un medio ambiente seguro y muestra a personas con síntomas similares que reciben tratamientos parecidos. Muchas de las preguntas que tenga el paciente podrán ser respondidas de manera rápida por otros pacientes o por el personal.
2. Si el paciente se opone enérgicamente a la hospitalización, los efectos adversos sobre cualquier relación terapéutica futura de un tratamiento forzado deberán sopesarse frente a los riesgos de dar tratamiento ambulatorio o no dar ningún tratamiento. La supervisión por parte de la familia del paciente puede hacer viable el tratamiento ambulatorio, aunque también puede complicarlo y aumentar la ansiedad que el paciente experimenta. No debe confiarse en que la familia mantenga una vigilancia constante. Si el paciente requiere ese nivel de cuidados, debe optarse por la hospitalización.
3. El ingreso hospitalario, en fases posteriores de la enfermedad, estará determinado por la angustia grave relacionada con voces en tono elevado, continuas, denigrantes o amenazadoras. No es típico que aparezcan órdenes simples y repetitivas por lo que, si esa es la queja, deberemos sospechar simulación. En ese caso, convendrá buscar a través de otros informadores, cuáles serían las motivaciones del paciente.
4. La paranoia puede hacer que el paciente no duerma y puede llevarle a peligrosas conductas defensivas. El paciente puede afirmar que prefiere morir antes que ser capturado. Una actividad que oscile entre la apatía severa y la agitación requerirá forzosamente del ingreso.
5. Los pacientes con actitudes amenazantes son, frecuentemente, enfermos crónicos, que no mejoran con el tratamiento y a los que se puede dar el alta si no existe peligro ni para el paciente ni para los que le rodean. Los delirios de tipo somático pueden desembocar en conductas de auto-mutilación o enucleación.
6. La impredecibilidad suele ser la norma, y será necesario un alto nivel de vigilancia. En el hospital utilice los contratos, realice comprobaciones periódicas y una observación constante. La ideación suicida en la esquizofrenia suele en-

marcarse en el contexto de una depresión, más que por la psicosis propiamente dicha, y en la mayoría de sus manifestaciones es idéntica la ideación suicida de la gente con pérdidas reales o desesperanza respecto al futuro.

FARMACOTERAPIA

Los fármacos antipsicóticos pueden reducir los signos y síntomas de esquizofrenia. Considere los antipsicóticos de baja potencia [clorpromacina (Largactil)] si el paciente está agitado o hiperactivo, y los de alta potencia [trifluoroperazina (Escazine)] si está letárgico o en abstinencia. La clozapina (Leponex) sólo se usa en casos resistentes.

En general, tanto los fármacos de alta como los de baja potencia son efectivos, pero cada uno de ellos puede funcionar mejor en uno u otro tipo de paciente.

Empezar con 25 mg V.O. o I.M. de clorpormazina e ir subiendo progresivamente hasta una dosis entre 300 y 1.800 mg/día en los brotes agudos. Aumente la dosis hasta alcanzar el efecto terapéutico. Puede usarse el haloperidol (Haloperidol) para conseguir una tranquilización rápida (1-10 mg V.O. o I.M. en un lapso de treinta a sesenta minutos); la dosis diaria puede alcanzar los 100 mg. La flufenazina en preparación depot (Modecate) en dosis de 25 mg I.M. mantiene el efecto entre catorce y veintiún días, y es útil para conseguir un buen cumplimiento terapéutico.

Referencias cruzadas:

Psicosis reactiva breve, esquizofrenia catatónica, exacerbación aguda de esquizofrenia crónica, trastorno delirante, depresión, alucinaciones, hospitalización, simulación, neologismos, trastorno esquizoafectivo, auto-mutilación, suicidio, violencia.

124 / Fobia escolar y rechazo escolar

La *fobia escolar* es una forma de ansiedad de separación en niños que tienen miedo a la escuela. Pueden rechazar ir a la escuela o permanecen en ella con gran dificultad por la ansiedad desproporcionada que sufren al enfrentarse a la separación con las figuras parentales que se produce al asistir a clase.

El *rechazo escolar* puede suceder por múltiples razones y en algunas circunstancias provocar una crisis. La ansiedad puede contribuir al rechazo y puede estar en relación con la separación de alguno de los padres o de una figura personal relevante, como en el caso de la ansiedad de separación, o con ansiedad respecto a ser capaz de cumplir con las expectativas que los demás depositan en la persona.

CARACTERÍSTICAS CLÍNICAS Y DIAGNÓSTICO

La ansiedad en los niños no suele aparecer en una forma pura. Los niños muy ansiosos pueden sufrir de ansiedad por separación, trastorno de evitación, depresión, crisis de angustia, trastornos del aprendizaje o enuresis funcional. Cada uno de estos problemas puede contribuir a desarrollar un rechazo o fobia escolar de formas diversas. El niño con elevada ansiedad puede estar preocupado por los hechos futuros, por su capacidad para afrontar alguna área: deportiva, académica o social. Son frecuentes las quejas psicofisiológicas tanto en la ansiedad de separación como en la ansiedad generalizada. El niño puede acudir con múltiples quejas somáticas alegadas como causa de su absentismo. Los síntomas somáticos secundarios a la fobia escolar suelen desaparecer durante las vacaciones y fines de semana. La enfermedad médica auténtica puede desembocar también en rechazo escolar. Otras causas posibles son la existencia de dinámicas familiares patológicas (p. ej., un padre dependiente o que de manera encubierta anima al rechazo escolar), un miedo realista por el hecho de ser objeto de burlas en la escuela, o simplemente dejar de ir a clase sin permiso por vagancia. Los niños con fobia escolar tienen una gran dificultad en salir de casa hacia la escuela, mientras que los que prefieren vagabundear no tienen problemas y afirman desear ir a escuela. En este último caso, además, suelen parecer otros problemas de conducta (p. ej., agresividad o tendencia a eludir las normas). Los niños con ansiedad de separación temen que les pueda suceder algo a ellos o a sus padres mientras están en la escuela. La depresión reduce la energía y la motivación y provoca conductas de apego y fobia escolar en los niños.

ORIENTACIÓN PSICOTERAPÉUTICA Y PARA LA ENTREVISTA

El niño con trastorno por ansiedad excesiva puede intentar esconderse detrás de los padres durante la entrevista y habla con gran dificultad. El niño deprimido puede pegarse también a los padres, pero, a diferencia del ansioso, suele acabar conversando. Un niño con quejas físicas debe ser explorado médicamente. Los padres suministrarán la mayoría de los datos necesarios. Observe y valore la dinámica familiar para determinar si los padres mantienen una relación de doble vínculo con el niño como resultado de sus propias necesidades de dependencia. ¿Animan los padres la fobia escolar?

Explique a ambos que es muy importante la vuelta a la escuela. Se le puede explicar al niño que no es imprescindible que asista a clase, pero que estar físicamente en el edificio de la escuela ya es de por sí parte del tratamiento. Busque si existe alguna área de la escuela (el gimnasio, la oficina del jefe de estudios ,etc.) donde el niño se pueda sentir más cómodo y relajado.

EVALUACIÓN Y MANEJO

1. Realizar un examen físico minucioso para descartar una enfermedad física que sea la causa de la fobia escolar. Demostrar que no existe una causa orgá-

nica ayuda al clínico a confrontar al niño y a la familia con el origen psicológico de los síntomas.

2. Realizar una evaluación psiquiátrica completa para descartar otros trastornos psiquiátricos, como depresión o psicosis, que pudieran ser causa del absentismo.
3. Obtener una historia de las experiencias escolares que haya tenido el niño. ¿Ha sido objeto de burlas en alguna ocasión?. Los miedos del niño pueden ser realistas y solucionables, manejando el ambiente de la clase.
4. Si el diagnóstico final es el de fobia escolar, dar a la familia una explicación del miedo e instrucciones referentes al desarrollo de un plan estructurado y consistente de tratamiento diseñado para conseguir que el niño vuelva progresivamente a la escuela cuanto antes. Es imperativo que el niño regrese a la escuela. Puede contactarse con la escuela para que ayude en el proceso que deberá ser realizado en tratamiento ambulatorio. Entre las estrategias que suelen usarse está la de que un adulto acompañe al niño y se siente con él en clase durante períodos de tiempo progresivamente más cortos, o que llame al niño por teléfono a la escuela una vez al día. Cualquier plan debe tener en cuenta la dinámica de funcionamiento de la familia. En algunos casos se requerirá una psicoterapia familiar o individual de alguno de los padres.

FARMACOTERAPIA

Cuando este tipo de enfoques no tienen un éxito suficiente, puede utilizarse la imipramina (Tofranil). La medicación deberá prescribirse en el contexto de un plan terapéutico y nunca deberá prescribirse desde la urgencia.

Referencias cruzadas:

Fobia, ansiedad de separación.

---

125 / Reclusión

La *reclusión* es el aislamiento del paciente en un ambiente con un bajo nivel de estímulos. No tiene por qué significar necesariamente cerrar con llave la puerta de la habitación.

CARACTERÍSTICAS CLÍNICAS Y DIAGNÓSTICO

Las indicaciones para la reclusión son similares a los de la contención mecánica, aunque menos severas. Entre ellas están la posibilidad de una agresión física, las conductas autolesivas y la desorganización hasta el punto del riesgo de autolesiones. La reclusión, el tiempo de descanso o el tiempo fuera de juego (time out) pueden ser una alternativa eficaz a la contención física o a la inyección de una medicación tranquilizante. Muchos pacientes agitados, si se les aparta del ambiente que les está estimulando, pueden conseguir un autocontrol sin excesiva dificultad. El aislamiento da una oportunidad a la reflexión en un ambiente sin excesivos estímulos.

Las habitaciones destinadas a este efecto deben ser lo más seguras posible. Elimine cualquier objeto potencialmente peligroso para el paciente, y manténgalo bajo observación.

ORIENTACIÓN PSICOTERAPÉUTICA Y PARA LA ENTREVISTA

En la contención física se imponen límites externos a la movilidad; en la reclusión se le da al paciente la oportunidad de hacerlo él mismo.

Antes de recluir al paciente, describir directamente y de la manera más especifica posible la conducta que va a llevar a esta medida, dándole la oportunidad de detener la conducta y evitar la reclusión. Preséntese ante el paciente como un aliado que intenta ayudarle a evitar esta medida, pero indicándole que, de seguir las cosas del mismo modo, la medida será inevitable.

Si la conducta peligrosa continuara, vaya dando mensajes suaves, recordando la amenaza, sin emplear en ello un tono amenazante o punitivo. Explique que la reclusión será necesaria durante un tiempo limitado hasta que cese la conducta.

Sea firme, marque límites claros y evite la escalada de conductas peligrosas. Si ello es adecuado, ofrezca medicación que pueda mejorar el control conductual del paciente y evitar la reclusión o la contención física.

EVALUACIÓN Y MANEJO

1. Identificar las conductas que pueden llevar a reclusión o contención.
2. Informar claramente al paciente de las conductas que deben desaparecer.
3. Tener el suficiente número de personal disponible como para forzar la eclusión en caso de que sea necesaria.
4. Si la conducta peligrosa o disruptiva continúa, enviar al paciente a la habitación tranquila, si es posible con la puerta abierta. En caso de que sea necesario recurrir a la fuerza física para llevarle a la habitación, se procederá, cerrando, en esta ocasión, la puerta.
5. Eliminar cualquier objeto que pudiera ser peligroso (p. ej., objetos punzantes).
6. Echar una ojeada al menos cada cuarto de hora y dar al paciente oportunidades regulares y preestablecidas de que muestre haber alcanzado el autocontrol y que puede salir de la habitación. Anime al paciente a cumplir las normas pautadas.
7. En caso de que persista la agitación o la violencia mientras el paciente esté recluido (p. ej., golpeándose la cabeza, dando puñctazos o patadas a la puerta etc.), deberá recurrirse a la contención física o química.

8. Explicar y justificar detalladamente en la historia clínica las razones y condiciones de la reclusión.

FARMACOTERAPIA

La reclusión puede combinarse o no con farmacoterapia. En caso de utilizar algún fármaco, compruebe al menos cada quince minutos que no se produce ningún efecto adverso de la medicación.

Referencias cruzadas:

Agitación, conductas agresivas u homicidas, hospitalización, contención física.

126 / Automutilación

La *automutilación* –cuya forma más frecuente es realizarse cortes con algún objeto punzante, como por ejemplo un cuchillo– puede constituir una conducta de tipo manipulativo o reflejar un auténtico intento de hacerse daño.

CARACTERÍSTICAS CLÍNICAS Y DIAGNÓSTICO

En los casos severos, los pacientes se cortan las orejas, los genitales u otras partes del cuerpo. En otros se recurre a quemarse con cigarrillos o a insertar objetos por debajo de la piel. Algunas variantes menores que pueden observarse en niños son los golpes de cabeza, morderse las uñas o arrancarse el pelo.

Se trata, en general, de problemas de larga evolución, aunque en algunos pacientes psicóticos pueden suceder de manera impulsiva. El intento no suele tener características suicidas, aunque los pacientes con tendencia a autolesionarse tienen también mayor frecuencia de conductas suicidas, y la automutilación puede ser el antecedente de un suicidio. Las conductas de automutilación son más frecuentes en mujeres que en hombres, y en la década de los 20 más que en edades posteriores.

Los lugares más frecuentes de autolesión son las muñecas, brazos y muslos. Más raramente puede aparecer en los pechos, la cara o el abdomen.

Muchos pacientes que se cortan a sí mismos afirman que no experimentan dolor. Entre las razones de su conducta puede estar el expresar agresividad hacia los que le rodean, tensión, deseos de morir y la necesidad de sentir dolor para sentirse vivos. Las conductas de automutilación son una manera muy efectiva de conseguir la atención de los demás, por lo que puede tratarse de una manera de manipular el ambiente y conseguir respuestas concretas.

Los pacientes simuladores pueden autolesionarse para intentar conseguir tratamiento médico o psiquiátrico. Los pacientes con trastornos facticios pueden autolesionarse para dar mayor verosimilitud a sus demandas de enfermedad.

El diagnóstico más frecuente entre los pacientes con automutilaciones es el de trastorno severo de la personalidad, frecuentemente trastorno límite o antisocial de la personalidad. Suele aparecer también frecuentemente el abuso o dependencia de sustancias.

La automutilación en un niño que está sufriendo abusos puede ser una manera de actuar contra el agresor dirigiendo la agresividad hacia él mismo de manera sustitutoria.

Los pacientes psicóticos pueden también lesionarse. Las conductas de automutilación en pacientes psicóticos suelen ser bizarras y pueden basarse en un delirio de tipo somático (p. ej., que una parte de su cuerpo está contaminada). En los pacientes psicóticos los actos automutilantes son impredecibles e impulsivos. Los pacientes que padecen una psicosis por fenciclidina pueden lesionarse sin sentir dolor dado que la droga, además de psicosis, provoca analgesia.

Otros tipos de conducta automutilante con un inicio típico en la infancia son la mordedura de uñas y los cabezasos. Más raramente están los retorcimientos y el arrancamiento de pelo. Todo ello puede ocurrir con conductas y en circunstancias relativamente estereotipadas, o en el curso de trastornos presentes en todo momento, como la esquizofrenia, el retraso mental, el autismo o trastornos orgánicos. El síndrome de Lesch-Nyhan es un trastorno del desarrollo ligado al cromosoma X asociado a alteraciones metabólicas que puede llevar a conductas de automutilación persistentes que pueden requerir de una sujeción física continua.

ORIENTACIÓN PSICOTERAPÉUTICA Y PARA LA ENTREVISTA

Sospechar automutilación cuando se observen lesiones para las que no hay una explicación razonable. Intentar determinar cuanto antes si se trata de un paciente psicótico. Explorar la posible ganancia secundaria que pudiera haber tras la automutilación. Si se trata de un niño, mirar una hipotética historia de abuso.

Conviene distinguir a aquellos pacientes que reconocen las conductas de automutilación de aquellos que, realizándolas, las niegan. Aunque esto no siempre signifique un enfoque terapéutico distinto, el paciente que reconoce su conducta puede ser confrontado directamente, mientras que el negador, dado el carácter impredecible de su conducta, debe ser tratado con mucha más cautela.

Considerar a los pacientes automutiladores como altamente peligrosos. Mantener un control firme y claro de la situación, e informar claramente al paciente que no se va a tolerar este tipo de conductas de manera regular.

Intentar determinar que las conductas están bajo control voluntario, puesto que en este caso podrían responder a una intervención no somática. Los pacientes psicóticos o con otras alteraciones severas tienen un control mucho menor de estas conductas que los pacientes con un trastorno de personalidad.

EVALUACIÓN Y MANEJO

1. Prevenir la automutilación repetida con sujeción física si es necesario.
2. Realizar una evaluación completa, incluidos un historial médico y psiquiátrico, un examen mental completo, historia de uso de alcohol o drogas y un examen físico. Examinar el cuerpo del paciente buscando escaras de actos mutilatorios previos.
3. En caso de que se trate de un niño, buscar posibles evidencias de abuso.
4. Intentar averiguar el objeto de estas conductas. ¿Se trataba de un intento de suicidio o está en el contexto de una psicosis? ¿Refleja agresividad hacia una tercera persona o es un acto cuyo fin es manipulativo?
5. Realizar un diagnóstico psiquiátrico definitivo. Las conductas autodestructivas pueden corresponder a múltiples diagnósticos.
6. Si de manera clara se comprueba que no se trata de un paciente psicótico, y se considera que se trata de una conducta destinada a conseguir una cierta respuesta de los que le rodean, utilizar técnicas de intervención en crisis para reducir la motivación del paciente a manipular el ambiente con este tipo de estrategias.
7. Si se trata de un gesto suicida, ser conservador, y considerar cualquier acto de este tipo como potencialmente amenazante para la vida. Cualquier otro mensaje que se transmita podría interpretarse como que el paciente debe realizar una escalada en sus conductas de autodestructividad para conseguir una intervención definitiva.
8. Si se trata de un paciente psicótico, será necesaria la hospitalización.
9. Hospitalizar a los pacientes no psicóticos si se considera que la conducta probablemente se repetirá.
10. Durante la hospitalización psiquiátrica mantener una observación constante e intensa para prevenir cualquier nueva conducta similar.
11. El último recurso será la contención física o química.

FARMACOTERAPIA

El tratamiento específico dependerá del diagnóstico definitivo, más que de la conducta automutilatoria en sí.

Una dosis suficiente de antipsicóticos eliminará cualquier tipo de conducta –incluida la automutilación–. Pero, si el único objetivo es el control conductual, los tratamientos farmacológicos sólo conseguirán un efecto momentáneo.

Por eso, deben enmarcarse en el contexto de un tratamiento a largo plazo, dado que este tipo de conductas por lo general son crónicas. El fármaco de elección suele basarse en el diagnóstico final y en un tratamiento específico de ese trastorno.

Los antipsicóticos estarán indicados si se trata de un paciente psicótico. Los antiepilépticos del tipo de la carbamacepina (Tegretol) pueden ser de utilidad en algunos trastornos de base orgánica y en trastornos del control de los impulsos. Los β-bloqueantes –por ejemplo el propanolol (Sumial) pueden ser asimismo útiles.

Referencias cruzadas:

Agitación, trastorno límite de la personalidad, exacerbación aguda de esquizofrenia crónica, delirium, trastorno delirante, alucinaciones, conductas agresiva u homicida, hospitalización, intoxicación, simulación, esquizofrenia, suicidio.

127 / Ansiedad de separación

La *ansiedad de separación* es un tipo de ansiedad fóbica que aparece en niños durante la separación real o anticipada de los padres. La reacción del niño puede ser similar a la del terror o el pánico. Puede aparecer violencia hacia la persona que fuerza la separación. El rechazo escolar puede llevar al niño a la urgencia. La edad de presentación va desde el preescolar a la adolescencia. No son raros los casos en niños de más de doce años, aunque aún preadolescentes.

CARACTERÍSTICAS CLÍNICAS Y DIAGNÓSTICO

En el cuadro B.127-1 están los criterios diagnósticos de ansiedad de separación. Aparecen, de manera característica, miedos mórbidos, preocupaciones y rumiaciones. El niño teme que una persona cercana sufra algún daño o que le ocurra algo terrible mientras están lejos. También es frecuente el miedo a perderse o a ser secuestrados y no poder nunca reencontrase con los padres.

ORIENTACIÓN PSICOTERAPÉUTICA Y PARA LA ENTREVISTA

Los padres suministrarán la mayoría de datos relevantes. Padres e hijo deben ser entrevistados por separado, si es posible, para poder observar la reacción del niño ante los esfuerzos por realizar la entrevista de este modo. Si el niño está presente en la entrevista a los padres, éste puede acusarles de no quererle lo suficiente y hacer difícil a los padres expresar su preocupación. El niño puede argumentar minimizando los hechos, en el temor de que el fin último de la consulta sea cortar la relación de dependencia con los padres. De todos modos, insistir de una manera excesivamente estricta en la separación durante los primeros contactos puede ser poco práctico y dañar la incipiente relación terapéutica.

EVALUACIÓN Y MANEJO

1. Desarrollar un plan de tratamiento integral, particularmente en el caso del rechazo escolar. En él debe incluirse al niño, los padres, los compañeros del niño y la escuela. Animar al muchacho a ir a clase, pero, si un día entero provo-

Cuadro B.127-1. *Criterios diagnósticos del trastorno por angustia de separación*

A. Angustia excesiva provocada por la separación de las personas vinculadas con el niño y que se manifiesta por al menos tres de los siguientes ítems:
   1) Preocupación exagerada y persistente por los posibles daños que pueden sufrir las personas más vinculada al niño o temor a que se vayan y no regresen
   2) Preocupación exagerada y persistente de que una catástrofe provoque una separación de la principal figura a la que se encuentra vinculado el niño; por ejemplo, temor a perderse, a ser raptado, asesinado o a ser víctima de un accidente
   3) Negación o tenaz resistencia a ir a la escuela con el fin de permanecer más tiempo en casa junto a las personas a las que el niño está vinculado
   4) Negación o tenaz resistencia a dormir fuera de casa o lejos de las personas más vinculadas
   5) Evitación persistente de estar solo, lo que implica que el niño se "aferre" y por tanto se convierta en la "sombra" de las figuras más vinculadas a él
   6) Pesadillas repetidas sobre el tema de la separación
   7) Quejas de síntomas físicos (cefaleas, gastralgias, náuseas, vómitos, que se presentan los días de escuela o en otras ocasiones en las que se prevé una separación de figuras a las que el niño está vinculado)
   8) Signos recurrentes o quejas de malestar excesivo cuando se produce la separación del hogar o de las figuras más vinculadas al niño. Por ejemplo, pataletas o gritos, súplicas a los padres para que no se marchen
   9) Signos recurrentes o quejas de malestar excesivo cuando se produce la separación del hogar o de las figuras más vinculadas al niño. Por ejemplo, deseo de volver a casa, necesidad de llamar a sus padres cuando están ausentes o cuando el niño se encuentra fuera de casa

B. La duración de la alteración es de por lo menos dos semanas

C. Comienzo antes de los diez y ocho años

D. No aparece únicamente en el transcurso de un trastorno generalizado del desarrollo, una esquizofrenia o cualquier otro trastorno psicótico

Reproducido con permiso. DSM-III-R: *Manual diagnóstico y estadístico de los trastornos mentales.* © Masson S.A., Barcelona, 1988.

ca una ansiedad excesiva, se debe programar un retorno gradual en períodos progresivamente más largos de tiempo.

2. Suministrar psicoterapia dirigida a aumentar la autonomía del niño explorando sus miedos inconscientes. La terapia de familia ayuda a los padres a ser consistentes y a dar apoyo de manera coherente, preparando al niño para un cambio tan importante en su vida.
3. De manera ocasional la familia y el niño pueden estar tan imbricados como para frustrar la intervención terapéutica. En estos casos puede ser necesaria la hospitalización para interrumpir el funcionamiento del sistema familiar y permitir el desarrollo de nuevas conductas.

FARMACOTERAPIA

Los antidepresivos tricíclicos y tetracíclicos pueden reducir de manera efectiva los síntomas de pánico. Empezar por imipramina (Tofranil) en dosis de 25 mg-/día y aumentar en dosis de 25 mg hasta un máximo de 150 a 200 mg/día (se requiere monitorización electrocardiográfica). Si el niño no muestra ninguna respuesta a esta dosis, determinar los niveles plasmáticos de imipramina y su metabolito activo, la desmetilimipramina. La medicación debe ser iniciada por un psiquiatra infantil en el marco de un tratamiento integral y de una relación terapéutica. En la mayoría de los casos no se prescribirá en la urgencia. En caso de que exista insomnio asociado, puede usarse difenhidramina (Benadryl) en dosis de 10 a 25 mg V.O.

Referencias cruzadas:

Fobia y rechazo escolar.

128 / Síndrome serotoninérgico

El *síndrome serotoninérgico* es una reacción tóxica potencialmente fatal que ocurre cuando se ingieren de manera concomitante agentes psicotrópicos serotoninérgicos, clomipramina (Anafranil) o triptófano e inhibidores de la monoaminooxidasa (IMAOs).

CARACTERÍSTICAS CLÍNICAS Y DIAGNÓSTICO

El diagnóstico se basa en la historia de ingesta de la combinación citada y la producción de los síntomas y signos característicos: hipertermia, diaforesis, excitación nerviosa, rigidez, hiperreflexia, hipotensión, cefalea, temblor, confusión, coma y muerte. El síndrome ocurre en aquellos pacientes en que se combina algún agente serotoninérgico con IMAOs o la combinación clomipramina o triptófano con IMAOs.

El riesgo de que ocurra una reacción de este tipo depende del grado de afinidad serotoninérgica del fármaco. Por ello, el máximo riesgo se produce con el triptófano y la clorimipramina. Los inhibidores de la recaptación de serotonina también pueden provocarlo al combinarse con IMAOs.

La reacción puede aparecer incluso semanas después de interrumpir el tratamiento serotoninérgico.

La mayoría de pacientes se recuperan espontáneamente al interrumpir el tratamiento, aunque hay casos con complicaciones muy graves: coagulación intravascular diseminada, rabdomiólisis y muerte.

En el diagnóstico diferencial deberá tenerse en cuenta la reacción por tiramina y el síndrome neuroléptico maligno. En este último caso existirá el antecedente de ingesta de neurolépticos y la ausencia de un agente serotoninérgico.

ORIENTACIÓN PSICOTERAPÉUTICA Y PARA LA ENTREVISTA

El paciente presenta una emergencia médica y debe ser referido cuanto antes para su adecuado tratamiento. Por tanto, la entrevista será breve y muy dirigida.

Historiar los fármacos que consume y que pudieran provocar un síndrome de estas características. Tranquilizar al paciente explicándole que se recuperará en unos pocos días o semanas.

EVALUACIÓN Y MANEJO

1. Obtener los signos vitales.
2. Realizar una consulta urgente al internista.
3. Interrumpir los psicofármacos.
4. Dar tratamiento médico sintomático de apoyo.

FARMACOTERAPIA

No hay un tratamiento específico, y deben tratarse las complicaciones médicas según vayan surgiendo. El dantroleno I.V. o la ciproheptadina oral pueden resultar útiles.

Referencias cruzadas:

Crisis hipertensiva, síndrome neuroléptico maligno.

129 / Urgencias sexológicas

Los trastornos de la función sexual pueden llevar a los pacientes a la consulta o a la urgencia. Un situación de impotencia en una persona que nunca pasó por esta situación, puede llevarle a una severa angustia, pudiendo llegar a aparecer pánico homosexual. Otros trastornos sexuales pueden llegar a perturbar tanto el equilibrio psicológico del paciente, que puede verse impelido a buscar ayuda cuanto antes. Además, las conductas sexuales pueden infringir las reglas de privacidad ajena hasta tal punto que una persona puede ser llevada a urgencia contra su voluntad por dicha causa para ser evaluado y manejado psiquiátricamente.

Algunos trastornos aparecen por primera vez en la urgencia médica, otros en la psiquiátrica. En casi todos los casos el internista observará síntomas de alteración psicológica que le hagan pedir una interconsulta. En algunos casos de epilepsia, como en la del lóbulo temporal, se ha observado asociación con aberraciones sexuales.

CARACTERÍSTICAS CLÍNICAS Y DIAGNÓSTICO

Algolagnia

La algolagnia comprende cualquier tipo de actividad sexual asociada con dar o recibir dolor.

En el *sadismo* se infringe dolor a otros, en el masoquismo se es objeto por otra persona o por uno mismo, de dolor. Heridas inusuales, como mordeduras, ulceraciones en el tronco (sugerentes de marcas de látigo), sangrado de los pezones (en cualquiera de los dos sexos), agujeros en los labios vaginales de la mujer o en el prepucio masculino (en los que pudieran insertarse anillas), etc., son signos de posibles prácticas sadomasoquistas.

Analingus

El analingus es la estimulación del ano de una persona con la boca, la lengua o los labios de otra. Pueden insertarse objetos extraños en el ano (p. ej., botellas o bombillas eléctricas). Si no pueden retirarse con posterioridad, se requerirá una evacuación en la urgencia.

Coito anal

El coito anal suele producirse en hombres homosexuales, pero también lo practican algunas parejas heterosexuales. La mujer puede penetrar al hombre con un pseudopene, bien insertándolo manualmente, bien sujeto a su cintura con un arnés. Las secuelas de estas actividades serán la presencia de hemorroides, fisuras o supuración anal.

Afrodisíacos

Los afrodisíacos son sustancias que aumentan el deseo y el placer sexual. Se han utilizado con este fin estimulantes, sedantes, alucinógenos y opioides. Pueden aparecer signos de intoxicación o abstinencia a estas sustancias. Algunas de éstas sustancias (p. ej., la capsaicina) pueden frotarse localmente provocando quemaduras en los genitales. El cantharis (mosca de España) es tóxico y puede provocar lesiones hepatorrenales.

Asfixia autoerótica

La asfixia autoerótica se realiza cuando la persona se masturba al mismo tiempo que se cuelga del cuello para conseguir un aumento de las sensaciones eróticas y de la intensidad del orgasmo a través de la hipoxia leve. A pesar de que una vez llegado al orgasmo la persona intenta desprenderse del lazo, se calcula que entre 500 y 1.000 personas al año fallecen por esta causa de manera accidental. La mayoría de los que realizan estas prácticas son varones; se asocia con frecuencia al travestismo. La mayoría de las muertes ocurren entre adolescentes. El paciente, si es encontrado vivo, puede ser llevado a la urgencia psiquiátrica como un presunto intento de suicidio, pero el clínico deberá sospechar una posible asfixia autoerótica, que suele asociarse a trastornos psiquiátricos graves (esquizofrenia o manía).

Autoeroticismo

El autoeroticismo implica la autoexcitación sexual sin participación de ninguna otra persona. Algunas veces pueden utilizarse objetos para aumentar la experiencia. A veces puede ser la inserción de un vibrador en la vagina o de catéteres en la uretra masculina o femenina. Todos estos métodos pueden provocar daño en los genitales. La masturbación compulsiva puede producir lesiones y excoriaciones en pene o vagina.

Bestialismo

El bestialismo es una desviación sexual en la que la persona mantiene relaciones con animales. Tanto hombres como mujeres pueden permitir que animales domésticos laman sus genitales, lo que puede llevar a uretritis, cistitis o vaginitis. En áreas rurales no es rara la copulación con animales, lo que puede provocar infecciones o heridas vaginales en mujeres e infecciones o abrasiones del pene en hombres.

Castración

La castración es la mutilación del pene o los testículos. La autocastración puede aparecer en pacientes psicóticos muy graves o en transexuales a los que se les ha negado una intervención quirúrgica de cambio de sexo y que esperan conseguir una intervención de este modo, a través de la urgencia.

Coprolalia

La coprolalia es la tendencia compulsiva al uso de palabras soeces. Se encuentra con mayor frecuencia en hombres que se acercan a mujeres en lugares públicos con insinuaciones más o menos explícitas para mantener relaciones sexuales de índole diversa. Los pacientes con síndrome de la Tourette pueden presentar coprolalia como uno de los signos clínicos.

Coprofilia

En la coprofilia el placer sexual se asocia con las heces. Hombres o mujeres pueden ingerir heces (coprofagia) o jugar con ellas (las propias o las de la pareja). Pueden aparecer infecciones locales en la boca o en los ojos, y en ocasiones infecciones sistémicas (p. ej., hepatitis o infestación parasitaria).

Diafragma

El diafragma es un adminículo con forma de cúpula, realizado en goma rígida, con finalidad que se coloca bloqueando el cervix femenino con finalidad anticonceptiva. En ocasiones la mujer no puede retirarlo y acude a la urgencia por esta razón. También pueden permanecer de manera inadvertida tampones durante largo tiempo, siendo causa de infección.

Pene artificial (Dildo)

Tanto hombres como mujeres pueden utilizar diferentes penes artificiales, hechos en goma, silicona o látex. Puede provocar supuración del ano o la vagina o dilatación crónica con encopresis. La dilatación anal crónica suele encontrase en varones homosexuales que realizan penetración anal de manera asidua.

Exhibicionismo

El exhibicionismo es un trastorno sexual caracterizado por la necesidad compulsiva de exponer el cuerpo propio en general y los genitales en especial. Casi exclusivo de hombres, que pueden ser detenidos por dicha causa y llevados a la urgencia para evaluación psiquiátrica.

Frotteurismo

Trastorno sexual en el que el hombre toca o roza con su cuerpo el pecho o las nalgas de mujeres en lugares públicos y llenos de gente, como, por ejemplo, el metro. La persona puede ser detenida y llevada a la urgencia por dicha causa.

Koro

Reacción de ansiedad aguda caracterizada por el miedo del paciente a que su pene se hunda y pueda desaparecer dentro de su abdomen, en cuyo caso morirá. Es más común en asiáticos y puede ser visto en la urgencia porque puede desembocar en un suicidio.

Priapismo

El priapismo es una erección peniana persistente acompañada de intenso dolor. Puede ocurrir como efecto secundario de algunos fármacos, por ejemplo, la trazodona (Deprax). Es una auténtica urgencia médica que requiere una maniobra de drenaje que permita descargar el pene de sangre. Si no se produce la intervención de manera rápida, puede aparecer trombosis y gangrena.

Escopofilia (voyeurismo)

La escopofilia o voyeurismo es el deseo compulsivo de ver actos u órganos sexuales. La persona puede ser detenida en estas circunstancias y ser llevada a la urgencia.

Urofilia

La urofilia es un trastorno caracterizado por obtener placer sexual en ser bañado o beber orina. Puede aparecer infecciones en la piel, ojos o boca.

ORIENTACIÓN PSICOTERAPÉUTICA Y PARA LA ENTREVISTA

Si hay que interrogar acerca de las prácticas sexuales, debe hacerse en un lenguaje no técnico que sea familiar al paciente. Preguntar de la manera más específica posible. Un estilo profesional llevará a respuestas sinceras con un mínimo de embarazo o vergüenza. Preguntar acerca de las prácticas sexuales es especialmente importante a la hora de determinar la posibilidad de una infección por el virus del SIDA u otras enfermedades de transmisión sexual.

EVALUACIÓN Y MANEJO

1. El tratamiento se dirigirá, en primer lugar, a la queja inmediata. Las lesiones físicas requerirán atención médica inmediata.
2. En la urgencia no procede realizar ninguna terapia específica del trastorno sexual subyacente; su papel es el de diagnosticar el problema y orientar adecuadamente en la búsqueda de tratamiento.
3. La mayoría de las personas con conductas sexuales aberrantes experimentan sentimientos de culpa o vergüenza, y pueden ser motivados de manera relativamente sencilla para que inicien tratamiento psiquiátrico. Además, se tiene la oportunidad de dar al paciente información fiable acerca del sexo, probablemente por primera vez para la persona.
4. Referir a una clínica sexológica (preferiblemente si depende de un centro universitario) para que realicen ya el tratamiento específico.

FARMACOTERAPIA

No hay tratamiento específico para estos trastornos. Cuando el componente más importante es la ansiedad, puede prescribirse algún ansiolítico. Si existe una psicosis deberá procederse con antipsicóticos. Las conductas impulsivas pueden beneficiarse de agentes serotoninérgicos.

Referencias cruzadas:

Pánico homosexual, impotencia, abuso sexual y violación.

130 / Emaciación

La *emaciación* es un conjunto de cambios fisiológicos que aparecen en el cuerpo tras una reducción severa de la ingesta. Diversos trastornos psiquiátricos pueden llevar a la inanición y, a su vez, la propia emaciación conlleva alteraciones en el funcionamiento psicológico, provocando, en otros síntomas, una preocupación intensa por la comida, robo u ocultamiento de alimentos, ingesta compulsiva, pesadillas relacionados con comida, problemas de sueño, pérdida del interés sexual, disminución de la concentración y la alerta, aislamiento social y disminución de la ambición. Puede aparecer depresión y un síndrome orgánico cerebral de intensidad leve. Entre los cambios físicos está la pérdida de materia grasa y masa muscular, la reducción del metabolismo tiroideo, intolerancia al frío y dificultad para mantener la temperatura corporal. Puede haber una afectación de la función cardíaca por pérdida de masa muscular del corazón, apareciendo contracciones auriculares o ventriculares prematuras, taquicardia ventricular e incluso muerte súbita. Entre los efectos gastrointestinales está la sensación de repleción, estreñimiento y dolores abdominales. Aparecen irregularidades menstruales con frecuencia, que acaban desembocando en amenorrea. Por último puede encontrarse lanugo, edema, leucopenia y osteoporosis.

CARACTERÍSTICAS CLÍNICAS Y DIAGNÓSTICO

La emaciación puede ser autoinducida por razones culturales, como en las huelgas de hambre, o aparecer en el contexto de una anorexia nerviosa o una apatía esquizofrénica. En la auténtica anorexia hay una pérdida de apetito secundaria a duelo, depresión o ansiedad. El apetito, en cambio, no está afectado en la anorexia nerviosa. En ésta lo que sucede es una preocupación exagerada por la comida, por la elaboración cuidadosa de la misma, con ingesta subrepticia y, en ocasiones, con atracones compensatorios. Además, los pacientes pueden sufrir de problemas de imagen corporal, con la creencia persistente de que están gordas, pese a las evidencias que indican lo contrario.

Las personas ancianas son más vulnerables a la emaciación dada la debilitación física preexistente, demencia, aislamiento social y pobreza.

Las personas esquizofrénicas que viven en la calle pueden estar en un estado de emaciación como consecuencia del total descuido en su autocuidado. En la analítica aparecerán alteraciones hematológicas, en parte por razones nutricionales, en parte por infestaciones parasitarias. Con frecuencia pueden negar las evidencias de enfermedad o de deterioro social. La mayoría comerá si se les ofrece la oportunidad, pero no tienen la motivación para intentar conseguir comida. Algunos están tan apáticos o paranoides como para ni siquiera tomar la comida que se les ofrece.

ORIENTACIÓN PSICOTERAPÉUTICA Y PARA LA ENTREVISTA

La mayoría de pacientes con razones sociales para no comer o con anorexia auténtica pueden dar los datos necesarios para realizar una historia clínica. Los pacientes con anorexia nerviosa pueden presentar resistencia y negarlo. También los pacientes esquizofrénicos deberán ser examinados sin entrar directamente en el tema de la comida y la pérdida de peso. Puede preguntarse de manera indirecta acerca de cómo hace para mantenerse, del dinero que consigue, cuánto gasta en comida, qué es lo que le gusta comer etc. Algunos indigentes mantienen una dieta adecuada, aunque insalubre, acudiendo de manera irregular a los cubos de comida sobrante de los restaurantes. Si éste es el caso, el paciente debería ser capaz de describir la actividad con un cierto detalle.

EVALUACIÓN Y MANEJO

1. Cualquier paciente con una pérdida significativa de peso o con disminución del apetito debería ser evaluado médicamente para descartar cualquier enfermedad física (p. ej., un tumor) La emaciación sin otra causa médica responde bien a la realimentación y suplementos vitamínicos.
2. Los pacientes emaciados pueden necesitar un ingreso hospitalario para asegurar una ingesta adecuada de comida. La hospitalización involuntaria en estas ocasiones es sujeto de controversia, dado que en algunos lugares la inanición no es considerada como causa de peligro inminente para la persona. De todos modos, la mayoría de médicos estarán de acuerdo con que el ingreso involuntario está plenamente justificado en los casos de extrema inanición. Una vez ingresados, muchos pacientes responden a la coacción alimentaria.
3. En la anorexia nerviosa los criterios que sugieren ingreso son un 20% de reducción en el peso ideal de la paciente y alteraciones significativas de los electrólitos, en especial hipocaliemia. La amenaza de la hospitalización puede ser útil para marcar límites a la paciente, explicando que los atracones y vómitos se reflejarán en nuevos descensos de electrólitos, que obligarán a la hospitalización forzosa. Las pacientes con anorexia nerviosa no responden a un simple consejo admonitorio.
4. En algunas ocasiones en que la emaciación sea debida a una depresión severa, estará indicada la terapia electroconvulsiva.
5. En los casos más severos deberá recurrirse a la alimentación por sonda.

FARMACOTERAPIA

La anorexia secundaria a depresión o ansiedad o por apatía esquizofrénica, se beneficiará del tratamiento de la condición psiquiátrica subyacente.

Referencias cruzadas:

Anorexia nerviosa.

131 / Suicidio

El *suicidio* es la muerte autoprovocada con carácter intencional. La ideación y el intento suicida son dos de las causas más frecuentes de consulta en la urgencia psiquiátrica. Algunos de los temas más frecuentes son las crisis personales que provocan un sufrimiento intenso con sentimientos de desesperanza, los conflictos generados por la supervivencia con un estrés desmesurado, un estrechamiento de las opiniones percibidas por el paciente y el deseo de escapar de todo ello. La ideación suicida aparece en personas vulnerables como respuesta a multitud de agentes estresantes, en cualquier grupo de edad, y puede persistir durante períodos muy largos de tiempo sin llegar al intento.

CARACTERÍSTICAS CLÍNICAS Y DIAGNÓSTICO

Identificar a los pacientes suicidas es una tarea difícil, pero crucial. Los estudios muestran que la mayor letalidad por suicidio está entre los varones, de raza blanca, edad avanzada y con aislamiento social. También son factores de riesgo la historia familiar de tentativas suicidas, historia de enfermedad o dolor crónico o cirugía reciente. También aumenta el riesgo en pacientes desempleados, que viven solos, ponen todas sus asuntos en orden y están en fechas cercanas al aniversario de una pérdida.

El 80% de pacientes que se suicidan tienen un trastorno afectivo y el 25% son dependientes del alcohol. El suicidio es causa de muerte en el 15% de ambos grupos. El riesgo en alcohólicos es especialmente alto en los seis meses que siguen a una pérdida importante. Como la esquizofrenia no es tan frecuente, las cifras absolutas de suicidios son menores, pero cerca del 10% de los esquizofrénicos mueren por suicidio.

La mejor esperanza en la prevención del suicidio estriba en la detección precoz y en el tratamiento de los trastornos psiquiátricos subyacentes.

Es complicado evaluar la importancia de los intentos suicidas previos en la determinación del riesgo suicida actual. La mayoría de pacientes con suicidios letales no hicieron ningún intento previo, sino que la primera fue la definitiva. A pesar de que cualquiera que haya realizado un intento de suicidio demuestra su potencialidad para realizar otro, sólo el 10% de personas que han realizado un intento, han muerto por suicidio en los diez años siguientes.

Un número muy importante de conductas autoagresivas se realizan con cortes o quemaduras que no tienen posibilidad letal. Pueden existir muchas motivaciones para este tipo de conductas, aunque suele haber algún componente de manipulación ambiental o de expresión inadecuada de rabia hacia los otros. Desde un punto de vista diagnóstico, el paciente puede cumplir criterios de trastorno límite o antisocial de la personalidad, o la conducta puede coexistir con otras conductas o con ideación bizarra en la esquizofrenia.

Desde un punto de vista clínico y médico-legal, son especialmente complejos los casos de pacientes con tentativas parasuicidas repetidas, relativamente predecibles en el tiempo, que niegan ideación suicida. La variante más común es la de la persona que ingiere de manera frecuente sobredosis de psicofármacos, de manera aparentemente no intencional. Se trata con toda probabilidad de trastornos de personalidad sin síntomas psiquiátricos mayores. Piden el alta voluntaria en cuanto se recuperan de los efectos agudos de la intoxicación, en ocasiones incluso antes, y es difícil de justificar el tratamiento coercitivo de los síntomas. De todos modos, el ingreso involuntario puede estar indicado si se observa una tendencia a la escalada en los intentos.

ORIENTACIÓN PSICOTERAPÉUTICA Y PARA LA ENTREVISTA

Es falso que hablar sobre el suicidio en la consulta puede inducir a realizarlo. Los pacientes pueden describir su ideación suicida de manera espontánea. Si no lo hacen, conviene preguntarles directamente.

Empiece preguntando si alguna vez ha tenido deseos de tirar la toalla o ha pensado que desearía estar muerto para dejar de tener problemas. Este acercamiento no tiene connotaciones negativas y mucha gente sin ideación suicida lo aceptaría como normal.

A continuación intente hablar acerca de qué tipo de pensamientos le vienen a la cabeza. Una vez iniciada la conversación utilice palabras como "matarse" o "morir", más que "hacerse daño", dado que algunos pacientes pueden no entender exactamente el alcance de esta expresión. Muchos pueden incluso no querer hacerse daño, y sí en cambio matarse.

Pregunte: ¿Con qué frecuencia tiene ideas suicidas? ¿Ha aumentado su preocupación por las ideas suicidas? ¿Ha tenido solamente pensamientos negros, morbosos, o ha pensado exactamente el modo en que lo haría? ¿Este tipo de pensamientos son casuales o serios?

Debe tenerse en cuanta la edad del paciente y su nivel cultural, y de qué manera se corresponde la intencionalidad suicida con el refinamiento del método ideado. Una mujer con un nivel de inteligencia normal que afirma querer suicidarse tomando cuatro o cinco aspirinas provocará una preocupación mucho menor que cuando dicha afirmación viene de un niño pequeño.

¿Tiene la persona acceso a los medios suicidas? ¿Ha realizado ya algún tipo de maniobra, como acumular pastillas en casa o arreglar sus asuntos? ¿Cómo es de pesimista? ¿Es capaz de imaginar una situación en la que sus problemas hayan mejorado?

La última pregunta tiene que ver tanto con la evaluación como con el tratamiento, y versará sobre las puertas de escape que el paciente puede sugerir a su situación. Si no es así, ¿está totalmente desesperado? Un hombre joven puede estar desesperado porque su mujer le ha abandonado, y el riesgo será menor que el de la persona joven que está convencida de que tiene un cáncer terminal que todo el mundo le está ocultando.

Si el paciente no colabora, base la historia en la información de los familiares.

EVALUACIÓN Y MANEJO

1. No dejar solo al paciente; si fuera necesario sacar cualquier objeto peligroso del despacho.
2. Al evaluar a un paciente que acaba de realizar un intento de suicidio, analizar el carácter premeditado o impulsivo del mismo, determinar la letalidad, las oportunidades que dio a ser descubierto por alguien (p. ej., si estaba solo y no informó a nadie), la reacción que tuvo cuando alguien intervino para salvarle (¿frustración o alivio?) y si los factores que llevaron a la tentativa han cambiado o no.

3. El manejo depende en gran medida del diagnóstico. Los pacientes con depresión severa pueden ser tratados de manera ambulatoria si las familias pueden supervisarlos de manera constante y si puede iniciarse el tratamiento de manera inmediata. En caso de existir la menor duda, será necesaria la hospitalización.
4. La ideación suicida del paciente alcohólico suele remitir tras unos días de abstinencia. En la mayoría de los casos no se requiere un tratamiento específico. Si la depresión persiste después de que hayan desaparecido los signos de abstinencia, deberá sospechar la existencia de depresión coexistente. En los pacientes suicidas bajo el efecto de intoxicación alcohólica o por drogas, deberá repetirse la evaluación una vez que estén sobrios.
5. Las ideas suicidas en los pacientes esquizofrénicos deben ser tomadas en serio, dado que suele tratarse de tentativas violentas con métodos de gran letalidad.
6. Los pacientes con trastornos de personalidad se beneficiarán de una confrontación empática con una aproximación racional y responsable al problema que precipitó la crisis y al que generalmente ellos mismos han contribuido. La implicación de la familia y los amigos y la manipulación ambiental pueden resultar sumamente útiles a la hora de resolver la crisis.
7. Se recomienda la hospitalización de larga estancia en aquellos casos de automutilaciones, dado que las hospitalizaciones breves no suelen afectar al problema. Los parasuicidios también pueden beneficiarse de una tarea rehabilitadora a largo término, y puede ser necesario un período de estabilización de vez en cuando. No puede esperar que un tratamiento corto cambie la situación.

FARMACOTERAPIA

Un paciente en crisis por una muerte o por un hecho de duración limitada en el tiempo obtendrá el máximo beneficio con una sedación ligera, especialmente si tiene problema de insomnio. Las benzodiacepinas constituyen el tratamiento de elección, por ejemplo, loracepán (Orfidal), 1 mg 1-3 veces/día durante dos semanas. La irritabilidad del paciente puede aumentar con el uso regular de la benzodicepina, y la irritabilidad es un factor de riesgo suicida; por tanto, las benzodiacepinas deben usarse con cautela en los pacientes hostiles. Deben suministrarse sólo pequeñas dosis de medicación y debe supervisarse al paciente en períodos breves de tiempo.

El tratamiento con antidepresivos será el de elección en el resto de casos de ideas suicidas en un contexto depresivo, aunque raramente se prescribirán desde la urgencia. Debe encaminarse al paciente hacia la consulta ambulatoria, donde iniciar un tratamiento en toda regla. Lo ideal es que la consulta se realice al día siguiente y sin período de espera.

Referencias cruzadas:

Abstinencia alcohólica, depresión, hospitalización, automutilación.

132 / Síndrome de sedación excesiva del anciano (Sundowner Syndrome)

El llamado *síndrome de sedación excesiva del anciano* o síndrome de confusión nocturna (Sundowner Syndrome) aparece en ancianos, por la noche. Se caracteriza por desorientación, confusión, síntomas psicóticos transitorios, ataxia y caídas como resultado de una excesiva sedación con medicación.

CARACTERÍSTICAS CLÍNICAS Y DIAGNÓSTICO

Se trata de una variante del delirium que puede aparecer de manera espectacular, con alucinaciones y delirio prominentes. Puede acompañarse de depresión, ansiedad o irritabilidad. Algunos pacientes mantienen una actitud demandante y no colaboradora y pueden intentar abandonar por su cuenta el hospital. Este tipo de cuadros son debidos, en ocasiones, a la privación sensorial que aparece en personas ancianas o a las dificultades que sufren las personas con un cierto deterioro cognitivo para enfrentarse a un ambiente nuevo, como pueda serlo el hospitalario.

ORIENTACIÓN PSICOTERAPÉUTICA Y PARA LA ENTREVISTA

Lo más importante, a la hora de entrevistar a un paciente desestructurado es imponer, de una manera suave pero firme, una estructura cerrada a la conversación. Las primeras preguntas pueden tener un carácter abstracto, pero en cuanto se evidencien las dificultades del paciente, debe pasarse a preguntar muy concretas. Cortar las respuestas vagas y divagatorias.

Preguntar por el delirio o las alucinaciones y explorar los contenidos agresivos o suicidas, aunque las respuestas puedan ser fragmentarias o contradictorias.

Conviene documentar el déficit cognitivo con el mini-examen cognoscitivo.

La irritabilidad del paciente o las dificultades de la exploración no deben llevarnos al desánimo o a interrumpir la entrevista por frustración.

EVALUACIÓN Y MANEJO

1. El tratamiento debe dirigirse a la causa que está provocando el cuadro.
2. Puede ser necesaria la sujeción mecánica. En ocasiones puede ser suficiente con unas muñequeras para evitar que se levante de la cama y deambule. Si el paciente está agitado o agresivo deberá recurrirse a la sujeción de dos o tres

puntos, siendo siempre uno de ellos las dos piernas juntas. No debe permitirse que el paciente abandone el hospital y se le retendrá contra su voluntad hasta ser atendido por el especialista. Hasta que éste llega, se procederá al tratamiento sintomático de urgencia.

3. Las medicaciones de tipo parenteral son preferibles a la sujeción mecánica prolongada y serán administradas en la urgencia violando la doctrina del consentimiento informado. De hecho, el paciente que se encuentra en este estado es incapaz de dar ningún consentimiento informado, y el especialista que permite al paciente abandonar el hospital en estas condiciones o que no le da el tratamiento adecuado puede tener que enfrentarse a responsabilidades por las consecuencias lesivas que pudieran acaecer.
4. Pueden ser útiles, en los cuadros secundarios a deprivación sensorial, la utilización de relojes, calendarios, radios o televisores, o recomendar la presencia constante al lado de la cama de familiares o amigos.

FARMACOTERAPIA

En el caso de un cuadro de agitación, puede utilizarse el loracepán (Idalprem) en dosis de 1-2 mg V.O. o I.M. Pueden prescribirse, en los pacientes con síntomas de demencia, bajas dosis de neuroléptico –por ejemplo, 0,5 mg de haloperidol al acostarse–. De todas maneras, el síndrome puede ser secundario a la propia medicación, por lo que, ante esta sospecha, deberá recurrirse a la mínima dosis posible y a preferir la sujeción mecánica.

Referencias cruzadas

Intoxicación anticolinérgica, confusión, delirium, demencia, desorientación, alucinaciones, sujección mecánica.

133 / Síncope (desmayo)

El *síncope* es una breve pérdida de conciencia, que no suele durar más allá de quince segundos, provocada por una disminución en la perfusión, generalmente en las carótidas y más raramente en el sistema vértebro-basilar. El auténtico síncope tiene múltiples causas de origen no vascular. Entre las más frecuentes están la presencia de una disfunción vasovagal, hipotensión ortostática, arritmias y, mucho más raro, una insuficiencia arterial vértebro-basilar. La causa psiquiátrica más frecuentes es la fobia a la sangre y a las heridas. El síncope se produce por un mecanismo vasovagal, tras la exposición al estímulo fóbico. Debe tenerse en cuenta que muchas medicaciones psiquiátricas producen hipotensión ortostática como efecto secundario.

CARACTERÍSTICAS CLÍNICAS Y DIAGNÓSTICO

Empezar la evaluación historiando los fármacos que toma el paciente, siga explorando los signos vitales y auscultando el cuello y el corazón, realice un examen neurológico detallado y un electrocardiograma (cuadro B.133-1). No ponga en relación el síndrome con una hipotética causa psiquiátrica mientras no se hayan descartado de manera razonable las otras posibles etiologías, dado que muchas de las causas son potencialmente letales.

Históricamente, la causa psiquiátrica descrita en asociación más frecuente con el síncope era la histeria. Más recientemente son los trastornos de ansiedad. El síncope o desmayo fue, en épocas pasadas, una forma culturalmente aceptada de responder las mujeres a un estrés agudo, y se solía asignar el calificativo de histeria a este tipo de reacciones. Aun hoy en día constituye un modelo de respuesta espectacular que puede constituir una llamada de atención y sugerir un hipotético diagnóstico de trastorno histriónico de personalidad.

La exposición a sangre, la amenaza de una herida o la noticia de una enfermedad pueden provocar un episodio vasovagal que lleve a un desmayo. Es inusual este tipo de respuesta fóbica. Es más frecuente que las fobias simples provoquen una respuesta de hiperactivación autonómica, parecida al pánico. Si el paciente puede evitar el estímulo fóbico, la situación se zanja con poca ansiedad. En ocasiones, la fobia a sangre y heridas puede llevar a retrasos importantes en la búsqueda de atención médica. Precisamente por esa misma tendencia a la evitación es raro ver a los fóbicos en la consulta, aunque sean muy frecuentes en la comunidad. Aunque muchas fobias simples se estructuran alrededor del miedo a animales y tienen su inicio en la infancia, las fobias a la sangre y las heridas suelen iniciarse en la adolescencia. A diferencia de las crisis de angustia, en las fobias hay un antecedente causal del episodio. Los pacientes no tienen ningún tipo de duda respecto a que sus miedos son excesivos y poco razonables.

ORIENTACIÓN PSICOTERAPÉUTICA Y PARA LA ENTREVISTA

La pérdida de conciencia de cualquier origen es una situación que impone respeto y que debe ser tomada de manera seria, independientemente de los rasgos de personalidad del paciente. Los pacientes con fobia a sangre y heridas pueden ser conscientes de su problema por antecedentes previos.

En aquellos que no parecen estar preocupados por el problema, podemos empezar a sospechar la existencia de *belle indifférence* y explorar el trastorno conversivo.

El síntoma no se produce de manera intencionada –como en el caso del trastorno facticio–, y no puede controlarse su causa. Puede sospecharse que estamos ante manifestaciones particulares de síntomas histéricos cuando hay antecedentes de síntomas similares en otras personas, sugiriendo que pudiera haberse producido un aprendizaje. Conviene preguntar de manera indirecta acerca del contexto en el que se produjo el episodio y tener en cuanta los datos que la familia pueda aportar. Una intervención de apoyo puede permitir sacar a luz la carga afectiva puesta en una situación conflictiva real o imaginaria reciente, en la que estarían implicadas personas significativas cercanas al paciente.

Cuadro B.133-1. *Evaluación clínica del síncope*

Evaluación	*Síndrome*	*Pruebas de segundo orden*
Antecedentes		
Origen		
De pie	Hipotensión postural	
Recostado	Histeria, hiperventilación, hipoglucemia, arritmia	
Haciendo ejercicio	Estenosis aórtica, IHSS, arritmia	
Estrés emocional	Vasopresor, hiperventilación	
Ingesta previa	Hipoglucemia reactiva	Glucemia
Exposición a fármacos o toxinas	Iatrogenia o abuso	
Duración		
Prolongada	Estenosis aórtica, IHSS	
Segundos	Hipoglucemia, histeria, enfermedad cerebrovascular, arritmia	
Síntomas premonitorios		
Ninguno	Arritmia, hipotensión postural	
Palpitaciones	Arritmia	
Vagales	Vasopresor	
Disnea, hormigueo	Hiperventilación	
Síntomas neurológicos	Enfermedad cerebrovascular	EEG, TAC, KNM, punción lumbar
Examen físico		
Hipotensión ortostática		
Taquicardia	Pérdida de volumen	Pruebas de pérdida de volumen, insuficiencia adrenal
Frecuencia cardíaca normal	Hipotensión postural de origen autonómico	Explorar la integridad de los sistemas nerviosos autónomo y voluntario (tabes, diabetes, β-bloqueantes u otras causas relacionadas con fármacos)
Pulso carotídeo, murmullo cardíaco	Obstrucción a la salida del ventrículo izquierdo, enfermedad vascular localizada	Ecocardiograma, ECG, Doppler, cateterización
Masaje del seno carotídeo	Hipersensibilidad del seno carotídeo	
Hiperventilación voluntaria	Hiperventilación	
Electrocardiograma		
Bloqueo cardíaco. Bloqueo de ambas ramas		
Bradicardia sinusal, bloqueo, parada	Bradicardia	Monitorización prolongada, en régimen de ingreso o de modo ambulatorio; prueba de esfuerzo; estudio electrofisiológico
Taquicardia supraventricular. Síndrome de Wolf-Parkinson-White	Taquicardia	
Taquicardia ventricular	Taquicardia	

Adaptado de RJ Noble: The patient with syncope. JAMA 237:1375, 1977.
Cuadro de L Godfrank, NA Lewin, MA Howland, RS Weisman: Diets. In *Goldfrank's Toxicologic Emergencies*, L Goldfrank, NE Flomenbaum, NA Lewin, RS Weisman, MA Howland, editores, p. 297. Appleton Lange, Norwalk, Conn, 1990.

EVALUACIÓN Y MANEJO

1. Si se han descartado las causas orgánicas, no se requiere ningún tipo de tratamiento específico para el síncope psicógeno.
2. Las fobias a la sangre y las heridas no se solucionan con una actitud contemporizadora, dado que el paciente está realmente en una situación de descontrol con respecto a sus síntomas.
3. Si el paciente no puede evitar el estímulo de una manera regular, existen una variedad de técnicas conductuales que pueden aplicarse y que de un modo u otro implican la exposición progresiva al estímulo fóbico.

FARMACOTERAPIA

Si la hipotensión ortostática es el resultado de efectos secundarios de tipo adrenérgico, será necesario reajustar la dosificación. Animar a la rehidratación oral. Algunos pacientes responden a la fludrocortisona en dosis de 0,025 a 0,05 mg dos veces al día. Pueden reemplazarse los antipsicóticos de baja potencia por otros de alta potencia. Si el paciente debe mantener un determinado fármaco por presentar una pobre respuesta a otros, como, por ejemplo, en el caso de los inhibidores de la monoaminooxidasa (IMAO) utilice fármacos que aumenten la presión.

Si un paciente debe enfrentarse al estímulo fóbico con una cierta regularidad, puede ser suficiente el uso de algún β-bloqueante, como el atenolol (Tenormin) en dosis de 50 a 100 mg.

Las benzodiacepinas pueden ser útiles en períodos cortos de tiempo si el paciente se encuentra desbordado, pero en general debe sopesarse su uso regular, por el riesgo de dependencia.

Referencias cruzadas:

Crisis de angustia, fobia, retención urinaria, psicógeno.

134 / Discinesia tardía

La *discinesia tardía* es un trastorno del movimiento provocado por los antipsicóticos. Aparece de manera tardía, a lo largo del tratamiento, muy raramente antes de los seis meses. El síndrome consiste en la aparición de movimientos anómalos, involuntarios, irregulares de tipo coreoatetoico de la lengua, cabeza, tronco y miembros.

CARACTERÍSTICAS CLÍNICAS Y DIAGNÓSTICO

La severidad de los movimientos se sitúa en un rango que va de lo imperceptible y sólo detectable por personas que lo busquen de manera específica, a movimientos amplios y muy incapacitantes. Los movimientos periorales suelen ser los primeros en aparecer, y los más frecuentes: protrusión, retorcimiento y temblor de la lengua; movimientos de mascado o laterales de la mandíbula, chupeteos y succión con los labios junto a diversas muecas faciales. También son frecuentes los movimientos de la mano o dedos. Hasta movimientos menores pueden llegar a ser, en las extremidades superiores, extremadamente invalidantes, al interferir en una correcta coordinación de movimientos. También son incapacitantes, si su frecuencia es elevada, los movimientos de tortícolis, retorcimiento del tronco o desequilibrio pelviano.

Los movimientos resultan exacerbados por el estrés y desaparecen durante el sueño. Los pacientes más ancianos, especialmente mujeres, son especialmente vulnerables. También lo son los pacientes con trastornos del ánimo o con daño cerebral.

El riesgo aumenta con la duración del tratamiento antipsicótico. El curso es muy variable. Puede permanecer estable con una cierta dosis de antipsicótico, o progresar; si se interrumpen los neurolépticos, los movimientos pueden disminuir, o incluso desaparecer, especialmente en las formas leves detectadas en sus primeros estadios.

El diagnóstico se hace aplicando la Abnormal Involuntary Movement Scale (AIMS) (cuadro B.134-1). Deben tenerse en cuenta otros posibles diagnósticos, como el temblor orofacial (Síndrome del conejo), el bruxismo, la corea senil, la enfermedad de Meige, la enfermedad de Parkinson, la corea de Huntington, la enfermedad de Wilson, la corea de Sydenham, el síndrome de Tourette y la distonía muscular deformante. Los movimientos anómalos pueden, en ocasiones, aparecer paradójicamente por una reducción de la dosis del antipsicótico. No está clara la relación entre estas discinesias por retirada y las discinesias tardías, pero se cree que se trataría de discinesias tardías que estaban enmascaradas por las altas dosis de neurolépticos. Al disminuir éstos, la discinesia daría la cara. La discinesia tardía puede controlarse, al menos de manera temporal, aumentando la dosis de antipsicóticos. Los fármacos antiparkinsonianos la empeoran.

ORIENTACIÓN PSICOTERAPÉUTICA Y PARA LA ENTREVISTA

Debe discutirse el tema con el paciente en cuanto exista una mínima confianza terapéutica y sea posible, siempre que sea imprescindible, el mantenimiento durante largo tiempo con antipsicóticos. Probablemente no es necesario comentar el tema durante la fase aguda, dado que la discinesia no aparece –de hacerlo– sino en fases avanzadas. De todos modos, sí es necesario tener una charla de consentimiento-informado que incluya los potenciales efectos secundarios de los neurolépticos. Realizado en el momento oportuno, muestra la honesta preocupación del terapeuta por el bienestar del paciente y ayuda a compartir, en parte la responsabilidad.

EVALUACIÓN Y MANEJO

1. Referir al paciente a la consulta de neurología; realizar un estudio de laboratorio, que incluya una determinación de ceruloplasmina; puede ser útil una TAC o una RNM para descartar otras posibles causas de trastornos del movimiento.

Cuadro B.134-1. *Escala de movimientos involuntarios anormales (AIMS)*

Identificación del paciente Fecha

Evaluación realizada por

Antes o después de la exploración, observe al paciente sin que éste se sienta observado (p. ej., en la sala de espera).
La silla usada en esta exploración debe ser rígida, firme y sin brazos
Después de observar al paciente, puntúe la severidad de los síntomas en la escala: 0 (nada), 1 (mínimo), 2 (leve), 3 (moderado), 4 (severo).
Pregunte al paciente si tiene algo dentro de la boca (un caramelo, un chicle, etc.) y, si es así, solicitar que lo extraiga.
Pregunte al paciente acerca del estado actual de sus dientes. Pregúntele si suele llevar dentadura postiza y si tiene problemas con los dientes o la dentadura postiza en el momento actual.
Pregúntele si nota algún tipo de movimiento en su cara, boca, manos o pies. En caso de respuesta afirmativa, pedirle una descripción y solicitar que indique hasta qué punto le molesta actualmente o el modo en que interfiere en sus actividades cotidianas.

1 2 3 4	Hacer sentar al paciente en la silla, con las manos encima de las rodillas, las piernas algo separadas y los pies apoyados completamente en el suelo. (Observar todo el cuerpo, de arriba a abajo, buscando algún tipo de movimiento en esta posición.)
1 2 3 4	Pedir al paciente que se siente con los brazos colgando a lado y lado. Si es un hombre, caídos entre las piernas. Si es una mujer y lleva un vestido, caídos por delante de las rodillas (Observar las manos y el resto de zonas del cuerpo.)
1 2 3 4	Pedir al paciente que abra la boca. (Observar los movimientos de la lengua en reposo, dentro de la boca.). Realizar esto dos veces.
1 2 3 4	Pedir al paciente que saque la lengua. (Observar posibles anomalías del movimiento de la lengua.) Realizar esto dos veces.
1 2 3 4	Pedir al paciente que toque con el pulgar cada uno de los otros dedos de manera consecutiva y tan rápida como le sea posible, durante diez a quince segundos. Repetir el ejercicio independientemente para la mano derecha y la izquierda. (Mirar los movimientos faciales y de las piernas.)
1 2 3 4	Flexionar y extender cada uno de los dos brazos del paciente. (Primero uno y después el otro.)
1 2 3 4	Pedir al paciente que se levante. (Observarlo de perfil. Mirar una vez más todas las zonas del cuerpo, incluidas las caderas.)
1 2 3 4	*Pedir al paciente que extienda los brazos con las palmas hacia abajo. (Observar el tronco, las piernas y la boca.)
1 2 3 4	*Solicitar que camine unos pasos, gire y vuelva a la silla. (Observar las manos y el signo de conteo de monedas.) Realizar esto dos veces.

* Movimientos activados.

2. No existe en el momento actual acuerdo sobre cuál sería la forma más adecuada de tratamiento. El daño puede ser permanente. El enfoque debe dividirse entre la prevención, el diagnóstico precoz y el tratamiento.

3. La prevención se consigue usando medicaciones antipsicóticas sólo cuando estén claramente indicadas y en la mínima dosis eficaz posible.
4. El diagnóstico precoz se consigue con exámenes regulares, preferiblemente usando el AIMS. Lo recomendable sería repetir la exploración cada 6-12 meses.
5. Una vez se han detectado movimientos anómalos, debe solicitarse una consulta al neurólogo y es imperativo realizar reevaluaciones periódicas.

FARMACOTERAPIA

Si es posible, reducir o suprimir los antipsicóticos. Los fármacos anticolinérgicos no sólo no mejoran la discinesia tardía, sino que pueden empeorarla. La clozapina (Leponex) constituye un tratamiento alternativo a tener en cuenta, a pesar de que el riesgo de agranulocitosis sea excesivo como para usarlo ante una forma leve o moderada de discinesia.

La decisión de disminuir o interrumpir el tratamiento antipsicótico no debe realizarse nunca en la urgencia, dado que es necesario un cuidadoso análisis riesgo-beneficio en el contexto de un plan integral de tratamiento. Si se diagnostica la discinesia tardía en la urgencia, simplemente notificarlo al médico responsable del paciente.

Referencias cruzadas:

Acatisia, acinesia, discinesia, distonía aguda, temblor perioral (síndrome del conejo), tic, temblor.

135 / Epilepsia del lóbulo temporal

Una *convulsión* es un trastorno paroxístico transitorio de la función cerebral provocada por una descarga excesiva de las neuronas corticales. Las epilepsias parciales complejas son aquellas que empiezan de manera local y que se extienden al resto, provocando una pérdida de conciencia. La *epilepsia del lóbulo temporal* es una epilepsia parcial compleja con un foco en lóbulo temporal que puede presentarse en forma de trastornos de conducta, dando lugar a confusión diagnóstica. Un paciente puede ser llevado a la urgencia o a la consulta por una historia de episodios de violencia agudos, repentinos e irracionales. Al examinarle, el paciente se muestra confuso y somnoliento, sin recordar los hechos que provocaron el problema.

CARACTERÍSTICAS CLÍNICAS Y DIAGNÓSTICO

El diagnóstico se realiza a partir de la historia y debe apoyarse en un EEG. La historia debe dividirse en los períodos preictal, ictal, posictal e interictal.

Puede haber o no fenómenos preictales: sensaciones de tipo autonómico (p. ej., cosquilleo gástrico, hambre repentina, náusea o enrojecimiento), cognitivo (dejà vu, déjà jamis, alucinaciones, o pensamiento forzado) o automatismos (masticado o succiones con los labios).

En el período ictal aparece una pérdida de conciencia de 3 a 5 minutos de duración, con conductas desinhibidas y desorganizadas. La violencia es rara; dado que el paciente está inconsciente; cualquier tipo de conducta agresiva es aleatoria, sin una clara dirección y desorganizada. Los pacientes pueden experimentar fenómenos disociativos, como cambios de personalidad, características, lateralidad y habla. La disociación prolongada, secundaria a un estado epiléptico complejo parcial puede parecerse a la catatonía.

Después de la convulsión el paciente puede sufrir un período variable de confusión posictal y, posiblemente, de conducta agitada o bizarra. Aunque la confusión posictal pasa, queda amnesia del período convulsivo, y el paciente tiene un recuerdo confuso de los hechos preictales y posictales.

ORIENTACIÓN PSICOTERAPÉUTICA Y PARA LA ENTREVISTA

Es esencial realizar una evaluación cognitiva, dado que el delirium tiene una mortalidad muy elevada. Cualquier inicio y remisión de sintomatología psiquiátrica de tipo abrupto y espontáneo, debe hacer sospechar una etiología epiléptica. Suele resultar esencial el conseguir una historia de la familia, dado que el paciente tiene amnesia de sus episodios. Un paciente que no parece ser consciente y capaz de responder durante una crisis y que es capaz de recordar hechos sucedidos durante la convulsión, o bien sufrió de pseudoconvulsiones, o se trata de un trastorno facticio.

EVALUACIÓN Y MANEJO

1. El pilar del tratamiento durante el período ictal es prevenir que el paciente pueda hacerse daño. Los episodios suelen ser breves y el paciente ya suele estar en período posictal cuando llega a la urgencia.
2. Puede haber un estado confusional, por lo que deberán restringirse las actividades hasta que no haya una plena recuperación cognitiva. Llegados a este punto, y si aún no ha podido localizarse a alguien de la familia, el paciente ya suele ser capaz de informar de su situación. No es necesario ningún otro tratamiento inmediato, a menos que la crisis se repita o que haya un trastorno psicótico.
3. En caso de existir una psicosis, debe procederse al examen de manera igual al resto de las psicosis, aunque con diferencias en el tratamiento farmacológico.

FARMACOTERAPIA

La epilepsia del lóbulo temporal responde a la fenitoína (Dilantin) y a la carbamacepina (Tegretol). Deben realizarse niveles en todos los pacientes, ajustando las dosis en función de los niveles. Una concentración excesivamente baja de fenitoína sugiere que el paciente no está tomando la medicación y requiere realizar una carga con una dosis de 1.000 mg V.O., divididos en dos dosis separadas unas cuatro horas entre sí. La dosis usual de mantenimiento suele girar alrededor de los 300 mg/día. En el tratamiento con carbamacepina debe realizarse una dosificación cuidadosa y monitorizar la función hemática para prevenir los casos de agranulocitosis idiosincrática. La dosis inicial es de 200 mg dos veces al día, aumentando en incrementos de 200 mg en función de la monitorización plasmática.

Las epilepsias recurrentes (status epilepticus) deben tratarse con diacepán (Valium) por vía parenteral, y si es necesario, con anestesia general.

La epilepsia del lóbulo temporal no responde a los antipsicóticos.

Referencias cruzadas:

Intoxicación por antiepilépticos, blackouts, confusión, delirium, desorientación, epilepsia, fuga psicógena, violencia.

136 / Enfermedad terminal

La *enfermedad terminal* no es simplemente un hecho biológico que acaba en la muerte; implica un complejo conjunto de procesos psicológicos de adaptación que varía mucho entre pacientes y culturas. Las reacciones ante el hecho de sufrir una enfermedad terminal van desde las formas mesuradas a las extremas. Entre las reacciones más frecuentes están el anonadamiento, la franca incredulidad o una irritabilidad generalizada. Las respuestas más sanas, reflejando de algún modo u otro la aceptación, son la tristeza y el miedo. La manifestación inicial más preocupante es la ausencia de ningún tipo de respuesta emocional.

CARACTERÍSTICAS CLÍNICAS Y DIAGNÓSTICO

En general, la gente suele morir del mismo modo en que ha vivido. Es rara la aparición de psicopatología franca como reacción a una enfermedad terminal. La mayoría de los adultos han desarrollado un sistema de defensas psíquico suficiente como para afrontar la muerte.

El equilibrio cognitivo se mantiene subdividiendo el proceso de la muerte en componentes, mirando las cosas desde la perspectiva más favorable y minimizando temporalmente las consecuencias. Se trata de modos saludables de utilizar la negación. Deben reevaluarse las fantasías catastrofistas, buscando información sobre etapas intermedias en las que haya una situación más favorable, adoptando una estrategia concretista de resolución de problemas y buscando objetivos a corto plazo realistas y con sentido.

El equilibrio afectivo se mantiene suprimiendo las emociones o ventilándolas buscando el apoyo de los demás o aceptando, simplemente, la situación. La consecuencia natural de este proceso es una reacción de duelo. Será frecuente que aparezca insomnio, problemas de apetito, ansiedad y ánimo bajo.

A pesar de que haya síntomas psiquiátricos presentes, no deberá formularse un diagnóstico psiquiátrico a menos que el paciente muestre un elevado distrés y un bloqueo en su funcionamiento habitual. Debe evaluarse la ideación suicida.

ORIENTACIÓN PSICOTERAPÉUTICA Y PARA LA ENTREVISTA

Mostrar respeto por la mente y el espíritu de la persona y preocuparse por el cuerpo del paciente. Intentar dejar que sea el paciente quien tome decisiones. Es interesante educar al paciente en técnicas de toma de decisiones. La mayoría de las decisiones pueden anticiparse y las opciones presentarse por adelantado, mientras el paciente mantiene un juicio y una voluntad claros.

En algún momento conviene implicar a la familia del paciente y darles apoyo físico y emocional.

Evitar tomar las decisiones importantes en nombre del paciente, con excepción de aquellos casos en que el paciente ha documentado su voluntad de que los médicos toman todas las decisiones terapéuticas. Algunos Estados tienen documentos específicos en los que el paciente puede especificar el tipo de tratamiento que desea recibir, y nombrar a una persona que decida por ella en caso de que en un futuro no estuviera en condiciones de hacerlo.

EVALUACIÓN Y MANEJO

1. Dar a los pacientes datos ajustados y adecuados.
2. Permitirle ventilar sus miedos. Asegurarles que no van a estar solos.
3. Aceptar las prioridades que el paciente marca, adaptándose a lo que él entienda por calidad de vida.
4. Ayudar al paciente a mantener la esperanza.
5. En algún momento hacer la transición del curar al cuidar. Los tratamientos paliativos pueden ser mejores que los curativos excesivamente agresivos.
6. Evitar un tratamiento excesivamente rígido, especialmente si entra en conflicto con los deseos del paciente o la familia.
7. A medida que la muerte se acerca, y con ella el espectro del error, combatir la tendencia de algunos profesionales sanitarios a abandonar.

FARMACOTERAPIA

Se debe mantener al enfermo terminal completamente libre de dolor; debe animarse a un uso liberal de los narcóticos. La fase de afrontamiento de una situación catastrófica como ésta constituye una de las indicaciones más claras para la prescripción de sedantes. Los familiares –especialmente la pareja– pueden estar también severamente afectados, y dada la importancia del papel de apoyo de la familia, puede estar indicada la prescripción de hipnóticos. El riesgo de dependencia es muy bajo. Las más adecuadas son, probablemente, las benzodiacepinas de vida media corta. Durante los primeros días, el miedo a perder el control ante la familia puede mitigarse con loracepán (Idalprem) en dosis de 0,5 a 1 mg V.O. una-tres veces/día y por la noche, alprazolam (Trankimazín) 0,5-1 mg V.O. 2 veces/día y al acostarse u oxacepán (Sobile) 10-30 mg V.O. dos veces/día y al acostarse.

Referencias cruzadas:

Ansiedad, duelo.

137 / Tirotoxicosis

La *tirotoxicosis* aparece como resultado de una elevación de los niveles plasmáticos de hormona tiroidea libre. El estado psicológico resultante puede describirse como de una tensa disforia. Las causas más comunes de tirotoxicosis son la enfermedad de Graves, el bocio tóxico multinodular, la tiroiditis o la administración exógena de yodo.

CARACTERÍSTICAS CLÍNICAS Y DIAGNÓSTICO

Los pacientes con hipertiroidismo presentan intolerancia al calor, sudoración excesiva, pérdida de peso, a pesar de la hiperfagia, aumento de movimientos intestinales, palpitaciones, temblor fino e hipercinesia. También es típica la aparición de insomnio, irritabilidad, ansiedad episódica y logorrea con respuestas tangenciales. A pesar de la intranquilidad motora y la hipercinesis, hay una falta subjetiva de energía. La tirotoxicosis puede llegar a manifestarse como psicosis o delirium.

Suele haber una pérdida de masa muscular, particularmente en los gemelos. Hay una hiperactividad de los reflejos tendinosos profundos. Por la acción mediata de catecolaminas aparece taquicardia, arritmias paroxísticas y cardiomegalia, con aumento de la contractilidad, el gasto cardíaco y la presión arterial. La taquicardia se mantiene incluso durante el sueño. La piel está húmeda, con vasodilatación. El pelo es fino y frágil. Los pacientes con enfermedad de Graves pueden tener vitiligo y mixedema pretibial. Entre los signos oculares aparece mirada fija, disminución de la frecuencia de parpadeo, aumento de las fisuras palpebrales y exoftalmos. De todos modos, el bocio, la taquicardia y el exoftalmos no se presentan en todos los casos. En el análisis de laboratorio aparecen unos niveles indetectables de TSH, con un pico de TRH y aumento de T_3, T_4 e índice de tiroxina libre.

Tanto los pacientes hipertiroideos como hipotiroideos pueden aparecer deprimidos, especialmente los hipotiroideos. El hipertiroidismo puede aparecer también como manía o ansiedad severa. El hipertiroidismo apático, que aparece predominantemente en ancianos, es indistinguible de la depresión mayor con melancolía. Puede, por fin, aparecer como demencia.

ORIENTACIÓN PSICOTERAPÉUTICA Y PARA LA ENTREVISTA

Las técnicas de entrevista dependen del estado clínico del paciente. Los pacientes deprimidos apáticos necesitan ser animados de manera afable en diferentes momentos de la entrevista. Los pacientes con trastornos orgánicos pueden necesitar una reorientación frecuente, repitiéndole las preguntas y la información. Los pacientes ansiosos necesitan tranquilización, apoyo y un ambiente relajado. Los pacientes psicóticos o maníacos necesitan un redireccionamiento, marcar límites a la conversación y el mínimo de estimulación ambiental.

EVALUACIÓN Y MANEJO

1. Considerar el diagnóstico de hipertiroidismo en todos los pacientes psicóticos o con trastornos orgánicos, afectivos o ansiosos.
2. Pedir pruebas de función tiroidea (p. ej., TSH, T_3, T_4) como parte de la evaluación rutinaria de estos pacientes.
3. La psicopatología secundaria a tirotoxicosis puede remitir al reducir los niveles de hormona circulante.

FARMACOTERAPIA

Los β-bloqueantes –por ejemplo propanolol (Sumial) 10-40 mg V.O. cuatro veces/día– reducen las arritmias, el temblor y muchos síntomas conductuales, pero no la pérdida de masa muscular. Se ha usado también el litio (Plenur). Los pacientes agitados pueden sedarse con oxacepán 10-30 mg V.O., estazolam 0,5-1 mg V.O., loracepán 1-2 mg V.O. o I.M. o alprazolam 0.25-0,50 V.O. El tratamiento, a largo plazo se basa en la utilización de propiltiouracilo para bloquear la síntesis; este fármaco actúa inhibiendo la desyodinización de todas las yodotironinas. El yodo radiactivo es efectivo, pero puede acarrear un hipotiroidismo permanente que requiere un tratamiento sustitutorio permanente.

Referencias cruzadas:

Ansiedad, delirium, temblor.

138 / Tic

Los *tics* son movimientos involuntarios y breves, vocalizaciones o sensaciones. Cuando empiezan de manera brusca en la infancia, el niño deberá ser llevado en seguida a la urgencia del hospital o a la consulta médica.

CARACTERÍSTICAS CLÍNICAS Y DIAGNÓSTICO

Los tics pueden ser únicos o múltiples, simples o complejos, transitorios o duraderos. En el síndrome de la Tourette aparece una combinación de tics motores y vocales con un inicio en la infancia. Normalmente los tics no resultan invalidantes en sí mismos, aunque pueden tener repercusiones significativas si resultan evidentes y provocan los comentarios o la curiosidad ajenos. De manera ocasional, ciertos tics pueden ser dañinos en cuanto a provocar complicaciones de tipo ortopédico o dermatológico.

Los trastornos por tics se caracterizan, como grupo, por ser: 1) involuntarios; 2) rápidos, breves, repentinos; 3) recurrentes, repetitivos y estereotipados; 4) sin carácter rítmico, ocurriendo a intervalos irregulares; 5) sin una finalidad, inapropiados y 6) irresistibles, aunque suprimibles durante ciertos períodos de tiempo.

Los síntomas iniciales más frecuentes son los tics motores simples, como movimientos de ojos o cabeza. Entre los tics motores complejos estarían el autogolpearse, saltos, tocarse a uno mismo o a otros y la ecopraxia (repetir los movimientos de los demás). Los tics vocales simples son ruidos desarticulados, como aclaramientos de garganta, gruñidos, toses, grititos o enfatización de palabras. Entre los tics vocales complejos está la coprolalia (utilización involuntaria, uso involuntario de expresiones socialmente reprobables) que, si bien es muy espectacular, es poco frecuente, apareciendo en menos del 20% de pacientes con tics. Los tics sensoriales se caracterizan por sentimientos recurrentes de pesadez, vacío, frío, calor u otras sensaciones en la piel, los músculos, los huesos o las articulaciones.

Los tics pueden controlarse solamente durante breves períodos de tiempo. El tipo y la severidad cambian con el tiempo. Los factores psicosociales no tienen ningún papel en el desarrollo de los tics.

Pueden distinguirse los tics de las compulsiones en que mientras los primeros son absolutamente involuntarios, en las segundas hay un componente volitivo, a pesar de que el sentimiento de tener que realizar la consulta compulsiva pueda vivirse como de una urgencia desbordante.

Los estudios sugieren un componente familiar compartido para los tics, el síndrome de la Tourette y el trastorno obsesivo-compulsivo. La única relación claramente establecida es con trastorno por déficit de atención-hiperactividad. En este caso deben siempre recogerse los antecedentes de temblor o movimientos involuntarios del niño.

ORIENTACIÓN PSICOTERAPÉUTICA Y PARA LA ENTREVISTA

Recordar que los pacientes con tic no son ni psicóticos ni retrasados. Evitar por tanto ser paternalista o reírse de ellos. Empatizar con las dificultades que experimentan por su problema.

EVALUACIÓN Y MANEJO

1. Realizar una evaluación psiquiátrica completa, con especial atención al diagnóstico diferencial con la esquizofrenia con conductas bizarras, con los movimientos anómalos inducidos por fármacos y las condiciones comórbidas (p. ej., el trastorno por déficit de atención-hiperactividad).
2. Obtener una consulta neurológica. Descartar síndrome de la Tourette.
3. Evaluar la presencia de síntomas depresivos, incluyendo ideación suicida o conductas inmaduras, que puedan requerir de eventual hospitalización.
4. Referir al paciente a un grupo de apoyo para ayudarle a superar, entre otros, los problemas derivados de la estigmatización social.

FARMACOTERAPIA

El principal tratamiento de los tics han sido los antipsicóticos de alta potencia. El haloperidol (Haloperidol) disminuye en el 80% de los pacientes los tics en el 70 a 90% de su intensidad. En algunos casos ha sido útil el pimozide (Orap) y el clonacepán (Rivotril). El tratamiento se inicia con 0,.25 mg de haloperidol al acostarse, aumentando la dosis en 0,25 mg en intervalos semanales. Hay casos descritos de respuesta positiva a agentes serotoninérgicos.

Referencias cruzadas:

Obsesiones y compulsiones. Temblor.

139 / Intoxicación y abstinencia de tolueno y otros agentes inhalantes

El *tolueno* o metilbenceno es un solvente volátil fácilmente accesible a través de pegamentos, colas, pinturas y limpiadores de calzado. La cola se coloca en una bolsa de plástico, procediendo a su inhalación, en ocasiones por introducción de la propia cara en la bolsa de plástico y esnifado. Las sustancias inhaladas son absorbidas rápidamente y los efectos son prácticamente inmediatos. Lo usual es ver al paciente en un estado de embriaguez.

Cuadro B.139-1. *Composición de solventes hidrocarburados de abuso*

Inhalante	*Constituyente químico*
Pintura acrílica	Tolueno
Aerosoles	Fluorocarbonados, óxido nitroso
Tintes	Acetona, cloruro de metileno
Gasolina	Hidrocarburos, plomo
Pegamentos y colas	Tolueno, benceno, xileno, acetona, nafta, n-hexano, tricloroetileno, tetracloroetileno, tricloroetano, tetraclorito de carbono
Quitamanchas	Butano
Recambios de encendedores	Acetona, acetato de amilo
Limpiador de uñas	Tricloroetileno, metileno, tolueno
Pinturas, barnices y lacas	Acetona, tolueno, tricloroetileno, hexano
Cementadores de poliestireno	Benceno, hexano, tricloroetileno
Pegamento para caucho	Hidrocarburos clorados, tolueno
Limpiador de calzado	Tricloroetano, tricloroetileno, tetraclorito de carbono
Corrector líquido	Tricloroetano, tricloroetileno, percloroetileno

Cuadro de LR Goldfrank, AG Kulberg, EA Bresnitz: Occupational and environmental toxins. In *Goldfrank's Toxicologic Emergencies*, L Goldfrank, NE Flomenbaum, NA Lewin, RS Weisman, MA Howland, editores, p. 764. Appleton Lange, Norwalk, Conn, 1990.
Adaptado de JA Vale, TJ Meredith: Solvent abuse. In *Clinical Management of Poisoning and Overdose*, L Haddad, J Winchester, editores, p. 801. Saunders, Philadelphia, 1982, and DG Wyse: Deliberate inhalation of volatile hydrocarbons: A review. Can Med Assoc J 108:71, 1973. Utilizado con permiso.

Otro agente tóxico inhalable de obtención fácil es el tricloroetano, que aparece en los líquidos correctores para máquinas de escribir. De hecho, este tipo de sustancias aparecen en numerosos productos comerciales en combinaciones y concentraciones variables (cuadro B.139-1).

CARACTERÍSTICAS CLÍNICAS Y DIAGNÓSTICO

La intoxicación por inhalantes se diagnostica de acuerdo con los criterios del cuadro B.139-2. Los síntomas empiezan en los primeros cinco minutos tras la inhalación y se mantienen durante una o dos horas.

Los inhalantes no suelen ser la droga de elección entre adultos, pero sí en adolescentes que no tienen acceso material o económico a otras drogas. El abuso de inhalantes es, además, una actividad social de grupo. Hay un número relativamente pequeño de inhaladores solitarios. Suele tratarse de usuarios importantes con alteraciones psicológicas profundas, con frecuencia de tipo esquizoide. Con la utilización crónica puede aparecer tolerancia y dependencia.

Entre los signos físicos aparecerán ojos hinchados y enrojecidos, con lágrimas, visión borrosa, temblor, ataxia, hiporreflexia, diplopía, restos en manos, cara o ropa, irritación en nariz, garganta o bronquios y la aparición de un rash alrededor de la boca o la nariz.

Las secuelas pueden ser serias y afectar a múltiples sistemas. El abuso de inhalantes se ha asociado con daño hepático, pulmonar, muscular, cardíaco, inmunológico, renal y neurológico. Puede aparecer encefalopatía por plomo o hidrocarburos tras la inhalación de ciertas pinturas. La utilización prolongada puede provocar daño cerebelar. Se han descrito muertes por asfixia en casos de confu-

Cuadro B.139-2. *Criterios diagnósticos de la intoxicación por inhalantes*

A. Uso reciente de un inhalante
B. Cambios conductuales desadatativos; por ejemplo, peleas, agresividad, apatía, deterioro de la capacidad de juicio, deterioro de la actividad social o laboral
C. Como mínimo dos de los siguientes síntomas:
   1. mareo
   2. nistagmus
   3. incoordinación
   4. lenguaje farfullante
   5. marcha inestable
   6. letargia
   7. reflejos deprimidos
   8. enlentecimiento psicomotor
   9. temblor
   10. debilidad muscular generalizada
   11. visión borrosa o diplopía
   12. estupor o coma
   13. euforia
D. Todo ello no debido a ningún otro trastorno mental o físico

Nota: Cuando debe hacerse el diagnóstico diferencial sin una historia clínica clara o sin análisis toxicológicos de orina y sangre, el diagnóstico puede clasificarse de "provisional".

sión tras la inhalación, siendo incapaz de sacar la cabeza de la bolsa y liberar boca y nariz.

Dados los serios efectos agudos y crónicos de la inhalación de hidrocarbonados, deben considerarse de modo independiente a los nitratos volátiles. A pesar de que sigan la misma vía de administración, sus efectos y tratamiento son distintos.

La abstinencia después del uso prolongado puede producir síntomas de agitación, desorientación, taquicardia, temblor generalizado, convulsiones y alucinaciones. Los síntomas de abstinencia empiezan en horas a días tras la interrupción del consumo de tolueno.

ORIENTACIÓN PSICOTERAPÉUTICA Y PARA LA ENTREVISTA

Buscar déficit cognitivos sutiles en las personas que, aunque abusan, no están intoxicados en el momento de la entrevista. Suelen existir condiciones orgánicas preexistentes en los usuarios regulares, y es difícil establecer cuál es la contribución relativa de estas condiciones premórbidas.

Si existe organicidad, hablar en términos sencillos, repitiendo las cosas cuantas veces sea necesario. Dé explicaciones simples de los procesos, al mismo tiempo que da apoyo y tranquiliza.

EVALUACIÓN Y MANEJO

1. De manera análoga al resto de intoxicaciones, pueden ser necesarias las restricciones para evitar que el paciente se haga daño a sí mismo o a los demás.

Las secuelas neurológicas no son progresivas, una vez que se ha eliminado el agente patógeno.

2. Realizar un examen médico detallado –que incluye analítica general, urea y creatinina, pruebas de función hepática y despistaje toxicológico– para explorar la posibilidad de daño sistémico.
3. El único tratamiento posible es la abstinencia. No existen servicios especiales para abusadores de inhalantes. Dado que, con frecuencia, abusan también de alguna otra droga, su ubicación vendrá determinada por la otra droga de abuso.

FARMACOTERAPIA

De modo análogo a las otras formas de intoxicación, los antipsicóticos no presentan ventajas sobre otras medicaciones y pueden agravar los síntomas de presentación física del cuadro. Puede manejarse la agitación de manera segura con loracepán 1-2 mg I.V., en dosis repetidas en intervalos de treinta minutos hasta que el paciente se calme. La abstinencia puede tratarse con loracepán 1-2 mg I.M. o I.V., repetido cada treinta minutos hasta que el paciente se calme.

Referencias cruzadas:

Intoxicación, intoxicación por fenciclidina o arilciclohexilaminas de acción similar, abstinencia de psicotropos, nitratos volátiles.

140 / Temblor

El *temblor* es un movimiento de oscilación involuntaria de partes del cuerpo (p. ej., los brazos o la cabeza) como resultado de contracciones alternantes de grupos musculares opuestos.

CARACTERÍSTICAS CLÍNICAS Y DIAGNÓSTICO

El temblor fino que ocurre en reposo es típico de la ansiedad, la fatiga o de trastornos tóxicos o metabólicos. Los temblores de la enfermedad de Parkinson o de los síndromes cerebelosos son mucho más groseros. Los temblores pueden también clasificarse en función de la fase del movimiento en que ocurren. Se habla de un temblor estático cuando éste aparece estando el brazo en reposo absoluto, como en la enfermedad de Parkinson. El temblor de acción puede ser de tipo postural, presente mientras se mantiene una postura cualquiera, o el temblor intencional, que aparece al iniciarse un movimiento y que empeora al acercarse al objetivo.

Existe un diagnóstico diferencial muy amplio de los temblores e incluye una variedad fisiológica, el temblor benigno o familiar y el temblor senil. Otras causas son la ansiedad, el hipertiroidismo, la ingesta de cafeína, alucinógenos, estimulantes, cocaína, abstinencia de alcohol u opiáceos, o numerosos fármacos psicotropos. Puede usarse alcohol o sedantes para el temblor ansioso o el esencial, consiguiendo que empeoren durante la abstinencia. De manera ocasional un temblor persistente puede deberse al uso de alucinógenos en un pasado lejano.

El litio (Plenur) puede producir un temblor de 1-16 ciclos por segundo de aspecto similar al temblor esencial. La enfermedad de Wilson debuta típicamente con un temblor progresivo antes de manifestarse con movimientos coreoatetósicos. Las lesiones cerebelosas provocadas por tumores, enfermedades vasculares o degenerativas o esclerosis múltiple pueden conducir a temblores intencionales.

ORIENTACIÓN PSICOTERAPÉUTICA Y PARA LA ENTREVISTA

Realizar una entrevista médicamente orientada, con una atención especial a la historia de medicaciones del paciente. Tranquilizar al paciente asegurándole que el tratamiento suele, con mucha frecuencia, ser muy efectivo.

EVALUACIÓN Y MANEJO

1. El tratamiento empieza con una exploración médica y psiquiátrica minuciosa para lograr un buen diagnóstico diferencial.
2. Puede ser necesaria la interconsulta al neurólogo.

FARMACOTERAPIA

El tratamiento vendrá determinado por la causa. El temblor secundario a abstinencia de benzodiacepinas no requerirá un tratamiento específico si las dosis fueron relativamente bajas. En caso de haber estado tomando altas dosis durante un período prolongado de tiempo, convendrá realizar una pauta de detoxificación. Los fármacos con una vida media larga es más raro que provoquen síndromes de abstinencia en comparación con los de vida media corta.

El temblor provocado por la abstinencia alcohólica no requiere un tratamiento de desintoxicación, a menos que se asocie a taquicardia u otros signos de abstinencia. Conviene pautar tiamina y folatos como medida preventiva.

El pseudoparkinsonismo por antipsicóticos tiene un fácil manejo, en caso de ser severo, con benzotropina 1-2 mg I.M. La administración oral es tan rápida como la I.M. El tratamiento de mantenimiento se realiza con 1-6 mg/día divididos en varias tomas. Como alternativa puede pautarse difenhidramina (Benadryl) 50 mg, que tiene la ventaja de poseer, además, un notable efecto sedante.

Tradicionalmente, se han usado los sedantes para tratar el temblor, pero desde hace algún tiempo han sido desplazados por los β-bloqueantes, que pueden usarse de manera intermitente para el tratamiento de la ansiedad escénica, o de manera continua para el temblor esencial. El atenolol (Tenormin) 50 mg V.O. es suficiente, en la mayoría de ocasiones, para el tratamiento de la ansiedad episódica. Si es necesario, pueden prescribirse 50 mg dos veces/día. El temblor inducido por litio puede tratarse con β-bloqueantes o con una reducción de las dosis de litio.

Referencias cruzadas:

Acatisia, abstinencia de alcohol, ansiedad, parkinsonismo, fobia.

141 / Retención urinaria psicógena

La *retención urinaria psicógena* es una incapacidad transitoria para la micción de origen emocional. Puede aparecer en la esquizofrenia, la depresión o la fobia social (vejiga tímida). Numerosas medicaciones psicotropas pueden provocar también retención urinaria, como consecuencia de sus propiedades anticolinérgicas. La retención urinaria psicógena puede acompañarse de indiferencia, mientras que la retención por toxicidad es sumamente dolorosa y requiere un tratamiento urgente.

CARACTERÍSTICAS CLÍNICAS Y DIAGNÓSTICO

La retención urinaria psicógena suele diagnosticarse por exclusión de alteraciones urodinámica. Los conflictos emocionales pueden ser conscientes o inconscientes. Si los conflictos son conscientes, pueden reconocerse experiencias desafortunadas durante la socialización que hayan provocado ansiedad condicionada subsecuente, miedo a la exposición y vergüenza a orinar en ciertas circunstancias –por ejemplo, en lugares públicos–. La ansiedad puede crecer e incluir un amplio espectro de situaciones. Aparecen conductas de evitación de manera habitual. En estos casos, los pacientes están pendientes de la cadena de hechos que llevaron a la situación actual.

Si los conflictos del paciente son inconscientes, la retención urinaria entrará dentro del capítulo de trastornos conversivos, lo que antiguamente se denominaba histeria. El síntoma está modelado en función de la experiencia previa del paciente con otras personas que desarrollaron el mismo síntoma, o con la propia experiencia aleatoria de dificultad miccional. El trastorno aparece precipitado por alguna amenaza interna más allá de la conciencia del paciente y se manifiesta en las situaciones de máximo estrés psicosocial. Los conflictos pueden girar alrededor de temas de dependencia, autoafirmación o sexualidad. Los rasgos de personalidad histriónica o dependiente tienen una mayor vulnerabilidad a estos síntomas.

El inicio suele ser en la edad adulta, y las mujeres suelen estar afectadas con mayor frecuencia que los hombres. Existen casos intermedios con diferentes grados de motivación consciente o inconsciente.

ORIENTACIÓN PSICOTERAPÉUTICA Y PARA LA ENTREVISTA

Los pacientes con ansiedad consciente describirán rápidamente los antecedentes de sus síntomas, y la historia será suficiente para un adecuado diagnóstico. De todos modos, los pacientes con conflictos inconscientes y beneficios secundarios establecidos no responderán bien a la sugerencia de que pudieran haber componentes psicológicos en lo que les ocurre. Dado que el síntoma tiene un función protectora y es una fuente de gratificación, el paciente tendrá resistencias a que los hechos subyacentes se pongan de manifiesto. En consecuencia, sería adecuado un enfoque lo más sutil posible. Preguntar al paciente respecto a la historia del síntoma, pero sin prestar excesiva atención a hechos como el aprendizaje del control de esfínteres en la infancia u otros similares que pudieran encerrar una carga emocional intensa. Dedicar especial atención a los hechos estresantes que rodeaban al inicio de los problemas urinarios, pero sin sugerir ninguna relación causal.

Explore el posible mimetismo preguntando por familiares o conocidos con síntomas similares. Este enfoque no hace sospechar al paciente ni le coloca frente a la confrontación con la fuente de conflicto y permite al examinador identificar el problema sin disparar una actitud defensiva.

EVALUACIÓN Y MANEJO

1. El manejo de la retención urinaria puede hacer necesarias maniobras de sondado, aunque en la mayoría de los pacientes ello no es necesario y la micción espontánea se produce finalmente. El cuadro suele ser recurrente.
2. La retención urinaria que aparece en la esquizofrenia o en la depresión requerirá el tratamiento inherente a la condición primaria.
3. En el momento de la consulta psiquiátrica es posible que el urólogo haya procedido ya al sondaje. Sin contar con el riesgo de infección, estas maniobras contribuyen a perpetuar los problemas emocionales del paciente. Pero interferir en la maniobra puede ser interpretado como una agresión y poner en marcha las defensas inconscientes interfiriendo en la adecuada evaluación y tratamiento posteriores.
4. El tratamiento con éxito depende, en última instancia, de resolver los conflictos de dependencia subyacentes o en cambiar las circunstancias que perpetúan la situación reforzándola. Suele tratarse de un proceso lento y las retenciones urinarias suelen ser, entre tanto, recurrentes.

FARMACOTERAPIA

Las benzodiacepinas de acción corta pueden ser útiles en el tratamiento de la retención urinaria. Alprazolam (Trankimazín) 0,5-1 mg V.O., oxacepán (Sobile) 10,30 mg V.O., estazolam, 0,5 a 1 mg V.O., loracepán (Idalprem) 1-2 mg V.O. pueden inducir la micción en menos de una hora. La retención por anticolinérgicos puede tratarse con betanecol (Myo-Hermes) 2,5- 5 mg subcutáneos.

Referencias cruzadas:

Fobia.

142 / Violencia

La *violencia* es la agresión física inflingida por una persona a otra. Cuando está dirigida hacia uno mismo, estamos ante los actos suicidas o de automutilación. La violencia puede deberse a un amplio espectro de trastornos psiquiátricos, aunque puede aparecer también en gente normal que no puede afrontar adecuadamente el estrés de la vida cotidiana de una manera más razonable. La violencia o las amenazas de violencia son un motivo de consulta frecuente en la urgencia psiquiátrica. Tanto el médico como el resto del personal deben saber cómo actuar de manera inmediata para evitar la escalada de la situación. El procedimiento puede requerir de una intervención conductual, farmacológica o psicosocial.

CARACTERÍSTICAS CLÍNICAS Y DIAGNÓSTICO

Las condiciones psiquiátricas más frecuentemente asociadas con violencia son los trastornos psicóticos (esquizofrenia, manía) –en especial si el paciente está paranoide o con alucinaciones de tipo imperativo–, la abstinencia de alcohol u otras drogas, la excitación catatónica, la depresión agitada, los trastornos de personalidad caracterizados por rabia y escaso control de impulsos (p. ej., el trastorno límite o la personalidad antisocial) y los trastornos orgánicos (especialmente los que implican alteraciones del lóbulo frontal). Véase el cuadro B.142-1 para el diagnóstico diferencial de los cuadros que cursan con violencia.

Otros factores de riesgo para conductas violentas son las amenazas previas, la existencia de un plan específico, la disponibilidad de medios para ejercerla, el género masculino, edad joven (quince a veinticuatro años), nivel socioeconómico bajo, escaso soporte social, antecedentes de conductas antisociales, escaso control de impulsos, antecedentes de intentos suicidas y existencia de agentes estresores recientes. El mejor predictor de conductas violentas es la existencia de antecedentes previos de violencia. Pueden contribuir, además, los antecedentes de victimización en la infancia, una larga historia de la tríada enuresis infantil, piromanía infantil y crueldad con animales, antecedentes criminales, haber estado en la policía o el ejército, conducción temeraria e historia familiar de violencia.

El primer objetivo con el paciente potencialmente violento es la prevención de la violencia inmediata. El siguiente será establecer el diagnóstico diferencial que llevará al plan terapéutico, que incluya las medidas que minimicen el riesgo de violencia subsecuente.

Cuadro B.142-1. *Diagnosticos asociados a la conducta violenta*

A. Trastornos psicóticos
   1. Esquizofrenia (especialmente paranoide o catatónica)
   2. Manía
   3. Trastornos paranoides
   4. Psicosis posparto
   B. Trastornos mentales orgánicos
   1. Delirium
   2. Intoxicación o abstinencia de drogas
C. Trastornos de personalidad
   1. Antisocial
   2. Paranoide u otras con episodios psicóticos transitorios
D. Trastornos situacionales
   1. Peleas domésticas (abuso conyugal)
   2. Abuso en la infancia
   3. Pánico homosexual
E. Síndromes neurológicos
   1. Epilepsia
   2. Trastornos estructurales (trauma, encefalitis)
   3. Retraso mental y disfunción cerebral mínima
F. Estados disociativos

Cuadro de N Hanke: *Handbook of Emergency Psychiatry*, p. 109. Collamore Press, Lexington, Mass, 1984. Utilizado con permiso.

ORIENTACIÓN PSICOTERAPÉUTICA Y PARA LA ENTREVISTA

Dar apoyo sin mantener una actitud amenazante ante el paciente potencialmente violento. Conviene ser firme y marcar claramente los límites. Si es necesario recurrir a la contención, ofrézcale diferentes posibilidades (p. ej., medicación antes de sujeción mecánica), en lugar de mantener una actitud directiva ("Tómate ahora mismo esta medicación"). Afirmar, de manera directa, que la violencia no es tolerable. Tranquilizarle explicando que el hospital es un medio seguro de las amenazas que pudiera percibir, transmitiendo una actitud de calma y control. Ofrezca las medicaciones como una ayuda para relajarse.

EVALUACIÓN Y MANEJO

1. Protegerse uno mismo. Asumir que siempre hay la posibilidad de violencia, y no dejarse nunca sorprender por un acto violento. Nunca entrevistar a un paciente que esté armado. El paciente debe entregar antes el arma a los miembros de la seguridad del hospital. Intente saber lo máximo posible del paciente antes de entrevistarle. Nunca lo entreviste solo o en una oficina con las puertas cerradas. Considere la posibilidad de desprenderse de la corbata, pulseras, cadenas u otros objetos que pudiera utilizar el paciente para agarrarle o tirar. Permanezca a la vista de otros miembros del personal. Deje que se encarguen de la sujeción mecánica los miembros del personal especialmente entrenados para ello. No permita el acceso del paciente a áreas donde pueda obtener instrumentos potencialmente peligrosos (p. ej., una tablilla metálica de tratamientos o agujas). No se siente cerca de un paciente paranoide que pueda per-

cibir en ello una amenaza. Mantenga al menos un brazo de distancia respecto a cualquier paciente potencialmente violento. No confronte a un paciente psicótico agresivo. Tenga siempre presente cuál sería la ruta de escape en caso de ataque. No dé nunca la espalda al paciente.

2. Entre los indicadores de violencia potencial están: antecedentes de episodios violentos contra personas u objetos, dientes o puños apretados, amenazas verbales, tener en la mano objetos potencialmente peligrosos (p. ej., un tenedor, un picador de hielo o un cenicero), la agitación psicomotriz (considerada por muchos autores un indicador de primera magnitud), la intoxicación por drogas o alcohol, los delirios paranoides y las alucinaciones imperativas.
3. Esté seguro de que hay un número suficientemente grande de personal disponible. Pida asistencia antes de que la agitación del paciente entre en escalada. Con frecuencia, una pequeña exhibición rodeándose de unos cuantos forzudos será suficiente para disuadir al potencial agresor.
4. La contención física debe ser realizada sólo por las personas que están entrenadas para ello. En los pacientes con sospecha de intoxicación por fenciclidina (PCP) deben evitarse las sujeciones mecánicas (especialmente en las extremidades), dado que pueden lesionarse con gran facilidad por la insensibilidad al dolor. Normalmente puede recurrirse a un antipsicótico o una benzodiacepina de manera inmediata una vez se ha producido la sujeción mecánica. La droga de elección dependerá del diagnóstico. Haga que el ambiente contenga el mínimo de estímulos posibles.
5. Realizar una evaluación diagnóstica definitiva, incluidos los signos vitales del paciente, un examen físico y una historia psiquiátrica. Evaluar el riesgo suicida y crear un plan de tratamiento que incluya el manejo de una potencial aparición de violencia. Los signos vitales elevados pueden sugerir abstinencia de alcohol o sedantes-hipnóticos.
6. Explorar la posibilidad de una intervención psicosocial para reducir el riesgo de violencia. Si la violencia está en relación con una situación específica o una persona, intentar separar a la persona de esa situación. Intentar una intervención familiar u otros manejos del medio. ¿Mantendría el paciente su actitud si estuviera viviendo con otros miembros de la familia?
7. Puede ser necesaria la hospitalización para controlar al paciente y prevenir la violencia. En ese caso será necesaria la observación constante, incluso en un establecimiento psiquiátrico cerrado.
8. Si el tratamiento psiquiátrico no es adecuado, recurrir a la policía o al sistema judicial para que se responsabilicen del caso.
9. Las víctimas potenciales deben ser avisadas si se mantiene el peligro de agresión (p. ej., en caso de no hospitalizar al paciente).

FARMACOTERAPIA

El tratamiento farmacológico dependerá del diagnóstico específico. Para la sedación suele recurrirse a antipsicóticos y benzodiacepinas. Puede recurrirse, inicialmente, a la flufenazina, el titixeno (Navane), la trifluoroperazina (Eskazine) o el haloperidol (Haloperidol), todos ellos en dosis de 5 mg V.O. o I.M. o el loracepán (Idalprem) 2 mg V.O. o I.M. Si el paciente ya está tomando antipsicóticos, darle una dosis suplementaria del mismo fármaco. Si la agitación del paciente no ha disminuido en veinte-treinta minutos, repetir la dosis. Evitar los antipsicóticos en los pacientes con riesgo de convulsiones. Las benzodiacepinas pueden ser inútiles en los pacientes que han desarrollado tolerancia, y en algunos casos pueden provocar desinhibición y empeorar el cuadro de violencia. Para los pacientes con epilepsia intentar primero un antiepiléptico –por ejemplo, carmacepina (Tegretol)–, y después una benzodiacepina. Los pacientes crónicamente violentos con trastornos orgánicos pueden responder, en ocasiones, a β-bloqueantes como el propanolol.

Referencias cruzadas:

Agitación, conducta agresiva u homicida, trastorno explosivo intermitente, intoxicación por fenciclidina o arilcicloheilaminas de acción similar, abuso sexual y violación, sujeción, reclusión, automutilación, suicidio.

143 / Déficit de vitamina B_{12}

Hay que sospechar un *déficit de vitamina* B_{12} cuando se observen signos neurológicos, cambios de personalidad o confusión en combinación con anemia. A pesar de que la anemia megaloblástica es típica del déficit de vitamina B_{12}, los síntomas mentales pueden preceder a la manifestación hemática. Entre los síntomas psiquiátricos está la presencia de irritabilidad, agitación psicomotriz o enlentecimiento, depresión, trastornos neurovegetativos, delirium, demencia o síntomas esquizofreniformes. Entre las quejas neurológicas pueden aparecer parestesias, debilidad, pobre coordinación y marcha inestable.

CARACTERÍSTICAS CLÍNICAS Y DIAGNÓSTICO

Los pacientes con déficit de vitamina B_{12} suelen estar en edades medias o avanzadas y tener malabsorción de la vitamina (anemia perniciosa). Los vegetarianos estrictos son otro grupo de riesgo, por tener una ingesta de folato inadecuada. Algunos casos pueden, por último, deberse a gastrectomía o competición parasitaria o bacteriana.

El inicio es insidioso. La anemia se desarrolla de manera lenta, por lo que es bien tolerada, aunque puede observarse una cierta palidez, esplenomegalia e ictericia. El paciente puede tener febrícula. El déficit de vitamina B_{12} es una de las posibles causas de glositis. La pérdida de habilidades motoras finas es debida a la pérdida de sensaciones vibratorias y a la discriminación entre dos puntos. En los estadios avanzados aparece la degeneración de áreas localizadas del SNC.

Desde un punto de vista psiquiátrico, estamos ante un síndrome orgánico cerebral cuyas manifestaciones más importantes serán cognitivas, afectivas o perceptivas. El diagnóstico es muy importante, dado que se trata de una de las pocas causas tratables de demencia, y avanza de manera progresiva si no es adecuadamente tratada. Un hemograma estándar mostrará la clásica anemia megaloblástica. Los bajos niveles de B_{12} confirmarán el diagnóstico.

ORIENTACIÓN PSICOTERAPÉUTICA Y PARA LA ENTREVISTA

Es esencial realizar una evaluación cognitiva y neurológica detallada. Es mejor utilizar, en la evaluación cognitiva, algún tipo de instrumento estandarizado como el Mini-Mental State Examination. Tranquilice al paciente explicándole que mejorará con el tratamiento.

EVALUACIÓN Y MANEJO

1. La vitamina B_{12} parenteral provoca una rápida mejoría de síntomas, incluidos la febrícula, la anemia y la glositis.
2. Establecer la causa subyacente.
3. No suele ser necesario realizar ninguna transfusión.
4. Los déficits neurológicos no responden bien al tratamiento con B_{12}, y en los casos más avanzados pueden quedar secuelas permanentes que requerirán un tratamiento rehabilitador.

FARMACOTERAPIA

Debe administrarse vitamina B_{12}, 100 µg/día durante diez a catorce días, para pasar después a vía oral. Dar mayores dosis no mejora el resultado, y la vitamina excedente es simplemente excretada por vía urinaria. Si es necesaria la sedación, puede recurrirse a loracepán (Idalprem) 1-2 mg V.O. u oxacepán (Sobile) 10-30 mg V.O. en varias dosis al día.

Referencias cruzadas:

Demencia, síndrome de Korsakoff, encefalopatía de Wernicke.

144 / Nitritos volátiles

Los *nitritos volátiles* –principalmente el nitrito de amilo y el nitrito de isobutilo– son inhalantes líquidos que pueden usarse como afrodisíacos o estimulantes. Entre los efectos que se obtienen está la relajación del esfínter anal, el retraso en la eyaculación y la euforia. Aproximadamente la mitad de los consumidores abusivos encuentran que la experiencia es desagradable dado que con frecuencia aparece posteriormente cefalea, náusea y mareo que puede llegar al síncope. El efecto es breve, así que los pacientes no llegarán en estado de intoxicación. De todos modos, los nitritos pueden usarse en combinación con otras sustancias en el contexto de varias conductas de alto riesgo. En las personas vulnerables puede aparecer metahemoglobinemia. No hay síndrome de abstinencia asociado.

A pesar de que la vía de administración es parecida a la de los inhalantes hidrocarbonados, la toxicidad de éstos es mucho mayor que la de los nitritos volátiles.

CARACTERÍSTICAS CLÍNICAS Y DIAGNÓSTICO

Los signos y síntomas de abuso de nitritos volátiles son la relajación de musculatura lisa, con vasodilatación periférica, enrojecimiento, hipotensión y taquicardia refleja. Subjetivamente, el efecto es vivido como cálido, con pulso rápido, cefalea vascular y atontamiento. La vasodilatación cerebral es la responsable de la cefalea pulsátil. Los nitritos pueden ser irritantes y provocar traqueobronquitis. Pueden observarse en ocasiones lesiones alrededor de la nariz o los labios. Los usuarios durante largos períodos suelen tener un tinte amarillento en la cara. Los nitritos son líquidos inflamables y pueden aparecer quemaduras. Pueden aparecer objetos extraños en el recto.

El paciente con sistemas hemo-reductores defectivos puede sufrir de metahemoglobinemia fatal como consecuencia de la exposición a nitritos. Los pacientes con metahemoglobinemia suelen acudir con cianosis y distrés respiratorio que no responde a la terapia con oxígeno. Al realizar la analítica, la sangre arterial tiene un color chocolate oscuro a pesar de que la presión parcial de oxígeno sea normal. En el electrocardiograma puede aparecer de manera transitoria cambios en el ST y en la onda T.

ORIENTACIÓN PSICOTERAPÉUTICA Y PARA LA ENTREVISTA

El abuso de los nitritos volátiles ha disminuido como consecuencia de su asociación con el Síndrome de Inmunodeficiencia Adquirida durante las primeras investigaciones, y de la criminalización de su uso en algunas jurisdicciones. Las personas que abusan de nitritos son potenciales abusadores de otras drogas; entre las de elección puede estar la marihuana, el alcohol, los estimulantes o –más raramente– los alucinógenos. Obtener una historia detallada de abuso de sustancias del paciente. Las actividades sexuales que suelen asociarse al consumo de nitritos hacen recomendable un detallado historial sexual.

EVALUACIÓN Y MANEJO

1. En la mayoría de pacientes los síntomas desaparecen al poco tiempo de la inhalación y no está indicado ningún tipo de tratamiento específico.

2. Dirija sus esfuerzos hacia el aconsejamiento de las actitudes respecto a las drogas, aprovechando cualquiera tipo de síntomas negativos que la persona pudiera estar experimentando en ese momento. Intente dirigirle hacia algún programa rehabilitador.
3. Está indicado pedir pruebas de VIH y realizar educación sanitaria en este sentido.

FARMACOTERAPIA

La metahemoglobinemia moderada se resuelve en veinticuatro-cuarenta y ocho horas con tratamiento conservador. Si aparecieran síntomas de angina o alteraciones del estado mental o si la metahemoglobinemia excediera el 30%, debe administrarse azul de metileno en dosis de 1-2 mg/kg de peso en solución al 1% I.V. a pasar en cinco minutos.

Referencias cruzadas:

Intoxicación por óxido nitroso, intoxicación y abstinencia por tolueno u otros inhalantes.

145 / Encefalopatía de Wernicke

La *encefalopatía de Wernicke* se caracteriza por oftalmoplejía, debilidad, marcha inestable y confusión en una persona con una historia de consumo de alcohol de larga evolución. Es esencial un diagnóstico adecuado, dado que la encefalopatía aguda es tratable con tiamina y suele resolverse en unos pocos días. En caso de no ser tratada, el cuadro progresa a síndrome de Korsakoff. Pueden aparecer otros signos de déficit de tiamina, como, por ejemplo, trastornos cardiovasculares.

CARACTERÍSTICAS CLÍNICAS Y DIAGNÓSTICO

El signo clave en la encefalopatía de Wernicke es la confusión por lo que es difícil obtener una historia fiable. Además, el paciente puede no estar bebiendo en el momento actual, haciendo difícil la asociación de los síntomas con el consumo de alcohol. La confusión se acompaña de apatía, respuesta enlentecida y desorientación, marcada disprosexia, pese a sus esfuerzos, falta de sopor o tendencia al sueño y conducta aparentemente normal.

La apatía del paciente puede sugerir al examinador que hay una falta de interés o esfuerzo por parte del paciente. Un examen más minucioso mostrará que el paciente no puede retener información nueva a pesar de sus esfuerzos repetidos.

Los síntomas oculares están en relación con la parálisis del sexto par. Podemos encontrar un estrabismo convergente, mirada lateral no conjugada y nistagmus. La marcha inestable suele aparecer incluso en ausencia de intoxicación aguda.

ORIENTACIÓN PSICOTERAPÉUTICA Y PARA LA ENTREVISTA

El aspecto apático del paciente y su aparente falta de cooperación pueden llevar, desafortunadamente, a un desinterés, cuando no a la antipatía del médico. Caer en una actitud así impedirá llegar al diagnóstico correcto, con resultados catastróficos para el paciente. Conviene realizar una entrevista estructurada explorando las diferentes causas de síndrome orgánico cerebral. Conviene aplicar el Mini-Mental State Examination como herramienta de despistaje. No ignorar los trastornos de la conciencia, dado que suelen asociarse con una alta tasa de enfermedades médicas ocultas y mortalidad subsecuente.

EVALUACIÓN Y MANEJO

1. Es necesario un examen neurológico detallado para poder establecer un diagnóstico.
2. El inicio puede ser insidioso o brusco, y no guarda relación con la presencia de alcohol. así el paciente puede acudir sobrio, en intoxicación o en abstinencia.
3. La determinación de niveles de tiamina confirmará el diagnóstico, aunque debe iniciarse el tratamiento sin esperar a que lleguen los resultados.
4. El tratamiento a corto término es la corrección del déficit vitamínico. La encefalopatía de Wernicke precoz es potencialmente reversible si es tratada a tiempo. El resto del tratamiento será el de la dependencia alcohólica. Suele estar indicado el ingreso hospitalario.
5. Mantener al paciente bajo observación para evitar que pueda infligirse daño como consecuencia de su estado confusional.

FARMACOTERAPIA

A los pacientes con dependencia alcohólica se les debe administrar tiamina (100 mg por vía parenteral) y proseguir, con suplementos diarios de tiamina 100 mg, ácido fólico 1 mg y complejos multivitamínicos. Los signos vitales elevados, el temblor o los vómitos sugerirán la aparición de abstinencia alcohólica, y pueden tratarse con diacepán (Valium) 5 mg I.V. o loracepán (Idalprem) 2 mg I.M. o I.V. repetido en intervalos de treinta minutos hasta el control de los síntomas. Proceder a una pauta descendente reduciendo en un 20% cada día la dosis total de benzodiacepinas utilizadas durante las primeras veinticuatro horas de tratamiento.

Referencias cruzadas:

Alucinosis alcohólica, intoxicación alcohólica idiosincrásica, intoxicación alcohólica, sobredosis por alcohol, convulsiones por abstinencia alcohólica, abstinencia alcohólica, delirium por abstinencia alcohólica, amnesia, confusión, síndrome de Korsakoff.

Apéndices

Apéndice I. *Venenos específicos: síntomas y tratamiento*

Venenos	*Síntomas*	*Tratamiento*
Aceite artificial de almendras amargas, v. Nitrobenceno		
Aceites Anilina, v. Acetanilida Combustible, lubricantes, v. Destilados del petróleo		
Aceites de almendras amargas, v. Cianuros		
Acetaminofeno	Precoz: a menudo asintomático; náuseas y vómitos leves, diaforesis, palidez; signos iniciales de hepatotoxicidad; oliguria Tardíos (a las 24-48 h): náuseas y vómitos prolongados, dolor en el cuadrante superior derecho, ictericia, defectos de coagulación, hipoglucemia, encefalopatía, insuficiencia hepática; puede haber insuficiencia renal y miocardiopatía	Emesis; lavado gástrico y/o carbón. Vigilar los niveles de tóxico en plasma para el pronóstico. Si > 160-200 μg/mL a las 4 h, puede producirse necrosis hepática; si el nivel en plasma > 300 μg/mL a las 4 h, la lesión hepática es casi segura. La administración de las 18 h, de N-acetilcisteína, 140 mg/kg V.O. para empezar y 70 mg/kg cada 4 h de 4 a 18 dosis, resulta eficaz para prevenir la hepatotoxicidad
Acetanilida Tintes de anilina Aceites de anilina Cloranilina Fenacetina (acetofenetidina)	Cianosis debida a la formación de metahemoglobina y sulfahemoglobina, disnea, debilidad, vértigo, dolor anginoso, exantemas y urticaria, vómitos, delirio, depresión, insuficiencia respiratoria y circulatoria	1) Inhalación: administrar O_2, respiración asistida, transfusión de sangre. Para la cianosis grave, azul de metileno 1-2 mg/kg I.V. 2) Piel: quitar las ropas y lavar toda la zona con agua y jabón abundante; luego, como en 1) 3) Ingestión: administrar ipecacuana emética; si fracasa, lavado gástrico y/o carbón; luego como en 1)
Acetileno (gas), v. Monóxido de carbono		
Acetofenetidina, v. Acetanilida		

Venenos	*Síntomas*	*Tratamiento*
Acetona Cetonas Cola de aeromodelismo Quitaesmaltes	Inhalación: irritación bronquial, congestión y edema pulmonares, disminución de la respiración, disnea, embriaguez, estupor, cetosis Ingestión: como antes, excepto el efecto pulmonar directo	Apartar la fuente; evacuar el estómago, excepto si las cantidades son pequeñas; respiración asistida; administrar O_2 y líquidos; corregir la acidosis metabólica
Acetonitrilo Adhesivo cosmético para uñas	Convertido a cianuro, con los síntomas y signos habituales	Manejar igual que para Cianuros
Ácido acético, v. Ácidos y álcalis		
Ácido bórico, v. Boratos		
Ácido carbólico, v. Fenoles		
Ácidos cianhídrico, v. Cianuros		
Ácido clorhídrico, v. Ácidos y álcalis		
Ácido crómico Bicromatos Cromatos Trióxido de cromo	Corrosivo debido a la oxidación. Úlcera y perforación del tabique nasal; gastroenteritis grave; shock, vértigo, coma; nefritis	Leche o agua para diluir, BAL (o penicilamina) para los síntomas graves; líquidos y electrólitos con precaución para sostener la función renal
Ácido fosfórico, v. Ácidos y álcalis		
Ácido nítrico, v. Ácidos y álcalis		
Ácido oxálico Etilenglicol Oxalatos	Dolor urente en la garganta, vómitos, dolor intenso; hipotensión, tetania, shock; lesión de glotis y renal; oxaluria	Administrar leche o lactato cálcico; lavado gástrico muy cuidadoso; glucona cálcico al 10%, 10-20 mL I.V.; control del dolor, solución salina I.V. para tratar el shock; emolientes por vía oral; vigilar edema y estenosis de glotis
Ácido prúsico, v. Cianuros		
Ácido sulfúrico, v. Ácidos y álcalis		

Venenos	*Síntomas*	*Tratamiento*
Ácidos y álcalis Ácidos Acético Clorhídrico Nítrico Fosfórico	Quemaduras corrosivas por inhalación, contacto con la piel, contacto con los ojos e ingestión: dolor local. En general los álcalis son más lesivos para el tracto GI	Piel u ojos: lavar con agua durante 15 minutos Ingestión: Diluir con agua o leche; *no estimular los vómitos*; tener en consideración el lavado gástrico si se han consumido grandes cantidades de gránulos de álcalis
Sulfúrico (algunos limpiadores de desagües y taza del WC; algunos detergentes de lavavajillas)	Sialorrea y estridor sugieren lesión	Hospitalizar, administrar opiáceos para el dolor, tratar el shock si existe; se recomienda la endoscopia; puede ser necesaria la traqueostomía; para quemaduras esofágicas comprobadas administrar antibióticos y dexametasona, 1 mg/m^2 de superficie corporal, cada 6 h o un equivalente durante 2-3 semanas
Álcalis Agua amoniacal (hidróxido amónico) Hidróxido potásico (potasa cáustica) Hidróxido sódico (soda cáustica, lejía) Carbonatos correspondientes Polvos detergentes Algunos limpiadores de desagües o WC, algunos detergentes de lavavajillas	Nota: incluso en ausencia de lesiones de boca, álcalis fuertes (ph 10,5-11,0) pueden quemar el esófago; es aconsejable la esofagoscopia	
Agentes antineoplásicos Metotrexato Mercaptopurina Vincristina	Efectos sobre el sistema hematopoyético; náuseas, vómitos	Emesis >lavado; terapéutica de sostén, "rescate de leucovorín"; observación por problemas posagudos (pasadas 24-48 h)
Agentes gaseosos nerviosos, v. Paratión		
Agua amoniacal, v. Ácidos y álcalis		
Agua de Javelle, v. Hipocloritos		
Álcalis, v. Ácidos y álcalis		
Alcanfor Aceites alcanforados	Olor de alcanfor en el aliento, cefalea; confusión, delirio, alucinaciones, convulsiones, coma	Vómito con ipecacuana (evitar la emesis si las convulsiones son inminentes), carbón activado o lavado gástrico. Prevenir y tratar las convulsiones con diacepam; respiración asistida. Se está ensayando la diálisis lipídica
Alcohol de madera, v. Alcohol metílico		

Venenos	*Síntomas*	*Tratamiento*
Alcohol etílico (etanol) Coñac, whisky y otros licores	Labilidad emocional, incoordinación, sofocos, náuseas y vómitos, estupor o coma, depresión respiratoria	Emesis, lavado gástrico, respiración asistida, glucosa I.V. para prevenir la hipoglucemia, diálisis si los niveles en la sangre >300-350 mg/dl, administración abundante de líquidos ya que el alcohol sérico aumenta la osmolaridad del suero
Alcohol isopropílico Alcohol para fricciones	Vahídos, incoordinación, estupor o coma, gastroenteritis, hipotensión; *no* hay lesión retiniana	Vómito, lavado gástrico, glucosa I.V., corregir la deshidratación y las alteraciones electrolíticas, diálisis
Alcohol metílico (metanol, alcohol de madera) Anticongelantes Disolvente de pintura Combustible sólido enlatado Barniz	Muy tóxico: 60-250 mL fatal en adultos; 8-10 mL (2 cucharaditas) en los niños. Período de latencia, 12-18 h; cefalea, debilidad, calambres en las piernas, vértigo, convulsiones, visión borrosa, respiración disminuida	Combatir la acidosis con HCO_3Na I.V. administrar solución I.V. de etanol al 10%/dextrosa al 5%; inicialmente se infunde una dosis de ataque de 0,7g/kg de etanol, para impedir el metabolismo del metanol, durante 1 h acompañado de 0,1-0,2 g/kg/h para mantener un nivel de etanol de 100 mg/dL; considerar el uso de 4-metilpirazol (en estudio por la FDA para su aprobación); *hemodiálisis*
Alcohol para fricciones, v. Alcohol isopropílico		
Alcoholes minerales, v. Destilados del petróleo		
Aldrín, v. DDT		
Alquitrán , v. Destilados del petróleo		
Aminofilina Cafeína Teofilina	Vigilia, inquietud, anorexia, vómitos, deshidratación, convulsiones; con hipersensibilidad, puede producirse un colapso vasomotor inmediato. Los adultos son más susceptibles que los niños	Ingestión: vómitos o carbón activado (evitar vómitos si son inminentes las convulsiones). Suspender medicación; determinar nivel sanguíneo de teofilina; fenobarbital o diacepam para convulsiones; administrar líquidos parenterales; mantener presión sanguínea; si el nivel en suero es de más de 50-100 mg/dL, considerar diálisis. Usar un betabloqueador, por ejemplo propranolol, si el paciente no es asmático
Amitriptilina, v. Antidepresivos tricíclicos		
Amobarbital, v. Barbitúricos		

Venenos	*Síntomas*	*Tratamiento*
Anfetaminas Sulfato o fosfato de anfetamina Dextroanfetamina Metanfetamina Fenmetracina	Actividad aumentada, gran regocijo, locuacidad, insomnio, irritabilidad, reflejos exagerados, anorexia, boca seca, arritmia, dolor torácico anginoso, bloqueo cardíaco, estados de tipo psicótico e incapacidad para concentrarse o permanecer quieto	Vómitos, carbón activado, lavados, eficaces hasta mucho tiempo después de la ingestión, debido al reciclaje por la mucosa gástrica Sedación con clorpromacina, 0,5-1 mg/kg I.M. o V.O. cada 30 min, según necesidad; reducir los estímulos externos; hipotermia; combatir el edema cerebral; hemodiálisis. El uso de betabloqueadores puede ser útil en no asmáticos
Anhídrido carbónico	Disnea, debilidad, acúfenos, palpitaciones	Respiración asistida; O_2
Anilina, v. Acetanilida		
Anilina, tintes de, v. Acetanilida		
Anticongelantes, v. Alcohol metílico, Etilenglicol		
Antidepresivos, v. Antidepresivos tricíclicos		
Antidepresivos tricíclicos Amitriptilina Desipramina Doxepin Imipramina Nortriptilina Protriptilina	Efectos anticolinérgicos (p. ej., visión borrosa, vacilación urinaria); efectos sobre el SNC (p. ej. somnolencia, estupor, coma, ataxia, inquietud, agitación, reflejos hiperactivos, rigidez muscular y convulsiones); efectos sobre el sistema cardiovascular (taquicardia, otras arritmias, bloqueo de rama, conducción deteriorada, insuficiencia cardíaca congestiva). Puede haber también depresión respiratoria, hipotensión, shock, vómitos, fiebre, midriasis y diaforesis	Sintomático y de sostén; emesis (evitarla si las convulsiones son inminentes), carbón, lavado gástrico; vigilar los signos vitales y el ECG; mantener la vía aérea y la ingestión de líquidos. El bicarbonato sódico, administrado por vía I.V. rápida (0,5-2 mEq/L) periódicamente para mantener el pH de la sangre > 7,45, impide el desarrollo de arritmias. El diacepam controla los problemas del SNC; sólo si los síntomas persisten se deberá usar el salicilato de fisostigmina (I.V. lento) para revertir las manifestaciones del SNC y cardíacas de la sobredosificación; adultos: 2 mg con repetición de 1-4 mg según necesidad a intervalos de 20-60 min; en niños: 0,5 mg repetidos según necesidad a intervalos de 5 min hasta un máximo de 2 mg
Antihistamínicos	Excitación o depresión, somnolencia, nerviosismo, desorientación, alucinaciones, taquicardia, arritmias, hiperpirexia, delirio, convulsiones	Vómito con ipecacuana (evitar la emesis si las convulsiones son inminentes), lavado gástrico, carbón activado; respiración asistida y mantener la PA; controlar las convulsiones con diacepam; fisostigmina, 0,5-2 mg, en adultos, 0,02 mg/kg en niños I.M. o I.V. (lentamente) sólo si todo lo demás falla. (Atención a las convulsiones, v. Fisostigmina)

Venenos	*Síntomas*	*Tratamiento*
Antimonio, v. Arsénico y antimonio		
Arsénico y antimonio Compuestos de antimonio Estibofén Tártaro emético Arsénico Solución de Donovan Solución de Fowler Herbicidas Verde París Pesticidas	Constricción de garganta, disfagia; dolor urente GI, vómitos, diarrea, deshidratación, edema pulmonar, insuficiencia renal, insuficiencia hepática	Vómitos; lavado gástrico, luego un emoliente, quelación con penicilamina; BAL si el paciente no puede tomar medicación oral; hidratación; tratar el shock y el dolor; sorbitol o catártico salino (sulfato sódico, 15-30 g en agua)
Arsina gaseosa	Anemia hemolítica aguda	Transfusiones; diuresis
Atropina, v. Belladona		
Barbitúricos Amobarbital Meprobamato Pentobarbital Fenobarbital Secobarbital	Cefalea, confusión, ptosis, excitación, delirio, pérdida de reflejo corneal, insuficiencia respiratoria, coma	Vaciar el estómago hasta 24 h después de la ingestión. Si es inmediatamente después, utilizar ipecacuana emética; si está sedado, utilizar lavado y carbón con tubo endotraqueal con manguito. Buen cuidado de enfermería, respiración asistida, administrar O_2; corregir deshidratación. Rara vez diálisis, en especial con barbitúricos de acción prolongada con los que la alcalinización acelera la excreción
Bario, compuestos de (solubles) Acetato de bario carbonato clorato hidróxido nitrato sulfuro Depilatorios Fuegos artificiales Raticidas	Vómitos, dolor abdominal, diarrea, temblores, convulsiones, hipertensión, paro cardíaco	Para precipitar el bario en el estómago, administrar 60 g de sulfato sódico o magnésico por V.O. Después vómitos o lavado gástrico. Controlar convulsiones con diacepam; atropina subcutánea S.C., I.M. o I.V. 0,5-1 mg (adultos); 0,01 mg/kg (niños) para cólicos; nitroglicerina sublingual 1/100-1/50 para hipertensión; O_2 para disnea y cianosis; quinidina 100-300 mg (adultos), 6 mg/kg (niños) para prevenir fibrilación ventricular; corregir hipopotasemia
Barniz , v. Alcohol metílico, Trementina		
Belladona Atropina Hiosciamina Hyoscyamus (planta) Escopolamina (hioscina) Estramonio	Piel y mucosas secas, pupilas dilatadas, sofocos, hiperpirexia, taquicardia, inquietud, coma, insuficiencia respiratoria, convulsiones	Emesis o carbón activado, respiración asistida. Puede ser necesario cateterismo de vejiga; fisostigmina 0,5-2 mg (adultos), 0,02 mg/kg (niños) I.M. o I.V. (lentamente) puede revertir los efectos periféricos o centrales, pero se usará solamente en problemas graves. (Precaución: convulsiones, v. Fisostigmina).

Venenos	*Síntomas*	*Tratamiento*
Benceno Benzol Hidrocarburos Cola de aeromodelismo Tolueno Toluol Xileno	Vahídos, debilidad, cefalea, euforia, náuseas, vómitos, arritmia ventricular, parálisis, convulsiones; con el envenenamiento crónico, anemia aplástica, leucemia	En casos de ingestión considerable (> 0,5-1 mL/kg), vómitos o lavado gástrico cuidadoso. Administrar O_2; respiración asistida; controlar ECG (puede haber fibrilación ventricular temprana). Controlar convulsiones con diacepam. Transfusión sanguínea para anemia grave. *No administrar adrenalina*
Bencina, v. Destilados de petróleo		
Benzodiacepinas Dalmane Librium Valium	De sedación a coma, particularmente si se acompaña con alcohol	Emesis o lavado; cuidado de sostén; precauciones suicidas
Benzol, v. Benceno		
BHC, v. Hexacloruro de γ-benceno		
Bicloruro de mercurio, v. Mercurio		
Bicromato potásico, cromato potásico, v. Ácido crómico		
Bicromatos, v. Ácido crómico		
Bishidroxicumarina, v. Warfarina		
Bismuto, compuestos de	Mal absorbidos; estomatitis ulcerativa, anorexia, cefalalgia, exantema, lesión tubular renal	Emesis con ipecacuana, lavado gástrico, respiración asistida; BAL
Bisulfuro de carbono, v. Disulfuro de carbono		
Blanqueadores, cloro, v. Hipocloritos		
Bloqueadores de H_2	Problemas GI menores; puede alterar el nivel de concentración de otros fármacos	Las medidas de sostén no son específicas
β-bloqueantes	Hipotensión, bradicardia, convulsiones, arritmias cardíacas	Control estricto. Evacuar estómago. Si el paciente está sintomático comenzar con glucagón 3-5 mg I.V. o en solución fisiológica; considerar marcapaso cardíaco
Bolas, cristales, repelentes contra las polillas, v. Naftaleno, Paradiclorobenceno		
Boratos Ácido bórico	Náuseas, vómitos, diarreas, gastroenteritis hemorrágica, debilidad, letargia, depresión del SNC, convulsiones, exantema cutáneo rojo, shock	Emesis con ipecacuana, lavado gástrico; quitarlo de la piel; prevenir o tratar las alteraciones electrolíticas y el shock; controlar las convulsiones. Diálisis en el envenenamiento grave

Venenos	*Síntomas*	*Tratamiento*
Bromatos, v. Cloratos		
Bromo, v. Cloro		
Bromuros	Náuseas, vómitos, exantema (puede ser acneiforme), lenguaje farfullado, ataxia, confusión, comportamiento psicótico, coma, parálisis	Emesis con ipecacuana, lavado gástrico en la ingestión aguda; suspender el uso como medicamento; favorecer una diuresis suave por hidratación y cloruro de sodio I.V.; es útil específicamente el ácido etacrínico. Hemodiálisis sólo en caso grave
Bulan, v. DDT		
Cadmio Soldadura	Intensos espasmos gástricos, vómitos, diarrea; garganta seca, tos, disnea; cefalea; shock, coma; orina oscura, insuficiencia renal	Vómitos con ipecacuana, lavado gástrico con leche o albúmina; respiración asistida; hidratación; respiración con presión positiva intermitente para el edema pulmonar. Administrar edetato cálcico disódico, *no BAL*
Cafeína, v. Aminofilina		
Cal clorada, v. Cloro		
Calomelanos, v. Mercurio		
Cantárides Cantaridina Mosca española	Piel y mucosas irritadas, vesículas; náuseas, vómitos, diarrea sanguinolenta, dolor urente en la espalda y la uretra; depresión respiratoria; convulsiones, coma; aborto; menorragia	Evitar todos los aceites. Emesis con ipecacuana, respiración asistida; tratar convulsiones, mantener equilibrio hídrico; no hay antídoto específico
Carbamatos	Por lo general menos intensos que para el paratión	V. manejo de los fosfatos orgánicos, con excepción de la pralidoxima (2-PAM)
Carbonato amónico, v. Ácidos y álcalis		
Carbonato de sodio, v. Ácidos y álcalis		
Carbonato potásico, v. Ácidos y álcalis		
Carbonatos (amonio, potasio, sodio), v. Ácidos y álcalis		
Cera de pisos, v. Tetracloruro de carbono		
Cetonas, v. Acetona		
Cianuro potásico, v. Cianuros		

Venenos	*Síntomas*	*Tratamiento*
Cianuro sódico, v. Cianuros		
Cianuros Aceite de almendras amargas Ácido cianhídrico Nitroprusiato Cianuro potásico Ácido prúsico Cianuro sódico Jarabe de guindas silvestres	Taquicardia, cefalea, somnolencia, hipotensión, coma, convulsiones, muerte; sangre venosa rojo brillante; *rápidamente letal* (1-15 min)	*La rapidez de acción es esencial.* Apartar la fuente de inhalación; emesis o lavado inmediato, inhalación de nitrito de amilo, 0,2 mL (1 cápsula) 30 s de cada min; O_2 al 100%, respiración asistida; 10 mL de nitrito sódico al 3%, 2,5-5 mL/min I.V. (en niños, 10 mg/kg), después 25-50 mL de tiosulfato sódico al 25% (2,5-5 mL/min I.V.); repetir lo anterior si los síntomas no remiten. Kit Lilly
Cimetidina, ranitidina	Ligera sequedad y somnolencia; puede alterar el metabolismo de medicamentos concomitantes	No se dispone de antídoto específico: mantener enfocada la atención sobre el metabolismo de los otros medicamentos
Cinc, sales de, v. Sales de cobre		
Clonidina	Sedación; apnea periódica; hipotensión	Emesis; lavado; tratamiento de sostén; tolazolina I.V. y dopamina por goteo; naloxona, 5μg/kg hasta 2-20 mg, repetida si es necesario
Cloratos Bromatos Nitratos Neutralizadores de permanentes (ondulación)	Vómitos, náuseas, diarreas, cianosis (metahemoglobina), nefritis tóxica, shock, convulsiones, depresión del SNC, coma, ictericia	Vómito por ipecacuana; lavado gástrico; transfusión para la cianosis grave; *no utilizar azul de metileno para cloratos o bromatos*. Tratar el shock; O_2; considerar diálisis en casos complejos
Clordano, v. DDT		
Cloro, v. también Hipocloritos Bromo Cal clorada Agua clorada Gas lacrimógeno	Inhalación: intensa irritación respiratoria y ocular, espasmo de la glotis, tos, sofocación, vómitos; edema pulmonar; cianosis Ingestión: irritación, corrosión de la boca y tracto GI, posible ulceración o perforación; dolor abdominal, taquicardia, postración, colapso circulatorio	Inhalación: O_2; respiración asistida; vigilar la aparición del edema pulmonar y tratarlo Ingestión: vómito con ipecacuana; lavado gástrico; tratar el shock
Clorofenotano, v. DDT		
Cloroformo Éter Óxido nitroso Triclorometano	Somnolencia, coma; con el óxido nitroso, delirio	Inhalación: sostén respiratorio, cardíaco y circulatorio Ingestión: vómito con ipecacuana; lavado gástrico; observación por posible lesión renal y hepática

Venenos	*Síntomas*	*Tratamiento*
Clorothión, v. Paratión		
Clorpromacina, v. Fenotiacina		
Cloruro cobaltoso, v. Óxidos de nitrógeno		
Cloruro de hidrógeno, Fluoruro de hidrógeno, v. Óxidos de nitrógeno		
Cloruro mercúrico, v. Mercurio		
Cobre, sales de Sulfato, acetato subacetato cúpricos Cloruro, óxido cuproso Sales de cinc	Vómitos, sensación de quemazón, sabor metálico, diarrea, dolor, shock, ictericia, anuria, convulsiones	Emesis; lavado gástrico: penicilamina o BAL; equilibrio hidroelectrolítico; respiración asistida; controlar tracto GI; tratar el shock, controlar convulsiones; vigilar la insuficiencia hepática y renal
Cocaína	Estimulación, luego depresión; náuseas y vómitos; pérdida del autocontrol, ansiedad, alucinaciones; sudación; dificultad respiratoria que progresa hasta la insuficiencia; cianosis; insuficiencia circulatoria; convulsiones	Emético precoz; carbón o lavado gástrico; si es necesario, propranolol I.V. con máxima prudencia, para las arritmias, diacepán para la excitación: O_2; sostén respiratorio y circulatorio. Observar si aparece trastorno miocárdico o pulmonar (por lo común se produce antes de la llegada a la sala de urgencia)
Codeína, v. Narcóticos		
Colas para aeromodelismo, solventes, v. Acetona, Benceno, Destilados del petróleo		
Combustible en lata, v. Alcohol metílico		
Combustible sólido en lata, v. Alcohol metílico		
Coñac, v. Alcohol etílico		
Creosota, cresoles, v. Fenoles		
Cromatos, v. Ácido crómico		
DDD, v. DDT		
DDT (clorofenotano) Aldrín Bulan Clordano Insecticidas orgánicos clorados DDD Dieldrín Dilan Endrin Heptaclor Metoxiclor Prolan Toxafeno	Vómitos (precoces o retardados); parestesias, malestar, temblores rudos, convulsiones, edema pulmonar, fibrilación ventricular, insuficiencia respiratoria	Emesis; lavado gástrico si no hay convulsiones, o carbón activado; diacepam o fenobarbital para prevenir y controlar temblores y convulsiones; evitar la adrenalina y los estímulos súbitos; líquidos parenterales; vigilar la insuficiencia renal y hepática

Venenos	*Síntomas*	*Tratamiento*
Depilatorios, v. Bario, compuestos de		
Derivados de la ergotamina	Sed, diarrea, vómitos, aturdimiento, pies muy calientes, convulsiones, hipotensión, coma, aborto; gangrena de los pies; catarata	Emesis con ipecacuana; lavado gástrico; benzodiacepina o barbitúricos de acción corta para las convulsiones; papaverina 60 mg I.V, 1-2 mg/kg I.V. para niños
Desipramina, v. Antidepresivos tricíclicos		
Desodorizantes caseros, v. Naftaleno; Paradiclorobencenod		
Destilados de petróleo Asfalto Bencina Fuel oil Gasolina Queroseno Aceites lubricantes Alcoholes minerales Cemento para aeromodelismo Nafta Éter de petróleo Alquitrán	Inhalación de vapores: euforia; ardor en el tórax; cefalea, náuseas, debilidad; depresión del SNC, confusión; disnea, taquipnea, estertores Ingestión: ardor en garganta y estómago, vómitos, diarrea; neumonía sólo si se ha producido aspiración Aspiración: alteraciones pulmonares agudas precoces	Como los problemas principales son consecuencia de la aspiración y no de la absorción GI, no acostumbra estar justificada la evacuación gástrica; lavado gástrico sólo si hay una rápida iniciación de la depresión por haber ingerido grandes cantidades; vigilar con atención los niveles de gases en sangre arterial; cuidados de sostén para el edema pulmonar: O_2, respiración asistida
Detergentes de lavavajillas, v. Ácidos y álcalis		
Dextroanfetamina, v. Anfetaminas		
Diacinón, v. Paratión		
Dicumarol, v. Warfarina		
Dieldrín, v. DDT		
Dietilamida del ácido lisérgico (LSD)	Confusión, alucinaciones, hiperexcitabilidad, coma. Alucinaciones recurrentes	Tratamiento de sostén; diacepam, clorpromacina (50-100 mg I.M. en adultos)
Dietilenglicol, v. Etilenglicol		
Difenoxilato con atropina	Letargia, nistagmo, pupilas como puntas de alfiler, taquicardia, coma, depresión respiratoria. (Nota: La toxicidad puede retardarse hasta 12 h)	Vómito con ipecacuana, lavado gástrico; carbón activado; naloxona; ingresar todos los niños en la UCI para observación
Dilan, v. DDT		
Dinitrobenceno, v. Nitrobenceno		
Dinitro-*o*-cresol Herbicidas Pesticidas	Fatiga, sed, sofocos; náuseas, vómitos, dolor abdominal; fiebre, taquicardia, pérdida de la conciencia; disnea, paro respiratorio. Se absorbe a través de la piel	Emesis; lavado gástrico; terapéutica con líquidos; O_2; anticipar toxicidad renal y hepática; no existe antídoto específico. Lavar la piel con detergentes

Venenos	*Síntomas*	*Tratamiento*
Dióxido de azufre Smog	Irritación de las vías respiratorias, estornudos, tos, disnea, edema pulmonar	Apartar del área contaminada, administrar O_2; respiración con presión positiva; respiración asistida
Dipterex, v. Paratión		
Disolventes de pintura, v. Alcoholes minerales, en Destilados del petróleo, y Trementina		
Disulfuro de carbono Bisulfuro de carbono	Aliento con olor a ajo, irritabilidad, debilidad, presión maníaca, narcosis, delirio, midriasis, ceguera, parkinsonismo, convulsiones, coma, parálisis, insuficiencia respiratoria	Lavar la piel; emesis; lavado gástrico; O_2; sedación con diacepam; asistencia respiratoria y circulatoria
Diuréticos mercuriales, v. Mercurio		
Doxepina, v. Antidepresivos tricíclicos		
Endrin, v. DDT		
Escape de automóvil, v. Monóxido de carbono		
Escopolamina, v. Belladona		
Eserina, v. Fisostigmina		
Estibofén, v. Arsénico y antimonio		
Estramonio, v. Belladona		
Estricnina	Inquietud, hiperagudeza de la audición, la visión, etc.; convulsiones por estímulos mínimos, completa relajación muscular entre las convulsiones; sudación; paro respiratorio	Aislamiento y restricción de estímulos para prevenir convulsiones. Carbón activado por boca; controlar convulsiones con diacepam, I.V., drogas curariformes; respiración asistida; diuresis ácida con cloruro de amonio o ácido ascórbico; lavado gástrico *después* de haber controlado las convulsiones
Etanol, v. Alcohol etílico		
Éter, v. Cloroformo		
Éter de petróleo, v. Destilados del petróleo		
Etilenglicol Dietilenglicol Anticongelante	Iridociclitis por contacto ocular Ingestión: embriaguez, pero sin aliento alcohólico, náuseas, vómitos; espasmo carpopedal, dolor lumbar, cristaluria oxálica; oliguria que progresa a anuria e insuficiencia renal aguda; angustia respiratoria, convulsiones, coma	Lavar los ojos Ingestión: emesis; lavado gástrico, respiración asistida, corregir desequilibrio electrolítico (anión gap); administrar etanol (v. alcohol metílico); hemodiálisis

Venenos	*Síntomas*	*Tratamiento*
Etílico, alcohol, v. Alcohol etílico		
Etilo, biscumacetato, v. Warfarina		
Explosivos, v. Bario, compuestos de (pirotecnia); Óxidos de nitrógeno		
Fenacetina, v. Acetanilida		
Fenciclidina (PCP)	Paciente desorientado, inconsciente; hipertensión	Ambiente tranquilo; lavado gástrico prolongado; propranolol y diacepam
Fenilpropanolamina	Nerviosismo, irritabilidad, *hipertensión* más otros efectos simpaticomiméticos	Tratamiento de sostén; diacepam; tratar la hipertensión con fentolamina (5 mg) o nitroprusiatos
Fenmetracina, v. Anfetaminas		
Fenobarbital, v. Barbitúricos		
Fenoles Ácido carbólico Creosota Cresoles Guayacol Naftoles	Corrosivos. Quemaduras en las mucosas; palidez, debilidad, shock; convulsiones en los niños; edema pulmonar; orina turbia; insuficiencia respiratoria, cardíaca y circulatoria	Quitar las ropas, lavar las quemaduras externas. Lavado con agua, carbón activado. *No utilizar alcohol ni aceite mineral.* Emolientes; aliviar el dolor; O_2; respiración asistida; corregir el desequilibrio líquido; vigilar la estenosis esofágica (rara)
Fenotiacina Clorpromacina Proclorperacina Promacina Trifluoperacina (etc.)	Síntomas extrapiramidales (ataxia, espasmos musculares y carpopedales, tortícolis); habitualmente idiosincrático; la sobredosis produce sequedad de boca, somnolencia, coma, hipotermia, colapso respiratorio. Leucopenia, ictericia, defectos de la coagulación, erupciones cutáneas	Emesis con ipecacuana, carbón o lavado gástrico; difenhidramina 2-3 mg/kg I.V. o I.M. para los síntomas extrapiramidales; diacepam para las convulsiones; calentar al paciente. Evitar levarterenol y adrenalina; la diálisis no es efectiva
Fisostigmina Eserina Neostigmina (Prostigmina) Pilocarpina Pilocarpo	Mareos, debilidad, vómitos, dolor de tipo calambre; pupilas dilatadas y luego contraídas	Sulfato de atropina 0,6 a 1 mg (adultos), 0,01 mg/kg (niños) s.c. o I.V., repitiendo la dosis según necesidad. (Atención: *el uso de fisostigmina contra los anticolinérgicos se asocia con convulsiones en un 15% de los casos*)
Fluoruro amónico, v. Fluoruros		
Fluoruro de sodio, v. Fluoruros		

Venenos	*Síntomas*	*Tratamiento*
Fluoruros Fluoruro amónico Ácido fluorhídrico Veneno de ratas Veneno de cucarachas Fluoruro de sodio Fluoruros solubles en general	Inhalación: intensa irritación de los ojos y la nariz; cefalea; disnea, sensación de sofocación, edema de la glotis, edema pulmonar, bronquitis, neumonía; enfisema mediastínico y subcutáneo por rotura de una vesícula Piel y mucosas: quemaduras superficiales o profundas Ingestión: sabor salado o jabonoso; en grandes dosis: temblores, convulsiones, depresión del SNC; shock, insuficiencia renal	Inhalación: O_2; respiración asistida; prednisona para la neumonitis química (adultos 30-80 mg/d en dosis fraccionadas); tratar el edema pulmonar Piel: lavar copiosamente con agua fría; desbridar el tejido blanco; inyectar gluconato cálcico al 10%, local o intraarterial, y aplicar pasta de óxido de magnesio Ingestión: emesis con ipecacuana; lavado gástrico (dejar gel de hidróxido de aluminio, calcio o hidróxido de magnesio en el estómago); suero glucosado y salino I.V.; gluconato cálcico 10%; 10 mL I.V. (1 mL/kg en los niños); vigilar la irritabilidad cardíaca; tratar el shock y la deshidratación
Formaldehído Formalina (Nota: Puede contener alcohol metílico)	Inhalación: irritación de los ojos y la nariz, y vías respiratorias; espasmo y edema laríngeos; disfagia; bronquitis, neumonía Piel: irritación, necrosis por coagulación; dermatitis, hipersensibilidad Ingestión: dolor oral y gástrico, náuseas, vómitos, hematemesis, shock, hematuria, anuria, coma, insuficiencia respiratoria	Inhalación: lavar los ojos con suero salino; O_2; respiración asistida Piel: lavar copiosamente con agua y jabón Ingestión: dar agua o leche para diluir; tratar el shock, corregir la acidosis con bicarbonato sódico; respiración asistida; observación por si se producen perforaciones
Fósforo (amarillo o blanco) Raticidas Polvos anticucarachas (Nota: el fósforo rojo es inabsorbible y no tóxico)	3 Estadios de síntomas: 1º. Sabor a ajo; olor a ajo en el aliento; irritación local, quemaduras cutáneas, quemaduras en la garganta; náuseas, vómitos, diarrea 2º. Libre de síntomas 8 h a varios días 3º. Náuseas, vómitos, diarrea, dilatación del hígado, ictericia, hemorragias; lesión renal; convulsiones, coma Toxicidad aumentada por alcohol, grasas, aceites digeribles	Proteger al paciente y a los que le asisten de los vómitos, lavado gástrico, heces. Si hay fósforo embebido en la piel, mantener el cuerpo del paciente sumergido en agua. Lavar el estómago en forma copiosa, preferiblemente con permanganato potásico (1:5.000) o sulfato de cobre (250 mg en 250 mL de agua); aceite mineral 100 mL (para prevenir la absorción) y repetir a las 2 h.; combatir el shock; vitamina K_1 I.V.; transfusión de sangre fresca
Fuel oil, v. Destilados del petróleo		
Gammabenceno, hexacloruro de, v. Hexacloruro de γ-benceno		

Venenos	Síntomas	Tratamiento
Gas Acetileno, escapes de automóvil, de carbón, emanaciones de brasero, de alumbrado, de los pantanos; v. Monóxido de carbono Amoníaco De las cloacas, hidruros volátiles, v. Sulfuro de hidrógeno Lacrimógeno, v. Cloro Nervioso, v. Paratión		
Gas amoníaco	Irritación de los ojos y tracto respiratorio, tos, sofocación, dolor abdominal	Lavar los ojos con agua corriente durante 15 minutos. *No efectuar lavado gástrico ni emesis*; si es grave, O_2 con presión positiva para el manejo del edema pulmonar; respiración asistida
Gas de alumbrado, v. Monóxido de carbono		
Gas de brasero, v. Monóxido de carbono		
Gas de carbón, v. Monóxido de carbono		
Gas de cloacas, v. Sulfuro de hidrógeno		
Gas de los pantanos, v. Monóxido de carbono		
Gas lacrimógeno, v. Cloro		
Gasolina, v. Destilados del petróleo		
Gluconato ferroso, Sulfato ferroso, v. Hierro		
Glutetimida	Somnolencia, arreflexia, midriasis, hipotensión, depresión respiratoria, coma	Emesis con ipecacuana; lavado gástrico, carbón activado; respiración asistida, mantener equilibrio líquido y electrolítico; la hemodiálisis puede ayudar; tratar el shock
Guayacol, v. Fenoles		
Guindas silvestres, jarabe, v. Cianuros		
Heptaclor, v. DDT		
Herbicidas, v. Arsénico y antimonio, Dinitro-*o*-cresol		
Heroína, v. Narcóticos		
HETP (hexaetiltetrafosfato), v. Paratión		
Hexaclorociclohexano, v. Hexacloruro de γ-benceno		
Hexacloruro de γ-benceno BHC Hexaclorociclohexano Lindane	Irritabilidad, excitación del SNC, espasmos musculares, atonía, convulsiones clónicas y tónicas, insuficiencia respiratoria, edema pulmonar	Vómitos inmediatamente después de la ingestión; lavado gástrico; diacepam para convulsiones. Evitar todos los aceites que promueven la absorción. Carbón activado, hemoperfusión según necesidades

Venenos	*Síntomas*	*Tratamiento*
Hidrato de cloral Cloralamida	Somnolencia, confusión, shock, coma; depresión respiratoria; lesión renal, lesión hepática	Vómito por ipecacuana; lavado gástrico; respiración asistida; vigilar ingestiones concomitantes
Hidrocarburos halogenados, v. DDT		
Hidrocarburos, v. Benceno		
Hidróxido amónico, v. Ácidos y álcalis		
Hidróxido de potasio, v. Ácidos y álcalis		
Hidróxido de sodio, v. Ácidos y álcalis		
Hidruros volátiles, v. Sulfuro de hidrógeno		
Hierro Carbonilo férrico, v. Monóxido de carbono Sales férricas Sales ferrosas Gluconato ferroso Sulfato ferroso Vitaminas con hierro (Nota: los masticables con hierro para niños son notablemente inocuos)	Vómitos; dolor epigástrico, palidez, cianosis, diarrea, somnolencia, shock; preocuparse si se ha ingerido más de 40-70 mg/kg de hierro elemental	Emesis con ipecacuana, lavado gástrico; si el hierro sérico > 400-500 mg/dl a las 3-6 h, administrar deferoxamina 1 g I.V. (velocidad máxima de 15 mg/kg/h) o 1-2 g I.M. cada 3-12 h (la orina cambia a rojo a las 2 h; si no hay cambio de color, no es necesaria más dosis); para el shock, deferoxamina, 1 g I.V. (velocidad máxima mg/kg/h); exanguinotransfusión
Hioscina, hiosciamina, hyoscyamus (planta), v. Belladona		
Hipocloritos Agua de Javelle Blanqueadores, cloro	Habitualmente dolor ligero e inflamación de la mucosa oral y GI; tos, disnea y vómitos; vesículas cutáneas	Los preparados caseros habituales al 6% sólo requieren dilución con leche; tratar el shock; esofagoscopia sólo si se han ingerido concentrados
Hormonas: sobredosis oral, aguda única, ninguna toxicidad		
Imipramina, v. Antidepresivos tricíclicos		
Insecticidas, v. DDT, Paradiclorobenceno, Paratión, Pirethrum		
Isoniacida (INH)	Estimulación del SNC, convulsiones, embotamiento y coma	Emesis; sedación con diacepam; piridoxina (mg por mg de INH ingerida), hasta 200 mg por vía I.V. lenta para las convulsiones, repitiendo las dosis cuando sea necesario; bicarbonato sódico para la acidosis
Isopropílico, alcohol, v. Alcohol isopropílico		
Jarabe de guindas silvestres, v. Cianuros		
Lejía, v. Ácidos y álcalis		
Licores, v. Alcohol etílico		

Venenos	*Síntomas*	*Tratamiento*
Limpiadores de desagües, v. Ácidos y álcalis		
Limpiadores de WC, desodorantes, v. Ácidos y álcalis, Paradiclorobenceno		
Lindane, v. Hexacloruro de γ-benceno		
Litio, sales de	Náuseas, vómitos, diarrea, temblores, somnolencia, insuficiencia renal, diabetes insípida	Agudo: emesis; diacepam, considerar la diálisis Crónico: reducir la dosis; terapéutica de sostén
Malatión, v. Paratión		
Marcadores indelebles, v. Acetanilida (habitualmente, ningún problema)		
Meperidina, v. Narcóticos		
Meprobamato, v. Barbitúricos		
Mercurio Todos los compuestos de mercurio Mercurio amoniacal Bicloruro de mercurio Calomelanos Sublimado corrosivo Diuréticos Cloruro mercúrico Vapor de mercurio Merthiolate	Agudo: gastroenteritis grave, dolor ardiente en la boca, salivación, dolor abdominal, vómitos; colitis, nefrosis, anuria, uremia. Quemaduras cutáneas por los alquilmercuriales y fenilmercuriales Crónico: gingivitis, perturbación mental, déficit neurológico Vapor mercurial: neumonía grave	Lavado gástrico, carbón activado; administrar penicilamina (o BAL) Terapéutica por quelación: mantener el equilibrio de líquidos y electrólitos; hemodiálisis para la insuficiencia renal; observar la posible perforación GI Piel: frotar con agua y jabón Pulmones: cuidados de sostén
Mercurio amoniado, v. Mercurio		
Merthiolate, v. Mercurio (habitualmente, ningún problema)		
Metadona, v. Narcóticos		
Metaldehído	Náuseas, vómitos, arcadas, dolor abdominal, rigidez muscular, hiperventilación, convulsiones, coma	Emesis, si no se produce espontáneamente; terapéutica de sostén; diacepam
Metanfetamina, v. Anfetaminas		
Metanol, v. Alcohol metílico		
Metílico, alcohol, v. Alcohol metílico		
Metoxiclor, v. DDT		

Venenos	*Síntomas*	*Tratamiento*
Monóxido de carbono Acetileno Escapes de automóvil Carbonilo férrico Gas de carbón Emanaciones de brasero Gas de alumbrado Gas de los pantanos	La toxicidad varía con el tiempo de exposición, la concentración inhalada y el ritmo respiratorio y circulatorio. Los síntomas varían con el porcentaje de carboxihemoglobina en la sangre. Cefalea, vértigo, disnea, confusión, pupilas dilatadas, convulsiones, coma	O_2 al 100% con máscara; respiración asistida si es necesario; determinar inmediatamente el nivel de carboxihemoglobina. *Evitar todos los estimulantes.* El O_2 hiperbárico parece ser efectivo si el nivel de carboxihemoglobina es mayor del 25%, aproximadamente; el valor primario estaría al nivel del citocromo
Morfina, v. Narcóticos		
Nafta, v. Destilados del petróleo		
Naftaleno (v. también Paradiclorobenceno) Desodorantes de ambientes Bolas, cristales antipolilla, aglutinados repelentes	Contacto: dermatitis, ulceración corneal Inhalación: cefalea, confusión, vómitos, disnea Ingestión: espasmos abdominales, náuseas, vómitos; cefalea, confusión, disuria; hemólisis intravascular; convulsiones. Anemia hemolítica en personas con deficiencia de G6PD	Contacto: quitar las ropas guardadas con bolas de naftalinas; lavar la piel y los ojos Ingestión: emesis con ipecacuana, lavado gástrico; transfusión de sangre según sea necesario por hemólisis grave; alcalinizar la orina para la hemoglobinuria; control de las convulsiones
Naftoles, v. Fenoles		
Narcóticos Alfaprodina Codeína Heroína Meperidina Metadona Morfina Opio Propoxifeno	Pupilas puntiformes, somnolencia, respiraciones superficiales, espasticidad, insuficiencia respiratoria	*No dar eméticos.* Lavado gástrico, respiración asistida. Naloxona, 5 μg/kg I.V. para despertar y mejorar la respiración; si el paciente no responde administrar 2-20 mg de naloxona (la dosis puede repetirse hasta 10-20 veces); líquidos I.V. para sostener la circulación
Neostigmina, v. Fisostigmina		
Neutralizadores de permanentes (bromatos), v. Cloratos		
Nicotina, v. Tabaco		
Nitrato potásico, v. Cloratos		
Nitratos, v. Cloratos		
Nitritos Nitrito de amilo Nitrito de butilo Nitrito potásico Nitrito sódico Nitroglicerina	Metahemoglobinemia, cianosis, anoxia; alteraciones GI, vómitos; cefalea, mareos, hipotensión, insuficiencia respiratoria, coma	Emesis con ipecacuana, lavado gástrico; O_2; para la metahemoglobinemia azul de metileno al 1%, 1-2 mg/kg I.V. lenta; cuando > 40% de metahemoglobina, transfusión de sangre total

Venenos	*Síntomas*	*Tratamiento*
Nitrito de sodio, v. Nitritos		
Nitrobenceno Aceite artificial de almendras amargas Dinitrobenceno	Olor a almendras amargas (sugiere cianuros); somnolencia, cefalea; vómitos; ataxia, nistagmo; orina oscura; movimientos convulsivos, delirio; cianosis; coma, paro respiratorio	V. Acetanilida
Nitroglicerina, v. Nitritos		
Nortriptilina: v. Antidepresivos tricíclicos		
OMPA (octametilpirofosforamida), v. Paratión		
Opiáceos, v. Narcóticos		
Oxalatos, v. Ácido oxálico		
Óxido nitroso, v. Cloroformo		
Óxidos de nitrógeno (v. también Cloro, Sulfuro de hidrógeno y Dióxido de azufre) Contaminantes del aire que forman oxidantes atmosféricos; liberados de los combustibles de cohetes, explosivos y desechos de agricultura Cloruro de cobalto Flúor Cloruro de hidrógeno (ácido clorhídrico) Fluoruro de hidrógeno (ácido fluorhídrico)	Aparición retardada de los síntomas con los óxidos de nitrógeno, a menos que exista gran concentración; otros gases irritantes dan avisos: escozor local en ojos, mucosa nasal y faríngea. Fatiga, tos, disnea, edema pulmonar; más tarde, bronquitis, neumonía	Reposo absoluto en cama; O_2 puro tan pronto como se desarrollen los síntomas; para las secreciones pulmonares excesivas: aspiración, drenaje postural, traqueostomía; para prevenir la fibrosis pulmonar se ha utilizado prednisona, 30-80 mg/d (adultos) y dexametasona 1 mg/m^2 de superficie corporal (niños)
Paradiclorobenceno Insecticida Antipolilla Desodorante de WC	Dolor abdominal, náuseas, vómitos, diarrea, convulsiones y tetania	Emesis con ipecacuana, lavado gástrico; reposición de líquidos; diacepam para controlar las convulsiones
Paraldehído	Olor a paraldehído en el aliento, incoherencia, pupilas contraídas, respiración deprimida, coma	Ingestión: emesis con ipecacuana, lavado gástrico; respiración asistida, O_2
Paraquat	Inmediatos: dolor GI y vómitos; a las 24 h: insuficiencia respiratoria	Emesis, tierra de batán más sulfato sódico; limitar el O_2; llamar a un centro de toxicología o al fabricante

Venenos	*Síntomas*	*Tratamiento*
Paratión (organofosforado)	Náuseas, vómitos, espasmos abdominales, salivación excesiva; aumento de la secreción pulmonar, cefalea, rinorrea, visión borrosa, miosis; lenguaje farfullante, confusión mental; dificultad respiratoria, espuma en la boca, coma. Absorbido a través de la piel, por inhalación o por vía oral	Retirar las ropas, lavar bien la piel. Vaciado de estómago; atropina: adultos 2 mg, niños 0,01 mg/kg I.V. o I.M cada 15-60 min, si no aparecen signos de toxicidad por atropina repetir según sea necesario; cloruro de pralidoxima (PAM): adultos 1-2 g, niños 20-40 mg/kg, I.V. en 15-30 min, repetir después de 1 h si es necesario; O_2; respiración asistida; corregir deshidratación. *No usar morfina ni aminofilina*. El asistente debe evitar la autocontaminación
Pentobarbital, v. Barbitúricos		
Permanganato potásico	Coloración parda y quemaduras en la mucosa oral y edema de glotis; hipotensión; renopatía	Lavado gástrico, emolientes; mantener el equilibrio líquido
Pesticidas, v. Arsénico y antimonio, Bario, compuestos de; DDT, Dinitro-*o*-cresol, Fluoruros, Paradiclorobenceno, Paratión, Fósforo, Pirethrum, Talio, sales de; Warfarina		
Pilocarpina, pilocarpo, v. Fisostigmina		
Pinturas, v. Plomo		
Pirethrum Piretrina	Respuesta alérgica (reacciones anafilácticas, sensibilidad cutánea) en las personas sensibles. En otros casos, baja toxicidad, a menos que el vehículo sea un destilado del petróleo (v. ese apartado)	Para una ingestión de cierta magnitud, emesis si el paciente está alerta; en otros casos, intubación endotraqueal y lavado gástrico; lavar bien la piel
Pirotecnia, v. Bario, compuestos de		
Plomo Sales de plomo Soldadura Algunas pinturas y superficies pintadas	Inhalación aguda: insomnio, cefalea, ataxia, manía, convulsiones Ingestión aguda: sed, dolor abdominal ardiente, vómitos, diarrea, síntomas SNC como en inhalación	Combinar tratamiento con BAL y CaEDTA, también se usa la D-penicilamina
Plomo, tetraetilato	Inhalación de vapores, absorción por la piel, ingestión: síntomas del SNC (insomnio, inquietud, ataxia, delirio, manía, convulsiones)	Terapéutica de sostén; diacepam, clorpromacina, líquidos y electrólitos; eliminar la fuente
Polvos detergentes, v. Ácidos y álcalis		
Potasa, v. Ácidos y álcalis		

Venenos	*Síntomas*	*Tratamiento*
Proclorperacina, v. Fenotiacina		
Prolan, v. DDT		
Promacina, v. Fenotiacina		
Propoxifeno, v. Narcóticos		
Propranolol	Confusión y convulsiones	Emesis; lavado; cuidados de sostén; sedación con diacepam; los marcapasos y glucagón (0,05 mg/kg en bolo + 2-5 mg/h) son eficaces
Prostigmina, v. Fisostigmina		
Protriptilina, v. Antidepresivos tricíclicos		
Queroseno, v. Destilados del petróleo		
Quitaesmaltes, v. Acetona		
Raticidas, v. Bario, compuestos de; Fluoruros, Fósforo, Talio, sales de, Warfarina		
Resorcinol (resorcina)	Vómitos, mareos, acufenos, escalofríos, temblor, delirio, convulsiones, depresión respiratoria, coma	Emesis o lavado gástrico; respiración asistida
Sales de plata Nitrato de plata (Nota: Cloruro, bromuro, yoduro, sales de oxácidos suelen ser benignas)	Tiñe los labios (blanco, pardo, luego negro); gastroenteritis, shock, vértigo, convulsiones	Lavado gástrico con solución salina (cloruro de sodio al 0,9%); controlar el dolor; controlar convulsiones con diacepam
Sales férricas, v. Hierro		
Secobarbital, v. Barbitúricos		
Soda cáustica, v. Ácidos y álcalis		
Soldadura, v. Cadmio, Plomo		
Solución de Fowler, v. Arsénico y antimonio		
Smog, v. Dióxido de azufre		
Sublimado corrosivo, v. Mercurio		
Sulfuro de hidrógeno Sulfuros alcalinos Fosfinas Gas de las cloacas Hidruros volátiles	"Ojo gaseado" (queratoconjuntivitis subaguda), lagrimeo y escozor, tos, disnea, edema pulmonar, quemaduras cutáneas cáusticas, eritema, dolor; salivación profusa, náuseas, vómitos, diarrea; confusión, vértigo; shock súbito y pérdida de la conciencia	O_2, respiración asistida; nitrito de amilo y sódico como para el cianuro (*no tiosulfato*)

Venenos	*Síntomas*	*Tratamiento*
Systox, v. Paratión		
Tabaco Nicotina	Excitación, confusión, espasmos musculares y abdominales, debilidad, convulsiones clónicas, depresión, respiraciones rápidas, palpitaciones, colapso, coma, parálisis del SNC, insuficiencia respiratoria	Emesis con ipecacuana, lavado gástrico; carbón activado; respiración asistida, O_2; diacepam para las convulsiones; lavar bien la piel si está contaminada
Talio, sales de (usadas anteriormente en: Veneno de cucarachas) Veneno de hormigas Veneno de ratas	Dolor abdominal (cólico), vómito y diarrea (pueden ser sanguinolentos), estomatitis, salivación excesiva; temblores, dolores en las piernas, parestesias, polineuritis, parálisis ocular y facial; delirio, convulsiones, insuficiencia respiratoria, pérdida de cabello aproximadamente 3 semanas después del envenenamiento	Emesis con ipecacuana, lavado gástrico; carbón activado; tratar el shock, controlar las convulsiones con diacepam; quelación (experimental). Contactar un centro de toxicología para obtener información actualizada
Tártaro emético, v. Arsénico y antimonio		
Teofilina, v. Aminofilina		
TEPP, v. Paratión		
Tetracloruro de carbono Líquidos quitamanchas (no inflamables)	Náuseas, vómitos, dolor abdominal, cefaleas, confusión, trastornos visuales, depresión del SNC, fibrilación ventricular, insuficiencia hepática y renal	Lavar la piel; emesis o lavado gástrico; administrar O_2; respiración asistida; vigilar la función renal y hepática y tratarlas apropiadamente. *Evitar alcohol, adrenalina y efedrina*
Tinta, anilina, v. Acetanilida (habitualmente, ningún problema)		
Tintura de yodo	Dolor ardiente en boca y esófago; mucosas de coloración parda; edema laríngeo; vómitos, dolor abdominal, diarrea; shock, nefritis, colapso circulatorio	Dar leche, almidón o harina V.O.; lavado gástrico; líquidos y electrólitos; tratar el shock; traqueostomía para el edema laríngeo
Tiroxina	En general, asintomático; raramente, un aumento de la irritabilidad, que progresa hasta una crisis tiroidea en 5-7 días	Emesis; observación en su domicilio; diacepam; considerar los preparados antitiroideos y el propranolol *sólo* si se produce una crisis
Tolueno, toluol, v. Benceno		
Toxafeno, v. DDT		
Trementina Disolvente de pintura Barnices	Olor de trementina; ardor oral y dolor abdominal, tos, sofocación, insuficiencia respiratoria, nefritis	Emesis (paciente alerta); si > 30-120 g, lavado gástrico; respiración asistida; O_2; controlar el dolor, vigilar la función renal

Venenos	*Síntomas*	*Tratamiento*
Triclorfon, v. Paratión		
Triclorometano, v. Cloroformo		
Trifluoperacina, v. Fenotiacina		
Trióxido de cromo, v. Ácido crómico		
Triyodometano, v. Yodoformo		
Veneno de cucarachas, v. Fluoruros, Fósforo, Talio, sales de		
Veneno de hormigas, v. DDT (clordano), Talio, sales de		
Verapamil, nifedipina; diltiacem	Náuseas, vómitos, confusión mental, bradicardia, hipotensión	Emesis; la atropina ha revertido la bradicardia, evitar las β-agonistas
Verde París, v. Arsénico y antimonio		
Vitaminas; ingestión oral aguda única de forma aislada o múltiple, ninguna toxicidad		
Warfarina Bishidroxicumarina Dicumarol Biscumacetato de etilo Superwarfarinas	Ingestión única sin importancia; múltiples sobredosis producen una coagulopatía; incluso con los super fármacos, la mayoría no produce reacciones importantes	Para manifestaciones hemorrágicas, vitamina K_1 (cap. 81) hasta que el tiempo de protrombina sea normal, transfusión de sangre fresca si es necesario
Whisky, v. Alcohol etílico		
Xileno, v. Benceno		
Yodoformo Triyodometano	Dermatitis; vómitos; depresión cerebral, excitación; coma; dificultad respiratoria	Piel: lavar con bicarbonato sódico o alcohol Ingestión: eméticos, lavado gástrico; respiración asistida

Adaptado de The Merck Manual of Diagnosis and Therapy; ed. 16, R. Berkow, editor, p. 2686. Merck & Co. Rahway, N J, 1992. Utilizado con permiso.

Apéndice II. *Fármacos y familias de fármacos usados en el tratamiento de los trastornos psiquiátricos mayores*

Acatisia (véase movimientos extrapiramidales inducidos por fármacos)
Agresión (véase trastorno de descontrol episódico)
Anorexia nerviosa (véase Trastornos de la alimentación)
Ansiedad (véase también Trastornos de ansiedad específicos)
  Antihistamínicos
  Barbitúricos y otras drogas de acción similar
  Benzodiacepinas
Bulimia nerviosa (véase Trastornos de la alimentación)
Ciclotimia (véase Trastorno bipolar)
Distimia (véase Trastorno depresivo)
Distonía (véase Movimientos extrapiramidales inducidos por fármacos)
Esquizofrenia
  Benzodiacepinas
  Carbamazepina
  Clozapina
  Antagonistas de los receptores dopaminérgicos
  Litio
Fobia (véase también Trastorno de pánico)
  Antagonistas β-adrenérgicos
  Benzodiacepinas
Movimientos extrapiramidales inducidos por fármacos
  Amantadina
  Antagonistas β-adrenérgicos
  Anticolinérgicos
  Antihistamínicos
  Benzodiacepinas
Parkinsonismo (véase movimientos extrapiramidales inducidos por fármacos)
Psicosis (véase Esquizofrenia)
Síndrome del conejo (véase Movimientos extrapiramidales por fármacos)
Trastorno bipolar
  Ácido valproico
  Antagonistas de los receptores de dopamina
  Benzodiacepinas (especialmente clonazepan)
  Carbamazepina
  Inhibidores de los canales del calcio
  Litio
  L-triptófano
Trastorno de ansiedad generalizado
  Antagonistas β-adrenérgicos
  Antidepresivos tricíclicos y tetracíclicos
  Barbitúricos y otros fármacos de acción similar
  Benzodiacepinas
  Buspirona
  Inhibidores específicos de la recaptación de serotonina
Trastorno de descontrol episódico
  Ácido valproico
  Antagonistas β-adrenérgicos
  Antagonistas de los receptores dopaminérgicos
  Buspirona
  Carbamazepina
  Litio
Trastorno de estrés postraumático
  Antidepresivos tricíclicos y tetracíclicos
  Inhibidores de la monoaminooxidasa
  Inhibidores específicos de la recaptación de serotonina

Continúa

Apéndice II. *Fármacos y familias de fármacos usados en el tratamiento de los trastornos psiquiátricos mayores* (Continuación)

Trastorno delirante (véase Esquizofrenia)
Trastorno de pánico (con agorafobia o sin ella)
  Antagonistas β-adrenérgicos
  Antidepresivos tricíclicos y tetracíclicos
  Barbitúricos y otros fármacos de acción similar
  Benzodiacepinas (especialmente alprazolam y clonacepán)
  Inhibidores de la monoaminooxidasa
  Inhibidores específicos de la recaptación de serotonina
Trastorno depresivo
  Antidepresivos tricíclicos y tretracíclicos
  Benzodiacepinas (especialmente alprazolam)
  Bupropion
  Carbamazepina
  Hormonas tiroideas
  Inhibidores de la monoaminooxidasa
  Inhibidores específicos de la recaptación de serotonina
  Litio
  Simpaticomiméticos
  Trazodona
  L-triptófano
Trastorno esquizoafectivo (véase Trastorno depresivo, trastorno bipolar y esquizofrenia)
Trastorno obsesivo-compulsivo
  Antidepresivos tricíclicos y tetracíclicos (especialmente clomipramina)
  Inhibidores específicos de la recaptación de serotonina
Trastornos de la alimentación
  Antidepresivos tricíclicos y tetracíclicos
  Inhibidores específicos de la recaptación de serotonina
  Inhibidores de la monoaminooxidasa
  Litio
Trastornos del sueño
  Antihistamínicos
  Barbitúricos y otros fármacos de acción similar
  Benzodiacepinas
  Hidrato de cloral
  Simpaticomiméticos
  L-tritófano
Trastornos relacionados con el alcohol
  Antagonistas de los receptores β-adrenérgicos
  Benzodiacepinas
  Carbamazepina
  Litio
Trastornos relacionados con opioides
  Clonidina
  Metadona
Violencia (véase Trastorno de descontrol episódico)

Bibliografía

Abrams R C, Alexopoulos G S: Substance abuse in the elderly: Alcohol and prescription drugs. Hosp Community Psychiatry 38: 1288, 1987.
Anderson A A, Ghali AY, Bansil R K: Weapon carrying among patients in a psychiatric emergency room. Hosp Community Psychiatry 40: 845, 1989.
Barraclough B, Bunch J, Nelson B S: A hundred cases of suicide: Clinical aspects. Br J Psychiatry 125: 355, 1974.
Bassu K E C, Minden S, Apster R: Geriatric emergencies: Psychiatric or medical. Am J Psychiatry 140: 539, 1983.
Beck J C, White K A, Gage B: Emergency psychiatric assessment of violence. Am J Psychiatry 148: 1562, 1991.
Beckett A, Summergrad P, Manschreck T: Symptomatic HIV infection of the CNS in a patient without evidence of immune deficiency. Am J Psychiatry 144: 1242, 1987.
Bengelsdorf H, Alden D C: A mobile crisis unit in the psychiatric emergency room. Hosp Community Psychiatry 38: 662, 1987.
Beskow J: Suicide and mental disorders in Swedish men. Acta Psychiatr Scand Suppl 277: 5, 1979.
Blank C A, Mascitti-Mazur J E: Violence in Philadelphia emergency departments reflects national trends. J Emerg Nurs 17: 318, 1991.
Boyer W F, Bakalar N H, Lake C R: Anticholinergic prophylaxis of acute haloperidol-induced acute dystonic reactions. J Clin Psychopharmacol 7: 264, 1987.
Brizer D A: Psychopharmacology and the management of violent patients. Psychiatr Clin North Am 11: 551, 1988.
Dorpat T, Ripley H: A study of suicide in the Seattle area. Compr Psychiatry 1: 349, 1960.
Dubin W R: Evaluating and managing the violent patient. Ann Emerg Med 10: 481, 1981.
Ellison J M, Blum N R, Barsky A J: Frequent repeaters in a psychiatric emergency service. Hosp Community Psychiatry 40: 958, 1989.
Ellison J M, Hughes D H, White K A: An emergency psychiatry update. Hosp Community Psychiatry 40: 250, 1989.
Ellison J M, Jacobs D: Emergency psychopharmacology: A review and update. Ann Emerg Med 15: 962, 1986.
Epstein L G, Shearer L R, Goudsmit L: Neurological and neuropathological features of human immunodeficiency virus in children. Ann Neurol 23: 19, 1988.
Faulstick M E: Psychiatnc aspects of AIDS. Am J Psychiatry 144: 551, 1987.
Fauman B J: Psychiatric residency training in the consideration of alternatives to hospitalization. Psychiatr Clin North Am 8: 609, 1985.
Fauman M A, Fauman B J: The differential diagnosis of organic based psychiatric disturbance in the emergency department. JACEP 6: 315, 1977.
Fisher W H, Geller J L, Altaffer F, Bennett M B: The relationship between community resources and state hospital recidivism. Am J Psychiatry 149: 385, 1992.
Frommer D A, Kulig K W, Mark J A, Rumack B: Tricyclic antidepressant overdose: A review. JAMA 257: 521, 1987.
Geller J L: "Anyplace but the state hospital". Hosp Community Psychiatry 42:145, 1991.
Johnson M C: Alcohol, street drugs and prescribed psychoactive medications: Seeking clarity in a "witches brew". Consult 1: 2, 1987.
Marson D C, McGovern M P, Pomp H C: Psychiatric decision making in the emergency room: A research overview. Am J Psychiatry 145: 918, 1988.
Morgan S L: Families' experiences in psychiatric emergencies. Hosp Community Psychiatry 40: 1265, 1989.

Murphy G, Wetzel R: The lifetime risk of suicide in alcoholism. Arch Gen Psychiatry 47: 383, 1990.
Murphy G E: On suicide prediction and prevention. Arch Gen Psychiatry 40: 343, 1983.
Nicholi A M: The nontherapeutic use of psychoactive drugs. N Engl J Med 108: 925, 1983.
Olfson M: Psychiatric emergency room dispositions of HMO enrollees. Hosp Community Psychiatry 40: 639, 1989.
Perry S W, Markowitz J: Psychiatric interventions for AIDS: Spectrum disorders. Hosp Community Psychiatry 37: 1001, 1986.
Puryear D A, Lovitt R, Miller D A: Characteristics of elderly persons seen in an urban psychiatric emergency room. Hosp Community Psychiatry 42: 802, 1991.
Robins E, Murphy G, Wilkinson R: Some clinical considerations in the prevention of suicide based on a study of 134 successful suicides. Am J Public Health 49: 888, 1959.
Roy A: Family history of suicide. Arch Gen Psychiatry 40: 971, 1983.
Roy A: Risk factors for suicide in psychiatric patients. Arch Gen Psychiatry 39: 1089, 1982.
Roy A: Self-destructive behavior. Psychiatr Clin North Am 8: 215, 1985.
Roy A: Suicide in chronic schizophrenia. Br J Psychiatry 141: 171, 1982.
Roy A, DeJong J, Linnoila M: Cerebrospinal fluid monoamine metabolites and suicidal behavior in depressed patients: A five-year follow-up study. Arch Gen Psychiatry 46: 609, 1989.
Roy A, Linnoila M: Alcoholism and suicide. Suicide Life Threat Behav 16: 244, 1986.
Roy A, Segal N, Centerwall B, Robinette D: Suicide in twins. Arch Gen Psychiatry 48: 29, 1991.
Sanguineti V R, Brooks M O: Factors related to emergency commitment of chronically mentally ill patients who are substance abusers. Hosp Community Psychiatry 43: 237, 1992.
Saxena K: Glue sniffing and other deliriants. Top Emerg Med 7: 55, 1985.
Shaffer D: The epidemiology of teen suicide: An examination of risk factors. J Clin Psychiatry 49: 36, 1988.
Slaby A E: Emergency psychiatry: An update. Hosp Community Psychiatry 32: 687, 1981.
Slaby A E: Emergency psychiatry in the general hospital: Staffing, training, and leadership issues. Gen Hosp Psychiatry 3: 306, 1981.
Solomon P, Gordon B: Outpatient compliance of psychiatric emergency room patients by presenting problems. Psychiatr Q 59: 271, 1988.
Stelzer J, Elliot C A: A continuous-care model of crisis intervention for children and adolescents. Hosp Community Psychiatry 41: 562, 1990.
Stewart J T, Myers W C, Burket R C, Lyles W B: A review of pharmacotherapy of aggression in children and adolescents. J Am Acad Child Adolesc Psychiatry 29: 269, 1990.
Szuster R R, Schanbacher B L, McCann S C: Characteristics of psychiatric emergency room patients with alcohol- or drug-induced disorders. Hosp Community Psychiatry 41: 1342, 1990.
Tancredi L R: Emergency psychiatry and crisis intervention: Some legal and ethical issues. Psychiatr Ann 12: 799, 1982.
Theinhaus O J, Rowe C, Woellert P, Hillard J R: Geropsychiatric emergency services: Utilization and outcome predictors. Hosp Community Psychiatry 39: 1301, 1988.
Waller F S: Hospital and room security: The next decade. J Health Prot Manage 7: 43, 1991.
Waxman H M, Dubin W, Klein M, Weiss K J, Carner E A: Geriatric psychiatry in the emergency department: Evaluation and treatment of geriatric and nongeriatric admissions. J Am Geriatr Soc 32: 343, 1984.
Weissberg M: Chained in the emergency department: The new asylum for the poor. Hosp Community Psychiatry 42: 317, 1991.

Índice analítico

B

C

D

E

G

M

N

O

P

Q

R

S